Cinesiologia Clínica e Anatomia

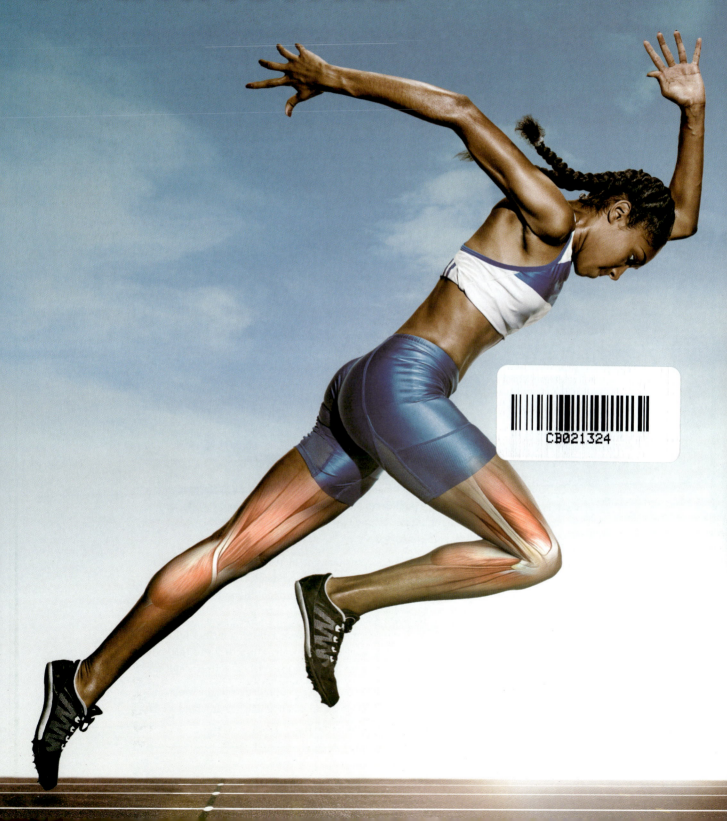

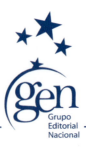

O GEN | Grupo Editorial Nacional – maior plataforma editorial brasileira no segmento científico, técnico e profissional – publica conteúdos nas áreas de ciências da saúde, exatas, humanas, jurídicas e sociais aplicadas, além de prover serviços direcionados à educação continuada e à preparação para concursos.

As editoras que integram o GEN, das mais respeitadas no mercado editorial, construíram catálogos inigualáveis, com obras decisivas para a formação acadêmica e o aperfeiçoamento de várias gerações de profissionais e estudantes, tendo se tornado sinônimo de qualidade e seriedade.

A missão do GEN e dos núcleos de conteúdo que o compõem é prover a melhor informação científica e distribuí-la de maneira flexível e conveniente, a preços justos, gerando benefícios e servindo a autores, docentes, livreiros, funcionários, colaboradores e acionistas.

Nosso comportamento ético incondicional e nossa responsabilidade social e ambiental são reforçados pela natureza educacional de nossa atividade e dão sustentabilidade ao crescimento contínuo e à rentabilidade do grupo.

Cinesiologia Clínica e Anatomia

Lynn S. Lippert, PT, MS
Former Program Director
Physical Therapist Assistant Program
Mount Hood Community College
Gresham, OR

Com colaboração de:

Mary Alice Duesterhaus Minor, PT, EdD
Assistant Clinical Professor (aposentada)
Clarkson University
Potsdam, NY

Christopher D. Towler, PT, DPT, GCS, CEEAA
Associate Clinical Professor
Clarkson University
Potsdam, NY

Scott Duesterhaus Minor, PT, PhD
Associate Professor (aposentado)
Clarkson University
Potsdam, NY

Revisão Técnica

Ricardo Thiago Paniza Ambrosio
Fisioterapeuta e Biólogo. Pós-graduado em Medicina Tradicional Chinesa pelo Centro de Estudos de Acupuntura e Terapias Orientais (Ceata) e em Recursos Terapêuticos Manuais e Fisioterapia Cardiorrespiratória pela Universidade Cidade de São Paulo (Unicid). Mestre em Cirurgia pela Faculdade de Ciências Médicas da Santa Casa de São Paulo (FCMSCSP). Coordenador do CBI of MIAMI. Membro da Sociedade Brasileira de Estudo em Dor. Pesquisador, conteudista e clínico em Dor. Voluntário no grupo de Dor Crônica da FCMSCSP.

Tradução
Mariângela Vidal Sampaio Fernandes

Sétima edição

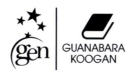

- Os autores deste livro e a editora empenharam seus melhores esforços para assegurar que as informações e os procedimentos apresentados no texto estejam em acordo com os padrões aceitos à época da publicação. Entretanto, tendo em conta a evolução das ciências, as atualizações legislativas, as mudanças regulamentares governamentais e o constante fluxo de novas informações sobre os temas que constam do livro, recomendamos enfaticamente que os leitores consultem sempre outras fontes fidedignas, de modo a se certificarem de que as informações contidas no texto estão corretas e de que não houve alterações nas recomendações ou na legislação regulamentadora.

- Data do fechamento do livro: 28/02/2024

- Os autores e a editora se empenharam para citar adequadamente e dar o devido crédito a todos os detentores de direitos autorais de qualquer material utilizado neste livro, dispondo-se a possíveis acertos posteriores caso, inadvertida e involuntariamente, a identificação de algum deles tenha sido omitida.

- **Atendimento ao cliente: (11) 5080-0751 | faleconosco@grupogen.com.br**

- Traduzido de:
CLINICAL KINESIOLOGY AND ANATOMY, SEVENTH EDITION
The original English language work has been published by:
The F.A. Davis Company, Philadelphia, Pennsylvania
Copyright © 2023 by F.A. Davis Company. All rights reserved.
ISBN: 978-1-7196-4452-5

- Direitos exclusivos para a língua portuguesa
Copyright © 2024 by
EDITORA GUANABARA KOOGAN LTDA.
Uma editora integrante do GEN | Grupo Editorial Nacional
Travessa do Ouvidor, 11
Rio de Janeiro – RJ – CEP 20040-040
www.grupogen.com.br

- Reservados todos os direitos. É proibida a duplicação ou reprodução deste volume, no todo ou em parte, em quaisquer formas ou por quaisquer meios (eletrônico, mecânico, gravação, fotocópia, distribuição pela Internet ou outros), sem permissão, por escrito, da Editora Guanabara Koogan Ltda.

- Capa: Bruno Gomes

- Imagem da capa: iStock (© Arthit_Longwilai, © anton5146, © ForeverLee)

- Editoração eletrônica: Anthares

- Ficha catalográfica

C517
7. ed.

Cinesiologia clínica e anatomia / Lynn S. Lippert ... [et al.] ; revisão técnica Ricardo Thiago Paniza Ambrosio ; tradução Mariângela Vidal Sampaio Fernandes. - 7. ed. - Rio de Janeiro : Guanabara Koogan, 2024.
   28 cm.

   Tradução de: Clinical kinesiology and anatomy
   Inclui bibliografia e índice
   ISBN 978-85-277-4034-0

   1. Cinesiologia. 2. Cinesiologia aplicada. 3. Sistema musculoesquelético - Anatomia. I. Lippert, Lynn S., 1942-2021. II. Ambrosio, Ricardo Thiago Paniza. III. Fernandes, Mariângela Vidal Sampaio.

24-87936   CDD: 612.76
                                                  CDU: 612.76

Meri Gleice Rodrigues de Souza - Bibliotecária - CRB-7/6439

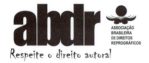

In Memoriam
Lynn S. Lippert
(1942-2021)

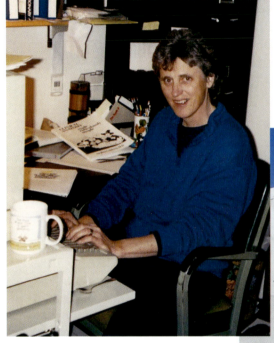

Lynn Lippert, em 1992, instala-se em seu porão para escrever a primeira edição deste livro. Na época, ela não imaginava que haveria sete edições.

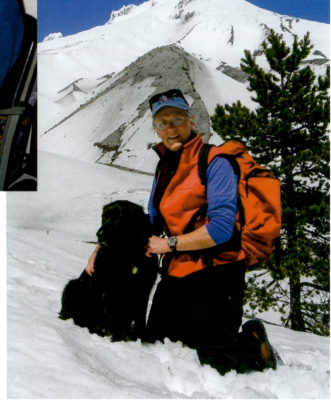

Agradecemos por suas muitas contribuições à área da fisioterapia e por seu apoio incansável à pesquisa para acabar com o câncer de mama.

Aos estudantes que desejam compreender para ajudar os outros.
MADM

A todos os pacientes, do passado e do presente, que tornam esta profissão tão gratificante e nos ensinam mais do que qualquer outra pessoa.
CDT

Aos nossos colegas que ensinam os alunos, que depois cuidam dos pacientes.
SDM

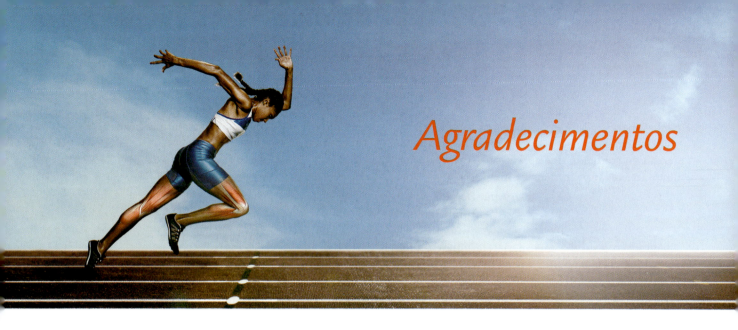

Agradecimentos

Escrever agradecimentos é um pouco perturbador. Muitas pessoas contribuem para o sucesso da produção de um texto. Deixar de reconhecer os esforços de qualquer indivíduo é sempre motivo de preocupação. Nos seus agradecimentos para a sexta edição, Lynn referiu-se a Hillary Clinton e à forma como o seu comentário sobre ser necessário "...uma aldeia para criar uma criança" também se aplica à produção de um livro escolar.

Em primeiro lugar, gostaríamos de agradecer e felicitar Lynn Lippert pela criação deste livro há mais de 30 anos. Sua visão e esforços têm sido de imensa ajuda na educação dos alunos e, consequentemente, no tratamento dos pacientes. Seu conceito e trabalho levaram a um texto duradouro. Sem o desenvolvimento desta obra por Lynn, não teríamos a oportunidade de reconhecer o seu trabalho e o privilégio de continuar a sua contribuição. Gostaríamos também de agradecer a todos que contribuíram para o conteúdo das primeiras seis edições. Isso inclui os trabalhos artísticos originais de Sal Jepson.

Transferir conceitos e conteúdo da mente de um autor para os alunos envolve um trabalho significativo nos bastidores. Somos gratos a Jennifer Pine, editora patrocinadora sênior, por nos trazer para este projeto e por nos manter conscientes do propósito de produzir uma sétima edição. Seu olhar atento nos manteve no caminho certo e em nossas mesas para cumprir os prazos. Patricia O'Connor Gillivan, editora de desenvolvimento, foi responsável pela elaboração do conteúdo e pelo estímulo para manter seu fluxo. Quando confrontada com nossas alterações no texto, sua resposta mais comum foi "sem problemas". Quando nos comunicamos com ela indicando nosso progresso, sua resposta costumava ser "OK". A última etapa antes de publicar um livro é a produção. Nossos agradecimentos a Elizabeth Stepchin, gerente de projeto de conteúdo, que colocou nossos esforços nestas páginas. Sem esses membros da nossa equipe, o livro não teria sucesso. É claro que há muitos membros da equipe editorial com os quais não tivemos interação, que são as pessoas que realizam o trabalho diário de redação, produção e vendas. Também deixamos registrado aqui nosso reconhecimento por seu trabalho e estendemos os nossos agradecimentos.

Todos em nossa equipe são guiados pela missão da F. A. Davis e pelos executivos que concretizam essa missão. Por isso, agradecemos a Margaret Biblis, editora, e Robert Craven, presidente.

Um sincero agradecimento a todos que concretizaram este projeto.

Finalmente, temos nossos agradecimentos individuais. Cada um de nós deseja reconhecer os esforços e a colegialidade de trabalhar como um trio de autores. Determinamos desde o início que não dividiríamos seções do texto e depois apenas colaríamos essas seções como um livro didático. Cada um de nós trabalhou em cada seção do texto com múltiplas iterações de comentários e edições. Isso nos permitiu fornecer uma combinação de conhecimentos clínicos e educacionais para a obra, o que não teria sido possível sem o respeito individual e em grupo.

MADM, CDT, SDM

Agradeço a Chris por se juntar a nós neste projeto. Ele teve o desafio de ensinar estudantes de fisioterapia durante os tempos incertos da pandemia. Sua atitude positiva, experiência clínica e trabalho oportuno nos mantiveram avançando.

Agradeço a Scott por sua disposição em se juntar a nós. Seu conhecimento sobre cinesiologia e anatomia foi um grande trunfo na conclusão deste projeto.

Scott e eu estendemos nossos agradecimentos à nossa filha Sarah, por seu apoio, compreensão e conhecimento. Sua habilidade como fotógrafa e cinegrafista tem sido essencial para proporcionar a visualização do conteúdo que apresentamos em palavras. É um prazer ver sua experiência e diligência.

Mary Alice Duesterhaus Minor
Lombard, Illinois

Agradeço à minha esposa, Sarah, por seu amor e apoio inabaláveis ao longo deste projeto e de minha carreira. Às minhas filhas, Elizabeth e Emma, obrigado pela alegria que advém em vê-las aprender e crescer, e pela curiosidade que demonstram sobre meu trabalho.

Agradeço a Mary Alice e Scott pela oportunidade de trabalhar com vocês novamente, bem como pelo apoio

e incentivo contínuos ao longo de minha carreira, de estudante a membro do corpo docente.

Christopher D. Towler
Potsdam, New York

Agradeço a Mary Alice por seu amor e apoio por mais de 45 anos. Seu conhecimento e experiência como fisioterapeuta são a base de sua prática e de nossa escrita.

Agradeço a Chris por trazer sua experiência clínica para este projeto e trabalhar diligentemente para concluí-lo com sucesso.

Desejo agradecer aos meus amigos, colegas, alunos e pacientes que contribuíram para uma vida alegre e gratificante como fisioterapeuta.

Scott Duesterhaus Minor
Lombard, Illinois

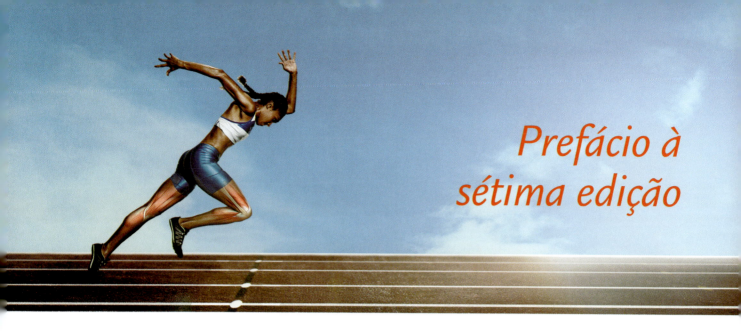

Prefácio à sétima edição

Por mais de 30 anos, *Cinesiologia Clínica e Anatomia* apresentou princípios fundamentais de cinesiologia e anatomia clínica. As primeiras seis edições foram obra de Lynn S. Lippert, PT, MS, e contribuíram significativamente para a educação de numerosos alunos que se tornaram colegas. Após essa conquista, Lynn aposentou-se da autoria do livro e, infelizmente, faleceu em 2021, não tendo visto a publicação da 7ª edição. Embora o seu trabalho continue vivo, esta edição foi fortemente revisada por três colaboradores, Mary Alice Duesterhaus Minor, PT, EdD; Christopher D. Towler, PT, DPT, GCS, CEEAA; e Scott Duesterhaus Minor, PT, PhD. Estes três colaboradores trabalharam para ampliar o impacto dos princípios e informações apresentados no texto.

Várias alterações foram incorporadas à sétima edição. A biomecânica, um importante fundamento da cinesiologia, é apresentada antes no texto. Dessa forma, os princípios da biomecânica são familiares e podem ser aplicados pelos alunos ao se depararem com os conceitos do corpo humano e seus movimentos. A ênfase nos princípios biomecânicos e cinesiológicos aplicáveis à função humana foi ampliada.

A ordem de organização das regiões e articulações do corpo foi alterada para apresentar o esqueleto axial antes do esqueleto apendicular. Certos conteúdos relacionados à anatomia do corpo humano foram reordenados para serem abordados em capítulos específicos à sua localização anatômica. O objetivo desta reordenação é apresentar regiões e articulações do corpo de maneira técnica associada à anatomia macroscópica. Para auxiliar os alunos, foram inseridas referências ao conteúdo apresentado nos capítulos anteriores para evitar repetições e para atribuir aos leitores a responsabilidade de compreender o material apresentado anteriormente no texto e de aplicar essas informações posteriormente.

Os boxes *Aplicação clínica* permanecem na obra, com o objetivo de fornecer conexões entre o conhecimento teórico fundamental e a prática clínica. O uso de excelentes figuras e tabelas para ilustrar e apresentar visualmente o conteúdo foi mantido, e algumas novas tabelas foram adicionadas para ajudar os alunos a organizar o conteúdo. Também foram mantidas as tabelas **O I A N** nos capítulos sobre articulações, as quais resumem informações específicas sobre um músculo individual. Essas tabelas de referência rápida incluem **o**rigem, **i**nserção, **a**ção e **n**ervo (inervação) para músculos individuais. Também foram mantidos dois tipos de figuras e duas tabelas relativas à anatomia e função muscular. Uma figura ilustra um músculo individual, e a outra, a relação dos músculos de uma região. Uma tabela resume os músculos e seus movimentos, e a outra, os músculos e suas inervações.

Três tabelas foram adicionadas em cada capítulo sobre articulação dos membros. O primeiro tipo de tabela é sobre a amplitude de movimento para movimentos osteocinemáticos, em que são utilizados valores publicados pela American Association of Orthopedic Surgeons (AAOS). Nos casos em que a AAOS não publicou valores, são utilizadas estimativas provenientes da experiência clínica. A segunda tabela fornece a relação dos movimentos osteocinemáticos e dos movimentos artrocinemáticos associados para cada articulação dos membros. A terceira tabela adicionada, sobre classificação do sistema articular e características artrocinemáticas, apresenta informações sobre posições fechadas e abertas, sensações finais e padrões capsulares para cada articulação dos membros.

Finalmente, definições ao longo do texto são apresentadas em forma de lista, permitindo que os leitores se concentrem em conceitos específicos sem abundância de palavras ao redor.

Estamos satisfeitos pela oportunidade de continuar o trabalho iniciado por Lynn. Embora sejamos três colaboradores, cada um de nós trabalhou em cada seção com diversas contribuições, em vez de atribuir seções separadas a cada um. Esperamos fornecer um texto consistente, com precisão e clareza.

Mary Alice Duesterhaus Minor
Christopher D. Towler
Scott Duesterhaus Minor

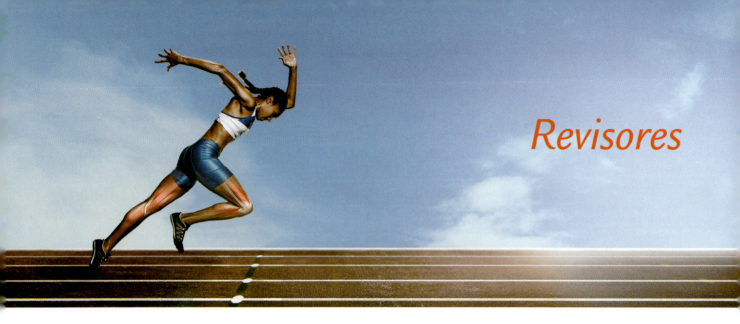

Revisores

Alina C. Adams, BS, PT, MS Ed
Program Director
Physical Therapist Assistant
Wallace State Community College
Hanceville, Alabama

Pamela Jean Brown, PT, CIMT
Program Chair, Assistant Instructor
Physical Therapist Assistant
Finlandia University
Hancock, Michigan

Cindy Elliott, PTA, MS
Instructor, Faculty
Physical Therapist Assistant
Jefferson State Community College
Hoover, Alabama

Brandi Henley, PT
Academic Coordinator
Physical Therapist Assistant Technology
Itawamba Community College
Tupelo, Mississippi

Charlene Sisk Jensen, PT, DPT, MMHPE
Program Director
Physical Therapist Assistant
Riverside College of Health Careers
Newport News, Virginia

Karen S. Jones, PT, DPT
Director
Physical Therapist Assistant
Herkimer College
Herkimer, New York

James Kelly, PT, MDS
Program Director
Physical Therapist Assistant
Villa Maria College
Buffalo, New York

Kristi Kleinig, PTA
Program Director
Physical Therapist Assistant
Kilgore College
Kilgore, Texas

Helen Miles, PhD
Assistant Professor
Health & Human Performance
Fort Hayes State University
Hays, Kansas

Ellen P. O'Keefe, PT, DPT
Program Chair
Physical Therapist Assistant
Athens Technical College
Athens, Georgia

Debora Oliveira, PhD, OTR/L
Professor, Program Director
Occupational Therapy
Florida A&M University
Tallahassee, Florida

Don Reagan, PT, DPT, OCS, CSCS
Program Director
Physical Therapist Assistant
South College
Knoxville, Tennessee

Jennifer Reft, PT, DPT, MS
Director of Clinical Education
Physical Therapist Assistant
Morton College
Cicero, Illinois

Charles W. Ruot, Ed D, CSCS *D
Professor
Kinesiology, Health, and Recreation
Hardin-Simmons University
Abilene, Texas

Cynthia K. Warner, PT, DPT, MSEd
Coordinator
Physical Therapist Assistant
Professor, Chair
Allied Health
Onondaga Community College
Syracuse, New York

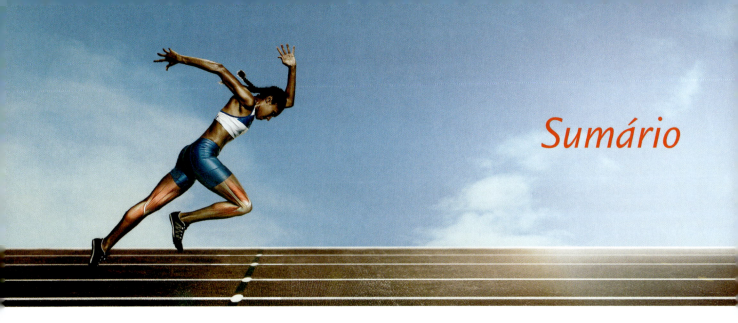

Sumário

Parte 1
Cinesiologia Clínica Básica e Anatomia, 1

CAPÍTULO 1 Informações Básicas, 3
Introdução, 3
Terminologia descritiva, 4
Segmentos do corpo, 5
Cadeias cinéticas, 6
Planos e eixos do movimento, 7
Graus de liberdade das articulações, 9
Movimentos osteocinemáticos, 9
Amplitude de movimento e goniometria, 13
Autoavaliação, 14

CAPÍTULO 2 Biomecânica Básica, 15
Introdução, 15
Força, 16
Velocidade e aceleração, 20
Torque, 20
Leis de Newton sobre o movimento, 22
Equilíbrio e estabilidade, 23
Tipos de movimento, 24
Máquinas simples, 25
Autoavaliação, 32

CAPÍTULO 3 Sistema Esquelético, 34
Introdução, 34
Esqueletos axial e apendicular, 34
Composição dos ossos, 34
Estrutura do osso, 35
Tipos de ossos, 35
Patologias comuns, 39
Autoavaliação, 40

CAPÍTULO 4 Sistema Articular e Artrocinemática, 41
Introdução, 41
Classificação das articulações, 41
Estruturas de uma articulação, 45
Sensação final, 47
Faces articulares, 47
Tipos de movimento artrocinemático, 48
Regra côncavo-convexo, 50
Implicações clínicas, 51
Patologias comuns, 52
Autoavaliação, 53

CAPÍTULO 5 Sistema Nervoso, 54
Introdução, 54
Tecido nervoso, 55
Sistema nervoso central (SNC), 58
Sistema nervoso periférico (SNP), 62
Reflexo de estiramento, 67
Sistema nervoso autônomo (SNA), 70
Patologias comuns, 71
Autoavaliação, 77

CAPÍTULO 6 Sistema Muscular, 78
Introdução, 78
Características do tecido muscular, 78
Anatomia do músculo, 79
Teoria do filamento deslizante, 80
Tipos de fibra, 80
Inserções musculares, 81
Disposição das fibras musculares, 82
Nomenclatura dos músculos, 84
Função dos músculos, 85
Tipos de contrações musculares, 86
Relação comprimento-tensão no tecido muscular, 89

xvi Cinesiologia Clínica e Anatomia

Insuficiência ativa e insuficiência passiva, 89
Alongamento e encurtamento
adaptativos do tecido muscular, 90
Patologias comuns, 94
Notas sobre a apresentação do conteúdo, 94
Autoavaliação, 95

CAPÍTULO 7 Sistema Circulatório, 96

Introdução, 96
Sistema cardiovascular, 97
Coração, 97
Tipos de vasos sanguíneos, 99
Vias circulatórias, 100
Ciclo cardíaco, 106
Pulso e pressão arterial, 107
Sistema linfático, 107
Patologias comuns, 110
Autoavaliação, 112

Parte 2
Cinesiologia Clínica e Anatomia do Tronco, 113

CAPÍTULO 8 Cabeça e Articulação Temporomandibular, 115

Introdução, 115
Movimentos, 115
Ossos e pontos de referência, 117
Estruturas únicas da cabeça, 120
Articulações, 121
Ligamentos, 122
Músculos, 123
Resumo das inervações, 130
Patologias comuns, 130
Autoavaliação, 131

CAPÍTULO 9 Pescoço e Tronco, 133

Introdução, 133
Movimentos, 134
Ossos e pontos de referência, 135
Estruturas articulares, 141
Ligamentos, 144
Músculos, 146
Resumo da inervação muscular, 161
Patologias comuns, 161
Autoavaliação, 163

CAPÍTULO 10 Pelve, 165

Introdução, 165
Movimentos, 165
Ossos e pontos de referência, 169

Articulações, 173
Ligamentos, 175
Estruturas especiais, 176
Músculos, 176
Autoavaliação, 179

CAPÍTULO 11 Sistema Respiratório, 180

Introdução, 180
Caixa torácica, 180
Articulações, 181
Movimentos, 181
Ventilação, 181
Músculos, 185
Padrões de respiração, 187
Resumo da inervação, 189
Patologias comuns, 189
Autoavaliação, 190

Parte 3
Cinesiologia Clínica e Anatomia dos Membros Superiores, 191

CAPÍTULO 12 Cíngulo do Membro Superior, 193

Introdução, 193
Movimentos, 193
Ossos e pontos de referência, 195
Articulações, 197
Ligamentos, 199
Músculos, 199
Resumo da inervação, 205
Patologias comuns, 205
Autoavaliação, 207

CAPÍTULO 13 Articulação do Ombro, 208

Introdução, 208
Movimentos, 208
Ossos e pontos de referência, 211
Articulações, 212
Ligamentos, 213
Estruturas especiais, 214
Músculos, 214
Resumo da inervação, 224
Patologias comuns, 225
Autoavaliação, 226

CAPÍTULO 14 Cotovelo e Antebraço, 228

Introdução, 228
Movimentos, 229
Ossos e pontos de referência, 231
Articulações, 233
Ligamentos, 234

Estruturas especiais, 234
Músculos, 234
Resumo da inervação, 239
Patologias comuns, 240
Autoavaliação, 241

CAPÍTULO 15 Articulação do Carpo, 243
Introdução, 243
Movimentos, 244
Ossos e pontos de referência, 245
Articulações, 246
Ligamentos, 246
Estruturas especiais, 247
Músculos, 248
Resumo da inervação, 252
Patologias comuns, 252
Autoavaliação, 255

CAPÍTULO 16 Mão, 257
Introdução, 257
Movimentos, 258
Ossos e pontos de referência, 261
Articulações, 263
Arcos, 263
Ligamentos, 264
Estruturas especiais, 264
Músculos, 265
Resumo da inervação, 275
Funções da mão, 275
Patologias comuns, 280
Autoavaliação, 282

Parte 4
Cinesiologia Clínica e Anatomia dos Membros Inferiores, 285

CAPÍTULO 17 Articulação do Quadril, 287
Introdução, 287
Movimentos, 288
Ossos e pontos de referência, 288
Articulações, 292
Ligamentos, 293
Estruturas especiais, 294
Músculos, 294
Resumo da inervação, 304
Patologias comuns, 305
Autoavaliação, 308

CAPÍTULO 18 Articulação do Joelho, 310
Introdução, 310

Movimentos, 311
Ossos e pontos de referência, 313
Estruturas especiais, 315
Articulações, 316
Ligamentos, 318
Músculos, 319
Resumo da inervação muscular, 324
Patologias comuns, 324
Autoavaliação, 327

CAPÍTULO 19 Perna, Tornozelo e Pé, 328
Introdução, 328
Movimentos, 328
Ossos e pontos de referência, 331
Articulações, 334
Arcos do pé, 336
Ligamentos, 337
Estruturas especiais, 339
Músculos, 339
Resumo da inervação, 351
Patologias comuns, 351
Autoavaliação, 354

Parte 5
Cinesiologia Clínica e Anatomia do Corpo, 357

CAPÍTULO 20 Postura, 359
Introdução, 359
Alinhamento vertebral, 360
Ferramentas e métodos de observação, 361
Postura ereta, 362
Posturas horizontais, 366
Desvios posturais comuns, 367
Autoavaliação, 368

CAPÍTULO 21 Marcha, 370
Introdução, 370
Terminologia, 371
Determinantes da marcha, 376
Observação da marcha, 377
Padrões de marcha relacionados ao envelhecimento, 382
Desvios e compensações comuns da marcha, 383
Autoavaliação, 389

Bibliografia, 390

Respostas das Questões de Autoavaliação, 394

Índice Alfabético, 407

Cinesiologia Clínica e Anatomia

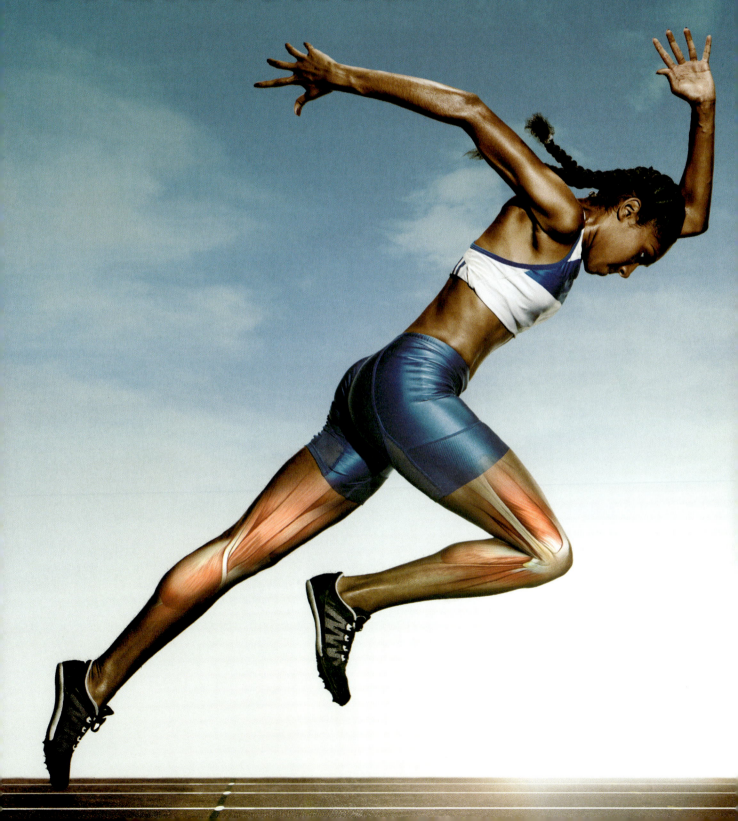

PARTE 1

Cinesiologia Clínica Básica e Anatomia

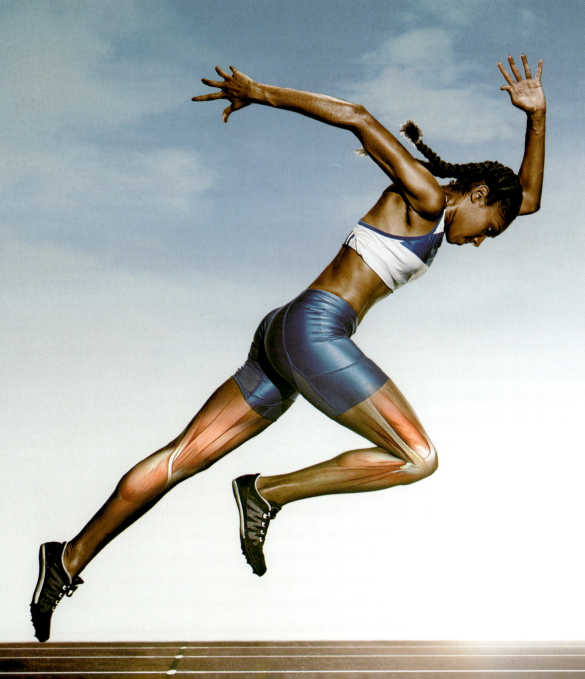

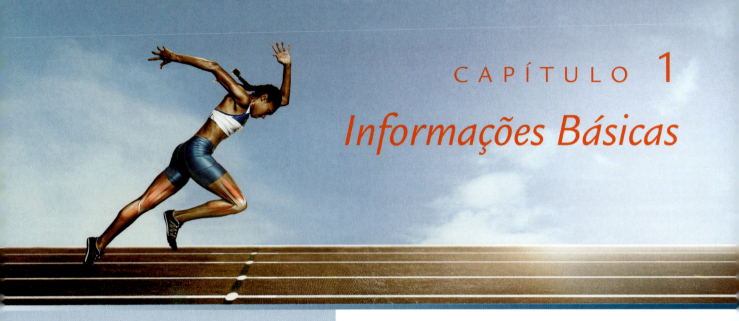

CAPÍTULO 1
Informações Básicas

Introdução, 3

Terminologia descritiva, 4

Segmentos do corpo, 5

Cadeias cinéticas, 6

Planos e eixos do movimento, 7

Graus de liberdade das articulações, 9

Movimentos osteocinemáticos, 9

Amplitude de movimento e goniometria, 13

Autoavaliação, 14

Introdução

Cinesiologia é o estudo do movimento por meio da aplicação da anatomia, da fisiologia, da física e da mecânica. A grande quantidade de informações em todas essas áreas de estudo é difícil de reter e de aplicar usando-se apenas a memorização para testes. O verdadeiro teste, porém, é a aplicação do conhecimento dessas áreas de estudo em pacientes e clientes.

Biomecânica é o termo usado quando se aplica o termo mais geral *mecânica* (estudo das forças exercidas sobre um objeto) ao estudo do movimento humano. Os dois componentes da biomecânica são a cinemática e a cinética. A **cinemática** é o ramo da mecânica que descreve o movimento de um corpo, sem considerar as forças ou torques que produzem esse movimento, ou como dois objetos se movem um em relação ao outro, desconsiderando as forças que influenciam o movimento. Os exemplos de cinemática incluem **osteocinemática (movimento fisiológico)**, o movimento dos ossos no espaço em torno de um eixo articular, que inclui a flexão e a extensão; e a **artrocinemática (movimento acessório)**, o movimento das superfícies ósseas durante o movimento articular, que inclui o rolamento e o deslizamento. A **cinética** é o ramo da mecânica que descreve como as forças e os torques afetam o corpo. Um exemplo de cinética é a força de um músculo atuando sobre um osso, criando movimento osteocinemático e artrocinemático. Esses conceitos serão discutidos ao longo do texto.

Ao prosseguir com a leitura, tenha em mente alguns conceitos simples. Primeiro, o corpo humano é organizado de maneira muito lógica. Mas, como em todos os aspectos da vida, há exceções. Às vezes, a lógica dessas exceções é aparente, às vezes não. Quando isso ocorrer, observe a exceção e siga em frente. Em segundo lugar, uma boa compreensão da terminologia descritiva e a visualização de um conceito ou recurso diminuem a dependência apenas da memorização estrita.

Tendo em mente alguns princípios básicos aplicados às articulações e aos músculos, a compreensão da cinesiologia não precisa ser confusa. Por exemplo, saber (1) que movimentos uma articulação permite, (2) que um músculo deve abranger um lado específico de uma face articular para causar determinado movimento e (3) qual é a linha de tração do músculo, todos esses dados permitem conhecer a(s) ação(ões) específica(s) de um músculo. A articulação do cotovelo permite apenas flexão e extensão. Para mover a articulação do cotovelo contra a gravidade, um músculo deve abranger a articulação anteriormente para flexionar e posteriormente para estender o cotovelo. O músculo bíceps braquial abrange a face anterior do cotovelo. Portanto, quando na *posição anatômica*, o bíceps braquial é um flexor do cotovelo, que flexiona a articulação contra a gravidade. O músculo tríceps braquial abrange a face posterior do cotovelo. Portanto, quando em uma posição em que a extensão do cotovelo é realizada contra a gravidade, o tríceps braquial é um extensor. Na posição anatômica, o tríceps braquial não atua como extensor porque a gravidade causa a extensão do cotovelo a partir de uma posição flexionada.

Sim, a cinesiologia *pode* ser entendida por meros mortais. O estudo da cinesiologia pode até ser agradável. No entanto, uma palavra de cautela deve ser dada. Assim como o exercício físico, estudar em sessões curtas várias vezes por semana é preferível a estudar em uma sessão longa. A cinesiologia é um material fundamental necessário para a compreensão de cursos futuros e gestão de atendimento ao paciente. Para promover a retenção dessas informações, recomenda-se prática, observação e discussão em exercícios de laboratório, grupos de estudo e estágios clínicos. Os capítulos iniciais deste texto fornecem informações básicas, que são aplicadas ao estudo do movimento humano nos capítulos restantes.

Terminologia descritiva

Descrever a organização do corpo humano e a relação dos segmentos e movimentos dos membros entre si requer uma posição padronizada para servir como ponto de referência. A **posição anatômica** (Figura 1.1) é a posição padronizada, que é definida como o corpo humano em posição ereta, olhos nivelados e voltados para a frente, pés paralelos e próximos, e braços ao lado do corpo com as palmas das mãos viradas para a frente. A posição anatômica é a posição neutra a partir da qual os movimentos dos segmentos dos membros (osteocinemática) são definidos e os movimentos dos segmentos dos membros são medidos.

São usados termos específicos para descrever a localização de uma estrutura e sua posição em relação a outras estruturas (Figuras 1.2 e 1.3). Os termos a seguir

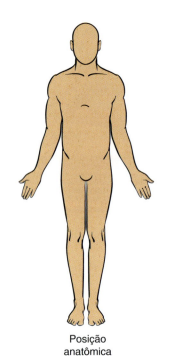

Figura 1.1 Posição anatômica.

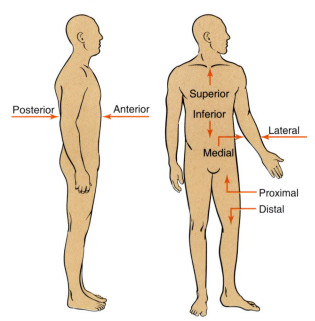

Figura 1.2 Terminologia descritiva.

são definidos em relação à posição anatômica. **Medial** se refere a um local ou posição em direção à linha média e **lateral** se refere a um local ou posição mais distante da linha média. Por exemplo, a ulna está no lado medial do antebraço e o rádio é lateral à ulna.

Anterior se refere à frente do corpo ou a uma posição mais próxima à frente. **Posterior** se refere à parte de trás do corpo ou a uma posição mais próxima do dorso. Por exemplo, o esterno está localizado anteriormente

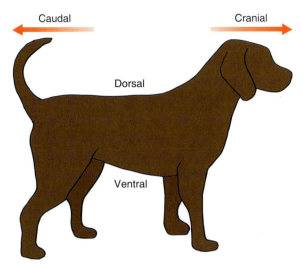

Figura 1.3 Terminologia descritiva para um quadrúpede.

na parede torácica e a escápula está localizada posteriormente. **Ventral** é sinônimo (palavra com o mesmo significado) de *anterior*, e **dorsal** é sinônimo de *posterior*; *anterior* e *posterior* são mais comumente usados em cinesiologia. *Frente* e *costas* também se referem às superfícies do corpo, mas são considerados termos leigos e geralmente não são usados em documentação por profissionais da saúde.

Distal e *proximal* são usados para descrever localizações nas extremidades. **Distal** significa longe do tronco e **proximal** significa em direção ao tronco. Por exemplo, a cabeça do úmero está localizada na sua extremidade proximal. O cotovelo é distal ao ombro e proximal ao punho.

Superior é usado para indicar a localização de uma parte do corpo que está acima de outra, ou para se referir à face superior de um órgão ou estrutura. **Inferior** indica que uma parte do corpo está abaixo de outra, ou se refere à face inferior de um órgão ou estrutura. Superior e inferior são termos usados para referir-se à localização relativa de estruturas da cabeça, do pescoço e do tronco. Por exemplo, as costelas são superiores à pelve e, portanto, a pelve é inferior às costelas. Às vezes, as pessoas usam **cranial** ou *cefálico* (do grego *cephal*, que significa "cabeça") para se referir a uma posição ou estrutura mais próxima da cabeça. **Caudal** refere-se a uma posição ou estrutura mais próxima dos pés. Por exemplo, *cauda equina* é o feixe de raízes nervosas espinais que descem da extremidade inferior da medula espinal. *Cranial* e *caudal* são termos que surgem das posições descritivas de um quadrúpede (um animal de quatro patas). Os seres humanos são bípedes (duas pernas). Se o cão da Figura 1.3 ficasse sobre as patas traseiras, a face dorsal se tornaria posterior e a cranial se tornaria superior, e assim por diante.

Uma estrutura pode ser descrita como **superficial** ou **profunda**, dependendo de sua profundidade relativa à superfície do corpo. Por exemplo, ao se descreverem as camadas dos músculos abdominais, o oblíquo externo é superficial ao oblíquo interno e o transverso do abdome é profundo em relação ao oblíquo interno.

Decúbitos dorsal e ventral são termos que descrevem o corpo quando deitado na posição horizontal. Quando em **decúbito dorsal**, a face anterior do corpo está voltada para cima e a face posterior do corpo está em contato com uma superfície de apoio, como uma mesa de tratamento. Quando em **decúbito ventral**, a face anterior do corpo fica voltada para baixo em contato com uma superfície de apoio e a face posterior do corpo fica voltada para cima.

Bilateral se refere a dois ou ambos os lados. Por exemplo, amputações bilaterais transfemorais (acima do joelho) referem-se às amputações acima do joelho das pernas direita e esquerda. **Contralateral** refere-se ao lado oposto. Uma pessoa que teve um acidente vascular encefálico (AVE) que afetou o lado direito do cérebro pode ter paralisia contralateral do braço esquerdo e da perna esquerda. Por outro lado, **ipsilateral** refere-se ao mesmo lado do corpo.

Segmentos do corpo

As extremidades, ou membros, são divididas em segmentos de acordo com o(s) osso(s) principal(is) no segmento (Figura 1.4). Na extremidade superior, o **braço** é o osso (úmero) entre o ombro e a articulação do

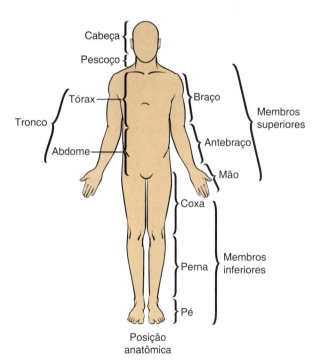

Figura 1.4 Terminologia descritiva para segmentos corporais.

cotovelo. O **antebraço** (rádio e ulna) está entre o cotovelo e o punho. A **mão** é distal ao punho. A extremidade inferior é composta por três segmentos semelhantes. A **coxa** (fêmur) está entre as articulações do quadril e do joelho. A **perna** (tíbia e fíbula) está entre as articulações do joelho e do tornozelo, e o **pé** é distal ao tornozelo.

O tronco tem dois segmentos: o tórax e o abdome. O **tórax,** ou peito, é composto principalmente pelas costelas, pelo esterno e pelas vértebras torácicas. O **abdome,** ou tronco inferior, é formado principalmente pela pelve, pelos órgãos internos e pelas vértebras lombares. O **pescoço** (vértebras cervicais) e a **cabeça** (crânio) são segmentos separados.

Os segmentos corporais raramente são usados para descrever o movimento articular. Por exemplo, a flexão da extremidade superior ocorre no ombro e é denominada *flexão do ombro*. O movimento ocorre na articulação (ombro), e o segmento do corpo (extremidade superior) apenas acompanha! Uma exceção a esse conceito é o antebraço, onde o segmento corporal também funciona como uma articulação. Os movimentos articulares denominados *pronação do antebraço* e *supinação do antebraço* ocorrem nas articulações radiulnares proximal e distal.

Cadeias cinéticas

Uma **cadeia cinética** é uma série de partes rígidas conectadas, que no corpo humano são os segmentos dos membros. As extremidades superior e inferior são de fato cadeias cinéticas. Como as partes estão conectadas, o movimento de uma parte afeta o movimento das outras partes de maneira previsível. Os dois tipos de cadeias cinéticas são a cadeia cinética fechada e a cadeia cinética aberta. Uma **cadeia cinética fechada** ocorre quando o segmento *distal* é fixo (fechado) e proporciona estabilização na extremidade distal da cadeia cinética e o(s) segmento(s) *proximal(is)* está(ão) livre(s) para se mover (Figura 1.5). Por exemplo, ao se levantar de uma cadeira para a posição em pé, o pé (extremidade distal) é fixado no chão, e o quadril, o joelho e o tornozelo (articulações proximais à extremidade fixa do membro) ficam livres para se mover e fazê-lo de maneira previsível.

Uma **cadeia cinética aberta** ocorre quando o segmento *distal* não é fixo (aberto) e o segmento *proximal* é fixo. Essa configuração proporciona estabilização da extremidade proximal da cadeia cinética e liberdade de movimento (abertura) dos segmentos *distais* (Figura 1.6). Por exemplo, considere a extensão do joelho enquanto o corpo se senta. Ao realizar esta atividade, a articulação do quadril (extremidade proximal) é fixa, e as articulações do joelho e do tornozelo (distais à extremidade fixa do membro) ficam livres para se mover, criando uma cadeia cinética aberta.

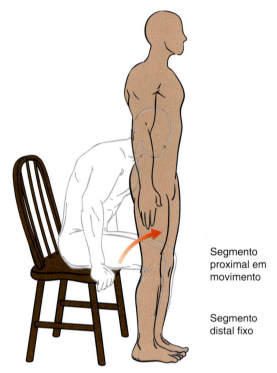

Figura 1.5 Cadeia cinética fechada.

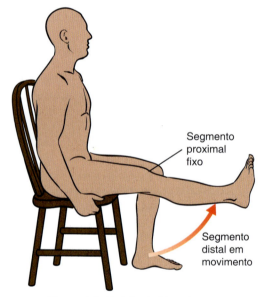

Figura 1.6 Cadeia cinética aberta.

Para uma comparação dos dois tipos de cadeias cinéticas nos membros superiores, considere as atividades de se exercitar em uma barra fixa (Figura 1.7A) e levar um copo à boca (Figura 1.7B). Ao realizar o movimento, a mão (extremidade *distal*) é fixa (fechada), e as articulações do ombro, do cotovelo e do punho (articulações *proximais* à extremidade distal da cadeia cinética) estão livres para se mover. Portanto, esta é uma atividade de cadeia cinética fechada. Ao levar um copo à boca, a articulação do ombro (extremidade *proximal*) é fixa e as articulações do cotovelo e do punho (articulações *distais* à extremidade proximal da cadeia cinética) são capazes de se mover. Portanto, esta é uma atividade de cadeia cinética aberta.

Planos e eixos do movimento

O movimento articular é descrito em relação a *planos* e *eixos* (Tabela 1.1). O movimento ocorre *dentro* de um plano e *em torno* de um eixo. Existem três planos dentro dos quais o movimento ocorre, e cada plano é perpendicular aos outros dois planos (Figura 1.8). Existem dois planos verticais e um plano horizontal. Pense nos planos verticais como paredes e no plano horizontal como um piso. Os eixos são linhas que passam por uma articulação,

Tabela 1.1 Movimentos articulares.

Plano	Eixo	Movimento articular
Sagital	Frontal	Flexão/extensão
Frontal	Sagital	Abdução/adução
		Desvio radial/ulnar
		Eversão/inversão
Horizontal	Vertical	Rotação medial-lateral
		Supinação/pronação
		Rotação direita/esquerda
		Abdução/adução horizontal

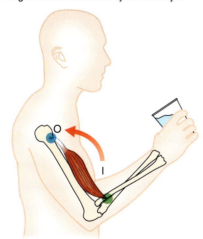

A A origem se move em direção à inserção

B A inserção se move em direção à origem quando o copo é levado à boca

Figura 1.7 Direção dos movimentos das inserções do músculo bíceps braquial. **A.** A origem se move em direção à inserção durante a elevação. **B.** A inserção se move em direção à origem quando o copo é levado à boca.

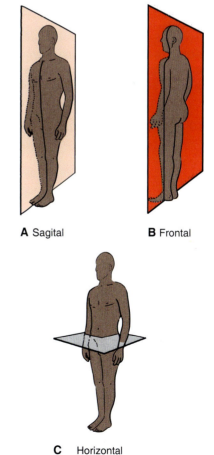

A Sagital **B** Frontal

C Horizontal

Figura 1.8 Planos do corpo.

sobre as quais um segmento do membro se move (Figura 1.9). Assim, os eixos das articulações são sempre perpendiculares aos seus planos de movimento das articulações.

O **plano sagital** atravessa o corpo verticalmente de anterior para posterior (ou vice-versa) e o divide em porções direita e esquerda. O plano sagital mediano divide o corpo em partes iguais esquerda e direita. Os movimentos que ocorrem neste plano são a flexão e a extensão. Um **plano frontal**, também denominado *plano coronal*, atravessa o corpo verticalmente de lado a lado e o divide em partes anterior e posterior. Os movimentos que ocorrem neste plano são abdução e adução. Um **plano horizontal**, também chamado de *plano transversal*, atravessa o corpo horizontalmente e o divide em partes superior e inferior. A rotação ocorre dentro deste plano. Quando um plano – sagital, frontal ou horizontal – divide o corpo em metades iguais de cada lado do plano, ele é chamado de *plano cardinal*. Os três planos cardinais se cruzam no ponto médio de cada dimensão. A massa corporal dentro de cada metade do corpo determinada pelo plano cardinal nem sempre é igual. O centro de gravidade, um conceito bidimensional, está no plano sagital mediano ligeiramente anterior à segunda vértebra sacral (Figura 1.10) e não é o mesmo que o centro de massa.

O **eixo sagital**, às vezes denominado *eixo anteroposterior*, é uma linha que passa por uma articulação da parte anterior para a posterior (ou vice-versa). A abdução e a adução ocorrem em torno de um eixo sagital. O **eixo frontal**, às vezes denominado *eixo medial-lateral*, é uma linha que passa por uma articulação de lado a lado.

A flexão e a extensão ocorrem em torno de um eixo frontal. O **eixo vertical**, às vezes chamado de *eixo longitudinal*, é uma linha que passa por uma articulação de cima para baixo (ou vice-versa). A rotação ocorre em torno de um eixo vertical.

O movimento articular ocorre dentro de um plano e em torno de um eixo. Quando na posição anatômica, determinado movimento articular ocorre sempre dentro do mesmo plano e em torno do mesmo eixo. Flexão e extensão ocorrem tipicamente dentro de um plano sagital e em torno de um eixo frontal. Abdução e adução ocorrem tipicamente dentro de um plano frontal e em torno de um eixo sagital. A rotação normalmente ocorre dentro de um plano horizontal e em torno de um eixo vertical. Movimentos como os desvios radial e ulnar do punho também ocorrem dentro de um plano frontal em torno de um eixo sagital. Os movimentos do polegar são a exceção à orientação desses planos e eixos de movimento. A flexão e a extensão do polegar ocorrem dentro de um plano frontal e em torno de um eixo sagital. A abdução e a adução do polegar ocorrem dentro de um plano sagital e em torno de um eixo frontal. A Tabela 1.1 apresenta o movimento articular em relação aos planos e eixos.

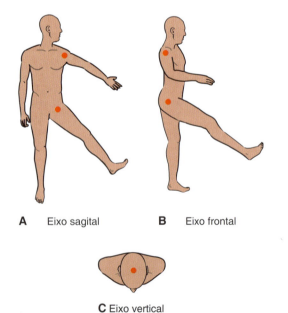

A Eixo sagital **B** Eixo frontal

C Eixo vertical

Figura 1.9 Eixos do corpo.

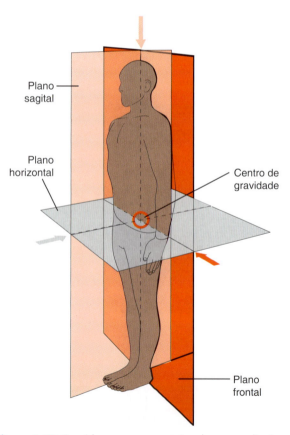

Figura 1.10 Considera-se que os três planos cardinais se cruzam no centro de gravidade.

Graus de liberdade das articulações

As articulações também são descritas pelos graus de liberdade, que são os planos dentro dos quais as articulações podem se mover. Por exemplo, uma articulação uniaxial tem movimento dentro de um plano em torno de um eixo. Portanto, uma articulação uniaxial se move em um plano de movimento e, portanto, tem um grau de liberdade. Uma articulação biaxial se move em dois planos de movimento e, portanto, tem dois graus de liberdade. Uma articulação triaxial se move em três planos de movimento e, portanto, tem três graus de liberdade. O número máximo de graus de liberdade que uma única articulação pode ter é três. Ao se examinarem várias articulações dentro de um membro, o número total de graus de liberdade é a soma do número de graus de liberdade em cada articulação individual.

Movimentos osteocinemáticos

O movimento articular é um osso movendo-se sobre outro através de uma *amplitude de movimento* (ADM). Os movimentos são flexão, extensão, abdução, adução e rotação. Esses movimentos são denominados **movimentos osteocinemáticos**, que são executados como movimentos ativos ou passivos. A *amplitude de movimento ativa* (AROM, do inglês *active range of motion*) ocorre quando os músculos se contraem para mover as articulações através de uma amplitude de movimento. A *amplitude de movimento passiva* (PROM, do inglês *passive range of motion*) ocorre quando os músculos não estão se contraindo e uma força externa move uma articulação através de sua ADM. As articulações sinoviais se movem livremente em muitas direções diferentes, dependendo de sua estrutura anatômica.

Um segmento de membro imóvel pode ser descrito como estático ou estável. Um segmento de membro em movimento pode ser descrito como dinâmico (Figura 1.11). As posições dos segmentos dos membros são descritas em relação à posição anatômica. Um cotovelo na posição anatômica está estendido e é flexionado quando dobrado. Movimentos dinâmicos (osteocinemáticos), como flexão e extensão e abdução e adução, descrevem a *direção* do movimento em relação à posição anatômica. Por exemplo, quando as faces anteriores do braço e do antebraço estão se aproximando, o movimento é descrito como *flexão* do cotovelo. Os termos que descrevem a posição articular (estática) e o movimento articular (dinâmico) são substantivos e verbos. Quando usados clinicamente, a intenção e o significado de termos como flexível/flexionando/flexão/flexionado

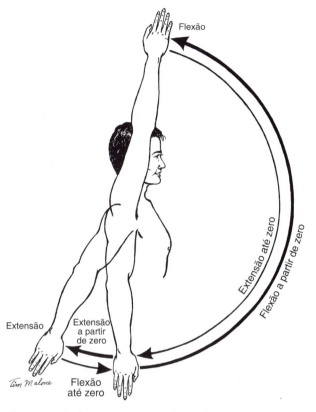

Figura 1.11 Flexão e extensão do ombro. (Norkin & White. Measurement of Joint Motion, 4E. Philadelphia, PA: F. A. Davis; 2009, com permissão.)

ou estendido/em extensão/extensão/estendendo são entendidos considerando-se o contexto em que o termo é usado.

A **flexão**, que ocorre dentro de um plano sagital e em torno de um eixo frontal, é o movimento de um segmento do membro sobre outro em torno de um eixo articular, conduzindo duas faces anteriores do segmento do membro uma *em direção* à outra. A exceção mais notável a esta definição é a flexão do joelho. Durante a flexão do joelho, as faces do segmento posterior do membro da coxa e da perna movem-se uma *em direção* à outra. A Figura 1.12B apresenta a posição anatômica da cabeça e do pescoço. No caso do pescoço, a flexão é um movimento de "curvatura" (ver Figura 1.12A) no qual a cabeça se move em direção à parte anterior do tórax. A flexão do cotovelo é a face anterior do antebraço movendo-se em direção à face anterior do braço (ver Figura 1.12D). A flexão do punho é o movimento da face anterior da mão em direção à face anterior do antebraço (ver Figura 1.12F). Os movimentos do tornozelo são exceções às definições típicas de flexão e extensão, e ambos são designados flexão. Há, no entanto, termos específicos para o movimento em cada direção. A posição em que os dedos dos pés apontam

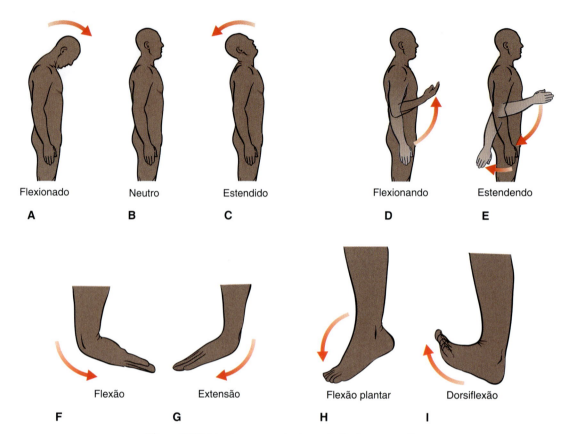

Figura 1.12 Movimentos articulares de flexão e extensão.

para baixo em direção ao chão é chamada de *flexão plantar* (ver Figura 1.12H), e aquela na qual os dedos apontam para cima em direção ao mento (queixo) é chamada de *dorsiflexão* (ver Figura 1.12I).

A **extensão**, que ocorre dentro de um plano sagital e em torno de um eixo frontal, é o movimento de um segmento do membro sobre outro em torno de um eixo articular, *afastando* as faces do segmento anterior do membro uma da outra. A exceção mais notável a esta definição é a extensão do joelho. Durante a extensão do joelho, as faces do segmento posterior do membro se afastam uma da outra. A extensão da cabeça e do pescoço ocorre quando a cabeça se inclina posteriormente, inclinando então a face em direção ao teto (movendo-se além da posição anatômica) (ver Figura 1.12C). A extensão do cotovelo ocorre quando a face anterior do antebraço se afasta da face anterior do braço (ver Figura 1.12E).

Quando o prefixo "hiper" é adicionado a um movimento, o termo descreve o movimento de uma articulação além de sua ADM normal. Assim, a **hiperextensão** é a extensão de uma articulação além de sua extensão não patológica (normalmente esperada, sem lesão ou doença).

Abdução é o movimento para longe da linha média do corpo (Figura 1.13A), e **adução** (ver Figura 1.13B) é o movimento em direção à linha média. Abdução e adução ocorrem dentro de um plano frontal e em torno de um eixo sagital. O ombro e o quadril podem abduzir e aduzir. As exceções a essa definição de linha média são os dedos das mãos e dos pés. O ponto de referência para os dedos é o dedo médio. O movimento para longe do dedo médio é a abdução e a adução é o movimento em direção ao dedo médio. O dedo médio abduz (medial e lateralmente), mas o faz apenas como um movimento de retorno à linha média da abdução. O ponto de referência para os dedos dos pés é o segundo dedo. Semelhante ao dedo médio, o segundo dedo abduz medial ou lateralmente, mas não aduz, exceto como um movimento de retorno da abdução. *Abdução e adução horizontais* são movimentos que não ocorrem a partir da posição anatômica do ombro. O ombro deve ser abduzido a 90 graus antes que os movimentos de abdução e adução horizontais possam ser executados. Quando o ombro foi inicialmente abduzido, o movimento lateral do ombro é a **abdução horizontal** (ver Figura 1.13C) e o movimento medial é a **adução horizontal** (ver Figura 1.13D). Abdução e adução horizontais ocorrem em um plano horizontal e em torno de um eixo vertical. Não há movimentos semelhantes no quadril.

CAPÍTULO 1   Informações Básicas   11

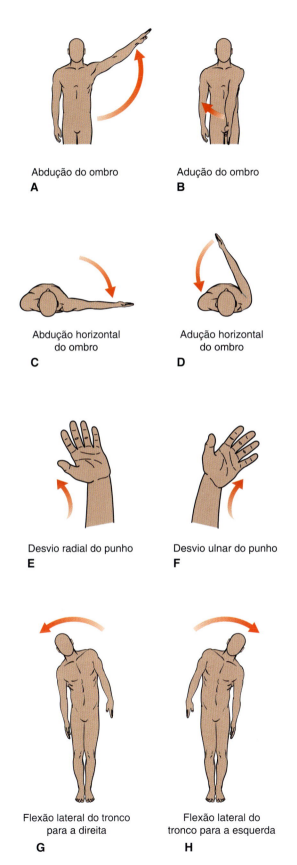

Figura 1.13 Movimentos articulares de abdução e adução.

Desvio radial e *desvio ulnar* são termos comumente empregados para se referir à abdução e à adução do punho, lembrando que a posição anatômica é eleita sempre como referência. O **desvio radial** ocorre quando a mão se move lateralmente ou em direção ao lado radial/polegar da mão (ver Figura 1.13E). O **desvio ulnar** ocorre quando a mão se move medialmente ou em direção ao lado ulnar/dedo mínimo da mão (ver Figura 1.13F). Os desvios radial e ulnar ocorrem dentro de um plano frontal e em torno de um eixo sagital.

Flexão lateral é o termo usado quando o tronco se inclina para o lado e move o ombro em direção ao quadril ipsilateral. O tronco pode flexionar lateralmente para a direita ou para a esquerda (ver Figura 1.13G e H). Com a flexão lateral do pescoço, a orelha se move em direção ao ombro ipsilateral. A flexão lateral ocorre dentro de um plano frontal e em torno de um eixo sagital.

Rotação é o movimento de um segmento do membro dentro de um plano horizontal e em torno de um eixo vertical. A **rotação medial** ocorre quando a face anterior de um segmento do membro gira em direção à linha média (Figura 1.14A). A rotação medial também é chamada de *rotação interna*. A **rotação lateral** ocorre quando a face anterior de um segmento do membro se afasta da linha média (ver Figura 1.14B). A rotação lateral também é chamada de *rotação externa*. As articulações capazes de realizar rotação medial e lateral são o ombro e o quadril. O pescoço e o tronco também giram para a direita ou para a esquerda (ver Figura 1.14C e D). As rotações da cabeça, do pescoço e do tronco são denominadas *rotação direita* ou *esquerda*.

A rotação do antebraço é denominada *supinação* e *pronação*. Na posição anatômica (ver Figura 1.1), o antebraço está em **supinação** (ver Figura 1.14E). Assim, a palma da mão é orientada anteriormente. Na **pronação** (ver Figura 1.14F), a palma da mão é orientada posteriormente. O plano de movimento e o eixo de movimento para supinação e pronação são os mesmos que para rotação: dentro de um plano horizontal e em torno de um eixo vertical. Quando o cotovelo é flexionado, a posição de "palma para cima" é resultado de supinação, e a de "palma para baixo" é resultado de pronação.

Alguns segmentos de membros têm movimentos únicos. Entre eles estão a circundução, a inversão/eversão, a oposição e a protração/retração escapular. Os exemplos a seguir são apenas uma amostra de movimentos especiais. As especificidades de cada movimento articular são apresentadas em capítulos posteriores.

A **circundução** é um movimento triplanar que produz um padrão circular em forma de cone no qual os segmentos distais se movem através de arcos de movimento maiores do que os segmentos proximais. Por exemplo, a circundução do ombro requer movimentos sequenciais de flexão, abdução, extensão, adução, e com

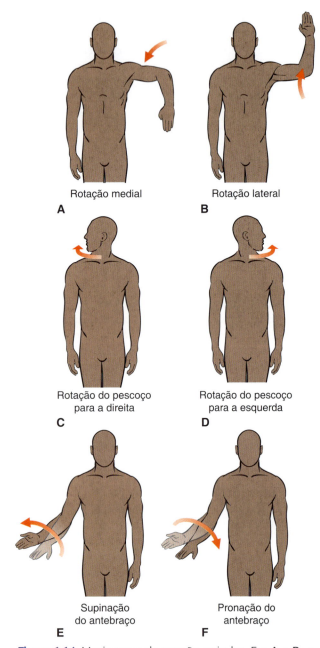

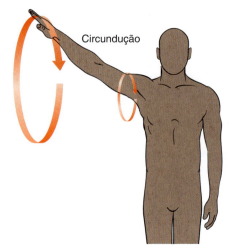

Figura 1.15 Movimento de circundução.

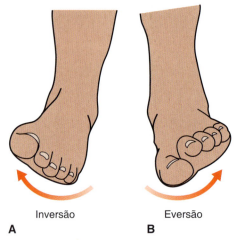

Figura 1.16 Inversão e eversão do pé esquerdo.

Figura 1.14 Movimentos de rotação articular. Em **A** e **B**, o ombro é abduzido a 90 graus apenas para demonstrar mais claramente a rotação.

rotação. O ombro serve como ponto do cone, e o cotovelo e a mão se movem em arcos de movimento com a mão se movimentando em um arco de movimento maior do que o cotovelo e o ombro (Figura 1.15). A circundução também pode ocorrer no punho, no quadril, no tornozelo, no polegar e na cabeça/pescoço.

A definição clássica, ou anatômica, de **inversão** é mover o tornozelo de modo que a planta do pé fique voltada medialmente (Figura 1.16A), e a de **eversão** é mover o tornozelo de modo que a planta do pé fique voltada lateralmente (ver Figura 1.16B). Clinicamente, os movimentos triplanares que ocorrem no tornozelo são denominados *supinação* (inversão, adução e flexão plantar) e *pronação* (eversão, abdução e dorsiflexão).

A **oposição** é o movimento do polegar de modo que a ponta do polegar fique voltada para as pontas dos outros quatro dedos. A **reposição** é o movimento que retorna o polegar à posição anatômica (Figura 1.17).

A **protração escapular** é o movimento da escápula lateralmente ao longo da parede torácica posterior (Figuras 1.18A e 1.19A). A **retração escapular** é o movimento da escápula medialmente ao longo da parede torácica posterior (ver Figuras 1.18B e 1.19A). A **elevação escapular** é o movimento da escápula superiormente ao longo da parede torácica posterior. A **depressão escapular** é o movimento da escápula inferiormente ao longo da parede torácica posterior. A elevação e a depressão escapulares são apresentadas na Figura 1.19B.

CAPÍTULO 1 **Informações Básicas** 13

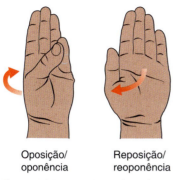

Oposição/ oponência   Reposição/ reoponência

Figura 1.17 Oposição do polegar.

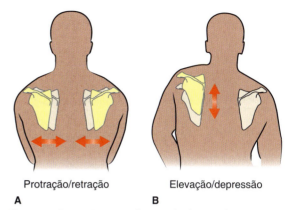

Protração/retração   Elevação/depressão
A   B

Figura 1.19 Movimentos do cíngulo do membro superior.

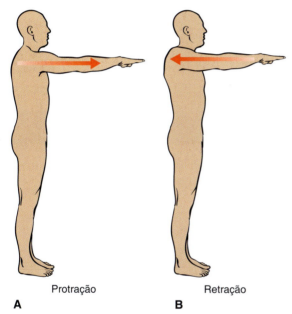

Protração   Retração
A   B

Figura 1.18 Protração escapular e retração escapular.

Amplitude de movimento e goniometria

Cada movimento em cada articulação ou região do corpo tem uma *amplitude de movimento*. A **amplitude de movimento (ADM)** é a quantidade de movimento que uma articulação pode fazer em qualquer uma de suas direções possíveis e é medida usando um *goniômetro* (Figura 1.20). A posição anatômica é a posição inicial para a medição da ADM articular. Como a ADM é a medida de um "intervalo", a medição tem pontos inicial e final medidos em graus. Os resultados da medição também podem ser mostrados como o número de graus movidos. As normas para a ADM articular não patológica são publicadas por várias organizações e apresentadas em publicações profissionais. Neste texto, as amplitudes de movimento são as publicadas pela American Academy of Orthopaedic Surgeons (AAOS). As normas de ADM de cada articulação constam neste texto dentro do capítulo que trata daquela articulação.

Por exemplo, a flexão não patológica do cotovelo é medida a partir da posição anatômica de 0 a 145 graus de flexão, e a ADM é documentada como "0 a 145". A quantidade de movimento seria relatada como 145 graus. Para evitar confusão do sinal de grau "°" com o número "0" (zero), o sinal de grau não é usado na documentação. Na presença de uma patologia do cotovelo, quando a ADM total do cotovelo não está presente, o ponto inicial da ADM é documentado como o número de graus de flexão mais próximo da posição anatômica e o ponto final da ADM é documentado como o ponto final da flexão do cotovelo. Por exemplo, no caso de uma patologia em que o cotovelo perca 20 graus de extensão total e a amplitude total de flexão esteja presente, a ADM é registrada como 20 a 145 e a quantidade de movimento é de 125 graus.

As medições de movimento de algumas regiões do corpo são feitas usando-se uma fita métrica ou uma régua. Por exemplo, a flexão do tronco ao tocar o dedo do pé é medida pela distância do chão até a ponta do terceiro dedo e registrada em polegadas (in) ou centímetros (cm).

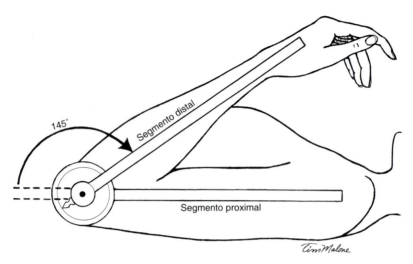

Figura 1.20 Goniometria. (Norkin & White. Measurement of Joint Motion, 4E. Philadelphia, PA: F. A. Davis; 2009, com permissão.)

Autoavaliação

1. Usando a terminologia anatômica descritiva, complete:
   a. O esterno está _____ à coluna vertebral.
   b. O calcanhar está na parte _____ do pé.
   c. A coxa está _____ à pelve e _____ à perna.
   d. O cíngulo do membro superior está _____ à pelve e _____ à cabeça.

2. Usando a mão esquerda para tocar:
   a. O joelho esquerdo está usando a extremidade _____.
   b. O joelho direito está usando a extremidade _____.

3. Sentado em uma cadeira com os pés apoiados enquanto pega uma bola:
   a. Os membros superiores estão em uma cadeia cinética _____.
   b. Os membros inferiores estão em uma cadeia cinética _____.

4. Os movimentos osteocinemáticos ocorrem dentro de um plano e em torno de um eixo, e são descritos com base em _____ _____.

5. Com poucas exceções, os movimentos osteocinemáticos, como a flexão, ocorrem dentro do mesmo plano e em torno do mesmo eixo em todas as articulações.
   ____ Verdadeiro
   ____ Falso

6. Qual(is) movimento(s) osteocinemático(s) ocorre(m) nos seguintes planos?
   a. Plano sagital: _____
   b. Plano frontal: _____
   c. Plano horizontal: _____

7. Uma articulação que pode flexionar/estender, abduzir/aduzir e girar tem _____ graus de liberdade.

8. Ao se levantar da posição sentada, o quadril e o joelho estão realizando:
   a. O movimento osteocinemático de _____.
   b. Dentro do plano _____.
   c. Em torno do eixo _____.
   d. Uma atividade da cadeia cinética _____.

9. Deitado em decúbito dorsal, posicione os braços de forma que formem um ângulo reto com o tronco. O movimento osteocinemático realizado para alcançar esta posição do ombro é _____.

10. Muitas vezes, vários termos podem ser usados para descrever a mesma coisa. Faça a correspondência entre os seguintes termos.
    ____ Posterior e anterior   A. Proximal e distal
    ____ Superior e inferior   B. Rotação interna
    ____ Rotação medial   C. Cranial e caudal
    ____ Cranial e caudal   D. Dorsal e ventral

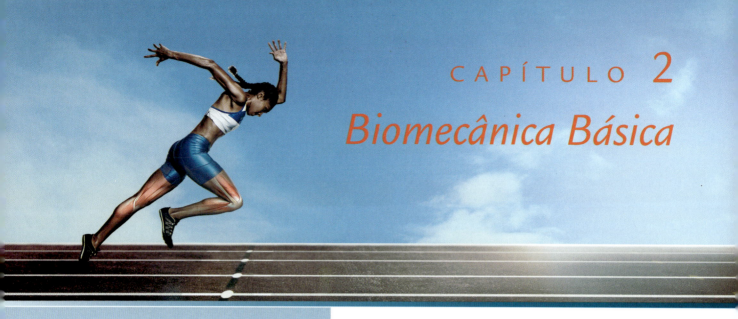

CAPÍTULO 2
Biomecânica Básica

Introdução, 15

Força, 16

Velocidade e aceleração, 20

Torque, 20

Leis de Newton sobre o movimento, 22

Equilíbrio e estabilidade, 23

Tipos de movimento, 24

Máquinas simples, 25

Autoavaliação, 32

Introdução

O principal sistema que produz o movimento humano é o musculoesquelético. Muitas funções do sistema musculoesquelético são descritas pelo ramo da física denominado *mecânica*. As características e os princípios da mecânica incluem os efeitos da força e do torque, as leis do movimento de Newton e os tipos de atividades desejadas no movimento. A aplicação da *biomecânica* à análise da atividade é usada por médicos para entender o(s) distúrbio(s) de movimento de um paciente e para projetar um plano de manejo do caso.

Biomecânica é a aplicação de princípios e métodos da mecânica à estrutura (anatomia) e à função (cinesiologia) do corpo humano para produzir estabilidade e movimento. Compreender como as forças aplicadas ao corpo (mecânica) causam a postura e o movimento ajuda a aprender como o corpo se move (cinesiologia). A Figura 2.1 ilustra que a **mecânica** é o ramo da física que trata do estudo das forças e do efeito da aplicação de forças sobre a estabilidade e o movimento de um corpo. A mecânica é dividida em duas áreas principais: estática e dinâmica. A **estática** envolve fatores associados a sistemas imóveis. A **dinâmica** envolve dois fatores associados aos sistemas em movimento: a cinética e a cinemática. A **cinética** descreve as *forças* que produzem estabilização ou movimento em um sistema. A **cinemática** descreve o *movimento* criado por forças e incorpora os fatores de tempo, espaço e massa de um sistema em movimento. A cinemática é dividida em osteocinemática (Capítulo 1) e artrocinemática (Capítulo 4).

Uma quantidade **escalar** descreve apenas magnitude. As medidas escalares comuns são *velocidade* (quilômetros por hora), *comprimento* (5 metros), área (3 metros quadrados), *volume* (1 metro cúbico) e *massa* (1 quilograma). **Massa** é a quantidade ou agregação de matéria em um objeto (como um corpo humano). Um **vetor** descreve *magnitude* e *direção*. As medidas vetoriais comuns são *força*, *velocidade* e *aceleração*.

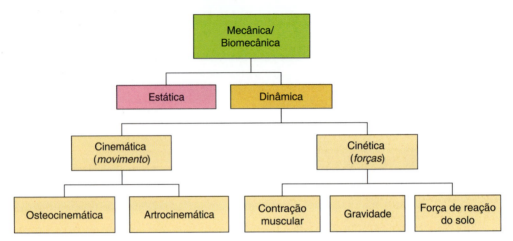

Figura 2.1 Fluxograma da relação mecânica/biomecânica.

A magnitude indica a quantidade de uma medição e a direção indica a direção na qual a magnitude é aplicada. Para algumas medições, apenas a magnitude é útil, enquanto para outras medições a verificação da direção na qual a magnitude ocorre é necessária para a compreensão completa do movimento. A direção pode ser definida pela direção do movimento de um segmento do corpo, como flexão ou extensão. Clinicamente, a documentação que inclui magnitude e direção fornece oportunidades para comparação entre tratamentos e, portanto, uma indicação de progresso ou falta dele. Quando a magnitude (p. ex., uma força de 5 kg) e a direção (p. ex., aplicação de força para flexão) são documentadas, os exercícios podem ser replicados e os resultados podem ser comparados.

Força

Conhecer a configuração da força aplicada durante as atividades da vida diária (AVDs) contribui para a compreensão da condição do paciente e para a elaboração de um plano de cuidados. **Força** é a quantidade e a direção do empurrão ou puxão aplicados a objetos ou segmentos do corpo. Empurrar cria *compressão* quando dois objetos ou segmentos do corpo são empurrados juntos. Puxar cria *tração* quando dois objetos ou segmentos corporais tentam se afastar um do outro. Dois tipos de forças, internas e externas, fazem o corpo humano se mover. As forças internas incluem contração muscular, restrição ligamentar ou suporte ósseo. Os músculos geram forças contraindo-se e produzindo estabilização ou movimento sobre os eixos articulares. As forças externas incluem a gravidade ou qualquer resistência aplicada externamente, como peso ou fricção.

Tipos de forças

A **gravidade** é a atração mútua entre a Terra e um objeto. Uma **força gravitacional** é a força exercida sobre um objeto ou pessoa como resultado da gravidade. O **peso** é resultado da força gravitacional e da massa de um objeto, e sempre empurra diretamente para baixo. Uma força de **reação do solo** é a força para cima que uma superfície de apoio exerce sobre um objeto (pessoa) quando uma pessoa empurra a superfície de apoio para baixo. O **atrito** é uma força entre duas superfícies que aumenta a resistência ao movimento de uma superfície sobre a outra. O atrito é um impedimento ao movimento de objetos, mas pode ser diminuído para reduzir a resistência ao movimento entre duas superfícies.

As forças podem ser aplicadas a um objeto em diferentes configurações. Exemplos são as forças *lineares*, *paralelas* e *concorrentes*. As **forças lineares** existem quando duas ou mais forças agem ao longo da mesma linha. A Figura 2.2A ilustra duas pessoas puxando um barco com a mesma corda na mesma direção. A tensão na corda é a magnitude da força, e a orientação da corda é a direção da força. A Figura 2.2B ilustra duas pessoas puxando a mesma corda, mas em direções opostas.

As **forças paralelas** ocorrem no mesmo plano e na mesma direção ou em direções opostas. Por exemplo, a Figura 2.3 ilustra o uso de forças paralelas no projeto de dispositivos ortopédicos de três pontos de pressão. Três forças – X, Y e Z – são paralelas entre si. X e Y empurram na mesma direção de anterior para posterior. A terceira força, Z, empurra na direção oposta, de posterior para anterior. Neste exemplo, a magnitude e a direção das forças opostas ($X + Y$ opostas a Z) criam pressões destinadas a fornecer estabilidade à coluna toracolombar. Os resultados desejados do uso de órteses determinam a magnitude e a direção das forças incorporadas nas órteses ortopédicas.

O **binário de forças** é específico das forças paralelas, e ocorre quando duas ou mais forças agem em direções diferentes produzindo rotação no sentido horário ou anti-horário. Em um binário de forças, as direções

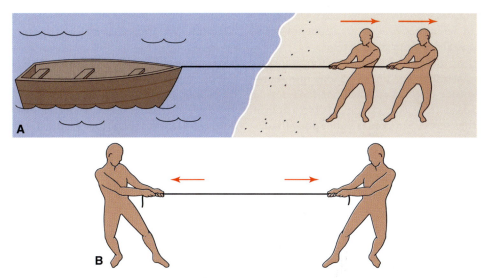

Figura 2.2 Forças lineares. **A.** Duas pessoas puxando na mesma direção. **B.** Duas pessoas puxando em direções opostas.

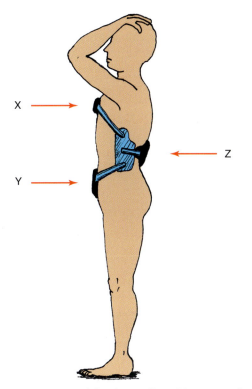

Figura 2.3 Forças paralelas de um dispositivo ortopédico. As forças *X* e *Y* são paralelas na mesma direção, enquanto a força *Z* também é paralela, mas na direção oposta. A força *Z* deve estar entre as forças *X* e *Y* para fornecer estabilidade. Se a força *Z* estivesse em uma das extremidades em vez de no meio, o movimento ocorreria.

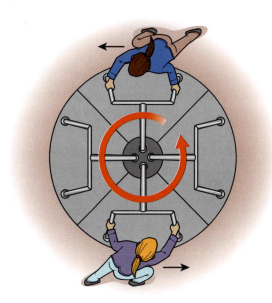

Figura 2.4 Binário de forças no gira-gira do parquinho.

de aplicação da força não se cruzam, criando um movimento rotativo. A Figura 2.4 ilustra uma situação em que o sistema de força é um sistema de força paralela no qual as direções de aplicação não se cruzam com o eixo de rotação. Quando as magnitudes da força são maiores no sentido anti-horário do que no sentido horário, o resultado é a rotação no sentido anti-horário. Um exemplo clínico de um binário de forças agindo para produzir o movimento do segmento corporal é a rotação superior da escápula (Figura 2.5). As ações dos três músculos – o as partes descendente e ascendente do músculo trapézio e o músculo serrátil anterior – não são exatamente forças paralelas, mas produzem o efeito de um binário de forças.

As **forças concorrentes** ocorrem quando duas ou mais forças agem sobre um objeto, mas empurram ou puxam em direções diferentes. A Figura 2.6 ilustra duas pessoas empurrando um objeto com diferentes magnitudes, direções e pontos de aplicação. Os vetores de força podem ser representados graficamente construindo-se um paralelogramo usando setas.

Ao se construir um paralelogramo, as forças individuais são demonstradas por linhas sólidas que representam a magnitude da força aplicada por cada pessoa (comprimento das setas) e a direção de cada força aplicada (orientação das setas). São usadas linhas pontilhadas iguais em magnitude e direção às forças individuais para completar o paralelogramo. Uma linha diagonal sólida conectando o ponto de interseção das forças individuais e o canto oposto do paralelogramo representa o vetor de *força resultante*. Um vetor de **força resultante** representa a soma das magnitudes e das direções de cada vetor de força individual, indicando a magnitude e a direção do movimento resultantes da aplicação de todas as forças que atuam sobre o objeto. A Figura 2.6 apresenta o uso do método do paralelogramo para determinar a magnitude e a direção de uma força resultante.

Um exemplo clínico da ação da força resultante no corpo é a interação das três partes do músculo deltoide – clavicular, acromial e espinal – para abduzir o ombro (Figura 2.7). Todos os três têm uma fixação distal comum no úmero e puxam em direções diferentes por causa de suas diferentes fixações proximais. Assim, é criado um sistema de força concorrente. A direção da tração da parte acromial do músculo deltoide cria abdução do ombro e pouco ou nenhum outro movimento do ombro. A parte clavicular do músculo deltoide abduz e contribui para a flexão e a adução horizontal do ombro. A parte espinal do músculo deltoide abduz e contribui para a extensão e a abdução horizontal do ombro. Quando as forças concorrentes das partes clavicular e espinal

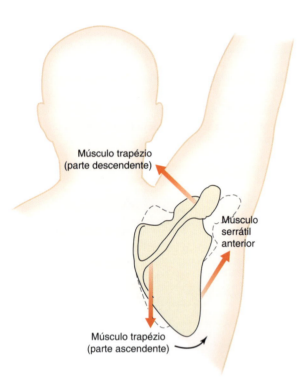

Figura 2.5 Binário de forças de músculos girando a escápula.

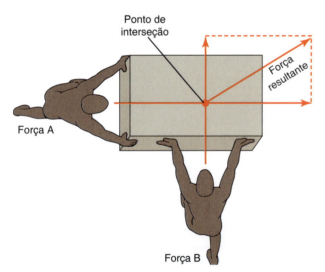

Figura 2.6 Um paralelogramo mostra graficamente a força resultante de duas forças concorrentes que empurram um móvel.

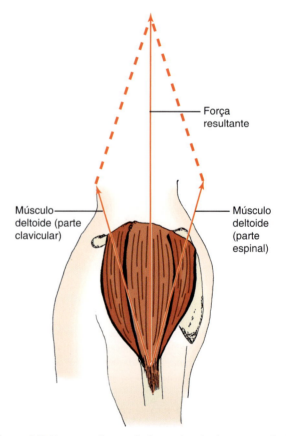

Figura 2.7 Força resultante de forças iguais das partes clavicular e espinal do músculo deltoide.

do músculo deltoide são iguais, a força resultante fica localizada no centro, o que ajuda a parte acromial do músculo deltoide a produzir a abdução do ombro. As forças horizontais e de flexão/extensão das partes clavicular e espinal do músculo deltoide são canceladas. Quando a tração da parte clavicular do músculo deltoide é maior que a da parte espinal, a força resultante é principalmente a força de abdução do ombro. Como as magnitudes e as direções dos vetores de força das partes clavicular e espinal do músculo deltoide não são iguais, ocorre uma combinação adicional de alguma adução e flexão horizontais. Este exemplo é ilustrado na Figura 2.8, na qual o vetor de força que representa a parte clavicular do músculo deltoide é mais longo que o vetor de força que representa a parte espinal do músculo deltoide.

Efeitos da aplicação de forças

A aplicação de forças às estruturas do corpo humano tem cinco possíveis efeitos mecânicos. São eles: tração, compressão, cisalhamento, flexão e rotação (torção). As forças de **tração** causam uma distração articular na qual as faces articulares se afastam umas das outras e colocam tensão sobre os tecidos que mantêm as articulações unidas (Figura 2.9). Carregar uma mala pesada ou se pendurar em uma barra de exercício causa distração nas articulações dos ombros, dos cotovelos e dos carpos.

As forças de **compressão** causam uma aproximação articular na qual as faces articulares são empurradas para mais perto (Figura 2.10). A execução de uma flexão faz com que as faces articulares do ombro, do cotovelo e

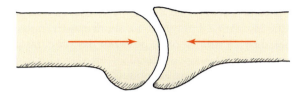

Figura 2.10 As forças de compressão fazem com que as faces articulares se aproximem (aproximação).

do carpo sejam aproximadas. As atividades que causam uma compressão articular prolongada ou repetitiva podem danificar a cartilagem articular.

As forças de **cisalhamento** causam um movimento de deslizamento no qual as faces articulares se movem paralelamente uma à outra (Figura 2.11). Durante os últimos graus de extensão do joelho, o fêmur gira sobre a tíbia (ou vice-versa), causando cisalhamento na articulação do joelho entre o fêmur e a tíbia. As forças mecânicas ou musculares que causam esse movimento são forças de cisalhamento. Forças de cisalhamento excessivas podem causar tensão ou ruptura do tecido.

A **flexão** ocorre quando a força não é aplicada no eixo central de um objeto alongado, como um osso longo, e o objeto se dobra. A dobra cria uma superfície côncava em um lado do objeto e uma superfície convexa no lado oposto do objeto. A compressão ocorre no lado côncavo do objeto e a tração (tensão) ocorre no lado convexo (Figura 2.12). A flexão prolongada da coluna vertebral

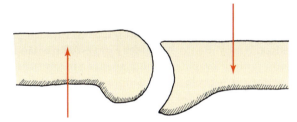

Figura 2.11 As forças de cisalhamento causam um deslizamento entre as faces articulares nas quais as extremidades ósseas se movem paralelamente e em direções opostas umas às outras.

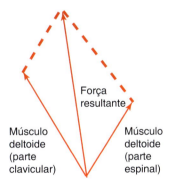

Figura 2.8 A força resultante de forças desiguais se move em direção à força maior.

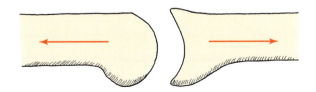

Figura 2.9 As forças de tração causam a separação das faces articulares.

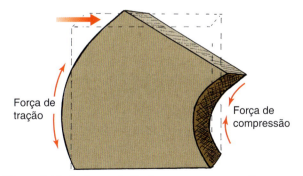

Figura 2.12 As forças de flexão causam compressão em um lado e tração no lado oposto.

impõe que forças de flexão sejam aplicadas às vértebras, o que causa uma diminuição na altura da parte anterior enquanto a altura da parte posterior das vértebras permanece relativamente inalterada. Outros tecidos, como músculos e ligamentos, adaptam-se à flexão prolongada alongando-se no lado convexo e se encurtando no lado côncavo.

As forças de **torção** são duas forças opostas que criam uma força de torção, ou rotacional, no objeto. Uma das forças gira a extremidade de um objeto em uma direção em torno de um eixo longitudinal e a outra força gira a outra extremidade do objeto na direção oposta. O resultado é a torção do objeto (Figura 2.13), que é diferente da rotação de um objeto sobre o outro. Quando ocorrem forças de torção excessivas sobre um osso, como a tíbia, pode ocorrer uma fratura em espiral.

Velocidade e aceleração

Velocidade é a taxa de mudança da posição (magnitude) e a direção dessa mudança, medida pela mudança na distância dentro de determinado intervalo de tempo, como metros (distância percorrida) por segundo (tempo). Quando medida em metros e segundos, a magnitude da velocidade é documentada em metros/segundo (m/s). Ao dirigir um carro, a magnitude da velocidade é documentada em quilômetros por hora. A direção da velocidade é a direção na qual o carro é conduzido. A velocidade de um movimento depende de várias características musculoesqueléticas, como o segmento do membro sendo movido e os músculos recrutados para realizar o movimento. A rapidez é um escalar, e não um vetor, porque a rapidez denota apenas a magnitude do movimento, e a velocidade denota a magnitude e a direção.

A **aceleração** é a variação da velocidade (magnitude) e a direção dessa mudança medida pela mudança de velocidade (distância percorrida por unidade de tempo) por segundo (tempo). Quando medida em metros e segundos, a magnitude da aceleração é documentada em metros/segundo/segundo (m/s^2). Ao dirigir um carro, a magnitude da aceleração (quilômetros por segundo por segundo) é uma medida de quão rápido o carro atinge o limite de velocidade.

Por exemplo, a força da gravidade é uma aceleração (a). Quando exercida sobre a massa de uma pessoa (m), é criada uma força (F) denominada *peso*. A relação entre força, massa e aceleração (F = ma) é definida na seção "Leis de Newton sobre o movimento".

Torque

Torque (T), também denominado **momento de força**, é a tendência de uma força produzir rotação em torno de um eixo. A quantidade de torque gerado é determinada pela quantidade de força exercida e pela distância que a força (F) é aplicada a partir do eixo. O **braço de momento** (BM) (Figura 2.14) é a distância perpendicular entre a linha de aplicação da força e o eixo de rotação. Um braço de momento não é o mesmo que um **braço de força**. O braço de força é a distância linear da aplicação da força ao eixo de rotação. Quando a força é aplicada perpendicularmente à alavanca, o braço de momento e o braço de força são os mesmos. O comprimento de um BM afeta a força muscular que um paciente deve gerar para produzir o torque necessário para o movimento articular. O torque é calculado como o produto da força vezes o braço de momento (T = F × BM). O torque é maior aumentando-se a força aplicada ou o comprimento do BM, ou ambos. Por outro lado, o torque é menor diminuindo-se a força aplicada ou o comprimento do BM, ou ambos. Por exemplo, a aplicação de uma força igual a um BM de 30 cm gera o dobro do torque de quando um BM de 15 cm é usado. Quando um BM permanece constante, a aplicação de 20 kg de força produzirá o dobro do torque de quando 10 kg de força são aplicados.

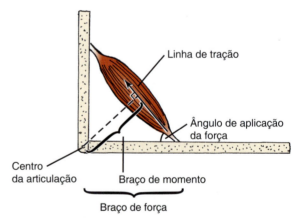

Figura 2.14 O braço de momento do músculo bíceps braquial é a distância perpendicular entre a linha de tração do músculo e o centro da articulação.

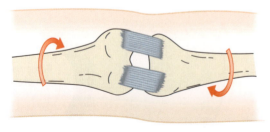

Figura 2.13 A força de torção, ou rotacional, é um movimento de torção.

O **ângulo de aplicação da força** é o ângulo no qual a força é aplicada. Forças que geram torque podem ser aplicadas perpendicularmente a um objeto ou segmento de membro, ou em um ângulo não perpendicular ao objeto ou segmento de membro. Quando a força é aplicada perpendicularmente a um segmento do membro, toda a força aplicada gera um movimento rotatório, ou torque. Quando a força é aplicada em um ângulo diferente do ângulo perpendicular a um segmento do membro, apenas a porção da força que é perpendicular ao segmento do membro gera torque. A porção de força aplicada que não é perpendicular ao segmento do membro não gera torque, mas compressão ou tração do segmento do membro através do seu eixo de movimento.

Ao se aplicar resistência durante o exercício físico, considera-se o esforço que o paciente deve exercer e se ele é capaz de gerar a força muscular necessária. Por exemplo, quando um clínico aplica resistência à extensão do joelho, menos força é necessária quando a resistência é aplicada no tornozelo (BM mais longo) do que no meio da perna (BM mais curto). O paciente, no entanto, deve gerar mais força muscular quando o clínico usa um BM mais longo.

À medida que o músculo se contrai e move uma articulação através de sua amplitude de movimento (ADM), a quantidade de forças rotativa, compressiva e de tração muda. Por exemplo, quando a linha de tração do músculo bíceps braquial é perpendicular 90 graus ao antebraço, o músculo gera sua maior força de rotação (Figura 2.15A). Quando a linha de tração é inferior a 90 graus, o BM diminui e a porção da força que causa a compressão da articulação aumenta à medida que a porção da força que causa a rotação diminui (ver Figura 2.15B). Quando a linha de tração é maior que 90 graus, o BM diminui e a porção da força que causa a tração da articulação aumenta à medida que a porção da força que causa a rotação diminui (ver Figura 2.15C). Em ambos os casos, o BM diminui à medida que a linha de tração se afasta de 90 graus, e a diferença entre uma força de compressão e uma força de tração depende do empurrão ou da tração do músculo em relação ao eixo da articulação. Assim, o músculo é mais eficiente na criação de movimento rotatório quando uma articulação está em 90 graus ou próximo desse patamar e menos eficiente na criação de movimento rotatório quando o ângulo da articulação está próximo do início ou do fim da ADM da articulação.

A força rotatória gerada pelo músculo quadríceps femoral é aumentada pela presença da patela. A patela, que é um osso sesamoide encapsulado no tendão do quadríceps, aumenta a linha de tração e o BM do músculo quadríceps femoral atuante na tíbia. O BM do músculo quadríceps femoral é aumentado porque a patela direciona o tendão do músculo quadríceps femoral para fora e para longe do joelho. Essa linha de tração aprimorada fornece uma contribuição maior para o movimento de rotação

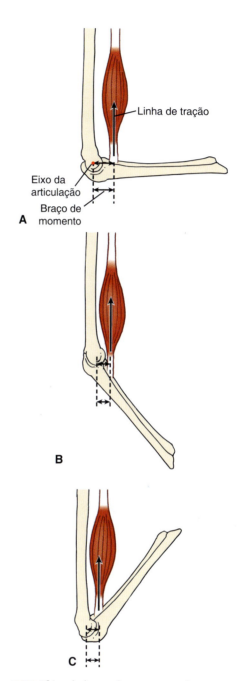

Figura 2.15 Efeito do braço de momento sobre o torque. **A.** O braço de momento e a força angular são maiores em 90 graus. **B.** À medida que a articulação se move em direção a 0 grau, o braço de momento diminui e a força de compressão aumenta. **C.** À medida que a articulação se move além de 90 graus e em direção a 180 graus, o braço de momento diminui e a força de tração aumenta.

(Figura 2.16A). Sem a patela, o BM do músculo quadríceps femoral é menor, o que torna a linha de tração do músculo mais vertical. A porção da força que causa o movimento rotatório diminui, e a porção não rotatória da força do músculo quadríceps femoral cria uma compressão crescente entre a tíbia e o fêmur (ver Figura 2.16B).

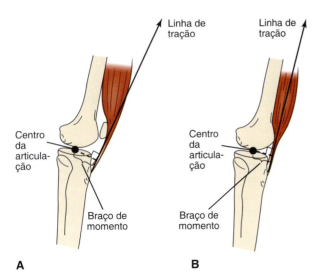

Figura 2.16 Braço de momento do músculo quadríceps femoral (**A**) com patela e (**B**) sem patela.

Ao se aplicar resistência a um segmento do corpo, deve-se levar em consideração a quantidade de força, a direção da aplicação da força e o comprimento do BM. Quando a força é aplicada perpendicularmente a um segmento do corpo, toda a força cria um movimento rotacional. Quando a força é aplicada em um ângulo que não é perpendicular a um segmento do corpo, ocorre compressão ou tração na articulação. A compressão ou a tração em uma articulação pode comprometer as estruturas articulares ou aumentar a dor.

Leis de Newton sobre o movimento

Quando duas forças de igual magnitude e em direções opostas são aplicadas a um objeto (ou segmento do corpo), nenhum movimento ocorre. O movimento ocorre quando os vetores de forças opostas não somam zero. As três **leis do movimento** de Isaac Newton definem as características do movimento.

A primeira lei de Newton, a **lei da inércia**, diz que um objeto permanece em repouso ou permanece em movimento em um estado constante, a menos que seja influenciado por uma força externa. Por exemplo, considere um passageiro apoiado no encosto do assento quando um carro acelera para frente a partir de uma posição parada. O passageiro está em repouso antes de o carro acelerar. Tentando ficar em repouso enquanto o carro acelera, o passageiro é movido para frente pela força exercida sobre ele pelo assento. Quando o carro desacelera, o passageiro continua em frente tentando se manter no estado atual de movimento, mas é impedido pelo cinto de segurança. A mudança no movimento é resultado da aceleração ou da desaceleração atuando sobre a massa do corpo do passageiro. Infelizmente, muitas vezes a primeira lei de Newton é demonstrada por pessoas com lesões no pescoço resultantes de um traumatismo causado por acidentes automobilísticos, pois o tronco do indivíduo é estabilizado pelo cinto de segurança, mas a cabeça não tem nenhuma restrição para limitar seu movimento.

A segunda lei de Newton, a **lei da aceleração**, define a relação entre força (F), massa (m) e aceleração (a). A aceleração (a) de um objeto é inversamente proporcional à massa (m) deste mesmo objeto (à medida que uma aumenta, a outra diminui) e diretamente proporcional à quantidade de força (F) aplicada nele. A relação é descrita pela fórmula F = ma (Força = massa × aceleração).

É necessário aplicar uma força para superar a inércia de um objeto. Quando uma força é aplicada a um objeto, a mudança de direção do objeto é determinada pela magnitude da força e pela direção da aplicação da força. Por exemplo, quando uma bola de futebol é chutada, ela rolará para sempre se nenhuma força atuar sobre ela. A força de atrito entre a bola e a grama, no entanto, faz com que, eventualmente, a bola pare. Chutar uma bola de futebol com duas forças diferentes, um chute de força moderada e depois um chute com o dobro da força do primeiro chute, afetará a distância percorrida pela bola. Quando o chute tem menos força (chute moderado), a bola de futebol percorre metade da distância do que quando o chute tem o dobro da força. A distância percorrida pela bola de futebol é diretamente proporcional à força do chute. A massa (m) da bola é constante e a força (F) do segundo chute é maior. Usando-se a fórmula F = ma, quando F é maior e m é constante, a aceleração (a) da bola para o segundo chute deve ser o dobro da aceleração do primeiro chute. Nesses exemplos, a direção na qual a bola se move está relacionada à direção na qual a força foi aplicada.

Outro aspecto da segunda lei de Newton diz respeito à massa de um objeto. Massa é a quantidade de matéria em um objeto. Quando a mesma quantidade de força (F) é aplicada a dois objetos de massas diferentes (m), o objeto com maior massa irá acelerar (a) menos que o objeto com massa menor. Por exemplo, ao rolar uma bola de futebol e uma bola de boliche no chão usando-se a mesma força, a bola de boliche, tendo mais massa que a bola de futebol, não se deslocará tão longe. Usando-se a fórmula F = ma, quando a força (F) é constante, a aceleração (a) deve mudar inversamente diminuindo quando a massa (m) aumenta.

A terceira lei de Newton, a **lei da ação e reação**, diz que para cada ação há uma reação igual e oposta. A magnitude da reação é sempre igual à magnitude da ação e ocorre na direção oposta. Por exemplo, considere uma pessoa pulando em um trampolim. A ação é a força aplicada ao trampolim pela pessoa que pisa no trampolim. A reação é a força que o trampolim exerce sobre a pessoa, o que resulta em um rebote pelo qual a pessoa é empurrada de volta para o ar. A força ascendente com a qual o trampolim responde (reação) é igual em magnitude e na direção oposta à força descendente aplicada pela queda do corpo da pessoa (ação) no trampolim. Quando a pessoa pisa no trampolim com uma força maior, o rebote é maior porque a força de reação é maior. Esta é também uma demonstração de uma força de reação do solo.

Em resumo, cada uma das três leis de Newton descreve o efeito da força sobre um objeto. A primeira lei do movimento, a lei da inércia, diz que é necessária a aplicação de uma força para alterar o estado de um objeto iniciando um movimento ou alterando o já existente. A segunda lei, a lei da aceleração, diz que a aceleração depende da magnitude da força aplicada e da massa do objeto. A terceira lei do movimento, a lei da ação e reação, diz que qualquer força aplicada cria uma reação igual e oposta. As três leis incorporam os dois componentes de um vetor: magnitude e direção.

Equilíbrio e estabilidade

Existe o estado de equilíbrio quando a soma de todas as forças que atuam sobre um objeto é igual a zero. Nesta condição, não há vantagem na magnitude e na direção de todas as forças, e não ocorre movimento linear ou angular. Manter um estado de equilíbrio depende da relação entre o centro de massa de um objeto, o centro de gravidade e sua base de suporte. O **centro de massa** (**CM**) é o ponto no qual está localizada a soma da massa de todos os segmentos do corpo. Isso significa que a localização do CM depende da posição ou da configuração das diferentes partes do corpo humano. O **centro de gravidade** (**CG**) é o ponto em que a gravidade atua sobre o CM. A **base de suporte** (**BS**) é a área abrangida pelo contato de um corpo com uma superfície de suporte. A **linha gravitacional** (**LG**) é uma linha vertical imaginária que passa pelo CG em direção ao centro da Terra (Figura 2.17). Estes são os fatores mecânicos que determinam o equilíbrio de um objeto ou uma pessoa.

A Tabela 2.1 apresenta considerações para se determinar a estabilidade de um objeto. O grau de estabilidade de um objeto ou um corpo é determinado pela interação de BS, CG e massa do objeto com forças aplicadas ao corpo. Um exemplo de equilíbrio é apresentado na Figura 2.18. A Figura 2.18A ilustra um livro sobre uma mesa com sua massa total e, portanto, seu CG e sua LG sobre e através da mesa, respectivamente. A mesa é a BS para o livro. Nesta configuração, o livro é muito estável.

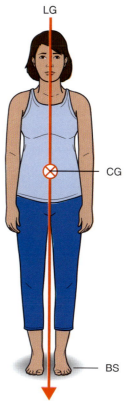

Figura 2.17 Centro de gravidade (CG), linha gravitacional (LG) e base de suporte (BS).

A Figura 2.18B ilustra a configuração na qual nem toda a massa do livro está sobre a mesa (BS), mas o CG e a LG ainda estão sobre e através da mesa. Nesse caso, o livro é estável, mas não tão estável quanto na Figura 2.18A. A Figura 2.18C ilustra a configuração na qual o CG e a LG não estão sobre e através da mesa (BS) e o equilíbrio é perdido.

No caso de um corpo humano adulto em pé na posição anatômica, o CG está no plano sagital mediano ligeiramente anterior à segunda vértebra sacral (S II). As proporções do corpo mudam com a idade. O CM de uma criança é maior que o de um adulto, em parte porque a cabeça de uma criança é proporcionalmente maior (em relação ao tamanho total do corpo) do que a cabeça de um adulto. Uma pessoa "barriguda" tem um CG mais anterior que o de um adulto em boa forma. Quando na posição anatômica, o CG está dentro da base de suporte criada pela área englobada pelas margens dos pés em contato com o chão (ver Figura 2.17). Como o CG está dentro da BS, nenhuma força atua para desestabilizar o corpo (Figura 2.19A). Se uma pessoa sair da posição anatômica para uma posição em que a LG passe fora da BS (Figura 2.19B), é necessária uma força muscular adicional ou uma base de suporte expandida (Figura 2.20) para manter o equilíbrio.

Tabela 2.1 Princípios para determinação da estabilidade.		
Mais estável	**Menos estável**	**Figura**
Grande base de suporte (BS)	Pequena BS	2.18
BS mais larga na direção da perturbação	BS mais estreita na direção da perturbação	2.20
Centro de gravidade mais baixo que a BS	Centro de gravidade mais alto que a BS	
Centralizado em relação à BS	Mais perto de uma margem da BS	2.19
Maior massa do objeto ou do corpo	Menor massa do objeto ou do corpo	
Maior atrito entre o objeto e a BS	Menor atrito entre o objeto e a BS	

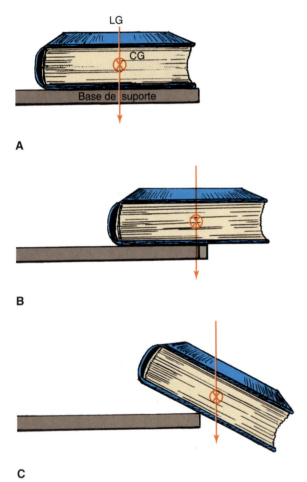

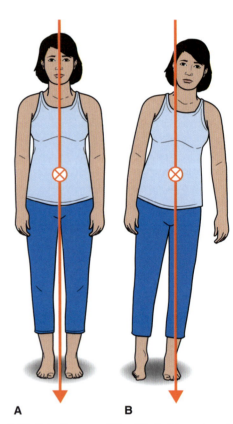

Figura 2.19 Relação entre CG e BS. **A.** Ela está estável – seu CG está no meio de sua BS. **B.** Ela está menos estável porque seu CG está próximo ao limite de sua BS.

Figura 2.18 Relação entre CG e BS. **A.** O livro está muito estável porque seu CG está no meio da BS. **B.** O livro está menos estável porque seu CG está próximo da margem da BS. **C.** O livro está instável e cairá porque seu CG está além da sua BS.

Os conceitos de equilíbrio mecânico e estabilidade não são os únicos fatores envolvidos na manutenção do equilíbrio e da estabilidade de um corpo humano. Além dos fatores mecânicos, a estabilidade postural (equilíbrio) para um ser humano inclui outros sistemas orgânicos, como os controles vestibular, visual e neuromuscular.

Tipos de movimento

Conhecer o tipo de movimento que ocorre em uma atividade ajuda a entender como as forças aplicadas afetam o movimento do corpo. O **movimento linear**, também chamado de *movimento de translação*, ocorre quando todas as partes de um objeto se movem na mesma distância, na mesma direção e ao mesmo tempo. O movimento de uma criança deslizando ladeira abaixo (Figura 2.21) é um exemplo de movimento linear. O movimento que ocorre em uma rota curva que não é circular é chamado de **movimento curvilíneo**. A Figura 2.22 ilustra o

CAPÍTULO 2 Biomecânica Básica 25

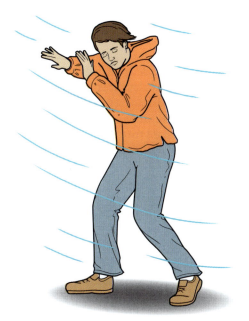

Figura 2.20 Uma base de suporte mais ampla na direção da força aumenta a estabilidade.

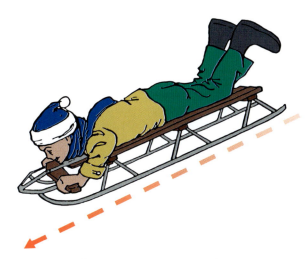

Figura 2.21 Movimento retilíneo.

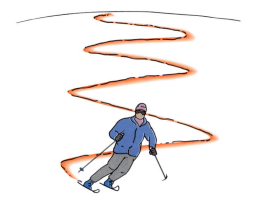

Figura 2.22 Movimento curvilíneo.

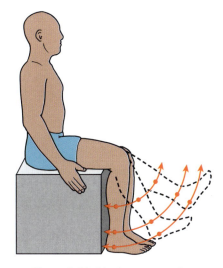

Figura 2.23 Movimento angular.

caminho curvilíneo que um esquiador percorre ao descer por uma pista de esqui.

O movimento de um objeto em torno de um ponto fixo (eixo) é denominado **movimento angular** ou *movimento rotativo* (Figura 2.23). No corpo humano, as articulações servem como eixo em torno do qual ocorre o movimento angular. Com o movimento angular, todas as partes do objeto se movem no mesmo ângulo, na mesma direção e ao mesmo tempo, mas não se movem na mesma distância. Por exemplo, a articulação do joelho serve como eixo de rotação para flexão e extensão do joelho, e o pé se move em um arco de movimento maior do que o da perna.

Geralmente, a maioria dos movimentos dentro do corpo é angular. O movimento fora do corpo tende a ser linear. Os dois tipos de movimento podem ocorrer simultaneamente. O corpo inteiro de uma pessoa pode se mover de forma linear através do espaço enquanto partes do indivíduo (segmentos dos membros) se movem de forma angular. Um exemplo de movimento linear e angular combinado simultâneo é a caminhada. Todo o corpo exibe movimento linear ao caminhar do ponto A ao ponto B, enquanto os quadris, joelhos e tornozelos exibem movimento angular.

A elevação/depressão e a protração/retração da escápula são exemplos de movimento primordialmente linear (ver Figura 1.19). Na maioria dos casos, quando ocorre movimento linear, ele é acompanhado por um movimento angular em uma articulação conectada. Esses movimentos da escápula acompanham o movimento angular da clavícula na articulação esternoclavicular.

Máquinas simples

Uma **máquina simples** é uma ferramenta que permite uma mudança na magnitude do esforço (força) ou na direção da força necessária para levantar uma carga, ou ambos. O princípio básico de todas as máquinas simples é que existe uma relação inversa entre a quantidade de força aplicada e a distância sobre a qual a força deve ser exercida. Ao discutir a força anteriormente, foram considerados os componentes de magnitude e de direção do vetor de força. Esses componentes de um vetor devem continuar a ser considerados ao se discutirem as máquinas simples. O conceito de *distância*, no entanto, é um fator adicional quando se abordam as máquinas simples. Por exemplo, a força necessária para levantar uma carga usando uma alavanca é reduzida pela metade quando a distância (BM) sobre a qual a força é aplicada é duplicada, independentemente da direção da aplicação da força.

Alavancas, polias e planos inclinados são máquinas simples que alteram a relação entre a força e a distância necessária para criar ou controlar o movimento. A **vantagem mecânica** é a medida dessa relação. Exemplos de alavancas e polias são encontrados no corpo humano e em ambientes clínicos. Os planos inclinados não são encontrados no corpo humano, mas são úteis para facilitar a acessibilidade de pessoas com deficiência.

Uma quantidade consistente de trabalho é realizada alterando-se a força (esforço) aplicada e a distância sobre a qual essa força é aplicada. Força e distância têm uma relação inversa. Diminuir a força aplicada aumenta a distância sobre a qual essa força deve ser gasta. Por outro lado, aumentar a distância sobre a qual uma força é aplicada permite uma redução na força necessária. Por exemplo, usando uma gangorra (alavanca), uma criança pode levantar o peso de um dos pais (maior carga) sentando-se mais longe (maior BM) do ponto de apoio (eixo de rotação) do que o pai. A **vantagem mecânica**, a relação entre força gasta e carga movida, é usada para medir a efetividade de uma máquina simples.

Alavancas

Uma **alavanca** é uma "tábua" ou uma "prancha"[1] que pode girar em torno de um ponto de apoio quando são aplicadas forças. O ponto de apoio é o eixo (E) de movimento em torno do qual as alavancas giram. As alavancas têm dois BMs: uma força (F) BM (BF) e uma resistência (R) BM (BR). A força é o *esforço* aplicado a uma alavanca e a resistência é a *carga* a ser movida pela alavanca. No corpo humano, as articulações são eixos, os ossos são alavancas e os músculos e o peso são forças (fornecem movimento ou resistência ao movimento). O torque (T) gerado pela aplicação de uma força a um braço de momento (T = F × BM) determina a eficácia do uso de uma alavanca.

---

[1]N.R.T.: O termo "prancha" é mais aplicado em relação ao exercício físico, como no movimento conhecido como prancha abdominal.

Classes de alavancas

As três classes de alavancas, cada uma com uma finalidade e vantagem mecânica diferentes, são definidas pela configuração do ponto de apoio ou eixo (E), da força (F) e da resistência (R). As alavancas fornecem uma vantagem de força sobre a distância (ADM) ou vice-versa, mas não ambas, para determinada configuração (classe de alavanca). Um **braço de força** (BF) é o BM entre a força aplicada a uma alavanca e o eixo da alavanca. Um **braço de resistência** (BR) é o BM entre a resistência (carga) que uma alavanca deve mover e o eixo da alavanca (Figura 2.24). Ao calcular o BR para um segmento do membro no corpo humano, o ponto de aplicação da resistência é o CM combinado de todos os segmentos do membro envolvidos e qualquer peso ligado a esses segmentos do membro. Por exemplo, o BR para o antebraço, mão e um peso segurado na mão é determinado pelo CM para a combinação de todos os três e a distância do CM combinado ao eixo do movimento articular. Isso pode ser difícil de imaginar ou medir porque a massa não é distribuída igualmente dentro de cada segmento do membro e os diferentes segmentos do membro têm pesos diferentes.

A configuração do eixo (E), da força (F) e da resistência (R) determina a classe da alavanca.

Em uma **alavanca de primeira classe**, o eixo está entre a força e a resistência, produzindo uma configuração F > E > R ou R > E > F (Figura 2.25).

Como é necessária a mesma quantidade de *trabalho* (W) independentemente da colocação do eixo de uma alavanca (W = F × distância), quando o eixo está mais próximo da resistência do que da força, o BR é mais curto e o BF é mais longo. Nesta configuração, o BF aumentou e, portanto, a força necessária para mover a carga diminuiu. Por exemplo, o uso de valores facilita o entendimento da relação entre força, resistência, BF e BR. Quando se usa uma resistência de 22 kg e uma alavanca de 2 metros, sendo BF e BR iguais a 1 metro cada, devem

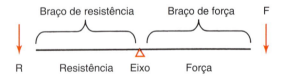

Figura 2.24 Componentes de uma alavanca.

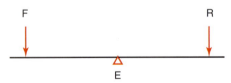

Figura 2.25 Alavanca de primeira classe.

ser aplicados 22 kg de força para levantar a resistência da carga de 22 kg (1 metro BF × 22 kg de força = 22 kg-metro, igual a 1 metro BR × 22 kg de carga = 22 kg-metro). Quando o eixo é movido e o BF se torna 1,33 metro e o BR se torna 0,67 metro, são necessários apenas 11 kg de força para levantar a carga de 22 kg (1,33 metro BF × 11 kg de força = 14,63 kg-metro, igual a 0,67 metro BR × 22 kg = 14,74 kg-metro).

A Figura 2.26 ilustra outro exemplo de uma alavanca de primeira classe. Um trabalhador carrega dois fardos de feno iguais em peso e igualmente distanciados do eixo (pescoço). Quando o peso de um fardo é aumentado e aproximado do eixo, o fardo mais pesado será equilibrado por causa do braço de alavanca mais longo do fardo mais leve.

Um exemplo de alavanca de primeira classe no corpo humano é o crânio na primeira vértebra cervical. O eixo (E) do movimento é a articulação entre o crânio e a vértebra, a força (F) é a musculatura anterior ou posterior, e a resistência (R) é o peso da cabeça posicionada posterior ou anterior, respectivamente, ao eixo (F > E > R ou R > E > F). Quando a cabeça é flexionada, a carga (R) da cabeça é anterior ao eixo, e a musculatura posterior (F) fornece a força necessária para mover a cabeça para a posição vertical (Figura 2.27A). Quando a cabeça está estendida, a carga (R) da cabeça é posterior ao eixo, e a musculatura anterior (F) fornece a força necessária para mover a cabeça para a posição vertical (ver Figura 2.27B).

Em uma **alavanca de segunda classe**, a resistência está entre o eixo e a força, produzindo uma configuração E > R > F ou F > R > E (Figura 2.28).

A vantagem mecânica de uma alavanca de segunda classe é alcançada por um BF que é sempre mais longo que o BR, reduzindo, assim, a força necessária para levantar uma carga. Um aumento na vantagem mecânica pode ser alcançado tornando o BF ainda mais longo que o BR. Um carrinho de mão é um exemplo de alavanca de segunda classe (Figura 2.29). A roda é o eixo (E), o conteúdo é a resistência (R) e a pessoa que está levantando as alças é a força (F). Por exemplo, quando a carga (R) no centro de um carrinho de mão é movida mais para frente (mais perto da roda; ver Figura 2.29A), a força (F) necessária para erguer a carga diminui. Isso ocorre porque o BF (distância da roda às alças) permanece o mesmo e

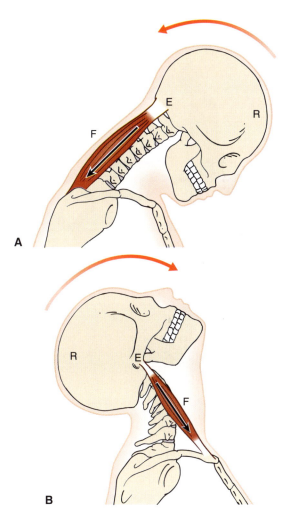

Figura 2.27 A movimentação da cabeça sobre o pescoço demonstra uma alavanca de primeira classe. O eixo (E) é a articulação do crânio movendo-se sobre a primeira vértebra cervical. A força (F) é fornecida pelo músculo. A resistência (R) é o peso da cabeça. **A.** Cabeça movendo-se posteriormente (F > E > R). **B.** Cabeça movendo-se anteriormente (R > E > F).

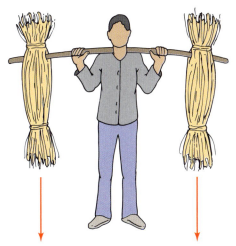

Figura 2.26 Alavanca de primeira classe (F > E > R ou R > E > F). As duas cargas (*F* e *R*) estão equilibradas sobre os ombros.

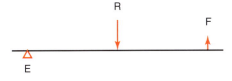

Figura 2.28 Alavanca de segunda classe.

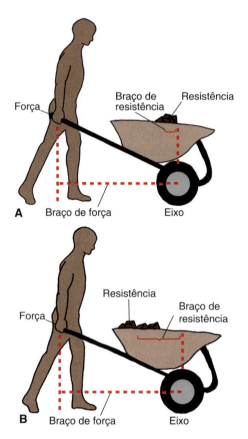

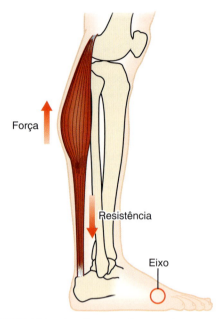

Figura 2.30 Músculos flexores plantares levantando o peso corporal demonstram uma alavanca de segunda classe.

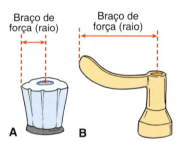

Figura 2.29 Alavanca de segunda classe (F > R > E). **A.** O BR é mais curto. **B.** O BR é mais longo.

Figura 2.31 Torneiras típicas. **A.** Um braço de força mais curto requer mais força para abrir a torneira. **B.** Um braço de força mais longo requer menos força para abrir a torneira.

a pessoa ainda está levantando as alças do carrinho de mão. Entretanto, o BR diminui porque a carga (R) foi movida para mais perto da roda (E). Quando a carga (R) no carrinho de mão é movida mais para trás, ou seja, para longe da roda, a força (F) necessária para erguer a carga aumenta. Isso ocorre porque o BF (distância da roda às alças) permanece inalterado e o BR aumentou (ver Figura 2.29B).

Um exemplo de alavanca de segunda classe no corpo humano é uma pessoa que se levanta na ponta dos pés (Figura 2.30). O eixo (E) são as articulações metatarsofalângicas (MTF) no pé, a resistência (R) é o peso do corpo empurrando para baixo, e a força (F) é gerada pela contração dos músculos flexores plantares do tornozelo (E > R > F). O BR é apenas um pouco mais curto que o BF. A vantagem de uma alavanca de segunda classe é que cargas pesadas (quase todo o corpo) podem ser levantadas com uma força relativamente menor. A desvantagem, no entanto, é que o corpo é levantado a apenas uma curta distância.

Exemplos de alavancas de segunda classe existem em dispositivos como torneiras ou maçanetas (Figura 2.31A). As modificações nos puxadores redondos das torneiras e nas maçanetas redondas ajudam os pacientes com dor ou com problemas para agarrar objetos. Ao se usar uma torneira ou uma maçaneta redonda, o eixo (E) é o ponto central sobre o qual o dispositivo gira. A resistência (R) é gerada próximo ao eixo porque ela é o atrito entre as partes internas do dispositivo que ocorre durante o giro. A força (F) usada para girar o dispositivo é aplicada na borda externa do dispositivo circular. Isso cria uma configuração de alavanca E > R > F, que é uma alavanca de segunda classe. Mudar a forma do dispositivo aumenta o BF, enquanto o BR e a resistência permanecem inalterados (Figura 2.31B). Aumentar o BF diminui a força necessária para vencer a resistência da torneira ou do mecanismo da porta. Quando o *design* das torneiras e das maçanetas incorpora alavancas com BFs mais longos, a funcionalidade pode ser melhorada para alguns pacientes.

Em uma **alavanca de terceira classe**, a força está entre a resistência e o eixo, produzindo então uma configuração E > F > R ou R > F > E (Figura 2.32).

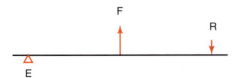

Figura 2.32 Alavanca de terceira classe.

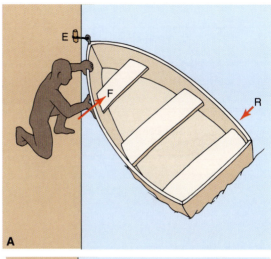

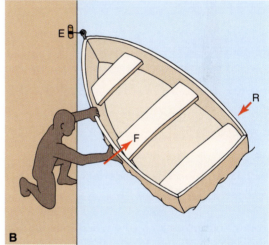

A vantagem mecânica de uma alavanca de terceira classe é obtida por um BR sempre mais longo que o BF, aumentando, assim, a distância pela qual uma carga é movida, ao mesmo tempo que se requer uma força maior para mover essa carga. Uma diminuição na vantagem mecânica ocorre quando o BR se torna ainda mais longo do que o BF, o que proporciona maior distância de movimento ao mesmo tempo que requer mais força. Um exemplo de alavanca de terceira classe é uma pessoa movendo uma ponta de um barco para longe de uma doca (Figura 2.33). O eixo (E) é a frente do barco amarrado à doca, a força (F) é a pessoa que empurra o barco, e a resistência (R) é a oposição da água quando o barco é empurrado para longe da doca (E > F > R). Quando a pessoa empurra o barco em um ponto próximo à frente (ver Figura 2.33A), o barco fica difícil de mover. A parte de trás do barco balançará a uma certa distância da doca. Por outro lado, quando a pessoa empurra com a mesma força em um ponto mais atrás do barco (ver Figura 2.33B), o barco fica mais fácil de se mover, mas a parte de trás do barco se afasta da doca relativamente menos do que antes. O BR permanece inalterado, mas o BF torna-se relativamente mais longo. Quando o BF é relativamente curto, o barco é mais difícil de empurrar, mas se move a uma distância maior. Quando o BF é relativamente mais longo, o barco é mais fácil de empurrar, mas se move a uma distância relativamente menor.

Um exemplo de alavanca de terceira classe no corpo humano é o músculo bíceps braquial flexionando o cotovelo (Figura 2.34). O eixo (E) é a articulação do cotovelo, o músculo bíceps braquial é a força (F), e o peso do antebraço e da mão é a resistência (R) (aplicada no CM combinado). Quando é necessária uma ADM articular relativamente grande (p. ex., levar a mão à boca), a alavanca de terceira classe é mais efetiva. O benefício de obter uma ADM maior ocorre mesmo que seja necessário aumentar a força.

As configurações de alavancas de segunda e de terceira classes existem em combinações por todo o corpo humano. Por exemplo, os músculos braquiorradial e bíceps braquial flexionam o cotovelo (Figura 2.35). Durante a flexão do cotovelo, o eixo é o próprio cotovelo, a resistência é o antebraço e a mão (no local do CM combinado), e a(s) força(s) é(são) o(s) músculo(s) que produzem a flexão do cotovelo. Com sua inserção distal próxima ao punho, o músculo braquiorradial cria a configuração de uma alavanca de segunda classe (ver Figura 2.35A). Com sua

Figura 2.33 Barco em movimento amarrado a uma doca demonstra uma alavanca de terceira classe (E > F > R). *E* é o ponto onde o barco é mantido contra a doca. *F* é onde a pessoa empurra (ou puxa) o barco para longe (em direção) da doca, e *R* é a resistência da água. **A.** Será mais difícil mover o barco. **B.** Será mais fácil.

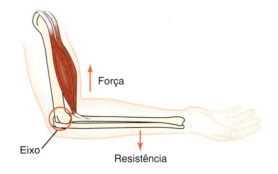

Figura 2.34 Músculo bíceps braquial demonstrando uma alavanca de terceira classe.

30 PARTE 1 Cinesiologia Clínica Básica e Anatomia

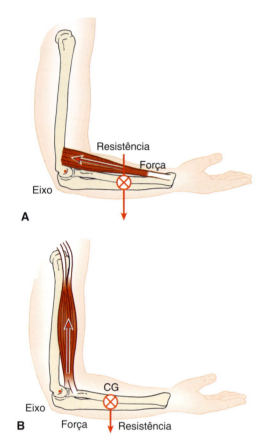

Figura 2.35 A. Alavanca de segunda classe (E >R > F). **B.** Alavanca de terceira classe (E > F > R).

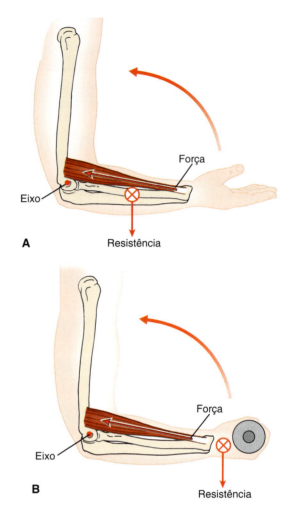

Figura 2.36 A. O músculo braquiorradial como uma alavanca de segunda classe. **B.** O músculo torna-se uma alavanca de terceira classe quando um peso é colocado na mão.

inserção distal próxima ao cotovelo, o músculo bíceps braquial cria a configuração de uma alavanca de terceira classe (ver Figura 2.35B). A capacidade de determinar a classe de alavanca e a relação de força aplicada à carga movida auxilia na compreensão do movimento humano.

Fatores que alteram a classe das alavancas

Sob diferentes condições de carga e direção do movimento, a configuração anatômica de uma alavanca de segunda classe (E > R > F) (Figura 2.36A) pode mudar para uma alavanca de terceira classe (E > F > R) e vice-versa. As condições incluem adicionar uma carga externa a um membro ou alterar a direção do movimento da articulação. Adicionar peso suficiente à mão durante a flexão do cotovelo pode mover a resistência (ponto de aplicação do CM combinado do antebraço, mão e peso) para um ponto distal à inserção distal do músculo braquiorradial (Figura 2.36B). Sob esta condição, é criada uma configuração de alavanca de E > F > R, uma alavanca de terceira classe.

Ao encurtar, o músculo bíceps braquial atua como uma alavanca de terceira classe (E > F > R) (Figura 2.37A). Ao se abaixar o antebraço e a mão a partir de uma posição de cotovelo flexionado, o peso do segmento combinado do antebraço e da mão torna-se a força aplicada (Figura 2.37B), e o músculo bíceps braquial torna-se a resistência aos segmentos do membro conforme eles são abaixados. Sob esta condição, é criada uma configuração de alavanca E > R > F, uma alavanca de segunda classe.

Polias

Uma **polia** (ou roldana) é uma roda sulcada que gira em torno de um eixo. Uma corda ou cabo passa no sulco e fornece fixação para uma força aplicada e uma carga. Polias fixas ou móveis são usadas para alterar a direção de uma força aplicada de modo a levantar uma carga ou para alterar a magnitude da força aplicada de modo a levantar uma carga. No corpo humano, a "roda" é uma porção de um osso, e a corda ou cabo é um músculo ou tendão.

A **polia fixa** é uma única polia presa a um ponto fixo criando uma configuração de alavanca de primeira classe (F > E > R). A força (F), de um lado da polia, e com BF do eixo (E) para o sulco, move a carga (R) do outro

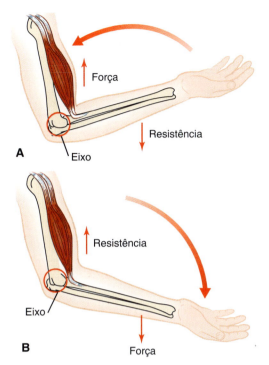

Figura 2.37 A. O músculo bíceps braquial atua como uma alavanca de terceira classe ao se contrair concentricamente. **B.** O músculo bíceps braquial atua como uma alavanca de segunda classe ao se contrair excentricamente.

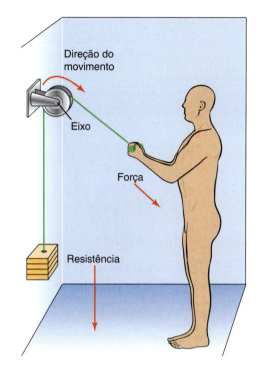

Figura 2.38 Polia fixa. Seu objetivo é mudar a direção.

lado da polia, com BR do eixo para o sulco. Como BF = BR, não há vantagem mecânica e o único efeito de uma polia fixa é mudar a direção da força aplicada e a carga levantada. Exemplos de polias fixas usadas em ambientes clínicos são as roldanas suspensas e de parede (Figura 2.38). Um exemplo de sistema de polias no corpo humano é o músculo fibular longo que passa atrás e sob o maléolo lateral (Figura 2.39).

Um sistema de **polias móveis** combina o princípio de uma polia fixa para alterar a direção da aplicação da força com o princípio de uma polia móvel para alterar a magnitude da força aplicada para levantar uma carga. A configuração de um sistema de polias móveis apresenta uma extremidade de um cabo (corda) presa a um ponto fixo. O cabo então passa por baixo de uma polia móvel e por cima de uma polia fixa. A extremidade livre do cabo fornece um ponto ao qual a força é aplicada. A carga a ser levantada é fixada ao eixo da polia móvel (Figura 2.40). Um sistema de polias móveis aumenta a vantagem mecânica pelo número de polias móveis no sistema. A carga é sustentada pelos comprimentos de cabo em ambos os lados da polia móvel. Cada comprimento de cabo sustenta a carga.

Por exemplo, uma carga de 50 quilos no eixo da polia móvel é sustentada por 25 quilos de força aplicada em cada comprimento de cabo. Portanto, a força

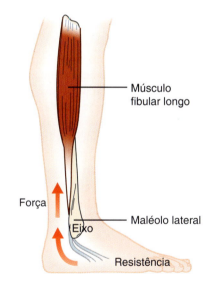

Figura 2.39 O maléolo lateral atua como uma polia, o que permite que o músculo fibular longo mude sua direção de tração.

aplicada à extremidade livre do cabo para erguer uma carga de 50 kg é de 25 kg. Isso é verdade para um sistema com uma única polia móvel, em que a vantagem mecânica é dois. O benefício de exigir metade da força para levantar uma carga usando-se uma única polia móvel é obtido com a desvantagem de ter que puxar o cabo duas vezes mais. Alguns sistemas de polias de parede usam polias móveis. Não há sistemas de polias móveis no corpo humano.

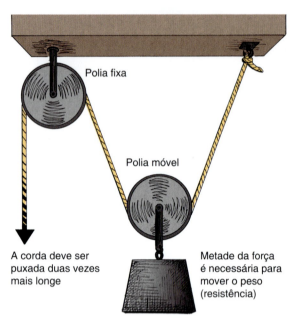

Figura 2.40 Uma polia móvel tem uma vantagem mecânica para força.

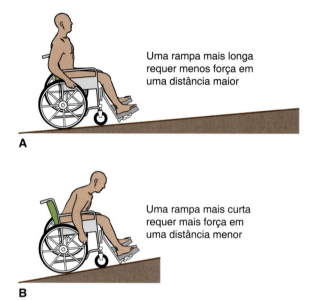

Figura 2.41 Plano inclinado como rampa para cadeiras de rodas. **A.** A rampa mais longa requer menos força, mas maior distância para alcançar uma certa altura. **B.** Uma rampa mais curta requer mais força, porém uma distância menor para atingir a mesma altura.

Planos inclinados

Um **plano inclinado**, ou rampa, é uma superfície inclinada que se eleva de um nível para outro. Não há exemplos de um plano inclinado no corpo humano. No entanto, as rampas melhoram a acessibilidade para quem tem dificuldade em subir escadas ou usa cadeira de rodas. Uma rampa é uma máquina simples porque requer menos aplicação de força em uma distância maior. Uma rampa mais longa tem menos inclinação e, portanto, requer menos força para levantar uma carga. Uma pessoa caminhando ou impulsionando uma cadeira de rodas em uma rampa percorre uma distância maior, mas requer menos força produzida por seus músculos do que a necessária para levantar o corpo verticalmente em degraus. Por exemplo, quando uma rampa de 24 metros de comprimento (Figura 2.41A) é usada para acessar uma varanda de 1 metro de altura, a inclinação é relativamente menor do que se uma rampa mais curta, porém mais íngreme, de 12 metros de comprimento (ver Figura 2.41B) for usada para acessar essa mesma varanda. A inclinação mais íngreme requer relativamente mais força para subir a rampa mais íngreme, mas a distância de 12 metros é menor para atravessar. Este exemplo de plano inclinado ilustra a utilidade de uma rampa para a acessibilidade de cadeiras de rodas. Para atender aos requisitos normativos, a inclinação de uma rampa para cadeiras de rodas não pode ser superior a uma elevação de 2,5 centímetros para um percurso (comprimento) de 30 centímetros, uma inclinação de 8 graus. Uma rampa de 24 metros de comprimento para uma elevação de 1 metro atende ao requisito federal de acessibilidade nos EUA.

Autoavaliação

1. Carregar um objeto pesado sobre os ombros cria que tipo de força nos membros inferiores?

2. Quais das seguintes combinações de forças são impostas ao se carregar um objeto pesado na mão direita?
   a. Compressão de braço e tronco.
   b. Tração de braço e tronco.
   c. Tração do braço direito e compressão do lado direito do tronco.
   d. Compressão do braço direito e tração do lado direito do tronco.

3. Para empurrar uma caixa grande e pesada pelo chão, o indivíduo deve ficar de pé:
   a. Paralelo à linha de movimento desejada.
   b. Perpendicular à linha de movimento desejada.

Autoavaliação (*continuação*)

4. Os cintos de segurança nos carros são projetados para evitar lesões relacionadas a qual das leis de Newton?
    a. Lei da inércia.
    b. Lei da aceleração.
    c. Lei da ação e reação.

5. Por que carregar uma carga nos ombros afeta a estabilidade?
    a. Maior tração através das articulações.
    b. O CM é maior.
    c. Segunda lei de Newton.
    d. Braço de resistência mais curto.

6. De pé sobre a extremidade inferior direita, flexione o joelho esquerdo de modo que o calcanhar se aproxime das nádegas. Isso cria que classe de alavanca no joelho esquerdo?
    a. Primeira.
    b. Segunda.
    c. Terceira.

7. De pé sobre a extremidade inferior direita, estenda o joelho esquerdo a partir da posição com o calcanhar próximo às nádegas. Isso cria que classe de alavanca no joelho esquerdo?
    a. Primeira.
    b. Segunda.
    c. Terceira.

8. Um indivíduo está usando um carrinho de mão para mover caixas pesadas escada abaixo. O indivíduo fica no degrau acima do carrinho de mão, e então o rola sobre a borda do degrau e o baixa para o próximo degrau inferior. Qual classe de alavanca está sendo usada?
    a. Primeira.
    b. Segunda.
    c. Terceira.

9. Em vez de usar um carrinho de mão, o indivíduo decide baixar uma caixa pesada de uma janela do segundo andar usando uma roldana presa à saliência do telhado. O indivíduo prende a corda na caixa e sobre a roldana. Os colegas de trabalho seguram a corda levantando a caixa do parapeito da janela e abaixam a caixa até o chão. O arranjo da polia está usando qual classe de alavanca para abaixar a caixa até o chão?
    a. Primeira.
    b. Segunda.
    c. Terceira.

10. Usando a Figura 2.42, responda às seguintes perguntas.
    a. Na Figura 2.42A, identifique a força, a resistência e o eixo.
    b. Identifique o centro de gravidade (CG) aproximado da resistência na Figura 2.42A e na Figura 2.42B.
    c. Identifique o BF e o BR na Figura 2.42A e na Figura 2.42B.
    d. Em qual figura o braço de resistência é o mais longo?
    e. A bagagem em (A) ou (B) é mais fácil de puxar? Por quê?

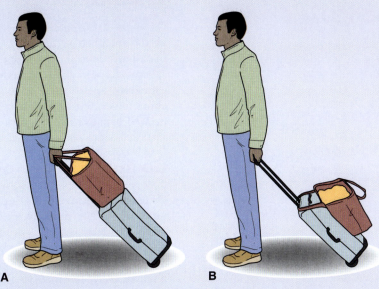

Figura 2.42

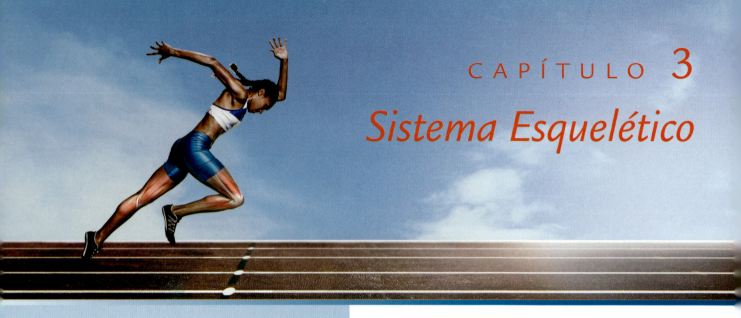

CAPÍTULO 3
Sistema Esquelético

Introdução, 34

Esqueletos axial e apendicular, 34

Composição dos ossos, 34

Estrutura do osso, 35

Tipos de ossos, 35

Patologias comuns, 39

Autoavaliação, 40

Introdução

O sistema esquelético, composto de 206 ossos, é a estrutura rígida do corpo humano. As funções do sistema esquelético incluem fornecer suporte e forma ao corpo, proteger órgãos vitais, fornecer pontos de fixação para músculos, fabricar células sanguíneas e armazenar cálcio e sais minerais.

Os ossos são a máquina simples formada por alavancas dentro do corpo humano, que se movem quando é aplicada força interna ou externa. As forças internas são fornecidas pelos músculos. As forças externas são fornecidas pela gravidade, pela carga ou pela aplicação de força pelos médicos. Os ossos se movem dentro de planos de movimento e em torno de eixos de movimento. O movimento em torno de eixos de movimento é chamado de osteocinemática.

Esqueletos axial e apendicular

Os ossos do corpo são agrupados em duas categorias: axial e apendicular (Figura 3.1). O **esqueleto axial** forma a parte central do corpo, e consiste em 80 ossos da cabeça, do pescoço, do tórax e da coluna vertebral. O **esqueleto apendicular** se conecta ao esqueleto axial e contém os 126 ossos das extremidades e da pelve. A Tabela 3.1 lista os ossos do corpo humano adulto.

Composição dos ossos

Os ossos são considerados órgãos porque consistem em vários tipos diferentes de tecido (fibroso, cartilagíneo, ósseo, nervoso e vascular), produzem células sanguíneas e armazenam cálcio e sais minerais. O osso é composto de um terço de material *orgânico* (vivo) e dois terços de material *inorgânico* (não vivo). O material orgânico dá

CAPÍTULO 3 Sistema Esquelético 35

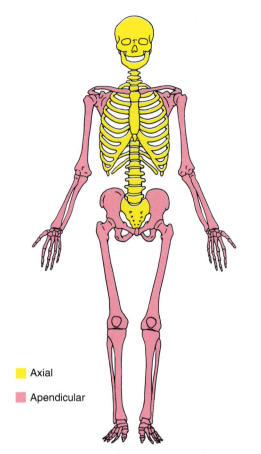

■ Axial
■ Apendicular

Figura 3.1 Esqueletos axial (*amarelo*) e apendicular (*rosa*).

elasticidade ao osso, enquanto o material inorgânico fornece dureza e resistência. O material inorgânico faz com que o osso pareça opaco (branco) em uma radiografia.

Estrutura do osso

Com base em sua estrutura, existem dois tipos de osso: *compacto* e *esponjoso* (referidos como **substância compacta** e **substância esponjosa** na Terminologia Anatômica). O **osso compacto** (Figuras 3.2A e 3.3) constitui a camada externa dura e densa de todos os ossos, que é a mais opaca na radiografia. O **osso esponjoso** (ver Figuras 3.2A e 3.3) é a rede de *trabéculas* (do latim "pequenas vigas") menos densa (ver Figura 3.2B) da parte interna, principalmente nas extremidades dos ossos longos. A rede de trabéculas é descrita como porosa ou esponjosa e, portanto, aparece menos opaca em uma radiografia. Os padrões trabeculares se formam em resposta ao estresse imposto ao osso durante as atividades. A **lei de Wolff** afirma que a densidade óssea aumenta nas áreas nas quais são impostas forças maiores e diminui nas áreas nas quais as forças são menores. Por exemplo, um indivíduo que usa uma cadeira de rodas pode ter diminuição da densidade óssea nos membros inferiores porque as tensões de sustentação de peso foram removidas.

O **periósteo** é uma fina membrana fibrosa que recobre toda a superfície de um osso, exceto as faces articulares (articulações). As faces articulares são cobertas por cartilagem hialina. O periósteo contém vasos sanguíneos e nervos. O suprimento de sangue fornece nutrição, promove o crescimento no diâmetro do osso imaturo e propicia o reparo do osso. Comparado com o tecido ósseo, o periósteo tem um número muito maior de estruturas neurais capazes de captar os riscos ao tecido como os riscos mecânicos, tornando-o extremamente sensível à experiência dolorosa quando sobrecarregado ou danificado como em fraturas ou inflamações. Outra função do periósteo é servir como ponto de fixação para tendões e ligamentos.

Os ossos são organizados em uma ordem coerente por regiões (ver Figura 3.3). As regiões são *epífise, diáfise* e *metáfise*. A **epífise** é a região em cada extremidade de um osso que fornece as *faces articulares* das articulações. Nos ossos longos, essa região é tipicamente mais larga que a haste.

A **lâmina epifisial** é composta de material cartilagíneo no osso em crescimento. O crescimento longitudinal ocorre na lâmina epifisial por meio da fabricação de osso novo. Durante a adolescência, as lâminas epifisiais ossificam-se, tornando o osso maduro, e não ocorre mais crescimento longitudinal. Uma radiografia do osso em crescimento apresenta uma linha distinta entre a epífise e o resto do osso (Figura 3.4) como resultado da falta de material inorgânico nessa área. A lâmina epifisial não existe no osso adulto normal.

A **metáfise** é a região do osso longo que serve como uma transição da epífise para a diáfise. Essa região é um alargamento do osso, que é composto de substância esponjosa recoberta por substância compacta. A função da metáfise é dar suporte à epífise.

A **diáfise** (ver Figura 3.3) é o eixo principal, é composta de uma camada externa de substância compacta e dá resistência ao osso. A **cavidade medular** é o centro oco que, entre outras características, diminui o peso do osso. Esta cavidade contém medula e vasos sanguíneos. O **endósteo**, que é uma membrana que reveste a cavidade medular, contém **osteoclastos**. Os osteoclastos são um tipo de célula óssea responsável principalmente pela reabsorção óssea, um processo pelo qual o osso antigo é degradado para que possa ser substituído por osso novo. Os **osteoblastos** são outro tipo de célula óssea, e eles são responsáveis principalmente pela formação do osso.

Tipos de ossos

Os **ossos longos** são assim denominados porque seu comprimento é maior que sua largura (Figura 3.5A).

Tabela 3.1 Ossos do corpo humano.			
	Único	**Pareado**	**Múltiplo**
Esqueleto axial (80)			
Crânio (8)	Frontal Esfenoide Etmoide Occipital	Parietal Temporal	Nenhum
Face (14)	Mandíbula Vômer	Maxila Zigomático Lacrimal Concha nasal inferior Palatino Osso nasal	Nenhum
Outros (7)	Hioide	Ossículos da orelha (3)	Nenhum
Coluna vertebral (26)	Sacro (5)* Cóccix (3)*	Nenhum	Vértebras cervicais (7) Vértebras torácicas (12) Vértebras lombares (5)
Tórax (25)	Esterno	Costelas (12 pares = 24) Verdadeiras: 7 Falsas: 3 Flutuantes: 2	Nenhum
Esqueleto apendicular (126)			
Membro superior (64)	Nenhum	Escápula Clavícula Úmero Ulna Rádio	Ossos carpais (16) Ossos metacarpais (10) Falanges (28)
Membro inferior (62)	Nenhum	Inominado* Fêmur Tíbia Fíbula Patela	Ossos tarsais (14) Ossos metatarsais (10) Falanges (28)

*Ossos compreendendo mais de um osso que são fundidos e contados como um osso.

Eles são os maiores ossos do corpo e constituem a maior parte do esqueleto apendicular. Os ossos longos são basicamente tubulares com uma haste (diáfise) preenchida por medula óssea (cavidade medular) e duas extremidades bulbosas (metáfise e epífise). Uma fina camada de cartilagem hialina cobre as faces articulares das epífises dos ossos longos. Exemplos de ossos longos são o úmero, o fêmur e o rádio.

Os **ossos curtos** normalmente têm dimensões mais iguais de altura, comprimento e largura, o que lhes dá uma forma de cubo (ver Figura 3.5B). Apresentam uma grande face articular para seu tamanho e geralmente se articulam com mais de um osso. A composição dos ossos curtos é semelhante à dos ossos longos – uma fina camada de substância compacta cobrindo a substância esponjosa com uma cavidade medular no meio. A fina camada de cartilagem hialina que cobre as faces articulares dos ossos longos não cobre todas as faces articulares dos ossos curtos. Exemplos de ossos curtos são os ossos carpais no punho e os ossos tarsais no pé.

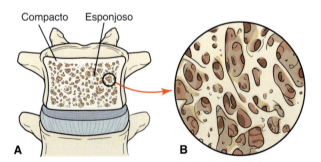

Figura 3.2 Estrutura óssea normal. **A.** Osso compacto e esponjoso. **B.** Rede trabecular dentro do osso esponjoso.

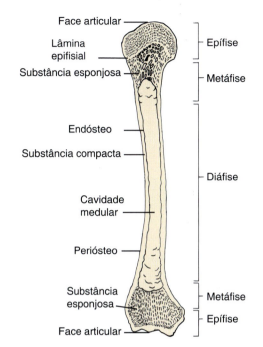

Figura 3.3 Estruturas e regiões de um osso longo.

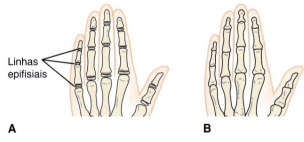

Figura 3.4 Linhas epifisiais nos ossos da mão. **A.** Criança. **B.** Não está presente em adultos.

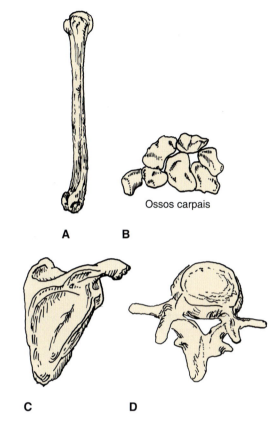

Figura 3.5 Tipos de osso. **A.** Osso longo. **B.** Osso curto. **C.** Osso plano. **D.** Osso irregular.

Os **ossos planos** têm uma superfície ampla, não são muito espessos e tendem a ter uma superfície curva, em vez de plana (ver Figura 3.5C). Embora os ossos planos sejam finos, existem duas camadas de substância compacta com substância esponjosa e uma medula no meio. Os ossos planos são os principais locais de formação do sangue. O ílio, a escápula e muitos dos ossos cranianos são exemplos de ossos planos.

Os **ossos irregulares**, como o próprio nome indica, têm formatos variados (ver Figura 3.5D). Suas formas únicas permitem que cumpram funções específicas. Por exemplo, a abertura nas vértebras contém e protege a medula espinal. Os ossos irregulares também são compostos de substância esponjosa e medula envoltos em uma fina camada de substância compacta.

Os **ossos sesamoides**, também chamados de **ossos acessórios**, são pequenos ossos localizados onde os tendões cruzam as extremidades dos ossos longos nas extremidades. Desenvolvidos dentro do tendão, os ossos sesamoides protegem os tendões do desgaste excessivo, melhorando assim a função muscular. Por exemplo, o tendão do músculo flexor longo do hálux abrange a planta do pé, fixando-se no hálux. Se esse tendão não estivesse protegido na planta do pé, ele seria esmagado a cada passo. Os ossos sesamoides estão localizados em ambos os lados do tendão, perto da cabeça do primeiro osso metatarsal, e fornecem um "sulco" protetor para o tendão passar por essa área de sustentação de peso.

Os ossos sesamoides também alteram o ângulo de fixação de um tendão, o que aumenta a capacidade do músculo de gerar torque nas articulações que ele abrange. Por exemplo, o osso sesamoide no músculo flexor longo do hálux muda a direção da força aplicada para flexionar o hálux, aumentando a capacidade desse músculo de produzir torque ao dar um impulso para dar um passo.

A Tabela 3.2 apresenta os ossos dos esqueletos axial e apendicular por tipo. Não há ossos longos ou curtos no esqueleto axial. Os únicos ossos irregulares no esqueleto apendicular são os ossos inominados. Com exceção da patela, os ossos sesamoides não estão incluídos na Tabela 3.2 porque são considerados ossos acessórios e sua presença, forma e número variam.

Os ossos têm várias características estruturais e marcas (acidentes ósseos), cada uma servindo a um propósito específico. Isto inclui orifícios, depressões, ranhuras, saliências, sulcos e outras peculariedades. A Tabela 3.3 descreve as diferentes particularidades estruturais e suas finalidades.

Tabela 3.2 Tipos de ossos.

Tipo	Esqueleto apendicular		Esqueleto axial
	Membros superior	**Membro inferior**	
Ossos longos	Clavícula Úmero Rádio Ulna Ossos metacarpais Falanges	Fêmur Fíbula Tíbia Ossos metatarsais Falanges	Nenhum
Ossos curtos	Ossos carpais	Ossos tarsais	Nenhum
Ossos planos	Escápula	Nenhum	Ossos cranianos (frontal, parietal, occipital, temporal, esfenoide, zigomático) Costelas Esterno
Ossos irregulares	Nenhum	Inominado	Vértebras Sacro Cóccix Mandíbula, ossos faciais
Osso sesamoide		Patela	

Tabela 3.3 Características estruturais dos ossos.

Depressões e aberturas

Característica	Descrição	Exemplos
Forame	Orifício através do qual passam vasos sanguíneos, nervos e ligamentos	Forame vertebral da vértebra cervical
Fossa	Côncava ou rebaixada	Fossa subscapular
Sulco	Canal longo e estreito contendo um tendão, nervo ou vaso sanguíneo	Sulco bicipital (intercondilar) do úmero
Meato	Canal ou abertura semelhante a um tubo em um osso	Meato acústico externo
Seio	Cavidade cheia de ar ou líquido	Seio frontal

Projeções ou processos que se encaixam nas articulações

Característica	Descrição	Exemplos
Côndilo	Projeção arredondada semelhante a uma junta	Côndilo medial do fêmur
Eminência	Parte saliente e protuberante do osso	Eminência intercondilar da tíbia
Face	Superfície articular plana ou rasa	Face articular da costela
Cabeça	Projeção articular arredondada para além da porção estreita de um osso semelhante a um pescoço	Cabeça do fêmur

Projeções e processos que unem tendões, ligamentos e outros tecidos conjuntivos

Característica	Descrição	Exemplos
Crista	Margem ou aresta pontiaguda	Crista ilíaca
Epicôndilo	Proeminência acima ou sobre um côndilo	Epicôndilo medial do úmero
Linha	Semelhante a uma crista, mas menos proeminente	Linha áspera do fêmur
Espinha	Projeção longa e fina (processo espinhoso)	Espinha da escápula
Tubérculo	Projeção pequena e arredondada	Tubérculo maior do úmero
Tuberosidade	Projeção grande e arredondada	Tuberosidade isquiática
Trocanter	Grande proeminência	Trocanter maior do fêmur

Patologias comuns

Os termos **fratura**, *osso quebrado* e *osso rachado* são frequentemente usados de modo intercambiável. Uma fratura é uma interrupção na continuidade de um osso causada por traumatismo ou patologia (doença). Nas crianças, as fraturas podem interferir no crescimento ósseo quando elas interrompem a continuidade da lâmina epifisial. Nos idosos, as fraturas do quadril (fêmur proximal) podem ser causadas por osteoporose e resultar em queda. As fraturas do membro superior por queda sobre a mão estendida ocorrem em qualquer idade. Algumas fraturas podem ter consequências a longo prazo após a cicatrização ou da falta de cicatrização. A Tabela 3.4 apresenta alguns dos vários tipos de fratura.

A **osteoporose** é uma condição caracterizada pela perda de massa óssea normal (Figura 3.6). A massa óssea, tanto a normal como a patológica, é medida pela densidade óssea. A osteoporose pode enfraquecer um osso a ponto de fraturá-lo, mesmo quando são aplicadas forças normais do dia a dia. As vértebras dos adultos mais velhos são locais comuns de osteoporose. A **osteopenia** também é uma condição de redução da massa óssea, embora não seja tão grave quanto a osteoporose. A **osteomielite** é uma infecção do osso causada por bactérias. Uma fratura na qual o osso rompe a pele (fratura exposta) aumenta o risco de desenvolvimento de osteomielite.

Como a epífise do osso em crescimento não está firmemente presa à diáfise, ela pode escorregar ou ficar deformada. A cabeça proximal do fêmur é um local comum de ocorrência de problemas na lâmina epifisial, como a **doença de Legg-Calvé-Perthes** e o **deslizamento epifisial da cabeça do fêmur**. Na doença de Legg-Calvé-Perthes, ocorre um deslizamento na lâmina epifisial que causa interrupção do suprimento sanguíneo para a cabeça do fêmur, o que resulta em necrose (morte) do osso. O deslizamento epifisial da cabeça do fêmur ocorre quando a cabeça do fêmur é deslocada como resultado da separação na lâmina epifisial.

O uso excessivo do músculo pode causar irritação e inflamação do periósteo, onde os tendões se ligam ao osso. A **doença de Osgood-Schlatter** ocorre nas crianças na inserção tendínea do tendão do músculo quadríceps femoral na tuberosidade da tíbia.

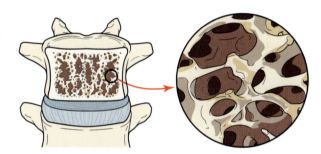

Figura 3.6 Osso osteoporótico.

Tabela 3.4 Tipos de fraturas.	
Tipo	**Descrição**
Avulsão	Locais de inserção de tendões ou ligamentos separados do corpo do osso
Fechada	Osso fraturado. Pele intacta
Cominutiva	Múltiplos fragmentos de osso
Completa	Separação completa dos fragmentos ósseos
Complicada	Fratura óssea com lesão associada do tecido circundante como nervos, artérias ou veias
Compressão	O osso é comprimido. A compressão de alta força causa a quebra em fragmentos. A compressão de baixa força pode causar "deslizamento" (colapso)
Em galho verde (*greenstick*)	O osso é dobrado em um lado e separado no lado oposto. Na maioria das vezes, ocorre nas crianças
Linha fina/estresse	Pequenas linhas de fratura, muitas vezes resultantes de microtraumatismos repetitivos. Sem separação de osso
Incompleta	A fratura não interrompe completamente a seção transversal do osso
Desviada ou com sobreposição	Fratura na qual os segmentos deslizam um sobre o outro
Aberta (composta)	Pele perfurada ou rasgada como resultado da fratura
Simples	Fratura em que apenas o osso é danificado; os tecidos moles circundantes ficam ilesos
Espiral	A linha de fratura tem formato espiral ao envolver o osso
Espontânea	Fratura sem causa traumática aparente
Transversal	Fratura perpendicular ao eixo longo do osso

Autoavaliação

1. Liste os ossos dos esqueletos axial e apendicular.
2. Descreva o tipo de osso normalmente localizado no esqueleto axial.
3. Descreva o tipo de osso normalmente localizado no esqueleto apendicular.
4. Explique por que o osso compacto é mais pesado que o osso esponjoso.
5. Que tipo de osso é responsável pelo crescimento em altura de um indivíduo?
6. Em que parte do osso ocorre esse crescimento?
7. Considerando o esqueleto como uma máquina simples, o que são ossos e articulações?
8. Qual é a função do periósteo?
9. Descreva as trabéculas e sua função.
10. Descreva a localização e a função da cavidade medular.
11. Esboce e rotule os componentes de um osso longo.
12. Quais são as funções dos osteoclastos e dos osteoblastos?

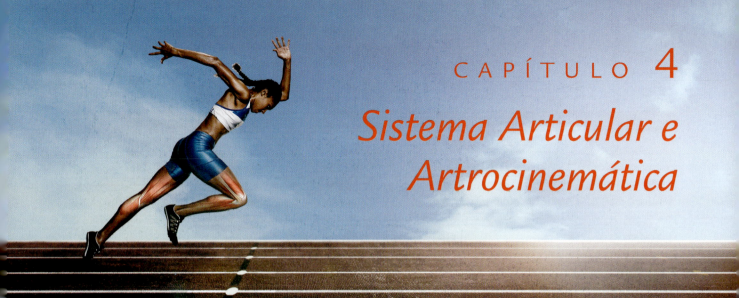

CAPÍTULO 4
Sistema Articular e Artrocinemática

Introdução, 41

Classificação das articulações, 41

Estruturas de uma articulação, 45

Sensação final, 47

Faces articulares, 47

Tipos de movimento artrocinemático, 48

Regra côncavo-convexo, 50

Implicações clínicas, 51

Patologias comuns, 52

Autoavaliação, 53

Introdução

Uma articulação anatômica é a articulação entre os ossos. Talvez a função mais importante das articulações seja permitir o movimento e fornecer estabilidade quando necessário. A força do peso corporal é imposta às articulações durante atividades como postura e marcha. As formas dos ossos e das estruturas dos tecidos moles que envolvem as articulações afetam a maneira como eles funcionam. As articulações podem permitir muito movimento, como no ombro, ou muito pouco movimento, como na articulação esternoclavicular. Assim como há diferenças, também existem restrições. Uma articulação que permite muito movimento fornecerá relativamente menos estabilidade, e vice-versa. Osteocinemática (do grego *osteo* = osso) é o movimento dos ossos no espaço em torno de um eixo articular. As articulações também são estudadas examinando-se o que ocorre entre as faces articulares como resultado do movimento osteocinemático. O movimento artrocinemático (do grego *arthro* = articulação) é definido como a maneira como as faces articulares adjacentes se movem umas sobre as outras. Portanto, o movimento osteocinemático refere-se ao movimento articular e o movimento artrocinemático refere-se ao movimento da face articular.

Classificação das articulações

As articulações são classificadas de três maneiras: (1) tipo, (2) forma e (3) função (Tabela 4.1). Os tipos de articulação do sistema musculoesquelético são descritos como sinartrose (articulação sinartrodial) ou diartrose (articulação diartrodial).

As articulações sinartrodiais são subdivididas em articulações **fibrosas** e **cartilagíneas**. Existem vários tipos de articulações fibrosas e cartilagíneas. As articulações sinartrodiais fornecem estabilidade e as articulações diartrodiais fornecem mobilidade.

Tabela 4.1 Classificação das articulações.

Sinartrodial				Diartrodial	
Fibrosa		**Cartilagínea**			
Tipo	Exemplo	Tipo	Exemplo	Tipo	Exemplo
Sutura	Ossos do crânio	Disco fixo	Sínfise púbica	Sinovial	Quadril
			Discos intervertebrais		
Ligamentar	Articulação tibiofibular distal	Disco não fixo	Articulação radiulnar distal		
Membrana interóssea	Ulna e rádio				
Gonfose	Dentes				

Um tipo de articulação fibrosa tem uma fina camada de periósteo fibroso entre os dois ossos, como nas suturas do crânio. As extremidades dos ossos em uma articulação de sutura são moldadas para permitir que se encaixem (Figura 4.1A). Um segundo tipo de articulação fibrosa é uma articulação mantida unida por ligamentos, membranas interósseas ou ambos (ver Figura 4.1B). Essas estruturas fibrosas permitem uma pequena quantidade de movimento de torção ou de alongamento, mas principalmente criam estabilidade. Por exemplo, a articulação tibiofibular distal na articulação talocrural é mantida unida por ligamentos, e a ulna e o rádio são mantidos juntos pela membrana interóssea. Um terceiro tipo de articulação fibrosa é denominado **gonfose** (do grego "aparafusado"), que é uma articulação similar ao pino em uma tomada de energia. A articulação entre um dente e a parede de seu alvéolo dental na mandíbula e na maxila é um exemplo de articulação gonfose (ver Figura 4.1C).

As **articulações cartilagíneas** fornecem principalmente estabilidade enquanto permitem pequenas quantidades de movimento, tais como flexão, torção e compressão. As articulações cartilagíneas (Figura 4.2) têm cartilagem hialina ou fibrocartilagem entre os dois ossos da articulação. As articulações entre os corpos vertebrais apresentam discos fibrocartilagíneos, que se conectam diretamente aos ossos.

As **articulações diartrodiais**, também denominadas *articulações sinoviais*, permitem relativamente mais movimento do que estabilidade. Uma articulação sinovial (Figura 4.3) não tem conexão direta entre as extremidades

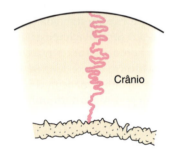

A Articulação de sutura

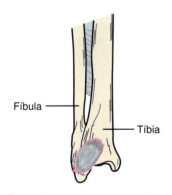

B Ligamentos e articulações da membrana interóssea

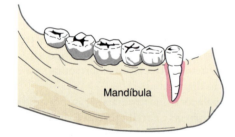

C Articulação gonfose

Figura 4.1 Articulações fibrosas.

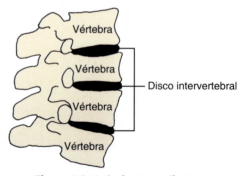

Figura 4.2 Articulação cartilagínea.

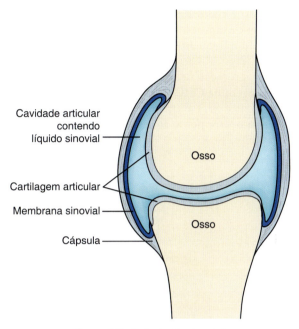

Figura 4.3 Articulação sinovial.

ósseas. Uma cápsula semelhante a uma bainha envolve a articulação e é preenchida com sinóvia (líquido sinovial). A camada externa da cápsula é composta de um tecido fibroso resistente que mantém a articulação unida, o que proporciona estabilidade. A camada interna da cápsula é revestida por uma membrana sinovial que secreta sinóvia. As faces articulares lisas são cobertas por *cartilagem hialina* (*articular*). As articulações sinoviais são ainda classificadas pelo número de planos e eixos em torno dos quais ocorre o movimento articular. As formas anatômicas dos ossos determinam o número de planos e eixos de movimento disponíveis para a atividade articular. A Tabela 4.2 apresenta a classificação das articulações sinoviais relacionando planos e eixos à forma da articulação.

O movimento da **articulação não axial** (articulação plana), quando presente, tende a ser linear em vez de angular (Figura 4.4). As faces articulares são relativamente planas e deslizam umas sobre as outras. Um exemplo desse tipo de articulação e movimento é uma articulação intercarpal, na qual o deslizamento ocorre entre dois ossos carpais. O movimento articular não axial é mínimo e geralmente ocorre como resultado do movimento osteocinemático coincidente imposto. Por exemplo, o movimento de deslizamento dos ossos carpais ocorre involuntariamente como resultado do movimento osteocinemático coincidente imposto, como a flexão/extensão da articulação radiocarpal.

O **movimento articular uniaxial** é o movimento angular que ocorre dentro de um plano e em torno de um eixo e, portanto, apresenta um grau de liberdade. Uma face articular dentro da articulação é côncava e a outra é convexa. Dois tipos de articulações uniaxiais são as articulações *gínglimo* (Figura 4.5) e as articulações *trocóideas* (Figura 4.6). Um exemplo de articulação gínglimo é a articulação umeroulnar, na qual a extremidade distal do úmero (tróclea) é convexa e a extremidade proximal da ulna (incisura troclear) é côncava. A forma desta articulação permite apenas os movimentos de flexão/extensão do cotovelo: movimento dentro de um plano (sagital) e em torno de um eixo (frontal). Um exemplo de articulação pivotante (ou trocóidea), outro tipo de articulação uniaxial, é a articulação atlantoaxial, que se localiza entre a primeira (C I) e a segunda (C II) vértebras cervicais (ver Figura 4.6). A primeira vértebra cervical (*atlas*), a vértebra sobre a qual repousa o crânio, gira em torno do dente da segunda vértebra cervical (*áxis*). A rotação da cabeça ocorre nesta articulação articulada.

O **movimento articular biaxial** é o movimento angular que ocorre dentro de dois planos e em torno de dois eixos e, portanto, tem dois graus de liberdade. Uma face articular dentro da articulação é convexa e a outra é côncava. As articulações biaxiais são *elipsóideas*.

Tabela 4.2 Características das articulações sinoviais.			
Formato	**Número de eixos**	**Movimento articular**	**Exemplo**
Plana (irregular)	Não axial	Deslizamento	Artt. intercarpais
Gínglimo	Uniaxial	Flexão/extensão	Artt. do cotovelo e do joelho
Trocóidea ou pivotante	Uniaxial	Rotação	Artt. atlantoaxial e radiulnar
Elipsóidea (condilar)	Biaxial	Flexão/extensão Abdução/adução	Art. radiocarpal (punho) Artt. metacarpofalângicas
Selar (em sela)	Triaxial	Flexão/extensão Abdução/adução Oposição	Art. carpometacarpal (CMC) do polegar
Esferóidea (bola e soquete)	Triaxial	Flexão/extensão Abdução/adução Rotação	Artt. do ombro e do quadril

Um exemplo de articulação biaxial é a articulação metacarpofalângica (MCF), na qual a extremidade distal do osso metacarpal é convexa e a extremidade proximal da primeira falange é côncava (Figura 4.7). A forma dessa articulação permite os movimentos de flexão/extensão e abdução/adução: movimentos em dois planos (sagital e frontal, respectivamente) e em torno de dois eixos (frontal e sagital, respectivamente).

A articulação carpometacarpal (CMC) do polegar é uma articulação elipsóidea biaxial única. Na articulação CMC, a face articular de cada osso é côncava em uma direção e convexa na outra. Essa configuração de articulação é chamada de **articulação selar**. Como os ossos se encaixam como um cavaleiro em uma sela, essa articulação é frequentemente chamada de **articulação em sela** (Figura 4.8). A flexão/extensão, a abdução/adução e a rotação necessárias para a oposição do polegar ocorrem na CMC. Tal como acontece com o movimento entre os ossos carpais, a rotação da articulação CMC não ocorre por si só, mas como um movimento

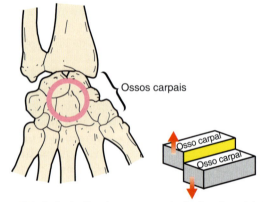

Figura 4.4 Articulação plana, uma articulação não axial. Movimento de deslizamento entre os ossos.

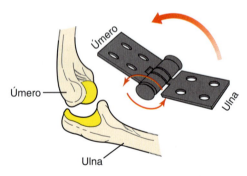

Figura 4.5 Articulação gínglimo, uma articulação uniaxial.

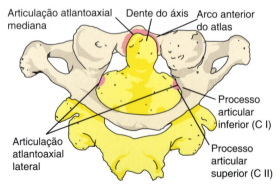

Figura 4.6 Articulação trocóidea. A articulação uniaxial entre C I e C II.

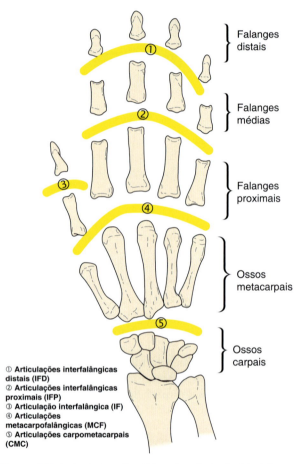

Figura 4.7 Articulação elipsóidea. A articulação biaxial entre o osso metacarpal e a primeira falange.

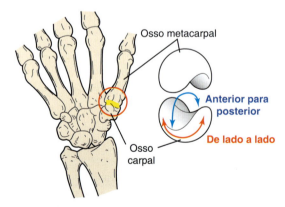

Figura 4.8 Articulação selar (em sela).

CMC adicional imposto. A articulação CMC do polegar é uma exceção em relação aos planos e eixos normais para flexão/extensão e abdução/adução. A flexão/extensão articular ocorre dentro de um plano frontal e em torno de um eixo sagital, e a abdução/adução ocorre dentro de um plano sagital e sobre um eixo frontal.

O **movimento articular triaxial** (multiaxial) ocorre dentro dos três planos e em torno dos três eixos, tendo assim três graus de liberdade (Figura 4.9). Embora tenha uma forma semelhante às articulações biaxiais, a face côncava de uma articulação triaxial é mais profunda e a face convexa é mais esférica. Esse arranjo é frequentemente chamado de articulação *esferóidea*. Nas articulações triaxiais, a flexão e a extensão ocorrem dentro de um plano sagital e em torno de um eixo frontal, a abdução e a adução ocorrem dentro de um plano frontal e em torno de um eixo sagital, e a rotação ocorre dentro de um plano horizontal e em torno de um eixo vertical. Uma articulação triaxial permite mais movimento do que qualquer outro tipo de articulação. Por exemplo, o quadril tem uma face esférica convexa, a cabeça do fêmur, e uma face côncava profunda, o acetábulo.

Estruturas de uma articulação

Muitas estruturas estão associadas às articulações sinoviais (ver Figura 4.3). **Ossos**, geralmente dois, articulam-se entre si. A quantidade e a direção do movimento permitido em cada articulação são ditadas pelo formato das extremidades ósseas, pela face articular de cada osso e pelos tecidos moles (tecido não ósseo) que envolvem a articulação.

Os **ligamentos**, que são bandas de tecido conjuntivo fibroso, sustentam e mantêm a articulação unida. Os ligamentos também fornecem pontos de fixação para cartilagem, fáscia e, em alguns casos, músculos. Os ligamentos são flexíveis, mas não elásticos. A flexibilidade permite o movimento articular, mas a falta de elasticidade mantém os ossos da articulação próximos um do outro. A falta de elasticidade também fornece alguma proteção para a articulação. Os ligamentos permitem o movimento adequado para a função articular enquanto evitam um movimento articular excessivo. Um *ligamento capsular* envolve totalmente uma articulação sinovial (Figura 4.10). Quando os ligamentos ocorrem dentro da articulação, como o ligamento cruzado anterior (LCA) do joelho, eles são denominados *ligamentos intra-articulares*.

Cada articulação sinovial tem uma **cápsula** (ligamento capsular) que circunscreve e envolve a articulação. Em algumas articulações, a cápsula articular envolve fortemente a articulação; em outras, envolve a articulação de maneira mais frouxa, permitindo um movimento adicional. A Figura 4.10B apresenta a cápsula, que está abaixo e envolvida nos ligamentos de sustentação da articulação do quadril. A camada externa de tecido fibroso da cápsula articular, muitas vezes reforçada por ligamentos, sustenta e protege a articulação. A camada interna é revestida por uma **membrana sinovial**, que é um tecido conjuntivo vascular espesso que secreta sinóvia (líquido sinovial). A **sinóvia** é espessa e clara (semelhante à clara de ovo), e consiste principalmente em água e proteínas dissolvidas. Existem duas funções principais da sinóvia. Uma delas é a lubrificação da cartilagem articular para reduzir o atrito entre as faces articulares. A segunda é servir como a principal fonte de nutrição para a cartilagem articular. Além disso, a sinóvia pode fornecer alguma absorção de choque dentro da articulação.

A **cartilagem** é um tecido conjuntivo denso e fibroso que pode suportar grandes quantidades de pressão e tensão. O corpo humano tem três tipos básicos de

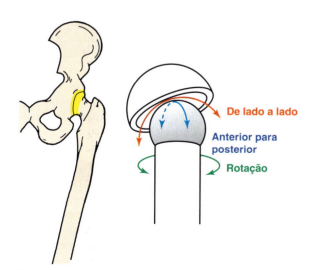

Figura 4.9 Articulação esferóidea, uma articulação triaxial.

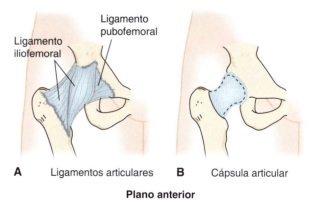

Figura 4.10 Estruturas de suporte de uma articulação sinovial. **A.** Ligamentos. **B.** Cápsula. Imediatamente abaixo dos ligamentos circundantes.

cartilagem: hialina, fibrocartilagem e elástica. A **cartilagem hialina**, também denominada *cartilagem articular*, recobre as extremidades dos ossos opostos dentro de uma articulação sinovial. Com a ajuda da sinóvia, proporciona uma face articular lisa em todas as articulações sinoviais. A cartilagem hialina carece de suprimentos sanguíneo e nervoso. A nutrição é fornecida pela sinóvia. A cartilagem hialina não pode se reparar quando danificada.

A **fibrocartilagem** está presente nas articulações sinoviais e cartilagíneas. Em decorrência de sua estrutura muito densa, a absorção de choque é a principal função da fibrocartilagem. As estruturas fibrocartilagíneas também alteram as faces articulares de uma articulação. Por exemplo, os discos intervertebrais entre os corpos vertebrais absorvem as tensões transmitidas durante a sustentação de peso. Os *meniscos* semilunares do joelho aumentam a dimensão côncava das faces articulares planas dos côndilos tibiais. O **lábio** da parte escapular da articulação do ombro (glenoumeral) é um anel fibrocartilagíneo que aprofunda a cavidade glenoidal rasa da escápula. Uma cavidade mais profunda envolve melhor a cabeça do úmero (Figura 4.11). Os **discos** intervertebrais (ver Figura 4.2) entre os corpos vertebrais absorvem as tensões impostas às vértebras. Em algumas articulações, os discos de fibrocartilagem também servem para preencher os espaços entre dois ossos. Por exemplo, a ulna não se estende até os ossos carpais, assim como o rádio, o que permite maior movimento de desvio ulnar da articulação do punho. Um pequeno disco triangular localizado no espaço entre a ulna e os ossos carpais atua não apenas como um preenchimento de espaço, mas também permite que as forças sejam transmitidas para a ulna a partir dos ossos carpais e vice-versa.

A **cartilagem elástica**, o terceiro tipo de cartilagem, tem um *design* que ajuda a manter a forma de uma estrutura enquanto permite alguma flexibilidade. A cartilagem elástica é encontrada na orelha externa, na tuba auditiva e na laringe. A elasticidade da cartilagem na laringe é importante para a fala.

Os músculos fornecem a força contrátil que causa o movimento nas articulações que abrangem. Normalmente, as fibras musculares não se ligam diretamente ao osso. São os **tendões** que conectam os músculos aos ossos. Os tendões podem ser cordões cilíndricos, como o tendão da cabeça longa do músculo bíceps femoral, ou uma banda plana, como o ligamento da patela. Alguns tendões estão envoltos em uma estrutura denominada **bainha do tendão**. As bainhas dos tendões são revestimentos fibrosos que envolvem um tendão, reduzindo assim a pressão ou o atrito quando um tendão passa entre os músculos e os ossos ou através de um túnel. Todos os tendões que abrangem o punho têm bainhas de tendão. Essas bainhas são lubrificadas pelo líquido secretado de seu revestimento.

Uma **aponeurose** é uma membrana larga, plana e tendínea de tecido conjuntivo que liga o músculo ao osso. O músculo latíssimo do dorso insere-se na origem em uma ampla área de vários ossos por meio de uma aponeurose denominada **aponeurose toracolombar**. A **linha alba** é uma aponeurose localizada na linha média da parede abdominal anterior, e se anexa ao processo xifoide do esterno e à crista púbica da pelve. Os músculos oblíquo interno e transverso do abdome inserem-se na linha alba através de uma aponeurose.

Bolsas (bursas) são pequenos sacos cheios de líquido e semelhantes a travesseiros localizados perto de muitas articulações. Revestidas por uma membrana sinovial e preenchidas com sinóvia, as bolsas fornecem amortecimento e redução de atrito, como entre tendões e proeminências ósseas. Existem dois tipos de bolsas: bolsas naturais e bolsas adquiridas. Por exemplo, existe uma bolsa natural no ombro, onde o músculo deltoide passa diretamente sobre o acrômio (Figura 4.12). Um movimento repetitivo causaria um desgaste excessivo do tecido muscular. A bolsa subdeltóidea, localizada entre o músculo e o acrômio, evita o atrito excessivo, o que reduz a probabilidade de danos. Algumas articulações, como o joelho, têm várias bolsas.

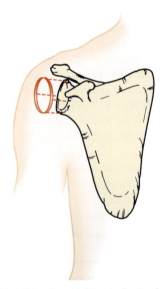

Figura 4.11 Lábio glenoidal (articulação do ombro).

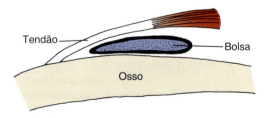

Figura 4.12 Bolsa.

Nas áreas que normalmente não apresentam fricção excessiva, pode se desenvolver uma bolsa quando ocorre fricção anormal. Essas *bolsas adquiridas* tendem a ocorrer em outros locais além das articulações. Por exemplo, uma pessoa pode desenvolver uma bolsa na lateral da falange distal do terceiro dedo da mão que escreve. Isso geralmente é chamado de "bursa do estudante" porque, quando os alunos fazem anotações por escrito, é criada uma pressão entre a caneta e o dedo. Essas bolsas diminuem de tamanho ou desaparecem quando a atividade ou a fricção é muito reduzida ou interrompida.

Sensação final

Sensação final é a sensibilidade que o médico percebe ao mover passivamente a articulação de um paciente até o fim de sua amplitude de movimento. A sensação final é usada para identificar o motivo da limitação do movimento em uma articulação. Determinar a sensação final requer mover uma articulação até o fim de seu movimento disponível. Pode ser necessária pressão adicional, denominada **sobrepressão**, no fim do movimento disponível para provocar uma sensação final.

A sensação final pode ser normal ou anormal. Uma sensação final normal ocorre quando o movimento articular é limitado conforme esperado pela(s) estrutura(s) anatômica(s) daquela articulação específica (p. ex., osso, cápsula, músculo e ligamento). Uma sensação final anormal apresenta-se quando dor, reação de proteção muscular, espasmo muscular, inchaço ou anatomia anormal limitam o movimento articular. Os profissionais da saúde usam a sensação final para auxiliar na identificação do tecido que contribui para uma sensação final anormal. O conhecimento do médico sobre as sensações finais e a capacidade de perceber uma sensação final existente contribuem para a capacidade de identificar uma disfunção articular. A sensação final pode variar por motivos não patológicos, como entre indivíduos muito magros, obesos ou musculosos. Quando a disfunção articular está presente, as sensações finais esperadas não estarão presentes.

Os três tipos de sensações finais normais são macia, firme e rígida. Uma **sensação final macia**, também chamada de *aproximação de tecidos moles*, ocorre quando a compressão do volume muscular interrompe o movimento. Por exemplo, a flexão do cotovelo é tipicamente uma sensação macia em decorrência da aproximação do tecido. Em um indivíduo muito magro, a sensação final da flexão do cotovelo não patológica é firme porque há aproximação limitada ou inexistente do tecido antes que o movimento se torne limitado pela tensão capsular.

Uma **sensação final firme** resulta da tensão nas estruturas (ligamentos, cápsulas, músculos) ao redor de uma articulação e é percebida como resistência firme ao movimento. Há apenas um leve "ceder" na sobrepressão. A sensação final firme é qualificada citando-se o tipo de tecido que limita o movimento (p. ex., sensação final muscular firme, sensação final capsular firme, sensação final ligamentar firme). Por exemplo, a sensação final muscular firme durante a extensão do joelho ocorre quando um comprimento normal da musculatura isquiotibial está presente.

Uma **sensação final rígida**, também chamada de *sensação final óssea*, é caracterizada por uma limitação dura e abrupta do movimento passivo da articulação sem "ceder" na sobrepressão. O osso em contato com o osso no fim do movimento cria uma sensação de extremidade rígida. Por exemplo, a sensação final rígida ocorre quando o olécrano da ulna entra em contato com a fossa do olécrano do úmero na extensão terminal do cotovelo.

Algumas sensações finais são sempre consideradas anormais e podem estar presentes quando a dor, a proteção muscular, o inchaço ou a anatomia anormal impedem o movimento articular posterior. A sensação final anormal pode ser descrita como um alagadiço, um espasmo muscular, um vazio e um bloqueio elástico. Esses termos são usados para explicar a origem da limitação do movimento articular. Uma **sensação final alagadiça** – uma sensação macia de "esponja molhada" – geralmente ocorre em condições agudas nas quais o inchaço (edema) dos tecidos moles está presente, como imediatamente após uma torção grave da articulação talocrural (tornozelo). O **espasmo muscular** é a defesa muscular reflexa durante o movimento. Essa resposta protetora ocorre por ocasião de lesões agudas. A **sensação final vazia** ocorre quando o movimento produz dor considerável e o paciente impede o médico de mover a articulação além do ponto doloroso do movimento articular. O **bloqueio elástico**, um movimento de rebote, ocorre com desarranjo interno de uma articulação, como uma cartilagem rompida.

Faces articulares

Formato das faces articulares

O tipo de movimento artrocinemático que ocorre em uma articulação depende da forma das faces articulares dos ossos. As faces articulares podem ser elipsóideas, selares ou planas, com a maioria das articulações tendo uma face articular côncava e uma convexa (Figura 4.13). A maioria das articulações sinoviais é elipsóidea.

As **articulações elipsóideas** têm dois ossos formando uma relação côncavo/convexo. Por exemplo, na articulação MCF, uma face é côncava (falange proximal) e

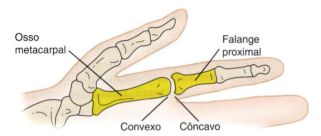

Figura 4.13 Formato das faces ósseas de uma articulação elipsóidea (articulação MCF do dedo).

a outra é convexa (osso metacarpal) (ver Figura 4.13). Em uma articulação elipsóidea, geralmente uma extremidade óssea é maior que a extremidade óssea adjacente.

Nas **articulações selares** (em sela), as faces articulares de cada lado da articulação têm uma face côncava em uma direção e uma face convexa na outra. Por exemplo, na articulação CMC do polegar (Figura 4.14), o osso carpal (trapézio) é côncavo na direção anteroposterior e convexo na direção medial-lateral. O primeiro osso metacarpal que se articula com este osso carpal tem a forma complementar, ou seja, convexa no sentido anteroposterior e côncava no sentido medial-lateral. Visualmente, isso se assemelha a um cavaleiro em uma sela; portanto, uma articulação em "sela".

Congruência da face articular

A **congruência articular** é o grau em que as faces articulares coincidem ou se ajustam umas às outras. As faces de uma articulação são congruentes em uma posição e relativamente incongruentes em todas as outras posições. A congruência máxima ocorre em um extremo da amplitude de movimento (ADM).

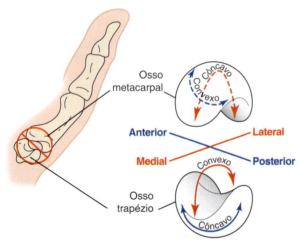

Figura 4.14 Formato das faces ósseas de uma articulação selar (articulação CMC do polegar).

A **posição articular fechada** ocorre quando as faces articulares são mais congruentes. Na posição fechada, as faces articulares têm contato máximo umas com as outras, os ligamentos e a cápsula estão tensos, e a articulação está fortemente comprimida. A separação da articulação é difícil. Essas condições criam estabilidade. Por exemplo, quando o joelho está totalmente estendido, a patela pode ser movida manualmente medial/lateralmente e superior/inferiormente. No entanto, quando o joelho está flexionado, o movimento patelar é extremamente limitado ou impossível. Portanto, a posição fechada da articulação do joelho é a flexão do joelho. Outras posições fechadas são apresentadas na Tabela 4.3.

Quando os ligamentos e as estruturas capsulares são testados quanto à estabilidade e à integridade, geralmente as articulações são colocadas na posição fechada. Nesta posição, uma articulação não patológica tem a menor mobilidade disponível. Portanto, a falta de estabilidade e de integridade é mais facilmente observada quando uma articulação está na posição fechada. O inchaço e a dor nas articulações podem impedir que elas se movam para uma posição fechada. Portanto, a integridade dos ligamentos e das cápsulas deve ser avaliada o mais rápido possível após uma lesão, antes que o edema interfira na avaliação.

Na **posição articular aberta**, há aumento da frouxidão da cápsula articular e dos ligamentos de suporte e diminuição da congruência das faces articulares em relação ao observado na posição fechada. Uma adicional separação passiva das faces articulares pode ocorrer nesta posição quando forças são aplicadas durante uma atividade ou por um médico. A posição aberta permite o movimento entre as faces articulares (*movimento artrocinemático*) necessário para o movimento articular normal. As posições abertas são apresentadas na Tabela 4.3.

Tipos de movimento artrocinemático

Os movimentos artrocinemáticos necessários para a mobilidade articular são *rolamento*, *deslizamento* e *rotação*. Todos os movimentos articulares incluem pelo menos um movimento artrocinemático e a maioria envolve uma combinação de movimentos. Os movimentos artrocinemáticos são identificados pelo tipo e pela direção do movimento em relação à posição anatômica. Além disso, os movimentos artrocinemáticos estão ligados ao movimento osteocinemático.

Rolamento é o movimento de uma superfície rolando sobre uma superfície adjacente, como uma bola rolando no chão. Quando ocorre o rolamento, um novo ponto em uma face articular entra em contato com um

Tabela 4.3 Comparação entre as posições articulares fechada e aberta.

Articulação	Posição fechada	Posição aberta
Face articular (coluna vertebral)	Extensão	A meio caminho entre flexão e extensão
Temporomandibular	Dentes cerrados	Boca ligeiramente aberta
Ombro	Abdução e rotação lateral	55 graus de abdução, 30 graus de adução horizontal
Acromioclavicular	Braço abduzido a 90 graus	Braço apoiado ao lado em posição anatômica
Umeroulnar (cotovelo)	Extensão	70 graus de flexão, 10 graus de supinação
Umerorradial	Cotovelo flexionado a 90 graus, antebraço supinado a 5 graus	Extensão e supinação completas do cotovelo
Radiulnar proximal	5 graus de supinação	70 graus de flexão, 35 graus de supinação
Radiocarpal (punho)	Extensão com desvio ulnar	Neutro com leve desvio ulnar
Carpometacarpal (polegar)	Oposição total	A meio caminho entre a abdução/adução e a flexão/extensão
Metacarpofalângica (dedos)	Flexão completa	Ligeira flexão
Metacarpofalângica (polegar)	Flexão completa	Ligeira flexão
Interfalângica	Extensão completa	Ligeira flexão
Quadril	Extensão total e rotação medial*	Flexão de 10 a 30 graus, abdução de 10 a 30 graus e rotação lateral leve (0 a 5 graus)
Joelho	Extensão total e rotação lateral da tíbia	25 graus de flexão
Talocrural (tornozelo)	Dorsiflexão máxima	10 graus de flexão plantar, a meio caminho entre a inversão e a eversão máximas
Metatarsofalângica	Extensão completa	Neutra

*Alguns autores incluem abdução.
Adaptada de The Musculoskeletal System. In: Dutton M. *Dutton's Orthopaedic Examination, Evaluation, and Intervention*, 5e. McGraw Hill; 2020.

novo ponto na face articular adjacente ao longo do movimento (Figura 4.15). Por exemplo, o rolamento ocorre durante a flexão/extensão do joelho. Os côndilos femorais convexos rolam sobre os côndilos tibiais côncavos. Quando a tíbia está fixa (cadeia cinética fechada), os côndilos femorais rolam anteriormente sobre os côndilos tibiais durante a extensão. Os côndilos femorais rolam posteriormente sobre os côndilos tibiais durante a flexão em uma cadeia cinética fechada.

Deslizamento é o movimento linear de uma face articular paralela ao plano de uma face articular adjacente, como um patinador no gelo. Quando ocorre o deslizamento, um único ponto de uma face articular entra em contato com novos pontos na face articular adjacente ao longo do movimento (Figura 4.16). Por exemplo, durante a extensão do joelho em cadeia cinética fechada, os côndilos femorais deslizam posteriormente sobre os côndilos tibiais. Esse deslizamento posterior é necessário porque os côndilos femorais são maiores que os côndilos tibiais. Os côndilos femorais maiores rolariam para fora da face anterior dos côndilos tibiais menores se o rolamento anterior não fosse acompanhado por deslizamento posterior.

Rotação é o giro de um único ponto em uma face articular sobre um único ponto na face articular adjacente, como um pião girando sobre uma mesa (Figura 4.17). O mesmo ponto em cada face articular permanece em contato durante todo o movimento. Por exemplo, a rotação

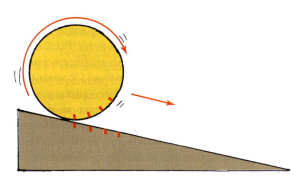

Figura 4.15 Rolamento: movimento de uma face articular sobre outra. Em cada superfície, novos pontos fazem contato.

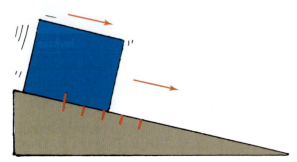

Figura 4.16 Deslizamento: movimento linear de uma face articular paralela à outra face articular. Um ponto em uma face entra em contato com novos pontos em outra face.

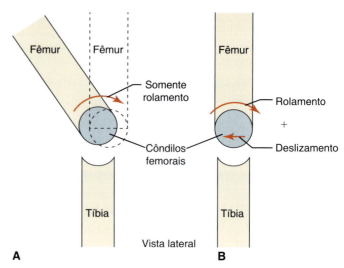

Figura 4.18 Rolamento e deslizamento dos côndilos femorais sobre os côndilos tibiais na articulação do joelho.

ocorre quando os côndilos femorais giram sobre os côndilos tibiais adjacentes. Esse giro ocorre porque os côndilos femorais medial e lateral são de tamanhos diferentes, o que exige uma rotação para compensar a diferença de tamanho conforme ocorre o rolamento. Quando a extensão terminal do joelho é alcançada durante a extensão do joelho em cadeia cinética fechada, esse giro é a rotação medial do fêmur sobre a tíbia, movendo o joelho para sua posição fechada.

Em resumo, a flexão/extensão do joelho inclui componentes dos três movimentos artrocinemáticos: rolamento, deslizamento e rotação. As direções desses movimentos artrocinemáticos dependem do movimento osteocinemático – flexão ou extensão – e do tipo de cadeia cinética – aberta ou fechada (Figura 4.18). O tipo de cadeia cinética determina se a face articular côncava está se movendo sobre a face articular convexa ou vice-versa. Essa relação de movimento da face articular côncava/convexa determina a direção dos movimentos artrocinemáticos.

Regra côncavo-convexo

As formas das faces articulares – côncavas ou convexas – determinam os movimentos artrocinemáticos das faces articulares durante os movimentos osteocinemáticos. A **regra côncavo/convexo** descreve a direção do movimento artrocinemático de deslizamento durante os movimentos osteocinemáticos. A regra afirma que uma face articular côncava deslizará sobre uma face convexa fixa na mesma direção que a extremidade do osso em movimento que está mais distante da articulação na qual ocorre o movimento. Por outro lado, uma face articular convexa deslizará na direção oposta como a extremidade do osso em movimento que está mais distante da articulação na qual ocorre o movimento.

O exemplo do deslizamento do fêmur durante a extensão do joelho em cadeia cinética fechada ilustra a regra. Ao se levantar da posição sentada, o joelho estende-se em uma cadeia cinética fechada. A extremidade em movimento do fêmur, a extremidade proximal, é a extremidade mais distante da articulação (joelho). À medida que a extremidade proximal do fêmur se move anteriormente durante a extensão do joelho, os côndilos femorais (faces convexas) deslizam na direção oposta (posterior) sobre os côndilos tibiais (faces côncavas; ver Figura 4.18). Outros exemplos de deslizamento são apresentados nas Figuras 4.19 e 4.20.

Usar as mãos é um método para visualizar e lembrar a regra côncavo/convexo. Para representar uma articulação, deixe a mão direita em concha e coloque o punho cerrado da mão esquerda encaixado na mão direita em concha. A mão direita em concha representa a face articular côncava do lado estabilizado da articulação. O punho esquerdo representa a face articular

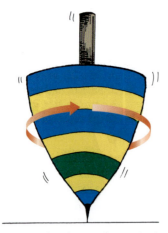

Figura 4.17 Rotação: giro de uma face articular sobre outra. Em cada face, o mesmo ponto permanece em contato.

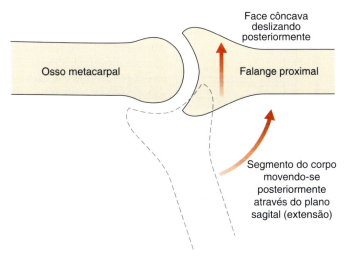

Figura 4.19 A face côncava desliza na mesma direção que a extremidade distal do osso em movimento. Neste exemplo, os dois tipos de movimento estão ocorrendo posteriormente.

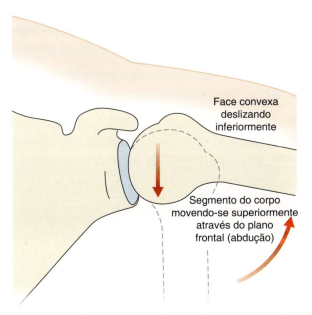

Figura 4.20 A face convexa desliza na direção oposta da extremidade distal do osso em movimento.

convexa do osso em movimento, e o antebraço esquerdo representa o osso em movimento. Mantendo as duas mãos no mesmo nível e o punho esquerdo reto, mova o punho esquerdo para dentro da mão direita em concha levantando o cotovelo esquerdo. À medida que o cotovelo esquerdo e o antebraço (o osso) se movem para cima (movimento osteocinemático), o punho esquerdo (a face articular) desliza para baixo (movimento artrocinemático). A face convexa desliza na direção oposta à extremidade oposta do mesmo osso. Repita a ação com a mão direita em concha (o osso em movimento) movendo-se sobre o punho esquerdo (o osso estabilizado).

Ao levantar o cotovelo direito, a mão direita em concha desliza para cima e sobre o punho esquerdo. A face côncava (mão em concha) desliza na mesma direção que a extremidade oposta do mesmo osso (representado pelo antebraço direito).

A regra côncavo/convexo determina se os movimentos da face articular estão ocorrendo na "mesma" direção ou na direção "oposta" da outra extremidade do segmento corporal. Quando o osso com face articular côncava se move sobre uma face convexa estabilizada, as extremidades proximal e distal do osso se movem na mesma direção. Quando o osso com face articular convexa se move sobre uma face côncava estabilizada, as extremidades proximal e distal do osso se movem em direções opostas. A direção e a quantidade de movimento artrocinemático descritas pela regra côncavo/convexo auxiliam na avaliação das limitações ósseas e dos tecidos moles ao movimento osteocinemático. A Tabela 4.4 identifica as etapas de aplicação da regra côncavo/convexo.

Implicações clínicas

Os movimentos artrocinemáticos podem ser restringidos por estruturas que limitam a *folga articular*. A **folga articular** é a pequena quantidade de movimento disponível em uma articulação necessária para que ocorra o movimento artrocinemático. A quantidade de folga articular observada é uma medida das estruturas articulares, tanto ósseas quanto de tecidos moles, e uma indicação se os limites do movimento articular são patológicos ou não patológicos. Os princípios da regra côncavo/convexo e os movimentos artrocinemáticos devem ser considerados ao se aplicarem as tensões de

Tabela 4.4 Aplicação da regra côncavo-convexo.

Etapas Selecione a articulação e o movimento que está sendo analisado	1. Nomeie e identifique qual face articular é convexa e qual face articular é côncava	2. Identifique o segmento móvel (geralmente o mais distal)	3. Identifique se o movimento é convexo sobre côncavo ou côncavo sobre convexo	4. Determine se a face articular do osso mais móvel se moverá na mesma direção ou na direção oposta ao resto desse osso
Exemplo 1: Abdução da articulação do ombro	Cavidade glenoidal (côncava) Cabeça do úmero (convexa)	A cabeça do úmero é mais móvel	A cabeça convexa do úmero está se movendo na cavidade glenoidal côncava (convexo sobre côncavo)	A cabeça do úmero desliza inferiormente enquanto a extremidade distal do úmero se move superiormente (direções opostas)
Exemplo 2: Flexão/extensão da articulação MCF	Osso metacarpal (convexo) Falange proximal (côncava)	A falange proximal é mais móvel	A falange proximal côncava está se movendo sobre o osso metacarpal convexo (côncavo sobre convexo)	A falange proximal desliza anteroposteriormente enquanto a extremidade distal da falange se move anteroposteriormente (mesma direção)

compressão, tração e cisalhamento para determinar a sensação final ou as limitações ao movimento articular. A **mobilização articular** é um grupo de técnicas clínicas que utilizam a aplicação dos mesmos princípios e tensões para restaurar a função articular alongando os tecidos moles ao redor da articulação.

Patologias comuns

Luxação é a separação completa das faces articulares de uma articulação resultante da ruptura das estruturas de suporte, da cápsula articular e dos ligamentos. **Subluxação** é uma luxação parcial de uma articulação. Luxações e subluxações são frequentemente crônicas em esportes de contato.

Osteoartrite, também chamada de *artrite degenerativa*, é o tipo de artrite causado por desgaste e subsequente ruptura da cartilagem. A osteoartrite ocorre mais frequentemente com o envelhecimento, com movimentos repetitivos e nas articulações que suportam peso.

Entorses são rupturas de ligamentos e, em alguns casos, de cápsulas, e são descritas de acordo com a gravidade. Uma entorse de *primeiro grau* (leve) envolve a ruptura de algumas poucas fibras do ligamento e nenhuma perda de função. Uma entorse de *segundo grau* (moderada) é a ruptura parcial de um ligamento ou cápsula com alguma perda de função. Uma entorse de *terceiro grau*

(grave) é a ruptura total de um ligamento, e este passa a não funcionar mais. Em contraste com uma entorse, um **estiramento** refere-se à tração excessiva das fibras musculares. Assim como nas entorses, os estiramentos são classificados de acordo com a gravidade. Um estiramento de *primeiro grau* (leve) envolve a ruptura de algumas poucas fibras musculares e nenhuma perda de função. Um estiramento de *segundo grau* (moderado) é a ruptura parcial de um músculo com alguma perda de função. Um estiramento de *terceiro grau* (grave) é a ruptura completa de um músculo, e o músculo passa a não gerar mais força. Frequentemente, as lesões nos tendões ocorridas quando um estresse único é imposto são classificadas como estiramentos do tendão e classificadas da mesma maneira que os estiramentos musculares.

Inflamação é uma resposta normal à lesão. Os sinais e sintomas de inflamação podem incluir edema localizado, vermelhidão, aumento da temperatura e dor. Pode ocorrer alteração ou perda da função articular normal na presença de inflamação. **Tendinite** é a inflamação de um tendão. **Sinovite** é a inflamação de uma membrana sinovial. **Tenossinovite** é a inflamação da bainha do tendão, geralmente causada pelo uso repetitivo. O tendão da cabeça longa do músculo bíceps femoral e os tendões flexores da mão são locais comuns de tenossinovite. **Bursite** é a inflamação de uma bolsa. **Capsulite** é a inflamação de uma cápsula articular. Quando uma cápsula articular fica inflamada por um período prolongado, ela começa a perder sua extensibilidade, resultando em perda de movimento articular.

Cada articulação tem um padrão característico de perda de movimento quando existe rigidez capsular. Esse padrão característico é chamado de **padrão capsular**. A presença de um padrão capsular ajuda o médico a identificar a cápsula como a fonte da restrição ao movimento e a direcionar o tratamento adequado. Alguns padrões capsulares comuns são apresentados na Tabela 4.5.

Tabela 4.5 Padrões capsulares comuns.	
Articulação	**Padrão capsular**
Ombro	Perda grave da rotação lateral
	Perda moderada de abdução
	Perda discreta da rotação medial
Punho	Perda igual de flexão e extensão
Joelho	Mais perda de flexão do que de extensão

Autoavaliação

1. Identifique os tecidos que conectam os ossos das articulações fibrosas e cartilagíneas.

2. Descreva o(s) movimento(s) disponível(is) em uma articulação biaxial.

3. Identifique o tecido que reveste a cápsula articular e descreva sua função.

4. Descreva a causa de uma sensação final macia.

5. Descreva o formato das faces articulares de uma articulação elipsóidea.

6. Quais são as vantagens e desvantagens da posição articular fechada?

7. Qual(is) movimento(s) artrocinemático(s) ocorre(m) durante a extensão do joelho em uma cadeia cinética aberta?

8. Usando as ferramentas apresentadas na Tabela 4.4, analise o(s) movimento(s) artrocinemático(s) que ocorre(m) durante:
   a. Flexão de quadril
   b. Abdução do ombro

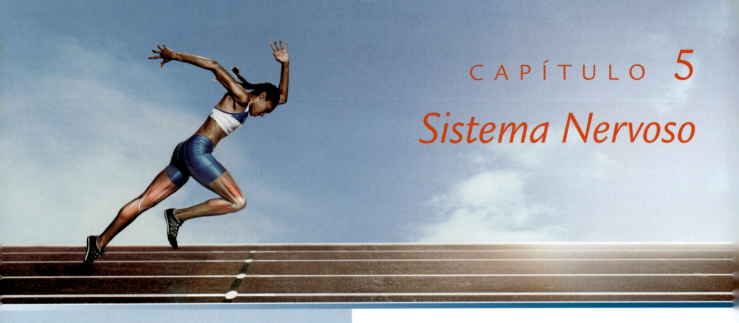

CAPÍTULO 5
Sistema Nervoso

Introdução, 54

Tecido nervoso, 55

Sistema nervoso central (SNC), 58

Sistema nervoso periférico (SNP), 62

Reflexo de estiramento, 67

Sistema nervoso autônomo (SNA), 70

Patologias comuns, 71

Autoavaliação, 77

Introdução

O sistema nervoso é altamente complexo, pois fornece controle e coordenação entre todos os sistemas orgânicos. Diversos processos patológicos e lesões afetam o sistema nervoso, com uma ampla gama de apresentações clínicas baseadas na parte específica e na localização do sistema nervoso que afetam. O sistema nervoso é dividido anatomicamente em **sistema nervoso central** (SNC), **sistema nervoso periférico** (SNP) e **sistema nervoso autônomo** (SNA) (Figura 5.1).[1] O SNC inclui o encéfalo e a medula espinal. O SNP inclui os nervos periféricos motores e sensoriais localizados fora da medula espinal. O SNA apresenta duas subdivisões: o sistema nervoso *simpático* e *parassimpático*.

Está além do escopo deste texto fazer descrições detalhadas da anatomia e da função de todas as partes do SNC, do SNP e do SNA. Um número significativo de novos termos e conteúdo é apresentado neste capítulo.

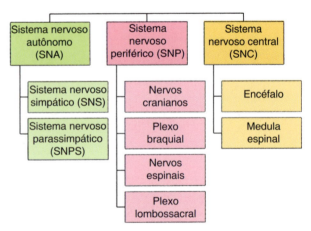

Figura 5.1 Organização do sistema nervoso.

---

[1]N.R.T.: Utilizando o critério anatômico, o sistema nervoso está dividido nas partes central e periférica. Utilizando o critério funcional, de relação do animal com o meio ambiente, o sistema nervoso está dividido nas partes somática e visceral, que inclui o sistema nervoso autônomo.

Uma recomendação é ler o capítulo inteiro para se ter uma visão geral do material. As leituras subsequentes podem focar os detalhes do sistema nervoso apresentado. Em decorrência das suas contribuições para o movimento, são apresentadas descrições anatômicas e funcionais limitadas ao SNC e ao SNP.

Tecido nervoso

Os **neurônios**, células nervosas, são a unidade fundamental do tecido nervoso (Figura 5.2). Os diferentes tipos de neurônios são descritos por sua função: neurônios *aferentes* (sensoriais) (ver Figura 5.2B), neurônios *eferentes* (motores) (ver Figura 5.2A) e *interneurônios* (neurônios de conexão).

Os pericários (corpos celulares) dos **neurônios motores superiores** estão localizados no córtex cerebral, no tronco encefálico e no cerebelo. Os pericários dos **neurônios motores inferiores** estão localizados no corno anterior da medula espinal. **Lesões** são tecidos que apresentam uma alteração patológica. Uma **lesão do neurônio motor superior** é um dano que ocorre próximo ao corno anterior da medula espinal. Uma **lesão do neurônio motor inferior** é um dano que ocorre nos pericários motores ou nos axônios do corno anterior da medula espinal. Pode ocorrer paralisia em ambos os casos. As lesões em neurônios superiores e inferiores resultam em sinais clínicos bastante diferentes. A Tabela 5.1 apresenta as diferenças clínicas nos sinais de lesões dos neurônios motores superior e inferior.

Os interneurônios funcionam para transmitir ou integrar sinais de um ou mais neurônios, retransmitindo impulsos para outros neurônios ou interneurônios (Figura 5.3). Um neurônio consiste em três partes: um *pericário*, um *axônio* e *dendritos* (ver Figura 5.2A, B). O **pericário** é a estrutura central de um neurônio, e contém o núcleo e o plasma que dão suporte à função do neurônio. Um pericário tem dois tipos de projeções. Um tipo são os axônios. Um único axônio conduz impulsos elétricos para fora do pericário e o conecta a outras células. O outro tipo de projeções são os dendritos. Os dendritos conduzem impulsos de outras estruturas para o pericário. Os neurônios geralmente têm vários dendritos irradiando de seu pericário. Uma **sinapse** é uma pequena

Tabela 5.1 Diferenças clínicas entre lesões dos neurônios motores superior e inferior.

Sinal	Lesão do neurônio motor superior	Lesão do neurônio motor inferior
Tônus muscular	Espasticidade presente	Flacidez
Atrofia muscular	Não significativa	Significativa
Fasciculações e fibrilações	Ausentes	Presentes
Reflexos	Hiper-reflexia (aumentada)	Hiporreflexia (diminuída)
Clônus	Presente	Ausente

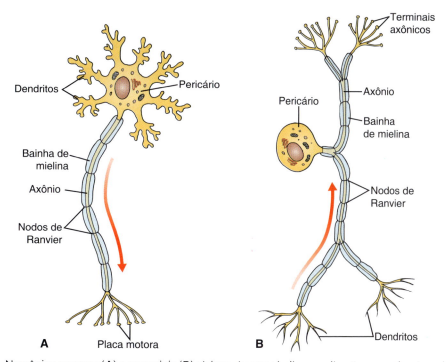

Figura 5.2 Neurônios motores (**A**) e sensoriais (**B**) típicos. As setas indicam a direção na qual os impulsos viajam.

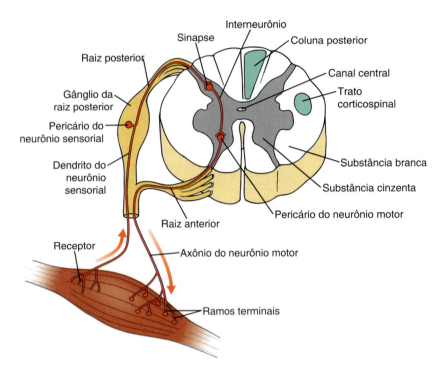

Figura 5.3 Corte transversal da medula espinal. Observe a substância branca em relação à cinzenta, o neurônio sensorial fora da medula espinal, o axônio do neurônio motor saindo da medula espinal e o interneurônio conectando os dois neurônios.

lacuna, que é a junção entre um axônio, um dendrito, um interneurônio ou outras estruturas.

Os impulsos elétricos que controlam e coordenam as funções do corpo são gerados dentro de um pericário e se propagam ao longo de um axônio. Os impulsos também surgem nos receptores sensoriais, e cada impulso é ativado em resposta a estímulos sensoriais específicos. Quando ativados, os impulsos são conduzidos ao longo de um dendrito até um pericário sensorial. Na sinapse, são liberadas substâncias químicas denominadas **neurotransmissores**. Quando uma porção suficiente do neurotransmissor atinge o outro lado de uma sinapse, um impulso elétrico é gerado na estrutura que recebe o neurotransmissor. Em geral, é assim que a informação é transmitida dentro do sistema nervoso.

A **mielina** é uma substância gordurosa branca que recobre axônios e dendritos, acelerando a condução de impulsos. A mielina envolve as fibras nervosas no SNC e no SNP, mas não envolve os pericários ou certas fibras nervosas. A mielina é interrompida aproximadamente a cada meio milímetro. Cada interrupção na mielina é denominada **nodo de Ranvier**. A função desses nodos é aumentar a velocidade de condução do impulso nas fibras mielinizadas, permitindo que os impulsos elétricos saltem de um nodo para outro.

Devido à sua aparência, as áreas do SNC que contêm principalmente pericários não mielinizados e fibras nervosas são denominadas **substância cinzenta**, e as áreas que contêm principalmente fibras nervosas mielinizadas são denominadas **substância branca** (ver Figura 5.3). As áreas de substância cinzenta incluem o córtex cerebral e a parte central da medula espinal. A substância cinzenta na medula espinal aparece em uma forma de "H" (ou de borboleta). A parte superior do H apresentada na Figura 5.3 é o corno posterior, que recebe informações sensoriais da periferia. A parte inferior do H é o corno anterior, que transmite impulsos motores para a periferia.

Os neurônios motores estão localizados no lobo frontal do cérebro e no corno anterior da medula espinal (ver Figura 5.3). Um **neurônio motor (eferente)** tem um grande pericário com dendritos multirramificados e um longo axônio (ver Figura 5.2A). Os axônios saem do corno anterior com outros axônios do mesmo nível da medula espinal. Esses eixos combinados formam **raízes anteriores** localizadas fora da medula espinal, na área do forame intervertebral. As raízes anteriores unem-se aos dendritos do neurônio sensorial imediatamente lateral ao gânglio da raiz dorsal próximo do forame intervertebral. Ao sair dos forames intervertebrais, essas fibras nervosas, denominadas **nervos espinais**, ramificam-se, dividem-se e combinam-se, formando finalmente os nervos periféricos. Os nervos periféricos transmitem informações sensoriais da periferia para o SNC e informações motoras do SNC para a periferia. A Figura 5.4 ilustra a estrutura de um nervo periférico.

As vias de fibras ascendentes (sensoriais) e descendentes (motoras), de aparência branca, são organizadas em tratos. Cada **trato** é um grupo de fibras nervosas

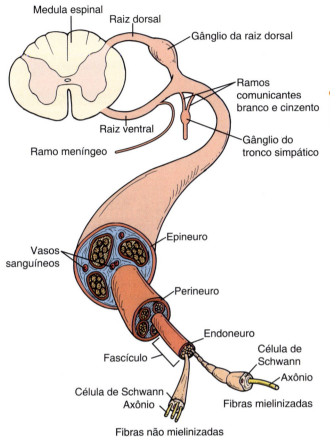

Figura 5.4 Composição dos nervos periféricos. (Kisner, Colby, & Borstad, *Therapeutic Exercise: Foundations and Techniques*, 7e © 2018, FA Davis, com permissão.)

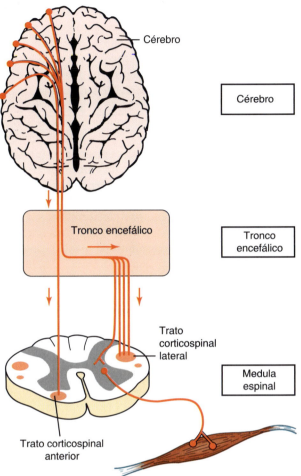

Figura 5.5 Trajeto do trato corticospinal do córtex motor do cérebro até a medula espinal.

mielinizadas organizadas em colunas dentro da medula espinal. As colunas espinais, que são descritas por sua localização dentro da medula espinal, carregam tipos específicos e semelhantes de informações. Cada trato sensorial transmite uma sensibilidade particular, como o toque, de uma região específica do corpo para o SNC. Cada trato motor transmite impulsos do SNC (lobo frontal) para os núcleos motores no corno anterior em níveis específicos da medula espinal. Esses tratos sensoriais e motores de um lado do corpo cruzam para o lado contralateral dentro do SNC. O cruzamento ocorre em diferentes níveis do SNC. Esse fenômeno de cruzamento é o motivo pelo qual um acidente vascular encefálico (AVE) no lado esquerdo do cérebro afeta o lado direito do corpo.

As **colunas posteriores**, também denominadas *colunas dorsais*, são substâncias brancas localizadas na face posteromedial da medula espinal. Os tratos ascendentes nas colunas posteriores transmitem as sensações de propriocepção, pressão e vibração (ver Figura 5.3).

Um trato de importância particular para o controle motor é **o trato corticospinal lateral** (Figura 5.5), localizado na **coluna lateral** entre os cornos anterior e posterior. Como o próprio nome indica, as fibras do trato corticospinal lateral descem da área motora do córtex cerebral até a medula espinal. Essas fibras cruzam para o lado contralateral do SNC aproximadamente no nível da parte inferior do tronco encefálico. Fibras corticospinais fazem sinapse com núcleos motores no corno anterior. Os axônios desses núcleos motores são denominados *raízes anteriores* quando saem da medula espinal.

Um axônio eferente, que é parte de um nervo periférico, continua até sua terminação em uma **placa motora** de uma fibra muscular (ver Figura 5.3). Quando os impulsos elétricos chegam ao fim de um axônio, eles atravessam a sinapse entre a célula nervosa e o músculo, chamada de **junção neuromuscular**. O impulso estimula uma rápida liberação de neurotransmissores, que atravessam a sinapse entre o axônio e o músculo, iniciando uma contração muscular.

Os receptores sensoriais respondem a uma variedade de estímulos, incluindo dor, temperatura, toque e propriocepção (posição articular), com cada receptor respondendo a apenas um tipo de estímulo. Os dendritos de **neurônios sensoriais (aferentes)** fazem sinapse com receptores sensoriais localizados na pele, nos músculos, nas vísceras (órgãos internos) e nas articulações. Como parte de um nervo periférico, os dendritos estendem-se dos receptores sensoriais até seu pericário específico. Os pericários sensoriais estão localizados no gânglio da raiz posterior próximo ao forame intervertebral da coluna vertebral (ver Figuras 5.2B e 5.3). Os axônios desses pericários formam as raízes posteriores (dorsais) da medula espinal e continuam no corno posterior da medula espinal. Um axônio pode fazer sinapse com um interneurônio na substância cinzenta. Esse interneurônio atua nos neurônios motores do corno anterior. Os axônios sensoriais saem da substância cinzenta, formam tratos na substância branca da medula espinal e conduzem informações para outros níveis do SNC. Assim, um neurônio sensorial conduz impulsos **aferentes** da periferia para o SNC.

Para resumir, os impulsos motores descem do encéfalo pelos tratos da medula espinal até o corno anterior e depois para os músculos através dos nervos periféricos. Os impulsos sensoriais da periferia viajam através dos nervos periféricos para os corpos celulares nos gânglios da raiz dorsal, para o corno posterior (dorsal) da medula espinal e, em seguida, sobem pelos tratos para os centros superiores do SNC. Os axônios sensoriais também fornecem informações aos neurônios motores na medula espinal através de interneurônios.

Sistema nervoso central (SNC)

Os principais componentes do SNC são o encéfalo e a medula espinal. O encéfalo contém o *cérebro*, o *tronco encefálico* e o *cerebelo*.

Proteção do sistema nervoso central

O SNC apresenta três níveis de proteção: óssea, membrácea e fluida. O primeiro nível de proteção é ósseo: o **crânio** (Figura 5.6) e as **vértebras** (Figura 5.7). O crânio envolve o encéfalo e as vértebras cercam a medula espinal, o que fornece uma barreira sólida para proteger essas estruturas. O **forame magno**, uma grande abertura na parte inferior do crânio, alinha-se com o **forame vertebral** da vértebra, fornecendo proteção óssea contínua para o SNC. Os forames vertebrais formam coletivamente o *canal vertebral*, também denominado *canal medular*. As estruturas de cada vértebra envolvem e protegem a medula espinal. Cada vértebra é composta por um corpo, a parte anterior de suporte de peso e o **arco vertebral** posterior, que se unem para formar o forame vertebral (Figura 5.8). O forame vertebral não deve ser

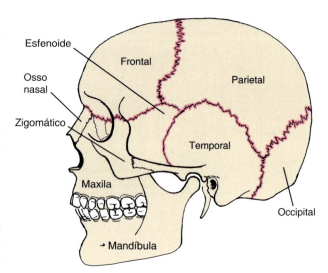

Figura 5.6 Ossos do crânio. As articulações fibrosas e imóveis entre esses ossos oferecem proteção máxima.

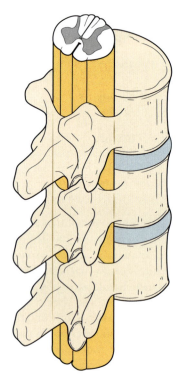

Figura 5.7 As vértebras protegem a medula espinal, localizada no canal vertebral.

confundido com o forame intervertebral. As aberturas na face lateral da coluna vertebral entre as vértebras adjacentes são os **forames intervertebrais** da coluna vertebral. Cada forame intervertebral é formado pela incisura vertebral superior da vértebra abaixo e pela incisura vertebral inferior da vértebra acima (Figura 5.9). Os nervos espinais saem do SNC através dos forames intervertebrais.

O segundo nível de proteção é composto de três camadas de membrana, denominadas *meninges*. As meninges envolvem o encéfalo (Figura 5.10) e a medula espinal (Figura 5.11), e fornecem suporte e proteção. A **dura-máter** (do latim "mãe dura") é a camada externa espessa, fibrosa e resistente das meninges. A **aracnoide-máter** (do grego "aranha"), mais frequentemente chamada apenas de aracnoide, é a camada média e mais fina.

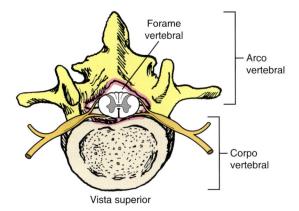

Figura 5.8 Componentes das vértebras.

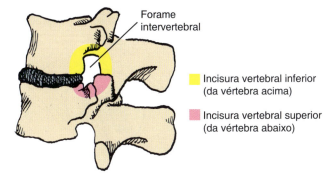

Figura 5.9 Duas vértebras combinam-se para formar uma abertura, o forame intervertebral, em cada lado através da qual passa uma raiz nervosa espinal.

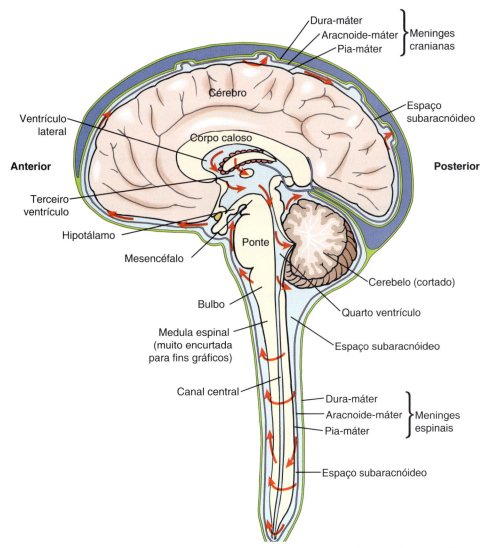

Figura 5.10 Meninges e circulação do líquido cefalospinal. As setas indicam a direção do fluxo.

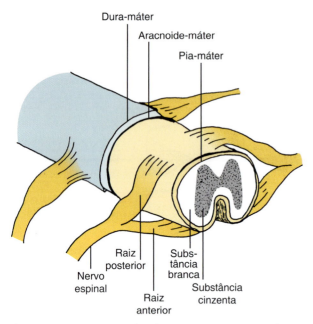

Figura 5.11 As três camadas das meninges são mostradas ao redor da medula espinal.

As fibras finas e frágeis da aracnoide-máter formam uma teia que conecta as camadas externa e interna das meninges. A **pia-máter** (do latim "mãe terna"), a camada mais interna das meninges, contém os vasos sanguíneos do encéfalo e da medula espinal. A pia-máter está aderida intimamente ao córtex cerebral e à medula espinal.

O terceiro nível de proteção é o **líquido cerebrospinal** (LCS), que circula no espaço entre a aracnoide-máter e a pia-máter (ver Figuras 5.10 e 5.11). As principais funções do LCS são a absorção de choques e a dispersão da energia mecânica. O LCS envolve o encéfalo e a medula espinal preenchendo os **ventrículos** dentro do encéfalo. Os ventrículos são quatro pequenas cavidades contendo uma rede capilar que produz o LCS. Dois são denominados *ventrículos laterais* e os outros denominados *terceiro ventrículo* e *quarto ventrículo*.

Encéfalo

O encéfalo é a parte principal do SNC. No encéfalo ocorrem processos complexos que permitem que as informações sejam recebidas, analisadas e acionadas tanto consciente quanto inconscientemente. Os componentes do encéfalo são o *cérebro*, o *tronco encefálico* e o *cerebelo*. O cérebro é dividido em dois hemisférios, cada um contendo córtex, ventrículos e fibras de conexão entre os dois hemisférios.

Cérebro

O **cérebro**, a maior parte do encéfalo (Figura 5.12), é responsável pelas funções cognitivas mais refinadas: controle motor, fala, personalidade e aprendizado. Ocupando a parte superior do crânio acima do tronco encefálico e do cerebelo, o encéfalo é composto pelos **hemisférios cerebrais** direito e esquerdo. Os hemisférios cerebrais são conectados pelo **corpo caloso**.

Os hemisférios cerebrais têm um **córtex** de muitas camadas celulares que são enroladas formando giros e sulcos. Cada hemisfério é dividido em quatro **lobos** (Figura 5.13), e cada lobo tem funções específicas. As localizações específicas de algumas funções permanecem indeterminadas. O **lobo frontal**, a parte anterior do hemisfério cerebral, controla o movimento, a fala expressiva e a personalidade. O **lobo occipital**, a parte posterior do hemisfério cerebral, analisa os *inputs* sensoriais para a visão, incluindo o reconhecimento de tamanho, forma e

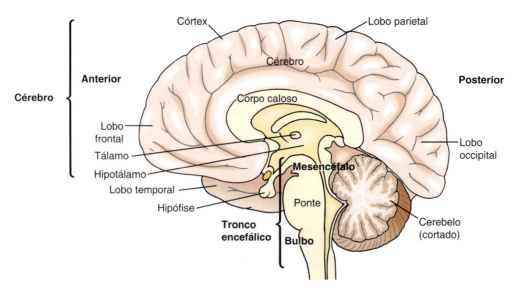

Figura 5.12 Corte sagital mediano do encéfalo. Observe a relação entre cérebro, tronco encefálico e cerebelo.

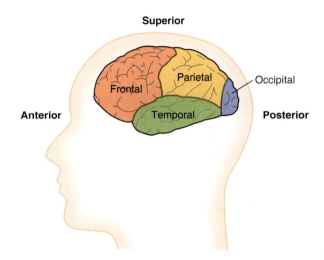

Figura 5.13 Os quatro lobos do hemisfério cerebral.

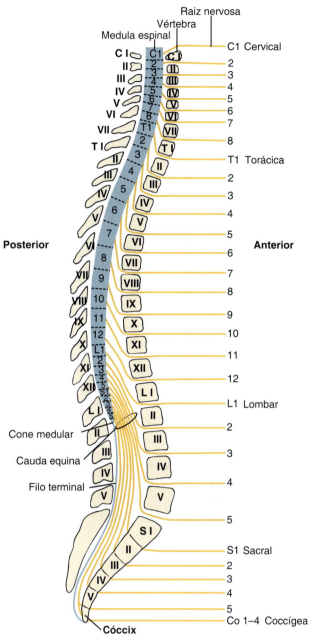

Figura 5.14 Corte sagital através das vértebras e da medula espinal.

cor. O **lobo parietal**, localizado entre os lobos frontal e occipital, recebe e interpreta as sensações grosseiras de toque e pressão; as sensações finas de textura, peso, tamanho e forma; e, além disso, desempenha algum papel na capacidade de leitura. O **lobo temporal**, localizado sob os lobos frontal e parietal logo acima da orelha, regula o comportamento, a audição e a recepção da linguagem.

Mais profundamente nos hemisférios cerebrais, abaixo do córtex, está o **tálamo** (ver Figura 5.12). O tálamo, uma estação retransmissora das sensações corporais, é considerado o local para a percepção da dor. Perto do tálamo está o **hipotálamo** (ver Figura 5.12), que contribui para a regulação hormonal e no comportamento. Os **núcleos da base**, localizados acima do mesencéfalo, contribuem para a coordenação do movimento.

Tronco encefálico

Abaixo do encéfalo está o tronco encefálico. A maioria dos nervos cranianos se origina de núcleos no tronco encefálico. Todos os tratos de fibras de dentro do encéfalo e da medula espinal passam pelo tronco encefálico. De cima para baixo, o tronco encefálico é dividido em *mesencéfalo, ponte* e *bulbo* (ver Figuras 5.10 e 5.12). O **mesencéfalo** controla os reflexos visuais. A **ponte** consiste em um feixe de fibras transversais conectando vários núcleos ao cerebelo. O **bulbo**, conhecido também como medula oblonga, regula a ventilação e a respiração, a pressão arterial e a frequência cardíaca. O forame magno é onde o bulbo se torna a medula espinal.

Cerebelo

O **cerebelo** (do latim "pequeno cérebro") está localizado atrás da ponte e do bulbo e é coberto na parte superior pela parte posterior do encéfalo (ver Figuras 5.10 e 5.12). O cerebelo controla o tônus muscular, a coordenação e a postura.

Medula espinal

A medula espinal transmite informações entre o encéfalo e o resto do corpo. Uma continuação do bulbo, a medula espinal está localizada dentro do canal vertebral (ver Figuras 5.7 e 5.8). A medula espinal termina no **cone medular** em forma de cone (Figura 5.14). Em um adulto, o cone medular está aproximadamente no nível da segunda vértebra lombar. Abaixo desse nível, as raízes dos nervos espinais estendem-se da medula espinal até seus respectivos forames intervertebrais. Essa coleção de raízes nervosas espinais assemelha-se a um rabo de cavalo e, portanto, é chamada de **cauda equina** (ver Figura 5.14). A cauda equina consiste nas raízes nervosas espinais L2 e nas abaixo. O **filo terminal**, um filamento não neural semelhante a um fio, se estende do cone medular e se liga ao cóccix (ver Figura 5.14).

Sistema nervoso periférico (SNP)

O SNP transporta informações na forma de impulsos elétricos entre a medula espinal e a periferia do corpo. O SNP consiste em um tecido nervoso fora da medula espinal e do tronco encefálico. A parte motora do SNP começa no corno anterior da medula espinal, ou tronco encefálico para os nervos cranianos, termina na junção neuromuscular, e transmite impulsos motores do SNC para os músculos através dos nervos periféricos. A parte sensorial do SNP começa nos receptores sensoriais periféricos, termina no corno dorsal da medula espinal ou nos núcleos dos nervos cranianos, e transmite informações sensoriais ao SNC. Diferentemente do SNC, o SNP é capaz de regeneração após uma lesão (Tabela 5.2). No entanto, a regeneração pode ou não ocorrer. Quando ocorre, ela é lenta e pode não retornar ao estado pré-lesão.

Tabela 5.2 Dois sistemas de classificação de lesões de nervos periféricos.

Classificação de Seddon	Classificação de Sunderland	Descrição
Neuropraxia	Primeiro grau	Dano localizado na mielina
Axonotmese	Segundo grau	Axônio cortado. Endoneuro intacto (tecido conjuntivo que envolve a fibra nervosa de um nervo periférico)
Axonotmese	Terceiro grau	Axônio e endoneuro cortados
Axonotmese	Quarto grau	Perda de continuidade das camadas do nervo periférico, exceto epineuro (tecido conjuntivo que envolve todo o nervo)
Neurotmese	Quinto grau	Ruptura completa do nervo

Nervos cranianos

Existem 12 pares de nervos cranianos, que são numerados usando algarismos romanos (Figura 5.15). Os nervos cranianos são classificados como nervos sensoriais, nervos motores ou nervos mistos (uma combinação de ambos). Suas funções estão resumidas na Tabela 5.3. Os capítulos no restante deste texto apresentam as funções de alguns nervos cranianos com mais detalhes.

Nervos espinais

As raízes anteriores e posteriores se unem, formando os nervos espinais. Cada nervo espinal contém fibras nervosas sensitivas e motoras (Figura 5.16). Existem 31 pares de nervos espinais: 8 cervicais, 12 torácicos, 5 lombares, 5 sacrais e 1 coccígeo (Figura 5.17). Os primeiros sete nervos cervicais (C1–C7) saem da coluna vertebral acima da vértebra correspondente. Por exemplo, o nervo C3 sai acima da vértebra C III. Como existe um nervo cervical a mais do que o número de vértebras cervicais, o nervo espinal C8 sai *abaixo* da vértebra C VII e *acima* da vértebra T I. O nervo espinal T1 sai *abaixo* da vértebra T I. Esse método de identificação do nível dos nervos espinais permanece o mesmo de T1 até o cóccix (ver Figura 5.14). Os níveis da medula espinal e os nervos periféricos controlam as funções sensorial e motora de regiões específicas do corpo (Figuras 5.18 e 5.19).

Ao sair do forame intervertebral, os nervos espinais ramificam-se, formando um **ramo dorsal (posterior)** e um **ramo ventral (anterior)** relativamente maior. Na região torácica, são formados dois ramos adicionais e estes passam a fazer parte do SNA. Os ramos dorsais inervam os músculos e a pele do tronco posterior. Exceto na região torácica, os ramos anteriores formam plexos, e terminam como nervos periféricos (p. ex., mediano, ulnar etc.).

Os nervos espinais cervicais superiores formam o plexo cervical. Os nervos espinais cervicais inferiores, junto com T1, formam o plexo braquial. Os nervos espinais lombares e sacrais formam o plexo lombossacral.

Os 12 pares de nervos torácicos, com exceção de T1, mantêm suas relações segmentares e não se unem a outros nervos para formar um plexo (ver Figura 5.16). Os ramos posteriores inervam os músculos do dorso (motor) e a pele sobrejacente (sensorial), e são nomeados pelo nível da medula espinal em que se originam. Os ramos anteriores tornam-se **nervos intercostais**, que inervam os músculos e a pele do tronco anterior e lateral.

Dermátomos e miótomos

Dermátomos são áreas da pele supridas com **fibras sensoriais** de níveis específicos da medula espinal (ver Figura 5.18) ou nervos periféricos específicos (ver Figura 5.19).

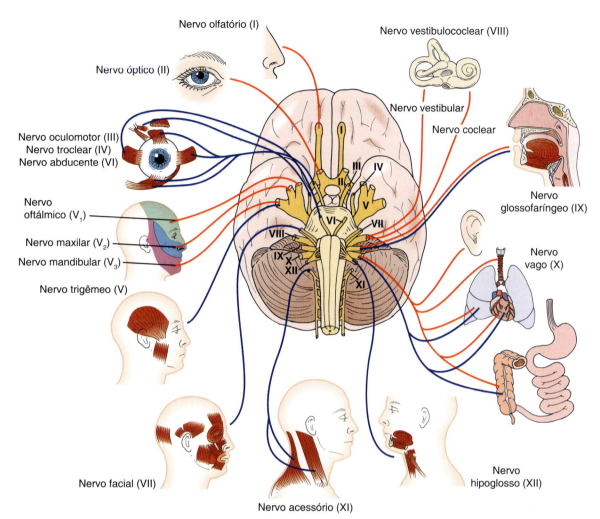

Figura 5.15 Nervos cranianos e sua distribuição.

Tabela 5.3 Nervos cranianos.				
Número	Nome	Tipo	Função	Mnemônico*
I	Olfatório	Sensorial	Olfato	**O**lha a
II	Óptico	Sensorial	Visão	**o**pção:
III	Oculomotor	Motor	Músculos extrínsecos do bulbo do olho	na **o**casião da
IV	Troclear	Motor	Músculos extrínsecos do bulbo do olho	**t**roca
V	Trigêmeo	Misto	Sensorial: área da face Motor: músculos da mastigação	**t**rimestral
VI	Abducente	Motor	Músculos extrínsecos do bulbo do olho	**A**bdala
VII	Facial	Misto	Sensorial: área da língua Motor: músculos da expressão facial	**f**ez
VIII	Vestibulococlear	Sensorial	Audição Sensação de equilíbrio	**v**estibular
IX	Glossofaríngeo	Misto	Sensorial: paladar, faringe, orelha média Motor: músculos da faringe	para **g**astronomia
X	Vago	Misto	Sensorial: coração, pulmões, trato GI** Motor: coração, pulmões, trato GI	**v**estido com um

(*continua*)

Tabela 5.3 Nervos cranianos. (*Continuação*)				
Número	Nome	Tipo	Função	Mnemônico*
XI	Acessório	Motor	Músculos esternocleidomastóideo e trapézio	**a**cessório de
XII	Hipoglosso	Motor	Músculos da língua	**h**ipopótamo

*Um mnemônico é utilizado para facilitar a memorização. No caso, a frase será: "Olha a opção: na ocasião da troca trimestral, Abdala fez vestibular para gastronomia vestido com um acessório de hipopótamo". Tal proposta faz parte do artigo de Souza, P. G.; Pedraça, V. S.; da Silva, L. P.; & de Castro, M. S. (2021). Técnica do mnemônico para memorização dos pares de nervos cranianos. *Brazilian Journal of Development*, 7(4), 39916-39922.
**GI, gastrintestinal.

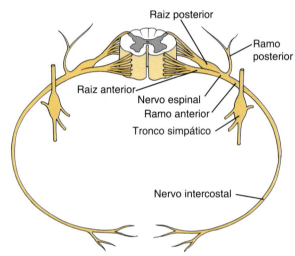

Figura 5.16 Formação dos nervos espinais e periféricos na região torácica.

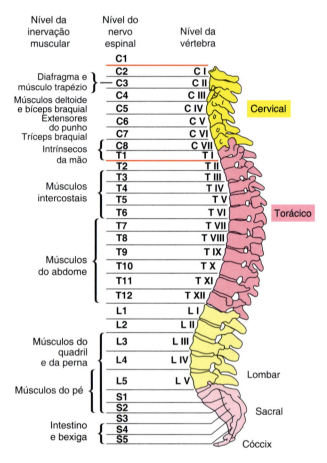

Figura 5.17 Níveis gerais de inervação dos principais músculos. Vista lateral da coluna vertebral.

Como os nervos periféricos surgem da mistura de diferentes níveis da medula espinal, os dermátomos são descritos pelo nível específico da medula espinal envolvido na inervação ou pelo nervo periférico envolvido. Os dermátomos adjacentes podem ter inervações sobrepostas e os limites específicos variam ligeiramente entre os indivíduos. A anestesia completa de uma área não ocorrerá a menos que dois ou mais nervos espinais ou um nível da medula espinal não estejam intactos. Quando uma lesão envolve apenas um nervo espinal, a sensibilidade será diminuída ou alterada, mas não perdida completamente. A lesão de um nervo periférico resulta em perda ou alteração de sua função distal ao local da lesão. Testes metódicos de sensibilidade e comparação de resultados com gráficos de dermátomos são usados para determinar a localização da lesão que causa a perda sensorial: nível da medula espinal ou nervo periférico.

Miótomos são todos os músculos que recebem inervação motora de um nível específico da medula espinal. Como os músculos recebem inervação motora de vários níveis da medula espinal, a perda da função motora total de um músculo não ocorrerá, a menos que todos os níveis espinais dos quais o músculo recebe inervação motora estejam envolvidos. Dependendo do local da lesão e do envolvimento de níveis específicos da medula espinal, a lesão de um nervo periférico pode resultar em fraqueza ou paralisia.

Formação de plexos

Um **plexo** do sistema nervoso é uma rede de nervos que se ramificam e se combinam para formar os nervos periféricos. Com exceção dos nervos espinais torácicos, as ramificações dos ramos anteriores dos nervos espinais

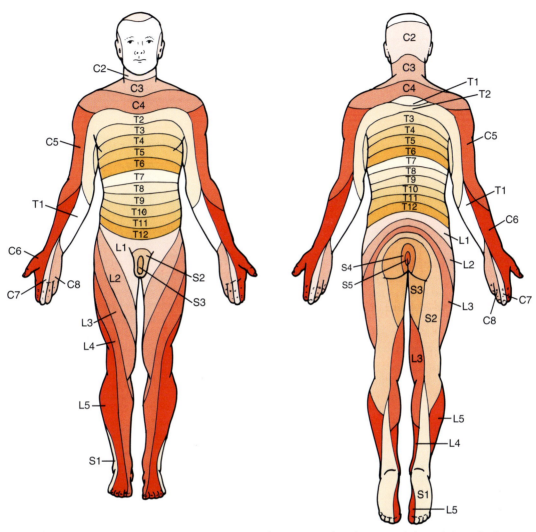

Figura 5.18 Dermátomos: áreas segmentares de inervação da pele por nível da medula espinal.

combinam-se com fibras de ramificações de outros ramos anteriores ou diretamente com outros ramos anteriores. Essas ramificação e recombinação criam nervos periféricos que consistem em uma mistura de fibras de vários nervos espinais (níveis da medula espinal). O resultado da formação de nervos periféricos em um plexo é que as inervações motora e sensorial para uma região do corpo surgem de mais de um nível da medula espinal. Uma vantagem da formação do plexo dos nervos periféricos é que nem toda a inervação de músculos específicos ou regiões sensoriais é perdida em caso de doença ou de traumatismo. Os músculos podem estar enfraquecidos em vez de paralisados, e a sensibilidade pode ser diminuída em vez de perdida completamente.

Existem três plexos principais (Figura 5.20). O **plexo cervical**, formado pelos nervos espinais C1–C4, inerva o pescoço. O **plexo braquial**, constituído pelos nervos espinais C5–T1, inerva o pescoço e os membros superiores. O **plexo lombossacral**, constituído pelos nervos espinais L1–S3, inerva os membros inferiores.

Plexo cervical

O plexo cervical é formado pelos ramos anteriores dos primeiros quatro nervos espinais cervicais (C1–C4) (ver Figura 5.20). Os ramos dos nervos espinais C2 e C3 inervam o músculo esternocleidomastóideo, e os ramos dos nervos espinais C3 e C4 inervam o músculo trapézio. O músculo elevador da escápula recebe inervação dos nervos espinais C3–C5. Os músculos escalenos recebem inervação dos nervos espinais C3–C8. O *nervo frênico*, que tem a função vital de inervar o diafragma, é formado por ramos dos nervos espinais C3–C5.

Plexo braquial

O plexo braquial (Figura 5.21) é formado pelos ramos anteriores dos nervos espinais C5–T1, que se ramificam

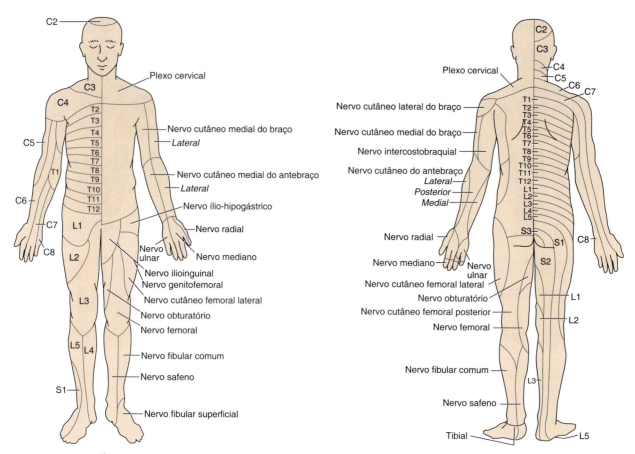

Figura 5.19 Dermátomos: nível segmentar e áreas nervosas periféricas de inervação da pele.

e se combinam várias vezes, terminando em cinco nervos periféricos principais, cada um inervando múltiplos músculos.

O plexo braquial é organizado a partir do SNC para o SNP em raízes, troncos, divisões, fascículos e nervos periféricos.

As cinco raízes nervosas espinais do plexo braquial consistem nos ramos anteriores dos nervos espinais C5-T1. Juntas, essas raízes se combinam para formar três troncos. Nomeados por sua posição em relação um ao outro, os três troncos são:

1. **Tronco superior** de C5 e C6.
2. **Tronco médio** de C7.
3. **Tronco inferior** de C8 e T1.

Cada um dos três troncos se divide formando as **divisões** anterior e posterior, resultando em seis divisões.

Três **fascículos**, formados por combinações das seis divisões, são nomeados de acordo com sua relação com a artéria axilar. Os fascículos são:

1. **Fascículo lateral**, uma combinação das divisões anteriores do tronco superior e do tronco médio.
2. **Fascículo posterior**, uma combinação das divisões posteriores dos três troncos.
3. **Fascículo medial**, uma continuação da divisão anterior do tronco inferior.

Os três fascículos dividem-se nos cinco principais **nervos periféricos (terminais)** do plexo braquial (Tabela 5.4). São eles:

1. **Nervo axilar**, um ramo do fascículo posterior (Figura 5.22).
2. **Nervo musculocutâneo**, um ramo do fascículo lateral (Figura 5.23).
3. **Nervo radial**, uma continuação do fascículo posterior (Figura 5.24).
4. **Nervo mediano**, uma combinação dos fascículos lateral e medial (Figura 5.25).
5. **Nervo ulnar**, uma continuação do fascículo medial (Figura 5.26).

No total, surgem 13 nervos do plexo braquial. Oito ramos antecedem a formação dos cinco principais nervos periféricos. Esses oito nervos contribuem principalmente para a inervação de um único músculo do cíngulo do membro superior e dos membros superiores (Tabela 5.5).

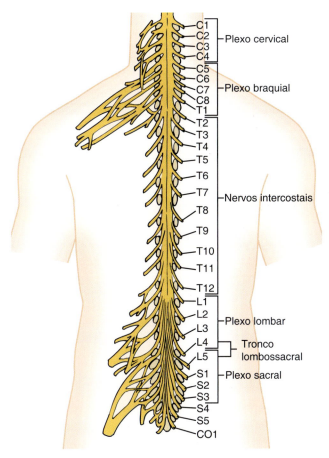

Figura 5.20 Níveis espinais de cada plexo.

Plexo lombossacral

O plexo lombossacral é formado pelos ramos anteriores de L1-S3 (Figura 5.27). Esse plexo também pode ser dividido em dois plexos: o **plexo lombar** (L1-L4) e o **plexo sacral** (L5-S3). O plexo lombar fornece inervações motora e sensorial para as coxas. O plexo sacral fornece inervações motora e sensorial para as pernas e os pés. Os nervos espinais S3-S5 inervam o períneo e o assoalho pélvico.

Os nervos espinais do plexo lombossacral não se ramificam e se combinam tanto quanto os nervos espinais do plexo braquial. O plexo lombossacral tem oito raízes, e cada raiz ramifica-se em ramos superior e inferior. A maioria desses ramos divide-se em divisões anterior e posterior. As divisões combinam-se para formar os nervos periféricos que inervam os membros inferiores.

Três nervos (ver Figura 5.27) saem do plexo lombossacral antes da formação dos sete principais nervos periféricos. O ramo superior de L1 divide-se nos nervos ílio-hipogástrico e ilioinguinal. O ramo inferior de L1 combina-se com o ramo superior do nervo espinal L2, formando então o nervo genitofemoral. Esses três nervos são principalmente de natureza sensorial.

As oito raízes nervosas espinais lombossacrais formam cinco nervos periféricos. Depois de sair do plexo, o nervo isquiático divide-se nos nervos fibular comum e tibial, criando então dois nervos periféricos adicionais. Assim, existem sete nervos periféricos principais para os membros inferiores, embora apenas cinco nervos periféricos surjam do próprio plexo. Esses sete nervos periféricos fornecem as inervações sensitiva e motora para os membros inferiores.

Os sete nervos periféricos do plexo lombossacral são:

1. **Nervo femoral**, formado pelas divisões posteriores de L2-L4 (Figura 5.28).
2. **Nervo obturatório**, formado pelas divisões anteriores de L2-L4 (Figura 5.29).
3. **Nervo glúteo superior**, formado pelas divisões posteriores de L4-S1 (ver Figura 5.27).
4. **Nervo glúteo inferior**, formado pelas divisões posteriores de L5-S2 (ver Figura 5.27).
5. **Nervo isquiático** (separa-se em nervos tibial e fibular comum), formado pela divisão de L4-S3 (Figura 5.30).
6. **Nervo tibial**, formado pelas divisões anteriores de L4-S3 (Figura 5.31).
7. **Nervo fibular comum**, formado pelas divisões posteriores de L4-S2 (Figura 5.32).

A Tabela 5.6 apresenta os sete principais nervos periféricos do plexo lombossacral, incluindo o nível da medula espinal, os músculos inervados, a distribuição sensorial e as características motoras clínicas de paralisia dos membros inferiores.

Reflexo de estiramento

Reflexo de estiramento é um arco reflexo de *input* sensorial que resulta em *output* motor. Muitos tecidos, incluindo músculos e vasos sanguíneos, têm receptores sensoriais que respondem a um estiramento ou uma tensão imposta. No músculo, esses receptores sensoriais são denominados **fusos musculares**.

Quando os fusos musculares são ativados, os impulsos sensoriais entram na medula espinal e ativam os neurônios motores no corno anterior. O resultado é a contração da musculatura esquelética ou lisa. Nos tendões, esses receptores sensoriais são denominados **órgãos tendinosos de Golgi** (OTGs). O efeito dos OTGs é inibir os neurônios motores alfa no corno anterior, o que impede a ativação prolongada do neurônio motor do corno anterior. Clinicamente, o reflexo de estiramento é usado para avaliar a função do sistema nervoso. Para provocar um **reflexo tendinoso profundo** (RTP), deve-se percurtir um músculo ou um tendão para aumentar o alongamento imposto sobre o tecido, o que ativa os fusos musculares e provoca

68 PARTE 1 Cinesiologia Clínica Básica e Anatomia

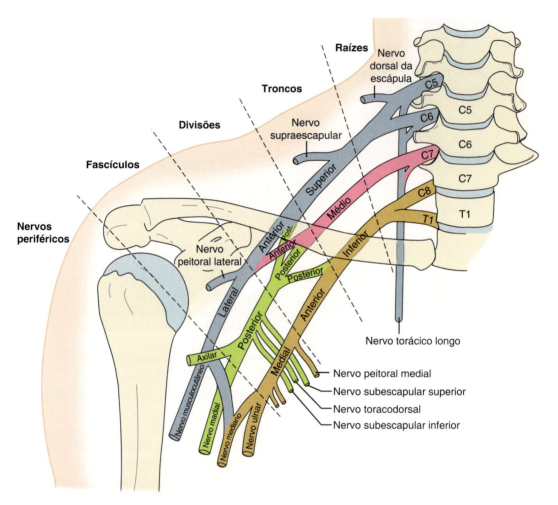

Figura 5.21 Organização do plexo braquial desde as raízes nervosas até os nervos periféricos. Alguns nervos motores e sensoriais menores foram omitidos.

Tabela 5.4 Cinco principais nervos periféricos do plexo braquial.

Nervo	Nível da medula espinal	Músculos	Sensorial	Deficiência
Axilar (Figura 5.22)	C5, C6	Deltoide Redondo menor	Lateral do braço sobre a parte do músculo deltoide	Perda da abdução do ombro Fraca rotação lateral do ombro
Musculocutâneo (Figura 5.23)	C5 a C7	Coracobraquial Bíceps braquial Braquial	Antebraço lateral anterior	Perda da flexão do cotovelo Supinação fraca
Radial (Figura 5.24)	C5 a T1	Tríceps braquial Ancôneo Supinador Extensores e abdutores do punho, dos dedos e do polegar	Braço e antebraço posterior Mão posterior lateral radial	Perda da extensão do cotovelo, do punho, do polegar e dos dedos Supinação fraca

(continua)

Tabela 5.4 Cinco principais nervos periféricos do plexo braquial. (Continuação)

Nervo	Nível da medula espinal	Músculos	Sensorial	Deficiência
Mediano (Figura 5.25)	C6 a T1	Pronadores Flexores do punho e dos dedos no lado radial A maioria dos músculos do polegar Primeiro e segundo lumbricais	Face palmar do polegar, segundo ao quarto dedos	Perda da pronação do antebraço Perda da oposição, flexão e abdução do polegar Flexão fraca do punho lateral radial Desvio radial fraco do punho Flexão fraca dos segundo e terceiro dedos
Ulnar (Figura 5.26)	C8, T1	Flexor ulnar do carpo Flexor profundo dos dedos – metade medial Interósseos Terceiro e quarto lumbricais Músculos do quinto dedo	Parte medial do quarto dedo Quinto dedo	Perda do desvio ulnar Flexão fraca do punho e dos dedos Perda da adução do polegar Perda da maioria dos músculos intrínsecos

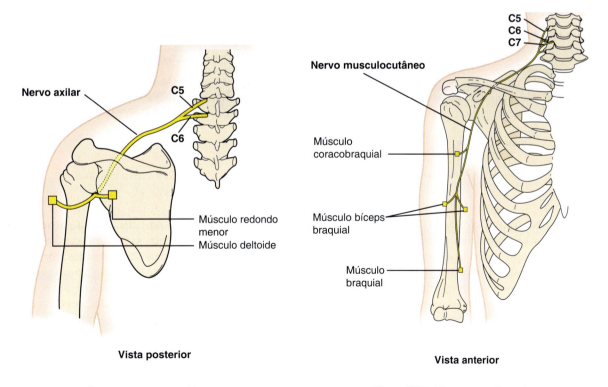

Figura 5.22 Nervo axilar.

Figura 5.23 Nervo musculocutâneo.

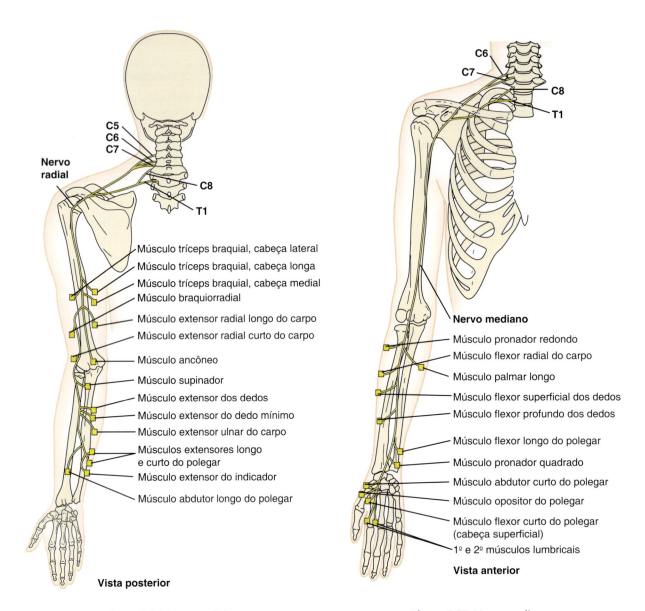

Figura 5.24 Nervo radial.

Figura 5.25 Nervo mediano.

uma contração muscular. Os OTGs também são ativados, mas a velocidade de transmissão dos OTGs é mais lenta do que a dos fusos musculares. Portanto, a ativação do músculo ocorre, mas é breve. Por exemplo, percutir o tendão do músculo quadríceps femoral entre a patela e sua inserção na tuberosidade da tíbia provoca a extensão do joelho.

Sistema nervoso autônomo (SNA)

O SNA regula a função das estruturas viscerais, como os sistemas digestório, genital, circulatório e respiratório. Quando os nervos espinais dividem-se em ramos anterior e posterior, logo que saem do forame intervertebral, dois ramos adicionais são formados, tornando-se finalmente o SNA. O SNA tem dois componentes: os sistemas nervosos simpático e parassimpático. O sistema simpático prepara a resposta do corpo ao estresse ("luta ou fuga") regulando funções como pressão arterial, aumento da frequência cardíaca e broncodilatação. O sistema parassimpático controla a contração da musculatura lisa, a constrição dos bronquíolos e a diminuição da frequência cardíaca. Os sistemas nervosos simpático e parassimpático operam como verificadores e contrapesos um do outro.

CAPÍTULO 5 Sistema Nervoso 71

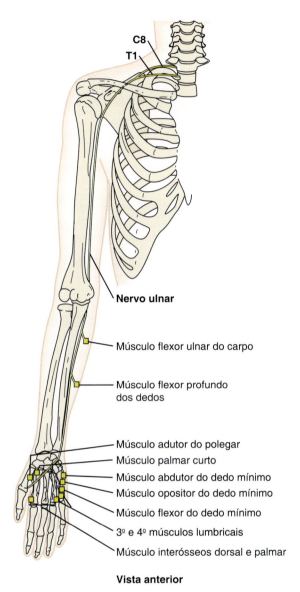

Figura 5.26 Nervo ulnar.

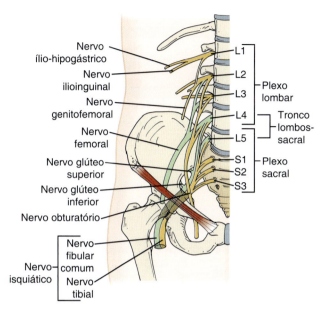

Figura 5.27 Plexo lombossacral (*vista anterior*). Observe que as divisões anteriores estão em amarelo e as divisões posteriores estão em verde. Alguns nervos motores e sensoriais menores foram omitidos.

Patologias comuns

Seguem-se breves descrições de algumas patologias do SNC e do SNP com foco na localização anatômica ou nas implicações funcionais do defeito ou da patologia.

Defeitos congênitos

A **espinha bífida** é um defeito congênito no qual os segmentos posteriores de algumas vértebras não fecham durante o desenvolvimento embrionário. Esse defeito pode ocorrer nas regiões cervical, torácica ou lombar da

Tabela 5.5 Oito nervos periféricos em ordem de saída do plexo braquial antes da formação dos cinco principais nervos periféricos.			
Nervo	Nível na medula espinal	Componente do plexo braquial	Músculos
Torácico longo	C5, C6 (C7)	Raízes	Serrátil anterior
Dorsal da escápula	C5	Raízes	Elevador da escápula Romboides
Supraescapular	C5, C6	Tronco superior	Infraespinal Supraespinal
Peitoral lateral	C5 a C7	Fascículo lateral	Peitoral maior Peitoral menor

(*continua*)

Tabela 5.5 Oito nervos periféricos em ordem de saída do plexo braquial antes da formação dos cinco principais nervos periféricos. (*Continuação*)

Nervo	Nível na medula espinal	Componente do plexo braquial	Músculos
Peitoral medial	C8, T1	Fascículo medial	Peitoral maior
Subescapular superior	C5, C6	Fascículo posterior	Subescapular
Toracodorsal	C5 a C8	Fascículo posterior	Latíssimo do dorso
Subescapular inferior	C5, C6	Fascículo posterior	Subescapular / Redondo maior

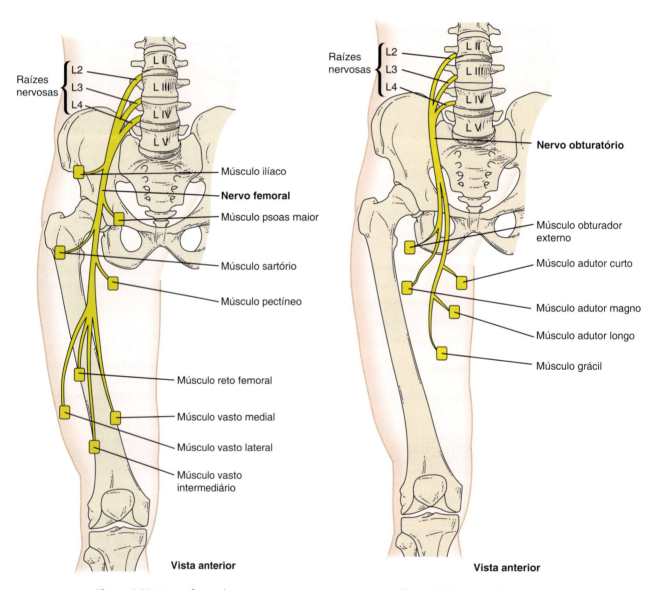

Figura 5.28 Nervo femoral.

Figura 5.29 Nervo obturatório.

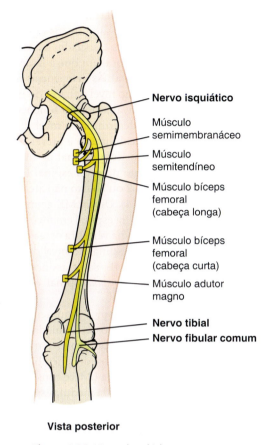

Figura 5.30 Nervo isquiático.

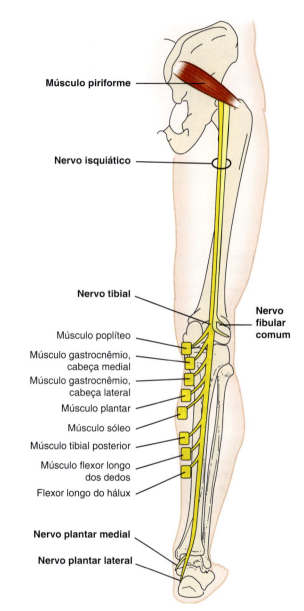

Figura 5.31 Nervo tibial. O nervo tibial divide-se em nervos plantares medial e lateral no tornozelo.

coluna vertebral. Existem três tipos de espinha bífida. A **espinha bífida oculta** é um pequeno defeito ósseo com nenhum ou poucos sinais e sintomas. A **meningocele** é um defeito ósseo no qual as meninges se projetam e formam uma estrutura visível em forma de saco externa à área do defeito ósseo. Geralmente, há pouco ou nenhum dano aos nervos. A **mielomeningocele** é a forma mais grave de espinha bífida, na qual a estrutura semelhante a um saco externa à área do defeito contém as meninges e os nervos espinais. O comprometimento resultante é a perda das funções sensorial e motora no nível e abaixo do nível da lesão da medula espinal.

A **hidrocefalia**, antes descrita como "água no cérebro", é um defeito congênito ou adquirido envolvendo a produção, a absorção e o fluxo de LCS através dos ventrículos e do espaço subaracnóideo. Uma acumulação excessiva de LCS resulta no alargamento dos ventrículos. Nessa condição, o tecido cerebral é comprimido dentro do crânio, o que pode resultar no comprometimento de todas as funções cerebrais.

Paralisia cerebral é um termo usado para descrever um grupo de distúrbios não progressivos do neurônio motor superior do encéfalo que resultam do desenvolvimento anormal ou de danos físicos ocorridos no útero durante o parto ou logo após o nascimento. Os sinais e os sintomas da paralisia cerebral variam em alcance e gravidade, dependem da área do encéfalo danificada e geralmente afetam as funções motoras, e não as sensoriais.

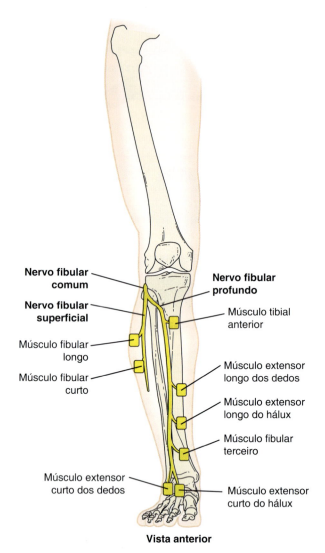

Figura 5.32 Nervos fibulares. O nervo fibular comum divide-se em nervos fibulares superficial e profundo na cabeça da fíbula.

Lesão da medula espinal

A **lesão da medula espinal** (LME) pode ser causada por doença (câncer), coágulos sanguíneos ou traumatismo. As deficiências resultantes associadas à LME dependem do nível da coluna vertebral em que a lesão ocorre e da extensão do dano tecidual. As deficiências incluem perdas sensorial e motora no nível e abaixo do nível da lesão da medula espinal. A avaliação das funções sensorial e motora é usada para determinar o nível da lesão, estabelecer metas para a reabilitação e prever os resultados funcionais. Como a medula espinal de um adulto termina aproximadamente no nível espinal L2, uma lesão *óssea* no nível espinal L2 ou abaixo não afetará a medula espinal (ver Figura 5.14). Uma LME acima de L2 pode afetar a função da medula espinal em níveis mais baixos. Por exemplo, uma lesão na vértebra óssea em T IX afetaria a função da medula espinal no nível da medula espinal em T11. Assim, as LMEs são classificadas de acordo com o nível da lesão da *medula* espinal, e não pelo nível de lesão da *vértebra* óssea.

Uma LME ocorrendo em T1 ou acima afetando a função dos quatro membros é chamada de **tetraplegia** (quadriplegia). Uma LM que ocorre em T2 ou abaixo afetando a função do tronco e dos membros inferiores é chamada de **paraplegia**. Uma LME é considerada incompleta quando apenas parte da medula espinal é danificada. Quando ocorre uma lesão incompleta, alguns, mas não todos, os impulsos nervosos sensoriais e motores ainda conseguem passar pelo local da lesão. Isso resultará em paralisia ou perda sensorial parciais.

Uma lesão em um nível específico da medula espinal pode enfraquecer determinado músculo. Por exemplo, os flexores do cotovelo recebem inervação dos nervos nos níveis C5 e C6 da medula espinal. Uma lesão no nível espinal C6 enfraquecerá os músculos flexores do cotovelo, mas eles não ficarão completamente paralisados porque a inervação do nível medular C5 permanece

Tabela 5.6 Nervos periféricos do plexo lombossacral.

Nervo	Nível na medula espinal	Músculos	Sensorial	Comprometimento
Femoral (Figura 5.28)	L2 a L4	Iliopsoas Sartório Pectíneo Quadríceps femoral	Coxa anterior e medial Perna medial Pé	Flexão fraca do quadril Perda da extensão do joelho
Obturatório (Figura 5.29)	L2 a L4	Adutores do quadril Obturador externo	Parte medial da coxa	Perda de adução do quadril Rotação lateral fraca do quadril
Isquiático (Figura 5.30)	L4 a S3	Isquiotibiais Adutor magno	Nenhum	Extensão e adução fracas do quadril Perda da flexão do joelho

(continua)

Tabela 5.6 Nervos periféricos do plexo lombossacral. *(Continuação)*

Nervo	Nível na medula espinal	Músculos	Sensorial	Comprometimento
Tibial (Figura 5.31)	L4 a S3	Poplíteo Flexores plantares do tornozelo Tibial posterior Flexor longo dos dedos Flexor longo do hálux Intrínsecos do pé	Perna posterolateral Pé	Perda da flexão plantar do tornozelo Inversão fraca do tornozelo Perda da flexão dos dedos dos pés
Divisões fibulares comuns	L4 a S2	Fibulares longo e curto (FS) Tibial anterior (FP) Extensores dos dedos dos pés (FP)	Perna e pé laterais anteriores (FP)	Perda da dorsiflexão do tornozelo (FP) Perda da extensão dos dedos dos pés (FP) Perda da eversão do tornozelo (FS)
Superficial Profunda (Figura 5.32)				

intacta. Portanto, como C5 está intacto, os flexores do cotovelo continuam a ter inervação parcial, o que permite que seja mantida alguma função de flexão do cotovelo.

Embora haja variação entre os indivíduos, podem ser feitas afirmações gerais sobre o grau de prejuízos funcionais após LMEs em vários níveis da medula espinal. Um indivíduo com lesão medular no nível espinal C3 ou acima não teria um diafragma funcional e seria incapaz de respirar sem assistência mecânica. Com lesões abaixo desse nível da coluna vertebral, a ventilação seria comprometida, mas a pessoa provavelmente seria capaz de respirar sem ajuda. Com o envolvimento no nível da medula espinal C5, pode estar presente alguma inervação dos abdutores do ombro e flexores do cotovelo, o que permite alguma função para os membros superiores. Os músculos extensores do punho são inervados pelos níveis espinais C6–C8, enquanto o músculo tríceps braquial é inervado pelos níveis espinais C7 e C8. Os músculos intrínsecos da mão são inervados em C8 e T1, os níveis espinais mais baixos do plexo braquial. O impacto de uma lesão medular na função depende do nível da coluna afetada. Quanto mais alto o nível espinal da LME, maior o impacto na capacidade do indivíduo de usar os membros superiores.

Na região torácica, os músculos recebem inervação em cada nível da medula espinal. Como os músculos intercostais e eretores da espinha recebem inervação em toda a região torácica, quanto mais baixo o nível da lesão espinal, mais as funções sensorial e motora do tronco permanecem intactas. Os músculos do abdome recebem inervação dos níveis inferiores da medula espinal torácica.

Os músculos das regiões lombar e sacral são controlados pela inervação do plexo lombossacral. O nível da lesão determinará quais músculos estão funcionando. Os flexores do quadril e os extensores do joelho recebem inervação dos níveis espinais L2–L4. Os adutores do quadril recebem inervação dos níveis espinais L2–L4 e os abdutores do quadril, dos níveis espinais L4 e L5. Os extensores do quadril e os flexores do joelho recebem inervação dos níveis espinais L5–S2. Os músculos do tornozelo recebem inervação dos níveis espinais L4–S2. Os músculos que controlam o intestino e a bexiga urinária recebem inervação dos níveis S4 e S5 da medula espinal. Para indivíduos com paraplegia, pode ser possível a deambulação com o uso de dispositivos auxiliares (órteses e muletas), mas nem sempre é prática em decorrência dos requisitos de energia e das tensões impostas aos membros superiores.

Com uma LME, a sensibilidade será perdida no nível da lesão e abaixo do nível da medula espinal. A Figura 5.18 mostra a inervação sensorial (dermátomos) em vários níveis. Uma pessoa com uma LME no nível espinal C3 tem sensibilidade apenas do topo da cabeça até o pescoço. Quando uma LME está no nível espinal T3, ambas os membros superiores inteiros e o tórax no nível da axila são inervados. A perda da capacidade de perceber sensações pode ser tão incapacitante quanto a perda da função motora. Sem sensibilidade, a visão é necessária para identificar onde ou o que está em contato com uma parte do corpo. No entanto, o *input* sensorial pode ser comprometido, especialmente quando o indivíduo está distraído, o objeto está fora de vista ou o estímulo não é visual (temperatura, propriocepção). Todas essas situações podem resultar em lesões.

Doenças degenerativas

A **esclerose lateral amiotrófica** (ELA), também conhecida como *doença de Lou Gehrig*, é uma patologia motora degenerativa progressiva dos neurônios motores superiores e inferiores. Isso resulta no aumento da paralisia de todos os músculos esqueléticos, incluindo os músculos da ventilação.

A **doença de Alzheimer** é um dos vários distúrbios cerebrais progressivos que causam demência e perda da função intelectual, alterações de personalidade e distúrbios de linguagem. Essas deficiências eventualmente destroem a capacidade da pessoa de viver de maneira independente. A morte geralmente resulta de complicações da imobilidade.

Doenças desmielinizantes

A **esclerose múltipla** (EM) é um distúrbio progressivo caracterizado pela destruição da bainha de mielina. *Esclerose* refere-se às cicatrizes ou às lesões na substância branca do encéfalo e na medula espinal que interferem na transmissão nervosa normal. Tremores e falta de coordenação são sinais típicos da EM.

Distúrbios dos músculos e da junção neuromuscular

A *miastenia gravis* é uma doença que envolve a **junção neuromuscular**, o local em que os nervos periféricos fazem sinapse com os músculos. As resultantes fraqueza e fadiga dos músculos esqueléticos podem ser reversíveis com o tempo.

A **distrofia muscular** (DM) é uma doença hereditária e progressiva do tecido muscular. Existem várias formas de DM, todas resultando em perda progressiva da função motora. O início pode ocorrer em crianças ou adultos. A **distrofia muscular de Duchenne**, possivelmente a forma mais comum, caracteriza-se por fraqueza dos músculos proximais seguida de um progressivo envolvimento da musculatura distal. A distrofia muscular de Duchenne afeta os homens e se manifesta durante a infância.

Neuropatia

A **neuropatia** de um nervo periférico pode resultar em déficits sensoriais e motores no nível e na parte distal ao local da lesão. Dependendo da gravidade da neuropatia, a perda das funções sensorial e motora pode ser parcial ou completa. As neuropatias são identificadas pela causa (neuropatia diabética) ou pela localização anatômica (síndrome do túnel do carpo), e geralmente são nomeadas pela primeira pessoa que descreveu a patologia (p. ex., paralisia de Bell). A neuropatia dos nervos periféricos resulta em padrões típicos de deficiências motora e sensorial. Dependendo da gravidade da lesão do(s) nervo(s) envolvido(s), as deficiências resultantes de neuropatias periféricas podem se resolver ou persistir. A função motora, a distribuição sensorial e as características clínicas dos principais nervos do corpo são apresentadas nas Tabelas 5.2, 5.3 e 5.4. A seguir, estão breves descrições de algumas neuropatias periféricas comuns.

A **paralisia de Bell** é uma lesão do nervo facial (nervo craniano VII). O nervo craniano VII inerva os músculos faciais. Essa condição geralmente é temporária e costuma afetar apenas um lado do rosto.

A **escápula alada** é um sinal de lesão do nervo torácico longo, produz fraqueza ou paralisia do músculo serrátil anterior. O resultado é a elevação da margem medial da escápula afastando-se da caixa torácica.

Três neuropatias periféricas comuns envolvem o plexo braquial. A **síndrome do desfiladeiro torácico** é um grupo de distúrbios que ocorrem quando os nervos do plexo braquial, a artéria subclávia ou a veia subclávia, ou uma combinação dessas estruturas, são comprimidos no **desfiladeiro torácico**, o espaço entre a clavícula, a primeira costela e os músculos escalenos. Os sinais e os sintomas associados à síndrome do desfiladeiro torácico dependem das estruturas envolvidas e da gravidade da compressão. Os sinais e os sintomas do desfiladeiro torácico podem incluir dor, perdas sensorial e motora, e interferência no fluxo sanguíneo.

Queimações, ou *ferroadas*, ocorrem após estiramento excessivo ou compressão do plexo braquial. A lesão pode ser resultado de uma pancada na cabeça ou no ombro, comumente associada a atividades físicas como futebol, luta livre e ginástica. Os sinais e os sintomas podem incluir dor imediata em queimação, parestesia irradiando do pescoço, dormência e paralisia breve dos membros superiores. Esses sinais e sintomas geralmente desaparecem em minutos, embora a fraqueza nos ombros e a sensibilidade muscular do pescoço possam continuar por alguns dias.

A **paralisia de Erb** é uma lesão por tração nas partes superiores do plexo braquial. Essa lesão congênita do plexo braquial ocorre em recém-nascidos durante um parto difícil. Quando acontece essa lesão, o braço afetado apresenta fraqueza ou paralisia dos músculos do ombro e da flexão do cotovelo. Os resultados são posição de extensão e rotação medial do ombro, extensão do cotovelo, pronação do antebraço e flexão do punho. Assim, a mão é posicionada atrás do corpo com o punho flexionado e a palma voltada para cima.

Uma patologia comum do nervo radial é a chamada **paralisia do sábado à noite**, que ocorre quando o nervo radial é comprimido enquanto espirala ao redor da parte média do úmero. O nome deriva do mecanismo da lesão. Essa lesão pode ocorrer quando uma pessoa, talvez embriagada, adormece com o braço sobre o espaldar de uma cadeira ou outra superfície rígida, o que comprime o nervo radial. Os sinais e os sintomas incluem fraqueza ou paralisia dos músculos extensores do punho e dos dedos.

A **ciatalgia** é o resultado do comprometimento das raízes do nervo isquiático L4–S3 ou do próprio nervo. A irritação das raízes do nervo isquiático geralmente é resultado da compressão por uma hérnia de disco lombar. Os sinais e os sintomas da ciatalgia incluem dor irradiando ao longo do trajeto do nervo isquiático e perda das funções sensorial e motora da região nos membros inferiores.

Pé caído é o resultado de lesão do nervo fibular comum. A compressão do nervo fibular comum é causada pela pressão sobre o nervo na cabeça da fíbula. Isso pode ocorrer quando um gesso é aplicado com muita força ou sem enchimento suficiente para proteger o nervo. O local anatômico da lesão é onde o nervo é superficial na cabeça da fíbula. Os sinais e os sintomas de lesão do nervo fibular comum podem incluir fraqueza ou paralisia dos músculos dorsiflexor do tornozelo e extensor do dedo do pé, fazendo com que o pé caia sem controle quando um membro inferior é levantado do chão.

Um **neuroma** é uma massa de tecido neurovascular. O **neuroma de Morton** é a compressão de um neuroma em um espaço confinado, mais frequentemente entre o terceiro e o quarto dedos dos pés. Os sintomas incluem dor e parestesia. A compressão pode ocorrer como resultado do achatamento do arco metatarsal ou da transferência de peso para o antepé ao se usar salto alto ou sapatos com biqueira apertada.

Autoavaliação

1. Descreva a localização das substâncias branca e cinzenta no SNC. Por que alguns tecidos são brancos?

2. Liste os três tipos de proteção para o encéfalo.

3. Qual é a diferença de função entre os nervos aferentes e eferentes?

4. Descreva a localização e a função da mielina.

5. Qual é a localização do neurônio sensorial que primeiro processa a informação sensorial dos receptores sensoriais na periferia?

6. Quais são as estruturas que protegem a medula espinal?

7. Qual é a diferença na localização dos nervos cervicais em comparação com os nervos restantes quando eles saem do forame intervertebral?

8. Descreva as diferenças entre os dermátomos criados no nível da medula espinal e os dermátomos criados pelos nervos periféricos.

9. Qual a vantagem dos plexos na formação dos nervos periféricos?

10. Compare a função de um dendrito com a de um axônio.

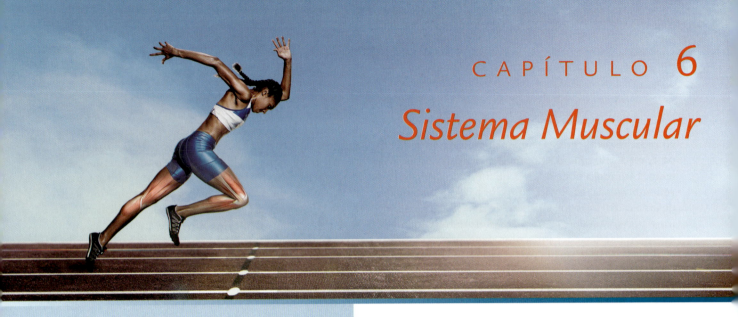

CAPÍTULO 6
Sistema Muscular

- Introdução, 78
- Características do tecido muscular, 78
- Anatomia do músculo, 79
- Teoria do filamento deslizante, 80
- Tipos de fibra, 80
- Inserções musculares, 81
- Disposição das fibras musculares, 82
- Nomenclatura dos músculos, 84
- Função dos músculos, 85
- Tipos de contrações musculares, 86
- Relação comprimento-tensão no tecido muscular, 89
- Insuficiência ativa e insuficiência passiva, 89
- Alongamento e encurtamento adaptativos do tecido muscular, 90
- Patologias comuns, 94
- Notas sobre a apresentação do conteúdo, 94
- Autoavaliação, 95

Introdução

Os músculos são os motores que criam o movimento ativo e a estabilização do esqueleto. No entanto, muitos fatores influenciam o movimento e a estabilidade. Do ponto de vista da biomecânica, os músculos são forças, os ossos são braços de alavancas e as articulações são eixos. As contrações musculares são iniciadas pela ativação de neurônios motores no sistema nervoso central (SNC). Os neurônios motores são influenciados pela informação sensorial do corpo transmitida pelos nervos periféricos ao SNC. O estudo da cinesiologia leva à conclusão de que o corpo humano não é uma máquina simples.

Existem três tipos de músculos: cardíaco, liso e esquelético. Salvo indicação em contrário, as descrições dos músculos neste texto referem-se à musculatura esquelética.

Características do tecido muscular

O tecido muscular tem propriedades de irritabilidade, contratilidade, extensibilidade e elasticidade. Nenhum outro tecido do corpo apresenta todas essas características. Os músculos têm um **comprimento de repouso normal**, definido como o comprimento de um músculo quando não está encurtado ou alongado por contração ativa ou pela aplicação de forças externas. **Irritabilidade** é a característica de um músculo responder a um estímulo, um impulso de um nervo ou uma aplicação externa de corrente elétrica, resultando em contração. **Contratilidade** é a característica de um músculo se contrair gerando força quando um estímulo adequado é aplicado. Essa contração pode resultar no encurtamento do músculo (*contração concêntrica*), alongamento (*contração excêntrica*) ou permanência do mesmo comprimento (*contração isométrica*). **Extensibilidade** é a característica de um músculo se esticar ou alongar quando uma força é aplicada. **Elasticidade** é a característica de um músculo retornar ao comprimento normal de repouso quando a força de alongamento ou de encurtamento é removida sem que ocorra dano estrutural. Por exemplo, a bala de caramelo tem extensibilidade, mas não elasticidade. Ela estica quando a força é aplicada; mas, uma vez que a força seja removida, o caramelo permanecerá esticado e, caso você tente retorná-la ao seu estado inicial, não seria possível. Uma mola de arame tem extensibilidade e elasticidade. Estique uma mola e ela se alonga. Remova o alongamento e a mola retornará ao seu comprimento original. O mesmo pode ser dito de um músculo. Diferentemente do caramelo ou da mola de arame, no entanto, o músculo é capaz de encurtar além de seu comprimento normal de repouso em decorrência da propriedade de contratilidade.

As propriedades de um músculo são resumidas como segue. Estique um músculo e ele se alongará (extensibilidade). Remova o alongamento e ele retornará à sua posição normal de repouso (elasticidade). Estimule um músculo e ele responderá (irritabilidade) gerando força (contratilidade). Remova o estímulo e ele retornará à sua posição normal de repouso (elasticidade).

Anatomia do músculo

Os músculos são compostos de grupos de **fibras musculares** que são unidas em feixes denominados **fascículos**. As fibras musculares individuais são compostas de feixes menores denominados **miofibrilas** (Figura 6.1). Um tecido conjuntivo envolve um grupo de miofibrilas, formando uma fibra muscular. Cada grupo de fibras musculares também é envolto por um tecido conjuntivo, formando um fascículo. Múltiplos fascículos são unidos por tecido conjuntivo para formar um músculo. O tecido conjuntivo que envolve os fascículos se funde no tendão de um músculo.

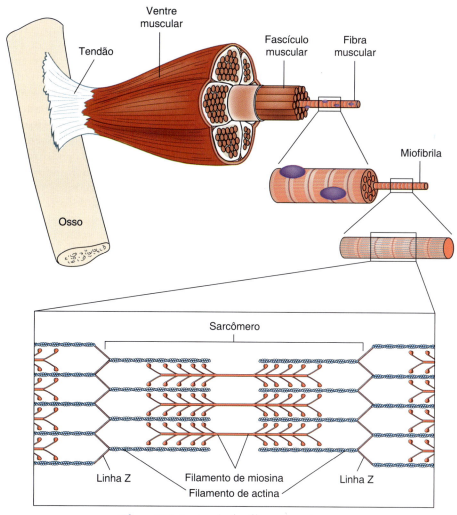

Figura 6.1 Anatomia das fibras musculares.

As miofibrilas são divididas longitudinalmente em divisões funcionais denominadas **sarcômeros**. Os sarcômeros são capazes de alterar o comprimento (encurtar ou alongar) ou permanecer em um comprimento constante ao se contraírem. Em todos os casos, a estimulação do músculo resulta na geração de força. As divisões longitudinais que separam os sarcômeros são denominadas **linhas Z**. Cada sarcômero é formado por uma rede de proteínas contráteis: dois filamentos de **actina** mais finos de cada lado de filamentos de **miosina** mais espessos. Em cada extremidade de um sarcômero (extremidades "esquerda" e "direita"), os filamentos de actina ligam-se às linhas Z (ver Figura 6.1). Projetando-se dos filamentos de miosina, estão as cabeças da miosina, que entram em contato e se ligam temporariamente aos filamentos de actina quando o músculo é estimulado. No comprimento de repouso de um músculo, os filamentos de actina (os lados "esquerdo" e "direito") não se encontram no centro do sarcômero (Figura 6.2A). Quando os músculos se contraem, os dois filamentos de actina se aproximam, encurtando o sarcômero. Se os dois filamentos de actina realmente se encontrarem no centro do sarcômero e se sobrepuserem, outras ligações actina-miosina não poderão mais ser formadas e o músculo não poderá mais encurtar.

Teoria do filamento deslizante

A **teoria do filamento deslizante** descreve a interação da actina com a miosina, e explica como a força é produzida durante uma contração muscular. Quando um músculo recebe um estímulo para contrair, é iniciada uma sequência fisiológica e mecânica complexa. Um componente dessa sequência é a formação e eliminação de pontes cruzadas entre as cabeças de miosina e os filamentos de actina. Durante uma contração concêntrica (encurtamento), a miosina exerce uma força de tração que *desliza* os filamentos de actina para mais perto, reduzindo o espaço entre os filamentos de actina no centro do sarcômero (Figura 6.2B). À medida que os filamentos de actina deslizam juntos, as linhas Z se aproximam e o sarcômero se encurta e, assim, o músculo encurta. Durante uma contração excêntrica (alongamento), a força de tração exercida pela miosina sobre a actina é superada pela imposição de uma força externa. As ligações actina-miosina são "separadas", em vez de ocorrer a liberação fisiológica normal das ligações actina-miosina e os sarcômeros, e, portanto, os músculos se alongam. Quando isso ocorre, as ligações actina-miosina ainda estão gerando força, mas a força interna do sarcômero é superada pela força imposta externamente. Os sarcômeros se alongam, controlando a taxa de alongamento muscular. Durante a contração muscular, todos os sarcômeros em determinada fibra muscular mudam de comprimento simultaneamente. O número de pontes cruzadas formadas determina a quantidade de força gerada.

O comprimento inicial de um músculo determina o número de pontes cruzadas que podem ser formadas. O número de pontes cruzadas de actina-miosina determina a força que um músculo gera. **Comprimento de repouso** (comprimento ideal) é o comprimento de um músculo sem estimulação. No comprimento de repouso, pode ser formado um número máximo de pontes cruzadas de actina-miosina em resposta à estimulação do sistema nervoso do músculo. No caso de um músculo alongado além de seu comprimento de repouso, nem todas as cabeças de miosina podem alcançar um local de ligação na actina. Essa diminuição no número de pontes cruzadas de actina-miosina resulta em diminuição da capacidade de geração de força. Quando um músculo fica mais curto do que seu comprimento em repouso, os filamentos de actina se sobrepõem. Nessa condição, as cabeças de miosina não conseguem mais encontrar novos filamentos de actina aos quais se ligar. Isso resulta em menor capacidade de geração de força. Assim, um músculo tem sua maior capacidade de geração de força quando está em repouso, e a capacidade de geração de força diminui quando um músculo é mais longo ou mais curto que seu comprimento de repouso.

Tipos de fibra

Existem duas classificações principais para os **tipos de fibras musculares: tipo I** (*contração lenta* ou *oxidativa lenta*) e **tipo II** (*contração rápida* ou *glicolítica rápida*). Entre os tipos de fibras, existem subclassificações que recebem mais atenção em estudos de fisiologia do exercício. A classificação dos tipos de fibra é baseada nas propriedades histoquímicas e na maneira como os tipos de fibra

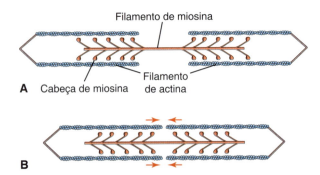

Figura 6.2 A. Músculo se preparando para contrair: as cabeças de miosina ligam-se aos filamentos de actina. **B.** Contrações musculares: as cabeças de miosina exercem força e aproximam os filamentos de actina.

reagem à estimulação neural. *Contração* refere-se à velocidade e à duração da contração, e não implica uma contração muscular breve e aleatória, como uma contração do olho. O tipo de fibra também se correlaciona com o tamanho das unidades motoras. Todos os músculos contêm uma mistura dos dois tipos de fibras dentro de um *continuum* de fibras glicolíticas rápidas para fibras oxidativas lentas. Dependendo da predominância de um tipo de fibra sobre o outro, os músculos são denominados de contração rápida ou contração lenta. Embora o músculo como um todo contenha uma mistura de tipos de fibras motoras, as unidades motoras individuais contêm apenas um tipo de fibra.

As fibras do tipo I têm diâmetro menor, respondem menos rapidamente à estimulação neural do que as fibras do tipo II e sustentam períodos mais longos de contração, o que evita a fadiga. O exame histoquímico indica que as fibras do tipo I são de natureza oxidativa lenta, e elas contam com o oxigênio como fonte de energia. As fibras do tipo I dependem de um rico suprimento de sangue e, portanto, de oxigênio como fonte de renovação de energia. Como resultado dessa alta exigência de suprimento sanguíneo, essas fibras aparecem escuras (vermelhas) no exame histoquímico. Como as fibras do tipo I dependem de um rápido reabastecimento de sua fonte de energia por meio de seu rico suprimento de sangue, elas são menos propensas à fadiga. Portanto, as fibras do tipo I são mais eficazes para contrações sustentadas, que requerem baixos níveis de geração de força. Em decorrência da necessidade de sustentar a postura por longos períodos e em baixos níveis de geração de força, os músculos *posturais* contêm predominantemente fibras do tipo I.

As fibras do tipo II têm diâmetro maior, respondem muito rapidamente à estimulação neural e relaxam rapidamente após esta estimulação. O exame histoquímico mostra que as fibras do tipo II são de natureza glicolítica rápida e contam com os estoques existentes de glicogênio como fonte de energia. As fibras do tipo II não dependem de um rico suprimento sanguíneo como fonte de renovação de energia. Em decorrência dessa exigência menor de fluxo sanguíneo, essas fibras aparecem pálidas (brancas) no exame histoquímico. Como as fibras do tipo II carecem de reabastecimento rápido por sua fonte de energia, elas são propensas à fadiga. As fibras do tipo II são mais efetivas para contrações súbitas e curtas, proporcionando contrações musculares rápidas e breves de altos níveis de força.

Por exemplo, os músculos flexores plantares (gastrocnêmio e sóleo) devem fornecer contrações breves de alta força e contrações sustentadas de baixa força para atender a diferentes demandas. O gastrocnêmio, um músculo que contém predominantemente fibras glicolíticas rápidas, fornece breves contrações em altos níveis de geração de força para atividades como pular ou subir escadas. O sóleo, um músculo que contém predominantemente fibras oxidativas lentas, fornece contrações sustentadas com baixos níveis de geração de força para atividades como controle da oscilação postural quando em pé. Assim, músculos que realizam a mesma ação, a flexão plantar, têm uma predominância diferente do tipo de fibra para atender às demandas da flexão plantar durante diferentes atividades (salto ou oscilação postural).

Unidades motoras são grupos de fibras musculares inervadas pelo mesmo neurônio motor. As fibras musculares inervadas por um neurônio motor comum não estão todas agrupadas, mas distribuídas entre vários fascículos. O número de fibras musculares dentro de uma única unidade motora é variável. Os músculos envolvidos com movimentos de precisão contêm unidades motoras com um número menor de fibras musculares. Os músculos envolvidos com movimentos que requerem forças maiores contêm unidades motoras com uma quantidade relativamente maior de fibras musculares. Nem todas as unidades motoras são ativadas durante uma contração muscular. Quando são necessários níveis mais baixos de força, apenas algumas unidades motoras são ativadas. Para as ações que requerem maior nível de força, mais unidades motoras são ativadas, o que aumenta a força gerada por um músculo. Ambos os fatores – número de fibras musculares por unidade motora e número de unidades motoras ativadas – contribuem para a magnitude da força muscular gerada durante a contração.

Inserções musculares

Os músculos (força) estão ligados aos ossos (braços de alavancas) e cruzam pelo menos uma articulação (eixo). Os músculos estão ligados aos ossos por meio de tendões ou aponeuroses. O **tendão** é um tecido conjuntivo fibroso que liga o músculo ao osso. É diferente dos **ligamentos** (também um tecido conjuntivo fibroso), que conecta um osso ao outro. A **junção musculotendínea** é o local onde o músculo se une ao tendão, e a **junção tenoperiosteal** é o local onde o tendão se une ao osso (Figura 6.3).

As fixações dos tendões musculares ao osso são denominadas *origem* e *inserção*. A **origem** é o ponto de fixação muscular proximal e a **inserção** é o ponto de fixação muscular distal. Ao trazer um copo em direção à boca, o flexor do cotovelo se contrai concentricamente e move o antebraço (ponto de fixação distal – inserção) em direção ao úmero (ponto de fixação proximal – origem), uma configuração de cadeia cinética aberta (Figura 6.4A). Ao realizar uma flexão, o flexor do cotovelo se contrai, movendo o úmero (ponto de fixação proximal

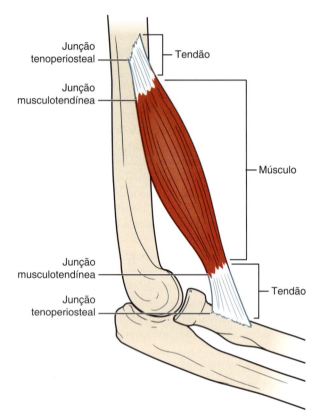

Figura 6.3 Unidade músculo-tendão.

– origem) em direção ao antebraço (ponto de fixação distal – inserção), uma configuração de cadeia cinética fechada (ver Figura 6.4B).

Disposição das fibras musculares

A quantidade de força que um músculo pode gerar está diretamente relacionada à sua área de seção transversal. Tal área está relacionada à orientação e ao número de fibras musculares. A direção da orientação da fibra muscular dentro de um músculo é paralela ou oblíqua ao eixo longo do músculo (Figura 6.5). Os músculos com arranjos de **fibras musculares paralelas** são estruturados com fibras longas cruzando todo o comprimento do músculo desde a origem até a inserção. Os músculos com arranjos de **fibras musculares oblíquas** são estruturados com fibras relativamente mais curtas anexando-se obliquamente a um tendão. Portanto, as fibras musculares não cobrem todo o comprimento do músculo desde a origem até a inserção. A orientação oblíqua da fibra muscular resulta em maior área transversal do que a orientação paralela. A orientação das fibras também reduz o volume do músculo necessário para gerar altos níveis de força durante a contração.

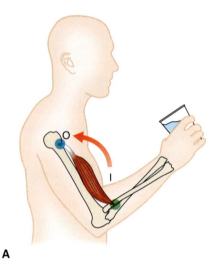

A inserção se move em direção à origem.

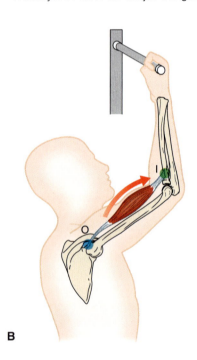

Figura 6.4 Direção do movimento da origem (proximal) e da inserção (distal) do músculo bíceps braquial. **A.** Levar o copo à boca – a inserção se move em direção à origem. **B.** O corpo se move para cima usando uma barra de exercício – a origem se move em direção à inserção.

O ângulo no qual os tendões musculares se ligam ao osso e o ângulo no qual as fibras musculares dentro de um músculo se ligam aos tendões afetam a geração de força muscular produzindo movimento articular. O **ângulo de inserção** é o ângulo no qual o tendão de um músculo se liga a um osso ou a uma outra estrutura anatômica. O ângulo de inserção muda à medida que ocorre o movimento da articulação, aumentando ou

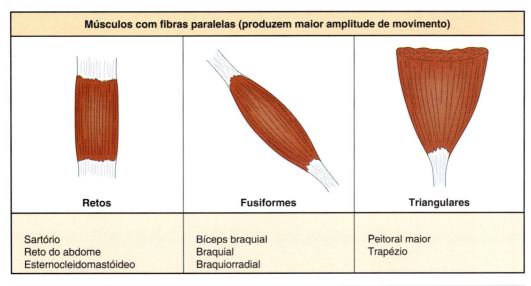

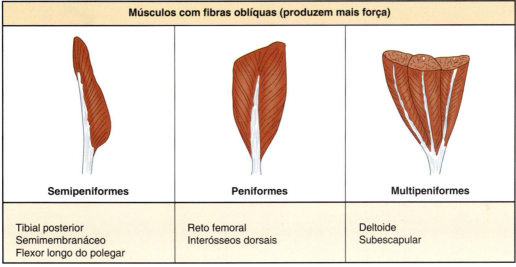

Figura 6.5 Arranjos das fibras musculares paralelas e oblíquas. Os músculos listados abaixo de cada figura são exemplos do tipo de disposição das fibras musculares.

diminuindo as forças de rotação e criando movimento osteocinemático e forças de tração e compressão (ver Capítulo 2). A **linha de tração** de um músculo é uma linha traçada da origem à inserção de um músculo, representando torções, giros e proeminências ósseas, ao longo do caminho da origem à inserção. A linha de tração é o caminho ao longo do qual um músculo encurta ou alonga e, assim, contribui para os movimentos osteocinemáticos de flexão/extensão, abdução/adução, rotação e movimento linear dos ossos. O **ângulo de penação** é o ângulo no qual as fibras musculares oblíquas dentro de um músculo peniforme ou multipeniforme se ligam ao(s) tendão(ões) do músculo. O ângulo de penação muda minimamente durante a contração muscular. Independentemente do ângulo de inserção ou do ângulo de penação, toda a força muscular gerada contribui para o movimento osteocinemático dos ossos em *torno de um eixo articular* e para as forças de tração e compressão *através* de uma articulação.

Toda contração da fibra muscular em músculos com disposição de fibras musculares paralelas ocorre ao longo da linha de tração do músculo, que é influenciada pelo ângulo de inserção. Portanto, todo encurtamento das *fibras musculares* ao longo do eixo longo do músculo contribui totalmente para o encurtamento *muscular*. Essa configuração produz movimentos articulares com amplitudes de movimento maiores.

Quando um músculo com fibras musculares oblíquas se contrai, apenas uma parte do encurtamento da *fibra muscular* causa o encurtamento geral do *músculo* porque o encurtamento da fibra ocorre em um ângulo (ângulo de penação) em relação ao encurtamento muscular. As fibras musculares oblíquas também são mais numerosas por determinada unidade de comprimento muscular do que as fibras paralelas. Isso permite maior potencial de geração de força para os músculos com orientação oblíqua das fibras musculares do que para os músculos com orientação paralela. Geralmente, há dois resultados opostos das contrações musculares de fibras paralelas e de fibras oblíquas: (1) amplitude de movimento e (2) força muscular. Os músculos com orientação paralela das fibras produzem movimentos osteocinemáticos com amplitudes de movimento relativamente maiores, e os músculos com orientação oblíqua das fibras produzem movimentos osteocinemáticos com amplitudes de movimento relativamente menores. Os músculos com orientação paralela das fibras têm menor capacidade de gerar força quando comparados com músculos com orientação oblíqua das fibras.

Os arranjos das fibras musculares paralelas e oblíquas contribuem para as formas musculares e são usados para descrever os músculos (ver Figura 6.5). As formas dos músculos com arranjos de fibras paralelas são descritas como retos, fusiformes, quadrados (romboides) ou triangulares. Independentemente da forma, cada fibra muscular abrange todo o comprimento desde a origem até a inserção. Os **músculos retos** são longos e finos, e com largura consistente ao longo de todo o percurso. Os **músculos fusiformes** são mais largos no meio do músculo e afilados nos tendões em cada extremidade. Os **músculos quadrados** têm quatro lados, geralmente planos, com fixações largas em cada extremidade. Os **músculos triangulares** são planos e em forma de leque, e com fibras irradiando de uma inserção estreita em uma extremidade para uma inserção larga na outra.

As fibras musculares oblíquas se ligam em um ângulo oblíquo a um tendão, muito parecido com gavinhas presas às penas. Existem diferentes configurações de fibras musculares oblíquas: semipeniformes, peniformes e multipeniformes. Os **músculos semipeniformes** parecem a face lateral de uma pena comum com uma série de fibras curtas presas ao seu tendão em um ângulo oblíquo. Os **músculos peniformes** parecem uma pena comum com uma série de fibras curtas presas em um ângulo oblíquo ao longo de ambos os lados de um tendão central. Os **músculos multipeniformes** são semelhantes aos músculos peniformes, exceto por terem múltiplos tendões (ver Figura 6.5).

Nomenclatura dos músculos

O nome de um músculo geralmente fornece informações sobre sua localização, forma, ação, número de cabeças/divisões, pontos de fixação, orientação das fibras e tamanho. O músculo tibial anterior é nomeado por sua localização: a face anterior da tíbia. O músculo reto do abdome um músculo vertical do abdome, é nomeado por sua localização e orientação de todo o músculo. O músculo trapézio é nomeado por sua forma trapezoidal. O músculo serrátil anterior (Figura 6.6) é nomeado por sua localização – parede torácica anterior – e forma – uma fixação anterior serrilhada ou irregular. O músculo extensor ulnar do carpo é nomeado por sua localização – o lado ulnar do antebraço (cobrindo o punho) – e ação – extensão do punho. O músculo tríceps braquial é nomeado por causa de suas três cabeças e da sua localização no braço (braquial). O músculo bíceps femoral é nomeado por suas duas cabeças e localização no

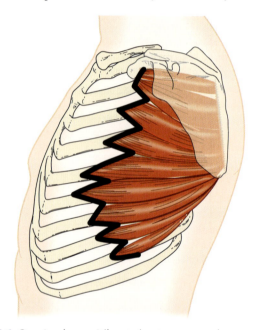

Figura 6.6 O músculo serrátil anterior tem uma origem em formato de dente de serra.

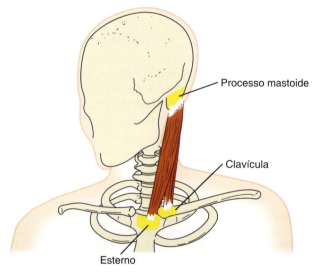

Figura 6.7 O músculo esternocleidomastóideo é nomeado por suas inserções no esterno, na clavícula e no processo mastoide.

fêmur. O músculo esternocleidomastóideo (Figura 6.7) é nomeado por suas inserções no esterno, na clavícula e no processo mastoide. Os nomes dos músculos oblíquos externo e interno do abdome descrevem a direção diagonal das fibras e sua profundidade relativa entre si. Os nomes músculo peitoral maior e músculo peitoral menor indicam que a localização de ambos os músculos é a área do peito (peitoral) e que um é maior (peitoral maior) que o outro (peitoral menor).

Função dos músculos

Os músculos fornecem as forças necessárias para estabilizar ou mover as articulações. Dependendo do movimento que está sendo executado, da direção do movimento e da quantidade de resistência que o músculo deve superar, diferentes papéis são assumidos pelos músculos. Quando qualquer uma dessas variáveis se altera, o papel de um músculo também pode mudar. Conforme a atividade realizada, os músculos assumem uma função agonista ou antagonista.

As contrações musculares **agonistas** produzem o movimento necessário para o desempenho de uma atividade desejada. Os fatores que determinam se um músculo é um agonista incluem tamanho, linha de tração, comprimento dos braços de alavanca e potencial contrátil do músculo. Por exemplo, a flexão do cotovelo pode ser produzida pela contração dos músculos bíceps braquial, braquial, braquiorradial ou pronador redondo. Qual desses quatro músculos é o agonista durante qualquer atividade de flexão do cotovelo depende da posição do cotovelo e do antebraço, da carga e das demandas impostas pela atividade específica.

Os músculos **antagonistas** executam o movimento oposto aos seus músculos agonistas. Normalmente, os músculos antagonistas estão inativos quando os músculos agonistas estão ativos. Por exemplo, o tríceps braquial é o músculo antagonista durante a flexão do cotovelo. Quando os músculos agonistas e seus homólogos antagonistas se contraem simultaneamente, o resultado é denominado **cocontração**. A cocontração impede o movimento articular, proporcionando estabilidade à articulação. Quando uma pessoa aprende pela primeira vez uma nova tarefa, especialmente uma difícil, as cocontrações são comuns. A atividade de cocontração diminui à medida que uma tarefa é dominada.

Quando dois ou mais músculos trabalham em combinação para produzir um movimento desejado que não pode ser realizado por um único músculo, eles são chamados de músculos **sinérgicos**. Por exemplo, o desvio ulnar do punho é um movimento que requer uma contração de dois músculos. A realização do desvio ulnar do punho exige que os músculos flexor ulnar do carpo e extensor ulnar do carpo trabalhem em sinergia. O músculo flexor ulnar do carpo produz flexão e desvio ulnar do punho, e o músculo extensor ulnar do carpo produz extensão e desvio ulnar da articulação do punho. Trabalhando em sinergia, a contração desses dois músculos simultaneamente resulta na eliminação dos movimentos antagonistas de flexão e extensão do punho e na ocorrência do movimento desejado de desvio ulnar do punho.

Outra função de um sinergista é estabilizar um segmento do corpo enquanto permite que um movimento desejado ocorra. Por exemplo, ao realizar uma flexão, o músculo tríceps braquial é o agonista que produz a extensão da articulação do cotovelo. A musculatura do cíngulo do membro superior estabiliza a escápula, permitindo então que o músculo tríceps braquial produza extensão do cotovelo sem um indesejado movimento escapular.

Para determinar o agonista quando mais de um músculo pode realizar um movimento articular, compare as linhas de tração e os ângulos de inserção dos músculos envolvidos. Por exemplo, considere os músculos que produzem os movimentos de elevação e retração da escápula. Neste exemplo, a força resultante é a resolução das forças verticais e horizontais. Músculos com maiores linhas verticais de tração são mais eficazes em elevar (para cima) e abaixar (para baixo) a escápula. Músculos com maiores linhas horizontais de tração são mais eficazes na protração e na retração da escápula. Músculos com linhas de tração horizontais e verticais relativamente iguais desempenham um papel em ambos os movimentos. A Figura 6.8 ilustra cada músculo e sua respectiva linha de tração para elevação e retração escapulares. O músculo levantador da escápula tem um componente vertical maior, a parte transversa do músculo trapézio

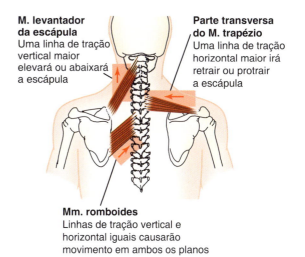

Figura 6.8 Linha de tração como determinante da ação muscular. A linha de tração do músculo levantador da escápula é mais vertical e a da parte transversa do músculo trapézio horizontal, enquanto os músculos romboides puxam igualmente horizontal e verticalmente.

tem um componente horizontal maior, e os músculos romboides têm uma linha de tração relativamente igual nas direções horizontal e vertical. Portanto, o músculo levantador da escápula é um agonista durante a elevação escapular, e a parte transversa do músculo trapézio é um agonista durante a retração escapular. Os músculos romboides podem ser agonistas ao realizar os movimentos combinados de elevação e retração escapulares.

Tipos de contrações musculares

Existem três tipos de contração muscular: *isométrica*, *concêntrica* e *excêntrica*. As contrações concêntricas e excêntricas são tipos de contrações *isotônicas*. Uma condição especial sob a qual ocorrem as contrações concêntricas e excêntricas é quando são executadas a uma velocidade constante. As contrações que ocorrem a uma velocidade constante são contrações *isocinéticas* (do grego *iso* = mesmo; do grego *kinetic* = força). Para que a velocidade permaneça constante, a força deve variar durante o exercício isocinético. Os exercícios isocinéticos usam equipamentos especializados.

Uma **contração isométrica** ocorre quando um músculo se contrai produzindo força, mas sem alterar a posição da articulação. Pode haver uma pequena mudança, mas insignificante, no comprimento do músculo durante uma contração isométrica (do grego "mesmo comprimento") (Figura 6.9A). Para demonstrar uma contração isométrica, segure um peso na mão esquerda com a articulação do cotovelo flexionada a 90 graus. Não permita que a articulação do cotovelo esquerdo mude de posição. A palpação do músculo bíceps braquial esquerdo indica que o músculo está se contraindo, o que demonstra que está sendo realizada uma contração isométrica.

Podem ocorrer quatro resultados quando um músculo se contrai. Os três primeiros ocorrem como resultado de uma contração concêntrica ou excêntrica. O primeiro resultado possível é a inserção (I) de um músculo se aproximando ou se afastando da origem (O), o que ocorre em uma configuração de cadeia cinética aberta. O segundo resultado possível é a origem (O) de um músculo se aproximando ou se afastando da inserção (I), o que ocorre em uma configuração de cadeia cinética fechada. O terceiro resultado possível é tanto a origem (O) quanto a inserção (I) aproximando-se ou afastando-se uma da outra. O quarto resultado possível é nem a origem (O) nem a inserção (I) se alteram, que é uma contração isométrica.

Uma **contração concêntrica** acontece quando um músculo se contrai resultando em inserções musculares (origem [O] e inserção [I]) movendo-se uma em direção à outra e ocorre movimento articular (ver Figura 6.9B). A contração concêntrica também é chamada de *contração de encurtamento*. As contrações concêntricas ocorrem quando a força (F) é gerada por um músculo movendo uma carga, ou resistência (R), contra a gravidade. O músculo bíceps braquial encurta quando leva a mão em direção ao ombro. Para demonstrar uma contração concêntrica, segure um peso (R) na mão esquerda começando com a articulação do cotovelo flexionada a menos de 90 graus. Contraia os músculos flexores do cotovelo (F) para mover o peso em direção ao ombro esquerdo. Palpe o músculo bíceps braquial esquerdo. O músculo bíceps braquial se contrai usando uma contração concêntrica (encurtamento), o que resulta em aumento da flexão da articulação do cotovelo.

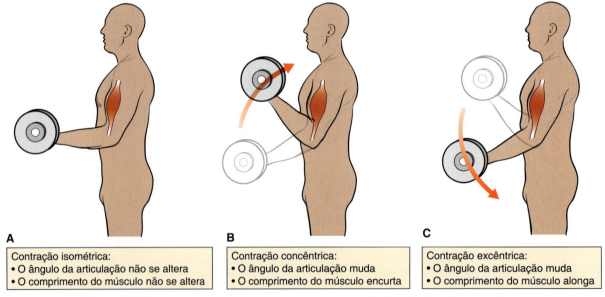

A
Contração isométrica:
• O ângulo da articulação não se altera
• O comprimento do músculo não se altera

B
Contração concêntrica:
• O ângulo da articulação muda
• O comprimento do músculo encurta

C
Contração excêntrica:
• O ângulo da articulação muda
• O comprimento do músculo alonga

Figura 6.9 Tipos de contrações musculares. **A.** Isométrica. **B.** Concêntrica. **C.** Excêntrica.

Uma **contração excêntrica** ocorre quando um músculo se alonga à medida que suas inserções musculares se afastam umas das outras (ver Figura 6.9C). A contração excêntrica também é chamada de *contração de alongamento*. Uma contração excêntrica ocorre como resultado da aplicação de uma força externa (F) que causa o movimento articular contra a resistência (R) da contração muscular. O músculo alongado controla a taxa na qual ocorre o movimento articular. Em decorrência da mecânica da teoria do filamento deslizante, as contrações excêntricas produzem uma força maior do que as contrações concêntricas. Para demonstrar uma contração excêntrica, segure um peso (F) na mão esquerda com o cotovelo flexionado em mais de 90 graus. Abaixando o peso em direção ao chão, que é a extensão do cotovelo, palpe o músculo bíceps braquial esquerdo. O músculo bíceps braquial (R) se contrai usando uma contração excêntrica (alongamento) que controla a extensão do cotovelo. O cotovelo está se estendendo, mas é a força externa da gravidade, não a contração do músculo tríceps braquial, que causa o movimento, e o músculo bíceps braquial esquerdo controla a taxa de abaixamento realizando uma contração excêntrica (alongamento). Nas contrações concêntricas e excêntricas, tanto a resistência quanto a velocidade do movimento podem ser variáveis ao longo do movimento.

Uma **contração isométrica** é uma contração na qual nenhum movimento articular ocorre como resultado da contração muscular. Este é o quarto resultado possível apresentado anteriormente. Fisiologicamente, pode haver encurtamento muito leve dos sarcômeros, mas não o suficiente para permitir o movimento articular. As contrações isométricas fornecem estabilidade articular. As diferenças entre os três tipos de contrações musculares são apresentadas na Tabela 6.1.

Podem ser necessários vários tipos de contrações musculares para realizar um exercício ou uma função. Deitado no chão em decúbito ventral, flexionar o joelho a 90 graus (perna vertical) requer uma contração concêntrica dos músculos bíceps femoral, semitendíneo e semimembranáceo (isquiotibiais). O movimento contínuo do calcanhar em direção às nádegas – flexão adicional do joelho – ocorre como resultado da gravidade exercendo uma força externa na parte inferior da perna. A taxa de movimento é controlada pela contração excêntrica do músculo quadríceps femoral. Começar com o joelho flexionado a mais de 90 graus (calcanhar próximo às nádegas), estender o joelho e movê-lo para mais perto de 90 graus de flexão (parte inferior da perna na vertical) requer uma contração concêntrica do músculo quadríceps femoral. O movimento contínuo do joelho até a extensão total ocorre como resultado da gravidade, que é controlada pela contração excêntrica dos isquiotibiais. Os dois exemplos envolvem mover a parte inferior da perna *contra com* a gravidade. Quando a única resistência é o efeito da gravidade em um segmento do membro, os músculos usam contrações concêntricas para se mover contra a gravidade e contrações excêntricas para controlar o efeito (puxão) da gravidade.

No entanto, nem todas as contrações concêntricas e excêntricas funcionam contra ou com a gravidade, respectivamente. Pode ser adicionada uma resistência externa à força da gravidade atuando em um segmento do membro por um dispositivo clínico ou mecânico. Por exemplo, sentado com o joelho estendido, forneça resistência manual à flexão do joelho. É necessária uma contração concêntrica dos músculos isquiotibiais para vencer a resistência manual à flexão do joelho. Neste exemplo, a parte inferior da perna está se movendo para baixo (na mesma direção da força da gravidade no segmento do membro). A resistência manual é maior que a força da gravidade atuando no segmento do membro e deve ser vencida com uma contração concêntrica dos músculos flexores do joelho. Os músculos flexores do joelho estão se contraindo concentricamente contra uma resistência externa, mesmo que a parte inferior da perna esteja se movendo na mesma direção da gravidade.

Biomecanicamente, a aplicação mais efetiva de força externa ao movimento articular requer que a aplicação da força esteja em um ângulo reto com a direção do movimento articular desejado. Manter a aplicação de força perpendicular requer que a força externa ajuste a posição ao longo do movimento. A resistência mecânica fornecida por aparelhos de musculação ou tubos elásticos fornece resistência máxima apenas em parte da amplitude de movimento.

Tabela 6.1 Características das contrações isométricas, concêntricas e excêntricas.		
Contração		
Isométrica	**Concêntrica**	**Excêntrica**
As inserções musculares não se movem	As inserções musculares se aproximam	As inserções musculares se afastam
Não há mudança no comprimento resultante da contração muscular ou outra carga	O movimento geralmente ocorre contra a gravidade ou resistência adicional (superando a gravidade assim como toda e qualquer resistência)	O movimento geralmente ocorre com a gravidade (controlando o efeito da gravidade ou de toda e qualquer resistência)

A Tabela 6.2 apresenta exemplos do tipo de movimento que um músculo produz dependendo do tipo de contração que realiza: concêntrico ou excêntrico. A Tabela 6.3 resume as principais diferenças entre a contração muscular isométrica, isotônica e isocinética.

Músculos multiarticulares podem realizar qualquer um dos três tipos de contrações: concêntrica, excêntrica ou isométrica. Quando os músculos multiarticulares se contraem, a mesma contração ocorre em todo o comprimento do músculo. Por exemplo, o bíceps braquial é um músculo multiarticular que contribui para a flexão do cotovelo e do ombro ao se contrair concentricamente. Quando o músculo bíceps braquial se contrai para realizar a flexão do cotovelo enquanto o ombro permanece em posição anatômica, o músculo bíceps braquial está realizando uma contração concêntrica em todo o seu comprimento. *Não* está contraindo concentricamente no cotovelo e isometricamente no ombro. O fato de que o ombro não está se movendo em flexão enquanto o músculo bíceps braquial se contrai é o resultado de outros músculos, que não o bíceps braquial, dando estabilidade ao ombro. Ao se considerarem as mudanças no comprimento do músculo à medida que os músculos de duas articulações se contraem, eles podem estar reagindo a duas demandas diferentes de comprimento. Frequentemente, a mudança no comprimento do músculo é considerada como "alongamento em uma articulação" e "encurtamento na outra articulação". Embora esta seja uma maneira fácil e comum de expressar a ação, não é o que ocorre em condições anatômicas, fisiológicas ou cinesiológicas.

Por exemplo, considere o comportamento dos músculos isquiotibiais ao subir escadas. Os isquiotibiais são músculos biarticulares (multiarticulares) que cruzam o quadril e o joelho posteriormente. Ao subir escadas, o quadril e o joelho flexionam para colocar o pé no próximo degrau mais alto. Essa ação requer maior comprimento dos isquiotibiais à medida que cruzam a parte posterior do quadril, e menor comprimento à medida que cruzam simultaneamente a parte posterior do joelho (Figura 6.10A). Durante esse movimento, o comprimento total dos isquiotibiais aumenta, e esse aumento ocorre ao longo de todo o músculo. Os isquiotibiais não estão se contraindo durante este movimento. Ao levantar o corpo para o próximo degrau mais alto, o quadril e o joelho se estendem. Essa ação requer menor comprimento dos isquiotibiais à medida que cruzam a parte posterior do quadril e maior comprimento à medida que cruzam a parte posterior do joelho (ver Figura 6.10B). Durante esse movimento, o comprimento total dos isquiotibiais diminui, e essa diminuição ocorre ao longo de todo o músculo. Os isquiotibiais estão se contraindo durante esta atividade para levantar o corpo para o próximo degrau. Como estão encurtando ao longo de todo o comprimento do músculo, eles estão realizando uma contração concêntrica ao longo de todo o comprimento do músculo. Um benefício dessa interação de alterar os requisitos de comprimento à medida que os isquiotibiais cruzam o quadril e o joelho é que a mudança geral no comprimento é mínima. Os isquiotibiais permanecem próximos do comprimento ideal e é mantido o maior número de pontes cruzadas entre a actina e a miosina. Isso permite que os isquiotibiais mantenham um comprimento no qual possam gerar a maior força para uma atividade que requer a significativa força de levantar o corpo inteiro.

Tabela 6.2 Contrações concêntricas e excêntricas e movimento articular resultante.

Grupo muscular (contração)	Movimento articular que ocorre com uma contração concêntrica	Movimento articular que ocorre com uma contração excêntrica
Flexores	Flexão	Extensão
Extensores	Extensão	Flexão
Abdutores	Abdução	Adução
Adutores	Adução	Abdução
Rotadores mediais	Rotação medial	Rotação lateral
Rotadores laterais	Rotação lateral	Rotação medial

Tabela 6.3 Características da contração muscular.

Tipo	Movimento articular	Velocidade	Resistência
Isométrica	Nenhum	Fixo (0 grau/s)	Sim
Isotônica	Variável	Variável	Sim
Isocinética	Variável	Constante	Sim

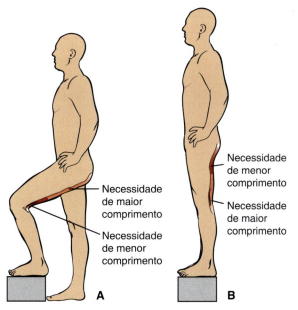

Figura 6.10 Os isquiotibiais mantêm o comprimento ideal durante a passada ascendente. **A.** Maior comprimento exigido no quadril e menor comprimento exigido no joelho. **B.** Maior comprimento exigido no joelho e menor comprimento exigido no quadril.

Relação comprimento-tensão no tecido muscular

Tensão se refere ao aumento da força dentro de um músculo como resultado da contração muscular ou da aplicação de uma carga externa. O alongamento de um músculo cria *tensão passiva* e envolve os tecidos não contráteis do músculo. A *tensão ativa* é criada pelos componentes contráteis do músculo. A tensão total no músculo é uma combinação de tensão passiva e ativa. **Tônus** é a tensão presente no músculo em todos os momentos, mesmo quando o músculo está em repouso (não realizando nenhum dos três tipos de contração). O tônus é um estado de prontidão que permite que o músculo responda rapidamente quando necessário.

Embora haja variação entre os músculos, o músculo geralmente é capaz de encurtar para aproximadamente metade de seu comprimento normal de repouso. Por exemplo, um músculo com 15 cm de comprimento em repouso pode encurtar para aproximadamente 7,5 cm (Figura 6.11). Um músculo geralmente é capaz de ser alongado até aproximadamente uma vez e meia seu comprimento normal de repouso. Portanto, esse mesmo músculo pode ser alongado aproximadamente 7,5 cm além de seu comprimento de repouso para um comprimento total de 23 cm. A **excursão** de um músculo é a distância do alongamento máximo ao encurtamento máximo. Neste exemplo, a excursão é de 15 cm.

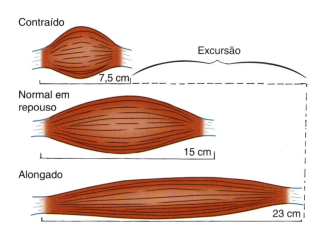

Figura 6.11 Excursão de um músculo.

Insuficiência ativa e insuficiência passiva

Sob condições não patológicas, o músculo tem excursão suficiente para permitir que uma articulação se mova em toda a sua amplitude de movimento. Isso certamente é verdade para os músculos que cruzam apenas uma articulação. Um músculo cruzando duas ou mais articulações pode não ter excursão suficiente para permitir que ele se alongue simultaneamente por toda a amplitude de movimento combinada de todas as articulações que cruza.

Para um músculo que cruza apenas uma articulação, a excursão do músculo é suficiente para fornecer movimento pela amplitude de movimento permitida pela articulação. Por exemplo, o músculo braquial, um músculo uniarticular que cobre a face anterior do cotovelo, tem excursão suficiente para permitir a extensão total do movimento do cotovelo. Para um músculo que cruza mais de uma articulação (músculo multiarticular), a excursão do músculo nem sempre é suficiente para possibilitar a amplitude de movimento simultânea combinada total permitida por todas as articulações que o músculo cruza.

A **insuficiência ativa** ocorre quando um músculo multiarticular não consegue se encurtar ativa e simultaneamente por toda a amplitude de movimento em todas as articulações que cruza. Por exemplo, os músculos isquiotibiais executam tanto a extensão do quadril quanto a flexão do joelho. Eles podem realizar os dois movimentos simultaneamente, mas não em toda a amplitude de movimento disponível em cada articulação individualmente. Os músculos isquiotibiais podem, no entanto, executar toda a amplitude de movimento da extensão da articulação do quadril quando a articulação do joelho é limitada a menos do que sua amplitude total de movimento de flexão. Por outro lado, os músculos isquiotibiais podem executar toda a amplitude de movimento da flexão do joelho quando a articulação do quadril é limitada a menos do que sua amplitude total de movimento de extensão. Outro exemplo de extensão do quadril e flexão do joelho simultâneas é apresentado na Figura 6.12. Quando o quadril está totalmente estendido, o joelho não pode ser ativamente flexionado em toda a sua amplitude de movimento. A incapacidade de completar a flexão completa da articulação do joelho ocorre porque os músculos isquiotibiais são obrigados a se encurtar ativamente nas articulações do quadril *e* do joelho simultaneamente. Nessas condições, os músculos isquiotibiais são ativamente insuficientes. As conexões das pontes cruzadas de actina-miosina atingiram um ponto em que os filamentos de actina se sobrepõem e o sarcômero não pode mais se encurtar (ver Figura 6.12B). Os músculos isquiotibiais não podem se encurtar mais, embora a amplitude de movimento ainda esteja disponível em uma ou ambas as articulações. Para determinar se os músculos isquiotibiais são ativamente insuficientes, mantenha as completas extensão da articulação do quadril e flexão da articulação do joelho no ponto da amplitude de movimento alcançado por uma contração concêntrica. Tente flexionar a articulação do joelho passivamente além do ponto na amplitude de movimento alcançado por uma contração concêntrica. Quando há mais amplitude de movimento de flexão da articulação do joelho, a limitação na amplitude de movimento é resultado da incapacidade dos músculos isquiotibiais de se contrair (encurtar) ainda mais. A adicional amplitude de movimento da flexão do joelho é o resultado de um movimento passivo, não da contração do músculo. Assim, os isquiotibiais são ativamente insuficientes (ver Figura 6.12C).

A **insuficiência passiva** ocorre quando um músculo multiarticular não consegue se alongar simultaneamente em todas as articulações que cruza. Por exemplo, os músculos isquiotibiais têm comprimento suficiente para serem alongados no quadril (flexão do quadril) ou no joelho (extensão do joelho) individualmente, mas não simultaneamente em ambos. Ao flexionar o quadril com o joelho flexionado, pode-se obter uma amplitude de movimento completa da flexão do quadril. Um indivíduo pode tocar os dedos dos pés flexionando simultaneamente as articulações do quadril e do joelho (Figura 6.13A). Quando isso ocorre, os músculos isquiotibiais são alongados em apenas uma articulação (o quadril). Por outro lado, o joelho pode ser estendido quando o quadril está completamente estendido (ver Figura 6.13B) porque os isquiotibiais são alongados apenas ao longo do joelho. Muitas pessoas são incapazes de tocar os dedos dos pés ao flexionar os quadris com os joelhos estendidos (ver Figura 6.13C). Nesta condição, os isquiotibiais são alongados nas articulações do quadril

e do joelho simultaneamente. Quando os isquiotibiais não podem ser alongados simultaneamente sobre o quadril e o joelho, eles são passivamente insuficientes.

Quando um paciente é incapaz de estender o joelho quando está sentado, pode haver insuficiência ativa do músculo reto femoral (pertencente ao grupo muscular do quadríceps) ou insuficiência passiva dos músculos isquiotibiais. Quando o quadril é flexionado, o reto femoral é encurtado no quadril. A extensão do joelho exige que o reto femoral se encurte nas duas articulações que cruza simultaneamente. Por outro lado, quando o quadril é flexionado, os isquiotibiais são alongados no quadril. A extensão do joelho exige que os músculos isquiotibiais se alonguem nas duas articulações que cruzam simultaneamente. Para determinar se existe insuficiência ativa do músculo reto femoral (agonista) ou insuficiência passiva dos isquiotibiais (antagonistas), o paciente é instruído a estender o joelho o máximo possível. Se for incapaz de atingir toda a amplitude de extensão do joelho por meio de uma contração concêntrica, o médico então tenta estender o joelho pela amplitude de movimento de extensão adicional. Quando o joelho pode ser estendido além disso, os isquiotibiais ainda têm comprimento suficiente para permitir o movimento, mas o músculo reto femoral é incapaz de se encurtar o suficiente para estender o joelho em toda a amplitude de movimento. Portanto, o músculo reto femoral está demonstrando insuficiência ativa. Quando a tentativa do médico de estender o joelho pela amplitude de movimento de extensão adicional não produz mais extensão do joelho, os músculos isquiotibiais não têm comprimento suficiente para alongar as duas articulações que cruzam simultaneamente. Portanto, os isquiotibiais estão demonstrando insuficiência passiva.

As vantagens e desvantagens dos músculos uniarticulares em relação aos multiarticulares são apresentadas na Tabela 6.4. Observe que a vantagem de um músculo uniarticular é a desvantagem de um músculo multiarticular e vice-versa.

Alongamento e encurtamento adaptativos do tecido muscular

A má postura resulta no alongamento dos tecidos de um lado da articulação e no encurtamento dos tecidos do lado contralateral. A Figura 6.14 ilustra a postura do corpo com a cabeça para frente e os ombros encurvados. Quando a má postura persiste, as alterações nos tecidos podem se tornar permanentes. Tecidos encurtados limitam a amplitude de movimento disponível. Os tecidos envolvidos incluem tecido conjuntivo, ligamentos, músculos, vasos sanguíneos e nervos. Quando o tecido muscular está envolvido, ocorrem mudanças na geração de força.

CAPÍTULO 6 Sistema Muscular 91

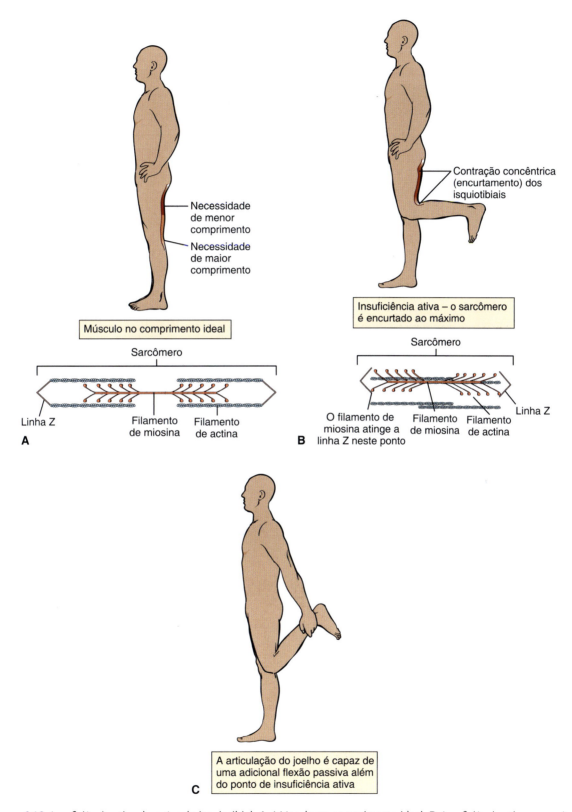

Figura 6.12 Insuficiência ativa do músculo isquiotibial. **A.** Músculo no comprimento ideal. **B.** Insuficiência ativa; o sarcômero é encurtado ao máximo. **C.** A articulação do joelho é capaz de uma adicional flexão passiva além do ponto de encurtamento ativo.

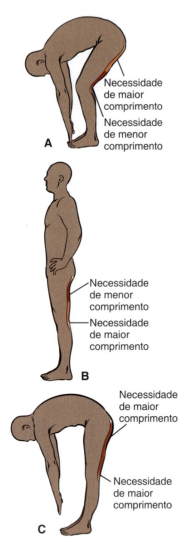

O **alongamento adaptativo** do tecido é resultado de um alongamento prolongado. Um músculo alongado cronicamente está em uma condição na qual os filamentos de actina e as cabeças de miosina estão muito distantes para formar um número ideal de ligações (Figura 6.15). O tecido muscular responde ao estiramento prolongado adicionando sarcômeros às fibras musculares. A adição de sarcômeros não aumenta a força de um músculo. Sarcômeros adicionais mudam o lugar na amplitude de movimento onde ocorre a maior capacidade de geração de força. Por causa disso, um músculo

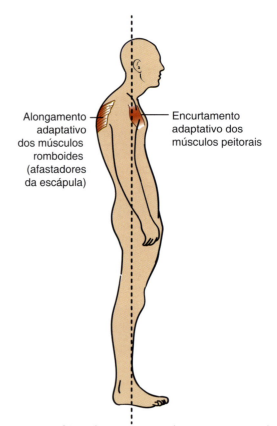

Figura 6.13 Insuficiência passiva do músculo isquiotibial. **A** e **B.** Não há restrições de amplitude de movimento. **A.** Maior comprimento exigido no quadril e menor comprimento exigido no joelho. **B.** Menor comprimento exigido no quadril e maior comprimento exigido no joelho. **C.** Maior comprimento necessário no quadril e no joelho, permitindo menor amplitude de movimento articular individual (a pessoa não consegue tocar os dedos dos pés).

Figura 6.14 Efeitos da má postura do corpo com a cabeça para frente e os ombros encurvados sobre comprimento do músculo em repouso.

Tabela 6.4 Vantagens e desvantagens dos músculos uniarticulares em relação aos multiarticulares.		
	Músculos uniarticulares	**Músculos multiarticulares**
Vantagens	Capazes de mover uma articulação ao longo de sua ADM* completa (não estão sujeitos às insuficiências ativa e passiva)	Conseguem manter o comprimento ideal durante uma contração que requeira menos comprimento em uma articulação e mais comprimento na outra
Desvantagens	Menos potentes nas extremidades da ADM articular (ao se afastarem do comprimento ideal)	Sujeitos às insuficiências ativa e passiva, o que pode limitar as ADMs ativa e passiva

*ADM, amplitude de movimento.

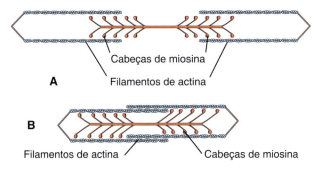

Figura 6.15 Influência da actina e da miosina na relação comprimento-tensão. **A.** Alongadas além do comprimento ideal, algumas cabeças de miosina são incapazes de se ligar aos filamentos de actina. **B.** Encurtados além do comprimento ideal, os filamentos de actina ficam sobrepostos, deixando menos locais de ligação disponíveis para as cabeças de miosina.

que sofreu alongamento adaptativo pode demonstrar fraqueza funcional. Apesar do aumento no número de sarcômeros, o número de pontes cruzadas de actina-miosina que podem ser formadas no lado alongado da articulação é limitado por causa da existência de tecidos mais curtos no lado oposto da amplitude de movimento limitante da articulação.

O **encurtamento adaptativo** do tecido é resultado de um encurtamento prolongado, uma condição que acompanha o alongamento prolongado dos tecidos no lado oposto da(s) articulação(ões) afetada(s). Em resposta ao encurtamento adaptativo, os músculos diminuem o número de sarcômeros. A diminuição do comprimento muscular em repouso e da extensibilidade muscular acompanha o encurtamento adaptativo. Músculos cronicamente encurtados experimentam maior sobreposição de filamentos de actina e de cabeças de miosina, diminuindo então o número de pontes cruzadas de actina-miosina que podem ser geradas, o que prejudica a capacidade de gerar força durante a contração. Os tecidos moles não contráteis de um músculo também ficam encurtados. A resposta adaptativa ao encurtamento prolongado é a perda de sarcômeros, o que auxilia na restauração da relação funcional para a ligação de actina e miosina dentro de cada sarcômero. Um músculo que sofreu encurtamento adaptativo pode ser chamado de "músculo tenso". O encurtamento adaptativo permanente é chamado de **contratura**. O desenvolvimento de encurtamento do tecido pode ser resultado de imobilização após uma lesão ou má postura.

Tenodese

A **tenodese** é o fechamento dos dedos por meio da ação do tendão, em vez da contração muscular. Algum grau de abertura e fechamento da mão pode ser alcançado usando-se a insuficiência passiva dos músculos flexores e extensores multiarticulares dos dedos. Esses músculos multiarticulares cruzam a articulação do punho, as articulações metacarpofalângicas (MCP), as articulações interfalângicas proximais (IFP) e algumas articulações interfalângicas distais (IFD). Por exemplo, apoiando um antebraço pronado em uma mesa com o punho na borda, deixe a mão cair na flexão do punho. Os dedos se estendem passivamente (abertura da mão) como resultado da insuficiência passiva dos músculos extensores dos dedos (Figura 6.16A). Inversamente, apoiando o antebraço pronado sobre uma mesa com o punho na borda da mesa, estenda o pulso. Os dedos flexionam passivamente (fechamento da mão) como resultado da insuficiência passiva dos músculos flexores dos dedos (ver Figura 6.16B). A ação de tenodese permite a preensão funcional e a liberação de objetos leves para uma pessoa com tetraplegia (quadriplegia) que retém o movimento voluntário do punho, mas não o movimento dos dedos. Nesse caso, a insuficiência passiva promove a função.

Alongamento

Exercícios de amplitude de movimento são exercícios projetados para manter a extensibilidade existente do(s) músculo(s) e tecidos que cruzam uma articulação. Músculos com encurtamento adaptativo podem precisar ser alongados além da extensibilidade atual para restaurar a função. Os exercícios de **alongamento** são projetados para alongar o(s) músculo(s) e tecidos que cruzam uma articulação além da extensibilidade atual, resultando em um aumento no comprimento do(s) músculo(s) e tecidos. A aplicação do conhecimento da cinesiologia dos músculos uniarticulares e multiarticulares é fundamental para o sucesso do alongamento. Ao alongar músculos multiarticulares, o músculo é alongado simultaneamente em todas as articulações que ele cruza. Ao alongar músculos uniarticulares, o efeito de qualquer músculo multiarticular cruzando a articulação envolvida deve ser eliminado.

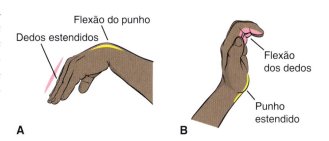

Figura 6.16 Tenodese. **A.** A insuficiência passiva dos músculos extensores dos dedos ocorre quando o punho é flexionado, fazendo com que os dedos se estendam. **B.** A insuficiência passiva dos músculos flexores dos dedos ocorre quando o punho é estendido, fazendo com que os dedos flexionem.

Por exemplo, uma diminuição na amplitude de movimento de dorsiflexão da articulação talocrural (tornozelo) pode resultar do encurtamento dos músculos flexores plantares. A flexão plantar é alcançada pela contração concêntrica do músculo uniarticular sóleo, do músculo multiarticular gastrocnêmio, ou de uma combinação dos dois. O músculo gastrocnêmio cruza posteriormente as articulações talocrural e do joelho, o que contribui para a flexão plantar do tornozelo e para a flexão do joelho. O alongamento do músculo sóleo exige que o músculo gastrocnêmio seja encurtado (com folga) na articulação do joelho pela flexão do joelho. O alongamento do músculo sóleo é realizado pela dorsiflexão da articulação talocrural enquanto se mantém a flexão do joelho (Figura 6.17A). Com o tornozelo em dorsiflexão enquanto o joelho está estendido, a insuficiência passiva do músculo gastrocnêmio pode limitar a quantidade de alongamento do músculo sóleo (ver Figura 6.17B). O alongamento do músculo gastrocnêmio é realizado pela dorsiflexão do tornozelo enquanto se mantém a extensão do joelho.

Patologias comuns

A disfunção do sistema muscular é comum. Uma **distensão** muscular é um alongamento excessivo das fibras musculares e é classificada pelo grau de gravidade. São comuns as distensões dos isquiotibiais. A **ruptura**, um rompimento completo de um tendão, pode ocorrer quando a tensão exercida sobre um músculo é maior do que a tensão que causa a distensão. **Pontos-gatilho** são locais hiperexcitáveis que são dolorosos. Os pontos-gatilho existem dentro de uma faixa tensa de tecido muscular e podem irradiar a dor para outras áreas do corpo, especialmente quando palpados. Os pontos-gatilho são frequentemente encontrados em músculos muito solicitados. Por exemplo, a parte descendente do músculo trapézio é um local comum para um ponto-gatilho em um indivíduo que passa muitas horas trabalhando no computador sem uma estação de trabalho ergonômica adequada. **Tendinite** é a inflamação de um tendão, e se apresenta na junção musculotendínea, na junção tenoperiosteal ou no corpo do tendão. Por exemplo, os locais comuns de tendinite são a junção tenoperiosteal na origem do músculo extensor radial curto do carpo no epicôndilo lateral do úmero ("cotovelo de tenista") e a inserção do músculo supraespinal no tubérculo maior do úmero. A tendinite do tendão do calcâneo (tendão de Aquiles) está localizada no corpo do tendão.

Notas sobre a apresentação do conteúdo

Ao longo da sequência de capítulos sobre as articulações (Capítulos 8 a 19), os leitores devem observar quatro aspectos da maneira como o conteúdo é apresentado no texto. A repetição do material apresentado nos capítulos anteriores é mínima. Por exemplo, o túber isquiático é uma parte da pelve. Esta informação é apresentada no Capítulo 10. O túber isquiático também é um aspecto importante da articulação do quadril (Capítulo 17). A quantidade de material repetido no Capítulo 17 é mínima, e o leitor é remetido ao capítulo em que o material apareceu pela primeira vez. O objetivo não é remover ou minimizar as informações relacionadas a uma articulação, mas evitar a repetição e atribuir aos leitores a responsabilidade de entender o material apresentado anteriormente no texto e aplicar essas informações posteriormente no texto.

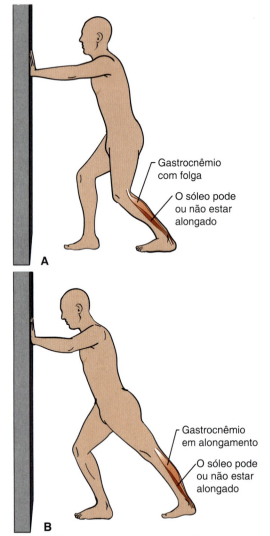

Figura 6.17 Alongamento do músculo sóleo em relação ao músculo gastrocnêmio. **A.** A flexão do joelho deixa o músculo gastrocnêmio frouxo, permitindo que o músculo sóleo seja alongado. **B.** A extensão do joelho alonga o músculo gastrocnêmio, mas pode não alongar o músculo sóleo.

Cada capítulo sobre as articulações tem uma seção sobre músculos em que cada músculo é apresentado com informações específicas e resumido em uma tabela OIAN. A tabela OIAN é um resumo da **o**rigem, **i**nserção, **a**ção e **n**ervo (inervação) para cada músculo.

Cada secção muscular inclui dois tipos de figuras e dois resumos. Uma figura mostra os músculos individuais e a outra mostra a relação entre os músculos da região. Os dois sumários são um resumo dos músculos e movimentos e um resumo da inervação muscular.

Ao citar as amplitudes de movimento das articulações, são usados os valores publicados pela American Academy of Orthopaedic Surgeons (AAOS). Nos casos em que a AAOS não publicou valores, são usadas estimativas de valores da experiência clínica.

Autoavaliação

1. A inserção proximal de um músculo é denominada _____. A inserção distal de um músculo é denominada _____.

2. Qual característica do músculo explica sua capacidade de retornar ao comprimento de repouso após ser alongado?

3. Durante uma contração muscular, qual é o papel da actina e da miosina?

4. Qual tipo de fibra muscular é predominante nos músculos de resistência?

5. Considerando o sistema musculoesquelético como uma máquina simples, os ossos do esqueleto são os _____ e os músculos são os _____.

6. Durante que tipo de contração muscular o músculo é:
   a. Força? _____.
   b. Resistência? _____.

7. Ao descer escadas, os músculos dos membros inferiores que controlam a descida para o degrau abaixo são os _____ e estão realizando uma contração _____.

8. Com o joelho estendido, um paciente é capaz de mover apenas alguns graus de dorsiflexão da articulação talocrural (tornozelo). Qual músculo está limitando o movimento e por quê?

9. Que tipo de disposição das fibras musculares é vantajosa para um músculo que normalmente realiza atividades que requerem força?

10. Deitado em decúbito ventral:
    a. Flexione o joelho até que a perna fique na vertical. Que grupo muscular está ativo? Que tipo de contração muscular esse grupo muscular executou?
    b. Flexione o joelho até que o calcanhar esteja próximo às nádegas. Que grupo muscular está ativo? Que tipo de contração muscular esse grupo muscular executou?
    c. Estenda o joelho da posição totalmente flexionada até que a tíbia esteja na vertical. Que grupo muscular está ativo? Que tipo de contração muscular esse grupo muscular executou?
    d. Estenda o joelho da posição vertical da tíbia até a tíbia apoiada na superfície de apoio. Que grupo muscular está ativo? Que tipo de contração muscular esse grupo muscular executou?

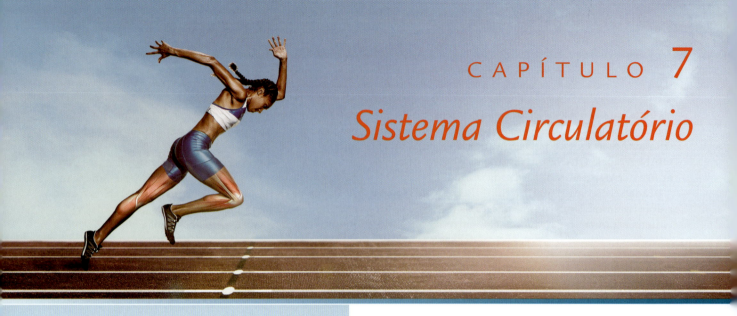

CAPÍTULO 7
Sistema Circulatório

Introdução, 96

Sistema cardiovascular, 97

Coração, 97

Tipos de vasos sanguíneos, 99

Vias circulatórias, 100

Ciclo cardíaco, 106

Pulso e pressão arterial, 107

Sistema linfático, 107

Patologias comuns, 110

Autoavaliação, 112

Introdução

Por que há um capítulo sobre o sistema circulatório em um livro sobre cinesiologia? Embora o coração seja um músculo, ele é diferente do músculo esquelético tanto em estrutura quanto em função. Nenhum sistema do corpo – circulatório, pulmonar, digestório ou musculoesquelético – funciona isoladamente. Os nutrientes necessários a todos os sistemas são levados aos componentes de cada sistema e os resíduos removidos. Esta é uma das principais funções do sistema circulatório. Assim, é necessário um suprimento de sangue para a saúde de todos os sistemas corporais.

O sistema circulatório abrange dois tipos de sistemas de transporte: (1) o sistema sanguíneo e (2) o sistema linfático.[1] O **sistema circulatório (cardiovascular)** inclui os vasos sanguíneos (artérias, capilares e veias) e o coração. A função do sistema cardiovascular é transportar o sangue por todo o corpo fornecendo nutrientes e oxigênio para cada célula e removendo os resíduos. O coração é a bomba que impulsiona o sangue pelas artérias e veias. As artérias transportam o sangue para longe do coração e as veias transportam o sangue de volta ao coração.

O **sistema linfático** é composto por vasos linfáticos e linfonodos. A função do sistema linfático é coletar o excesso de líquido intersticial (extracelular) como a linfa, transportando-o dos espaços intersticiais para o sistema venoso. Desta forma, o sistema linfático ajuda o sistema circulatório a manter o equilíbrio hídrico adequado. Além disso, o sistema linfático faz parte do sistema imunológico filtrando da linfa bactérias e vírus nocivos e iniciando as respostas imunes.

---

[1] N.R.T.: Na Terminologia Anatômica publicada no Brasil (2001), há o termo "sistema circulatório", que corresponde ao sistema cardiovascular. Também há "sistema linfático", que é independente do sistema circulatório.

Sistema cardiovascular

O sistema cardiovascular é um sistema fechado, pois o sangue nunca sai da rede de artérias, veias e capilares do corpo. Os dois circuitos diferentes e distintos, ou alças, do sistema cardiovascular são o circuito pulmonar (pequena circulação) e o circuito sistêmico (grande circulação) (Figura 7.1). O **circuito pulmonar** transporta sangue com depleção de oxigênio (mostrado em azul) de vênulas em leitos capilares através de veias que aumentam de diâmetro até a veia cava. O sangue então entra no átrio direito, passa para o ventrículo direito e sai para os pulmões através das artérias pulmonares. O sangue retorna ao lado esquerdo do coração (mostrado em vermelho) através das veias pulmonares.

O processo de **difusão** ocorre quando as moléculas se movem de uma região de alta concentração para uma de menor concentração. A difusão ocorre em muitas regiões do corpo. Três regiões significativas nas quais ocorre a difusão são os pulmões, as vísceras e os leitos capilares. Nos pulmões, o dióxido de carbono é trocado por oxigênio. Nas vísceras, os resíduos são trocados por nutrientes. Nos leitos capilares por todo o corpo, o oxigênio é trocado por dióxido de carbono e os nutrientes são trocados por produtos residuais. O **circuito sistêmico** transporta sangue enriquecido com oxigênio e nutrientes dos pulmões para o lado esquerdo do coração (átrio esquerdo e ventrículo esquerdo). O sangue sai do lado esquerdo do coração através da aorta e ramificações das artérias que diminuem de diâmetro, terminando em arteríolas nos leitos capilares. Nos leitos capilares, o sangue oxigenado troca seu oxigênio por dióxido de carbono. O sangue que sai dos leitos capilares através das vênulas volta a entrar no circuito pulmonar.

Coração

Ao contrário do músculo esquelético, o músculo cardíaco (miocárdio) se contrai por conta própria, sem informações do sistema nervoso central (SNC). Esta propriedade do músculo cardíaco é denominada **automaticidade**. O coração requer automaticidade porque precisa trabalhar constantemente sem informações conscientes do SNC. O coração é um músculo de resistência. Supondo que seu coração se contraia 72 vezes por minuto, 60 minutos por hora, 24 horas por dia, 365 dias por ano, seu coração se contrai cerca de 38 milhões de vezes por ano. Se você viver até os 80 anos, seu coração terá se contraído mais de 3 trilhões de vezes sem parar!

Localização

Aproximadamente do tamanho de um punho, o coração está localizado na parte média da cavidade torácica, que é conhecida como **mediastino** (Figura 7.2), e entre o esterno e a coluna vertebral (Figura 7.3). Aproximadamente dois terços da massa do coração estão à esquerda da linha média. O mediastino também contém vasos sanguíneos, o timo, partes torácicas de traqueia e esôfago, linfonodos e o nervo vago. Os pulmões esquerdo e direito estão localizados na cavidade torácica em ambos os lados do coração.

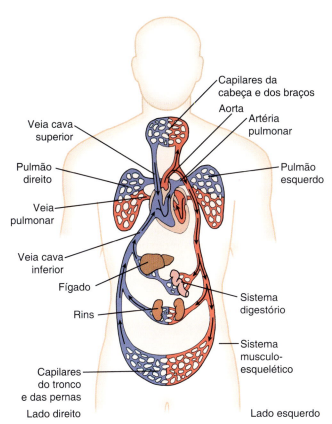

Figura 7.1 Circulações pulmonar e sistêmica (visão anterior).

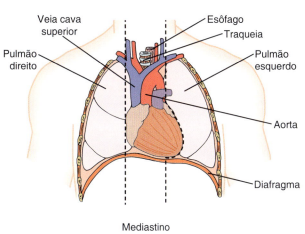

Figura 7.2 Localização do coração no mediastino – área na cavidade torácica entre os dois pulmões.

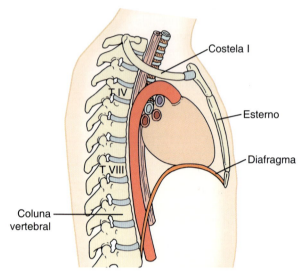

Figura 7.3 Posição do coração entre duas superfícies rígidas (esterno e coluna vertebral) dentro da cavidade torácica.

Câmaras

O coração é dividido em lados direito e esquerdo, com cada lado tendo uma câmara superior e inferior. As duas câmaras superiores de paredes finas são denominadas **átrios** e as duas câmaras inferiores de paredes espessas são denominadas **ventrículos** (Figura 7.4). A função dos átrios é coletar o sangue que retorna ao coração do corpo (átrio direito) e dos pulmões (átrio esquerdo).

Os ventrículos são maiores que os átrios porque suas paredes requerem maior força de contração muscular (bombeamento) do que as paredes atriais. A massa muscular do ventrículo esquerdo é aproximadamente três vezes mais espessa que a do ventrículo direito. Essa massa muscular maior é necessária para fornecer uma força de bombeamento maior para empurrar o sangue por todo o corpo. O ventrículo direito bombeia sangue do coração para os pulmões, o que requer menos força para realizar sua função do que o lado esquerdo do coração.

Valvas

As valvas cardíacas funcionam para garantir que o sangue flua através do coração em apenas uma direção. Existe uma valva **atrioventricular** (AV) entre cada átrio e ventrículo. Existe uma valva **semilunar** (SL) entre cada ventrículo e sua artéria de conexão saindo do coração (ver Figura 7.4).

Quando os ventrículos se contraem, as valvas AV se fecham para impedir o refluxo de sangue dos ventrículos para os átrios. A valva AV entre o átrio e o ventrículo direitos, denominada **valva atrioventricular direita (tricúspide)**, apresenta três válvulas (folhetos ou cúspides). A valva AV entre o átrio e o ventrículo esquerdos, denominada **valva atrioventricular esquerda (bicúspide)**, tem duas válvulas. A valva AV esquerda também é chamada de **valva mitral** porque se assemelha a um chapéu cerimonial que consiste em duas partes semelhantes (mitras), tradicionalmente usados por alguns

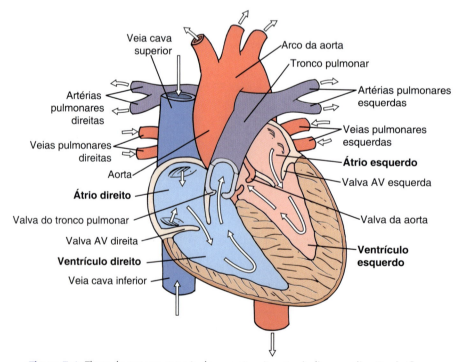

Figura 7.4 Fluxo do sangue através do coração. As setas indicam a direção do fluxo.

clérigos. As válvulas das valvas AV estão localizadas dentro dos ventrículos. Elas são impedidas de passar para os átrios por cordas tendíneas presas à parede ventricular.

A valva SL localizada entre o ventrículo direito e a artéria pulmonar é denominada **valva do tronco pulmonar**. A valva SL entre o ventrículo esquerdo e a aorta é denominada **valva da aorta**. As valvas SL impedem o refluxo de sangue para os ventrículos. As válvulas das valvas SL estão dentro do tronco pulmonar e da aorta. Sem as valvas SL funcionando, o coração seria muito menos eficiente em bombear o sangue, diminuindo, assim, o débito cardíaco.

Tipos de vasos sanguíneos

Existem três tipos de vasos sanguíneos: artérias, veias e capilares. As paredes das artérias e das veias têm três camadas de espessura. Os capilares são microscópicos, pois têm paredes de apenas uma camada de células endoteliais de espessura.

As **artérias** transportam o sangue *para fora* do coração começando com a maior artéria, a **aorta**, e terminando com as menores, as **arteríolas**, nos leitos capilares. Tanto as arteríolas quanto as vênulas são denominadas *capilares*, e as áreas onde se fundem são denominadas **leitos capilares**. No seu menor tamanho, apenas uma hemácia consegue passar através do diâmetro de um capilar de cada vez. Todas as trocas de oxigênio e nutrientes com dióxido de carbono e produtos residuais ocorrem através das paredes dos capilares.

O sangue arterial é rico em oxigênio. A exceção é o sangue nas artérias pulmonares, que transportam sangue desoxigenado do coração para os pulmões. Em comparação com as veias, as paredes arteriais são mais fortes e elásticas para suportar a alta pressão a que as artérias são submetidas pela contração do ventrículo esquerdo. Uma camada de músculo liso fornece elasticidade e contratilidade, permitindo que as artérias mudem de diâmetro por meio de dilatação ou constrição em resposta a batimentos cardíacos, hormônios e *inputs* do SNC. A capacidade das artérias de se dilatar e se contrair também é usada para direcionar o fluxo sanguíneo para as áreas de maior necessidade. Por exemplo, durante a atividade física, as artérias das vísceras se contraem e as artérias dos músculos se dilatam.

As **veias** transportam sangue *para o* coração começando pelas menores, as **vênulas** nos leitos capilares, até as maiores, as **veias cavas** superior e inferior. As veias transportam sangue desoxigenado, exceto as veias pulmonares, que transportam sangue oxigenado dos pulmões para o coração. Em comparação com as artérias, as veias são maiores em diâmetro, têm paredes mais finas e menos elásticas.

As veias contêm *válvulas* que impedem o refluxo do sangue para fora do coração. As **válvulas** são dobras na camada interna das veias, geralmente dispostas em duas cúspides. Válvulas abertas permitem que o sangue flua em direção ao coração. Válvulas fechadas obstruem as veias, impedindo o refluxo do sangue para longe do coração. Como as veias nos membros inferiores transportam sangue contra a gravidade, as válvulas são mais comuns nos membros inferiores do que nos superiores. As válvulas também são mais numerosas nas veias profundas do que nas superficiais.

A contração dos grandes músculos esqueléticos, particularmente do membro inferior, auxilia na superação da distância e da força da gravidade para garantir o retorno venoso adequado ao coração.

Artérias, veias e nervos acompanham-se, muitas vezes com o mesmo nome e geralmente seguindo o mesmo caminho. Exemplos são artéria, veia e nervo axilares e artéria, veia e nervo femorais. Há exceções, como a artéria carótida e a veia jugular emparelhadas no pescoço. Se o corpo humano fosse dissecado de todos os tecidos, exceto os vasos sanguíneos, essa vasta, densa e delicada rede de vasos sanguíneos apareceria como uma forma densa e semelhante a uma malha (Figura 7.5).

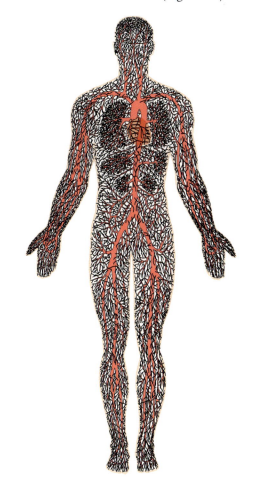

Figura 7.5 O vasto sistema de vasos sanguíneos cria uma teia densa e delicada que espelha a forma do corpo.

Vias circulatórias

A Tabela 7.1 apresenta as principais artérias, seus ramos e áreas irrigadas. A Tabela 7.2 apresenta as principais veias e áreas drenadas.

A **parte ascendente da aorta**, que está ligada ao ventrículo esquerdo do coração, sobe e forma um arco acima do coração (Figura 7.6). Imediatamente ramificando-se da parte ascendente da aorta, estão as **artérias coronárias** direita e esquerda fornecendo sangue para o próprio músculo cardíaco. As veias cardíacas são paralelas às artérias coronárias, drenam o coração e desembocam no seio coronário. O seio coronário é o maior vaso venoso do coração e desemboca diretamente no átrio direito.

O **arco** da aorta contém três ramos: primeiro, o tronco braquiocefálico; depois, a artéria carótida comum esquerda; e, por último, a artéria subclávia esquerda (Figura 7.7). O **tronco braquiocefálico** (do latim *brachium* = "braço" e *cephalicus* = "cabeça") é a principal fonte de sangue para o braço direito e o lado direito da cabeça. Este trajeto muito curto da artéria permite que as artérias que se ramificam da aorta no lado esquerdo do coração atravessem o coração para o lado direito do corpo. O tronco braquiocefálico se ramifica nas artérias carótida comum direita e subclávia direita (ver Figura 7.7). O segundo e o terceiro ramos do arco da aorta são as

artérias carótida comum esquerda e subclávia esquerda, respectivamente, o principal suprimento de sangue para o lado esquerdo da cabeça e o braço esquerdo. O trajeto das artérias carótidas sobe pelo pescoço. As artérias subclávias continuam até os membros superiores. Após esses ramos, a aorta se volta para baixo. Rebatizada de **parte descendente da aorta**, ela supre o tronco e os membros inferiores. Aproximadamente na quarta vértebra lombar, a parte descendente da aorta se divide nas artérias **ilíacas comuns** direita e esquerda (Figura 7.8). Cada artéria ilíaca comum divide-se em artérias **ilíacas externas** e **internas**. As artérias ilíacas externas suprem os membros inferiores e as artérias ilíacas internas suprem as vísceras e a pelve.

Do lado venoso, a **veia cava inferior** acompanha a parte descendente da aorta através do tronco levando o sangue em direção ao coração. A veia cava inferior é formada aproximadamente na quinta vértebra lombar pela confluência das **veias ilíacas comuns direita e esquerda** (ver Figura 7.8). As veias ilíacas comuns são formadas pela fusão das veias ilíacas externas e internas. A **veia ilíaca externa** recebe o fluxo sanguíneo da parede abdominal e do membro inferior através da **veia femoral**. A veia ilíaca interna recebe sangue das vísceras e da pelve.

A circulação do membro inferior começa quando artéria e veia ilíacas externas passam sob o ligamento inguinal, onde são renomeadas como **artéria e veia femorais** (Figura 7.9A e B). Como a artéria é bastante

Tabela 7.1 Principais artérias.

Nome	Ramos principais	Área irrigada
Parte ascendente da aorta	Artérias coronárias	Coração
Arco da aorta	Tronco braquiocefálico	–
	Artéria subclávia esquerda	Membro superior – esquerdo
	Artéria carótida comum esquerda	Pescoço – lado esquerdo
Tronco braquiocefálico	Artéria subclávia direita	Membro superior – direito
	Artéria carótida comum direita	Pescoço – lado direito
Artéria carótida comum	Artéria carótida interna	Cérebro
	Artéria carótida externa	Face externa da cabeça
Artéria subclávia	Artéria vertebral	Cérebro
	Artéria axilar	Membro superior
Artéria axilar	Artéria braquial	Braço
Artéria braquial	Artérias radial e ulnar	Antebraço e mão
Parte descendente da aorta	Artérias renais	Rins
	Artérias ilíacas comuns (direita e esquerda)	Hipogástrio
Artérias ilíacas comuns (direita e esquerda)	Artérias ilíacas internas (direita e esquerda)	Pelve
	Artérias ilíacas externas (direita e esquerda)	Membro inferior
Artéria ilíaca externa	Artéria femoral	Coxa
Artéria femoral	Artéria poplítea	Joelho
Artéria poplítea	Artérias tibiais anterior e posterior	Perna e pé

Tabela 7.2 Principais veias.

Veia	Veia a que se une	Área drenada
Tronco		
Veia braquiocefálica	Veia cava superior	Parte superior do corpo
Veias renais	Veia cava inferior	Rins
Veia hepática	Veia cava inferior	Fígado
Veias ilíacas internas (direita e esquerda)	Veias ilíacas comuns (direita e esquerda)	Pelve
Veias ilíacas externas (direita e esquerda)	Veias ilíacas comuns (direita e esquerda)	Membro inferior
Veias ilíacas comuns (direita e esquerda)	Veia cava inferior	Membro inferior e abdome
Membro inferior		
Veias tibiais anterior e posterior	Veia poplítea	Perna e pé
Veia poplítea	Veia femoral	Joelho
Veia safena parva	Veia poplítea	Região superficial da perna e do pé
Veia safena magna	Veia femoral	Região superficial do membro inferior
Veia femoral	Veia ilíaca externa	Coxa
Cabeça e pescoço		
Seios da dura-máter	Veia jugular interna	Cérebro (inclusive o líquido cerebrospinal reabsorvido)
Veia jugular interna	Veia braquiocefálica	Crânio, face e pescoço
Veia jugular externa	Veia subclávia	Face, pescoço e couro cabeludo
Veia vertebral	Veia braquiocefálica	Parte posterior do crânio, parte cervical da medula espinal e vértebras cervicais
Veia subclávia	Veia braquiocefálica	Ombro
Veia braquiocefálica	Veia cava superior	Parte superior do corpo
Veia cava superior	Átrio direito	Parte superior do corpo
Membro superior		
Veias radial e ulnar	Veia braquial	Antebraço e mão
Veia cefálica	Veia axilar	Região superficial do braço e do antebraço
Veia basílica	Veia axilar	Região superficial do braço
Veia intermédia do cotovelo	Veias basílica e cefálica	Fossa cubital
Veia braquial	Veia axilar	Braço
Veia axilar	Veia subclávia	Axila
Veia subclávia	Veia braquiocefálica	Ombro

102 PARTE 1 Cinesiologia Clínica Básica e Anatomia

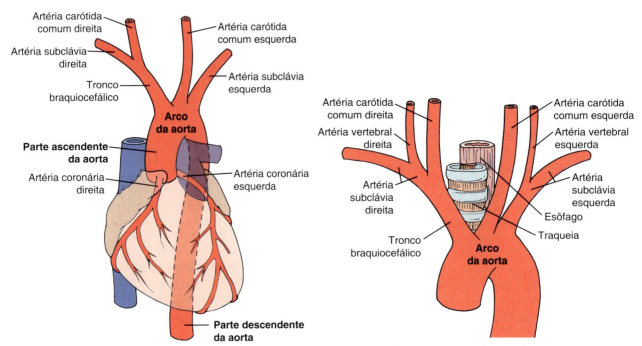

Figura 7.6 Principais partes da aorta: parte ascendente, arco da aorta e parte descendente.

Figura 7.7 Ramos do arco da aorta.

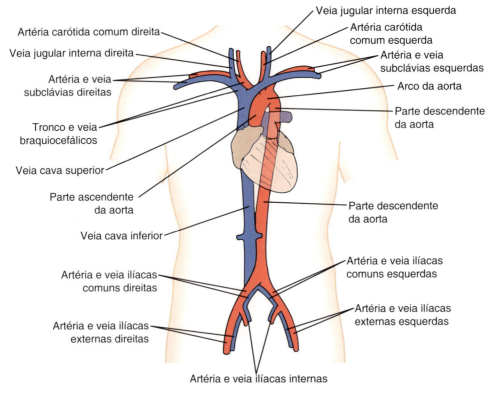

Figura 7.8 Ramos principais da aorta e veias cavas.

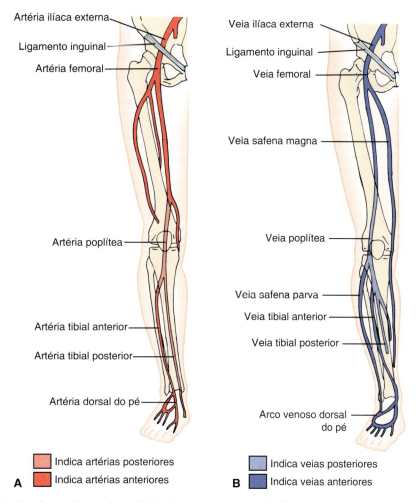

Figura 7.9 Circulação do membro inferior (visão anterior do lado direito). **A.** Artérias principais. **B.** Veias.

superficial na região inguinal, o pulso femoral pode ser palpado no trígono femoral (Figura 7.10). As margens do trígono femoral são o ligamento inguinal superiormente, o músculo sartório lateralmente e o músculo adutor longo medialmente. Os músculos pectíneo e iliopsoas são posteriores, e formam a base do trígono (Figura 7.11). Além de artéria e veia femorais, o nervo femoral e numerosos linfonodos estão dentro desse trígono.

A artéria femoral, que corre profundamente ao longo do comprimento medial da coxa, passa posteriormente através do hiato dos adutores, uma abertura na inserção do músculo adutor magno (ver Figura 17.22). Entrando na fossa poplítea, a face posterior do joelho, a artéria femoral é renomeada como **artéria poplítea**. O pulso poplíteo pode ser palpado no meio do espaço poplíteo (ver Figuras 7.9A e 7.10).

Imediatamente distal ao joelho, a artéria poplítea se divide nas **artérias tibiais anterior e posterior** (ver Figura 7.9A). Como seus nomes indicam, ambas as artérias

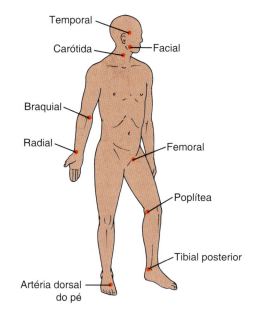

Figura 7.10 Principais locais para palpação do pulso.

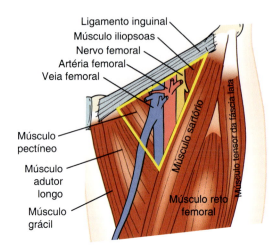

Figura 7.11 Trígono femoral contendo a artéria, a veia e o nervo femorais (lado direito).

descem pelos lados anterior e posterior da tíbia, respectivamente, ramificando-se para suprir a perna. No dorso do pé, a artéria anterior se ramifica, formando a **artéria dorsal do pé**. O pulso dorsal do pé é palpado no dorso do pé. A artéria tibial posterior é palpada posteriormente ao maléolo medial. Ambos os pulsos são monitorados para determinar o fluxo sanguíneo para os tecidos mais distais do membro inferior (ver Figuras 7.9A e 7.10).

O membro inferior tem dois sistemas venosos principais: os sistemas profundo e superficial (ver Figura 7.9B). As veias profundas geralmente são paralelas às artérias de mesmo nome. As **veias tibial e fibular anterior e posterior** drenam o pé e a perna, e se fundem para formar a veia poplítea. A **veia poplítea** drena a região do joelho antes de ser renomeada como veia femoral após passar pelo hiato dos adutores. A **veia femoral** drena a área da coxa e é renomeada como veia ilíaca externa, pois passa sob o ligamento inguinal. As duas principais veias superficiais dos membros inferiores são as veias safenas. A **veia safena magna**, que é a veia mais longa do corpo, é superficial e medial ao longo da maior parte do comprimento do membro inferior. A veia poplítea e a veia safena magna unem-se no trígono femoral, formando a veia femoral. A **veia safena parva** é superficial e lateral no pé e na perna, continuando posteriormente para se juntar à veia poplítea imediatamente distal ao espaço poplíteo.

A circulação arterial dos membros superiores começa com a artéria subclávia. A **artéria subclávia** fornece sangue para o membro superior, para a parede torácica e para o pescoço. A artéria subclávia direita ramifica-se do arco da aorta através do curto tronco braquiocefálico, enquanto a artéria subclávia esquerda ramifica-se diretamente a partir do arco da aorta.

A artéria subclávia passa sob a clavícula e sobre a primeira costela. Na margem lateral da primeira costela, a artéria subclávia é renomeada como **artéria axilar** (Figura 7.12A), que supre os músculos do cíngulo do membro superior. A artéria axilar passa pela axila até a extremidade proximal do braço, onde é renomeada como **artéria braquial**, que irriga o braço. Anteriormente ao cotovelo, a artéria braquial se divide nas artérias radial e ulnar. Frequentemente, a pressão arterial é medida neste local. As artérias radial e ulnar descem pelo antebraço nos lados radial e ulnar, respectivamente. Cada artéria se ramifica várias vezes no antebraço antes de terminar no arco palmar.

Semelhante ao membro inferior, o membro superior apresenta veias profundas e superficiais (ver Figura 7.12B). As veias profundas do membro superior eventualmente drenam para a **veia subclávia**, que é paralela à artéria de mesmo nome. As **veias radial e ulnar** drenam o antebraço lateral e medial e a mão, respectivamente, unindo-se para formar a **veia braquial**, que drena o braço. Drenando o antebraço lateral e o braço, a **veia cefálica** passa lateralmente e é renomeada como veia axilar na extremidade proximal do membro superior. A **veia basílica** é medial no antebraço e renomeada como veia braquial no cotovelo. A **veia intermédia do cotovelo**, situada na face anterior do cotovelo, conecta a veia basílica à veia cefálica. O sangue venoso é comumente retirado dessas veias na parte anterior do cotovelo.

O trajeto da **artéria carótida comum** é ao longo de cada lado do pescoço lateralmente à traqueia. O pulso carotídeo é palpado neste local (ver Figura 7.10). A artéria carótida comum esquerda origina-se diretamente do arco da aorta, enquanto a artéria carótida comum direita se ramifica a partir do tronco braquiocefálico do arco da aorta (ver Figuras 7.6 e 7.7). Aproximadamente no nível da mandíbula, cada artéria carótida comum se divide em artérias carótidas externa e interna (Figura 7.13A). A **artéria carótida externa** supre a face, a mandíbula, o couro cabeludo e o crânio. A **artéria carótida interna** ascende, entra no crânio através do canal carótico no temporal e supre principalmente a parte anterior do cérebro.

Vários seios venosos dentro das camadas da dura-máter recebem sangue do cérebro. Eventualmente, esses seios drenam para a veia jugular interna. Paralelamente às artérias carótidas, drenando as regiões da cabeça e do pescoço, estão as **veias jugulares interna e externa** (ver Figura 7.13B).

A **artéria vertebral**, o primeiro e maior ramo da artéria subclávia (ver Figuras 7.7 e 7.13A), ascende no forame transversário das vértebras cervicais. A artéria vertebral entra na base do cérebro através do forame magno, suprindo a parte posterior do cérebro. As artérias vertebrais direita e esquerda fornecem sangue ao bulbo e ao cerebelo antes de se unirem para formar a **artéria basilar** na parte inferior do tronco encefálico. A artéria basilar supre partes do cerebelo, a ponte e o mesencéfalo.

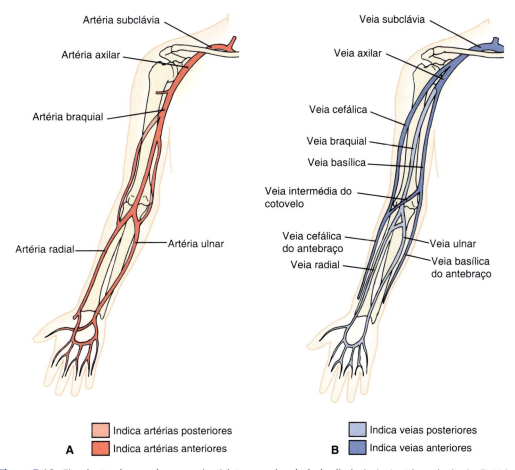

Figura 7.12 Circulação do membro superior (visão anterior do lado direito). **A.** Artérias principais. **B.** Veias.

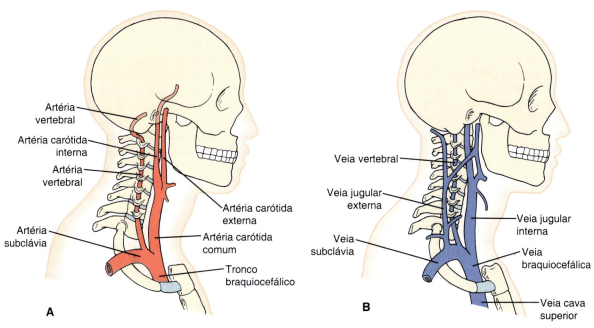

Figura 7.13 Circulação do pescoço (lado direito). **A.** Artérias principais. **B.** Veias.

A **veia vertebral** é formada por múltiplos plexos de veias dentro do crânio e de um plexo que drena sangue da parte cervical da medula espinal, das vértebras e da face posterior do crânio. A veia vertebral acompanha a artéria vertebral no pescoço dentro do forame transversário das seis primeiras vértebras cervicais (ver Figura 7.13B) e continua a descer, fundindo-se com a veia braquiocefálica. A veia vertebral, no entanto, não emerge através do forame magno com a artéria vertebral.

Círculo arterial do cérebro

O **círculo arterial do cérebro (de Willis)**, nomeado em homenagem ao médico inglês Thomas Willis, que primeiro descreveu essa interconexão, situa-se na base do cérebro (Figura 7.14). A configuração desse círculo garante um fluxo sanguíneo contínuo para o cérebro caso ocorra falha em uma das três artérias principais (duas artérias carótidas internas e a artéria basilar). No entanto, o círculo arterial do cérebro nem sempre está completamente desenvolvido e não garante um fluxo sanguíneo contínuo para o cérebro em todos os indivíduos.

O círculo arterial do cérebro, que fornece fluxo sanguíneo para todo o cérebro, é formado da seguinte maneira: imediatamente após entrar no crânio, cada artéria carótida interna se ramifica em artérias cerebrais médias e anteriores. As **artérias cerebrais médias** suprem os hemisférios cerebrais laterais e as **artérias cerebrais anteriores** abastecem a face medial do cérebro. As artérias vertebrais unem-se à artéria basilar na junção das faces anteriores da ponte e do bulbo. A artéria basilar se divide para formar as **artérias cerebrais posteriores**, suprindo os lobos occipitais e parte dos lobos temporais. A artéria cerebral anterior (da artéria carótida interna) e a artéria cerebral posterior (da artéria basilar) se unem na base do cérebro pela **artéria comunicante posterior**. As artérias cerebrais anteriores direita e esquerda são unidas pela **artéria comunicante anterior** para completar o círculo.

Anastomoses

Em um complexo de artérias ramificadas, uma **anastomose** é uma junção de artérias que proporciona múltiplos caminhos para que o sangue consiga abastecer os tecidos. Essa conexão estrutural fornece circulação alternativa quando uma das artérias está bloqueada. As anastomoses geralmente se formam em tecidos nos quais o fluxo sanguíneo é fundamental para a sobrevivência, como o cérebro e o coração.

Dentro de cada extremidade, pequenas anastomoses são comumente localizadas em cada articulação. Essas vias arteriais alternativas permitem que a parte distal de um membro continue recebendo sangue caso uma artéria maior que supre uma região fique bloqueada. Com o tempo, esses ramos de conexão se ampliam para melhor atender às necessidades da área envolvida. A Figura 7.15 ilustra anastomoses da artéria femoral ao redor do joelho. Muitos desses ramos se unem às artérias tibiais anteriores ou posteriores distais ao joelho.

Ciclo cardíaco

O **ciclo cardíaco** é uma série de eventos mecânicos. Os átrios direito e esquerdo se contraem simultaneamente, seguidos de perto pela contração simultânea dos

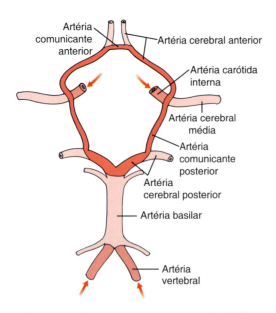

Figura 7.14 Círculo arterial do cérebro (de Willis).

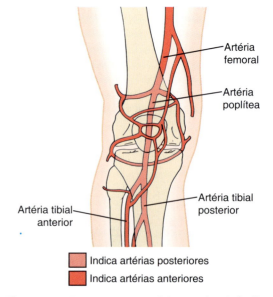

Figura 7.15 Anastomoses arteriais ao redor do joelho.

ventrículos direito e esquerdo. Esse padrão assegura a coordenação entre os átrios e os ventrículos, o que aumenta o débito cardíaco. Durante a **diástole**, a fase de repouso do ciclo cardíaco, o sangue das veias cavas superior e inferior flui para o átrio e o ventrículo direitos. O complexo estimulante do coração estimula a contração do músculo cardíaco, iniciando a **sístole**, a fase ativa do ciclo cardíaco.

Os átrios se contraem primeiro, fazendo com que o sangue nos átrios encha ainda mais os ventrículos. Os ventrículos então se contraem para impulsionar o sangue para fora do coração. A contração do músculo cardíaco faz com que o tamanho dos átrios e dos ventrículos diminua, o que aumenta a pressão nessas câmaras inicialmente e depois empurra o sangue para fora da câmara. O aumento da pressão causado pela contração ventricular faz com que as valvas AV (direita e esquerda) se fechem, impedindo o refluxo de sangue para os átrios. Quando os ventrículos cessam a contração e retornam à fase diastólica, a pressão nos ventrículos diminui. A pressão agora é maior na aorta e no tronco pulmonar, fazendo com que as valvas semilunares se fechem e impeçam o refluxo do sangue para o coração.

Durante a diástole, o sangue da veia cava entra no átrio e no ventrículo direitos simultaneamente com o sangue da veia pulmonar que entra no átrio e no ventrículo esquerdos. Durante a sístole, o sangue sai do ventrículo direito pelo tronco pulmonar simultaneamente com o sangue que sai do ventrículo esquerdo pela aorta. O músculo cardíaco no lado esquerdo do coração é mais espesso do que no lado direito. Essa diferença significativa é necessária para gerar pressões mais altas e superar a resistência criada pelos quilômetros de artérias e capilares por todo o corpo.

Os **sons cardíacos**, produzidos pelo fechamento das valvas cardíacas, podem ser ouvidos com um estetoscópio. Esses sons são frequentemente descritos como *lub-dub*. Quando os ventrículos começam a se contrair, o aumento da pressão da parede ventricular sobre o sangue faz com que as valvas AV se fechem, gerando o primeiro som cardíaco (*lub*). A pressão de refluxo do sangue na aorta e no tronco pulmonar faz com que as valvas SL se fechem, e geram o segundo som cardíaco (*dub*).

Pulso e pressão arterial

O **pulso** é uma "pulsação" produzida pela contração e pela expansão de uma artéria à medida que o sangue é impulsionado através do circuito sistêmico pelo ventrículo esquerdo. A contração e o relaxamento do coração fazem com que o fluxo sanguíneo comece a pulsar pelas artérias. Cada onda representa uma batida do coração

(frequência cardíaca ou pulso). Os pulsos são palpados em locais do corpo onde as artérias são superficiais. Os locais comuns para a palpação do pulso são o punho (artéria radial), o pescoço (artéria carótida) e o dorso do pé (artéria dorsal do pé). A Figura 7.10 ilustra os locais onde um pulso pode ser detectado. Quando contado e calculado para igualar o número de batimentos por minuto, o pulso é uma medida da frequência cardíaca. A frequência cardíaca normal é entre 60 e 80 batimentos por minuto (bpm). O pulso é usado para monitorar a frequência cardíaca e o fluxo sanguíneo. A presença ou a ausência de pulso em locais específicos é monitorada para determinar se uma região específica está recebendo sangue arterial e, portanto, capaz de fornecer oxigênio e nutrientes para essa região. Quando a frequência cardíaca é de 70 bpm, ela é registrada por escrito como "FC 70".

A **pressão arterial** é uma medida da pressão dentro do sistema arterial. A pressão nas artérias é resultado da força de contração do ventrículo esquerdo e da contração ou relaxamento relativo do músculo liso nas artérias. A contração do músculo liso causa o estreitamento do diâmetro das artérias. Quando a mesma quantidade de sangue por batimento sai do coração, a pressão arterial será maior em um sistema com artérias de diâmetro menor (constrição arterial) e menor em um sistema com artérias de diâmetro maior (dilatação arterial). Portanto, a pressão arterial é mais alta durante a sístole (contração do coração) e mais baixa durante a diástole (relaxamento do coração).

Ambas as fases da pressão arterial são medidas usando-se um esfigmomanômetro (manguito de pressão arterial). A pressão arterial sistólica é o primeiro som regular ouvido por intermédio de um estetoscópio quando o manguito de pressão desinfla, e a pressão diastólica é o ponto em que o som não pode mais ser ouvido. A pressão sistólica saudável é inferior a 120 milímetros de mercúrio (mmHg) e a pressão diastólica é inferior a 80 mmHg. As medições da pressão arterial são registradas com dois números, que representam *sístole* e *diástole*, e registradas como sístole por diástole. Por exemplo, quando a sístole é medida como 120 mmHg e a diástole é medida como 80 mmHg, o registro escrito da pressão arterial é "PA 120/80" e a apresentação verbal da pressão arterial é "PA é 120 por 80".

Sistema linfático

O sistema linfático está ligado ao sistema circulatório e ao sistema imunológico. Diferentemente do sistema circulatório bidirecional, o sistema linfático é uma rota unidirecional da periferia para o sistema venoso. A vasta rede de vasos e gânglios linfáticos tem quatro funções principais:

1. Coleta de linfa dos espaços intersticiais (extracelulares) do corpo.
2. Filtragem da linfa.
3. Detecção e início da resposta à infecção.
4. Devolver a linfa ao sistema circulatório.

Ao devolver o líquido ao sistema venoso, o sistema linfático tem um papel significativo na manutenção do volume sanguíneo e da pressão arterial normais. Outro resultado é a prevenção do edema (inchaço) pelo retorno do líquido dos espaços intersticiais para o sistema circulatório.

Para visualizar esse arranjo, pense em um corpo como um vaso cheio de bolinhas de gude. As bolinhas representam as células do tecido, e os espaços entre as bolinhas representam os espaços intersticiais. Quando a água (líquido intersticial) é despejada no recipiente, todos os espaços intersticiais são preenchidos.

Coleta de linfa

À medida que o sangue entra nos leitos capilares, os capilares estreitos retardam o fluxo de sangue. O **plasma**, a porção líquida do sangue, entra nos espaços intersticiais dos tecidos por difusão. Uma vez dentro dos espaços intersticiais, esse fluido é denominado **líquido intersticial** (Figura 7.16). Aproximadamente 90% do líquido intersticial retornam como plasma através das vênulas para o sistema cardiovascular. Os 10% restantes do líquido intersticial, rico em proteínas, entram no sistema linfático, onde é denominado **linfa**. Oxigênio e nutrientes são entregues às células por difusão no plasma. Os produtos residuais se acumulam no líquido intersticial. Aproximadamente 2 ℓ de linfa fluem diariamente pelo sistema linfático e são devolvidos ao sistema circulatório.

Começando como minúsculos capilares nos tecidos, o sistema linfático termina na veia subclávia. Esses **capilares linfáticos** iniciais formam uma vasta rede na maior parte do corpo. Os capilares linfáticos não são encontrados no SNC, nos ossos, nos dentes, na epiderme, em certos tipos de cartilagem ou em qualquer outro tecido avascular. Os capilares linfáticos, como as veias do sistema circulatório, unem-se, aumentam de diâmetro e são denominados **vasos linfáticos**. Em comparação com as veias, os vasos linfáticos são mais largos, têm paredes mais finas e mais válvulas, e apresentam linfonodos.

Os capilares linfáticos agem como se suas paredes tivessem uma válvula unidirecional. Quando a pressão externa é maior do que a pressão interna dos capilares linfáticos, o líquido intersticial flui para os capilares linfáticos. Quando a pressão interna dos capilares linfáticos é maior do que a pressão nos espaços intersticiais, as paredes dos capilares linfáticos não permitem que o líquido intersticial passe para dentro ou para fora dos capilares linfáticos.

Os **linfonodos** são estruturas em forma de rim localizadas ao longo das vias do sistema linfático. Os linfonodos são agrupados regionalmente nas junções entre cabeça/pescoço e tronco e tronco/membros. Os três grupos de linfonodos regionais são cervical (pescoço), axilar (membro superior) e inguinal (membro inferior).

Os vasos linfáticos superficiais drenam a pele e a tela subcutânea, formando uma rede que eventualmente drena para os vasos linfáticos profundos. Os vasos linfáticos profundos drenam músculos e vísceras, e tendem a seguir os trajetos dos vasos sanguíneos principais.

Vias de transporte

Enquanto o sistema circulatório tem o coração para bombear o sangue, o sistema linfático não tem essa bomba. A linfa é impulsionada através dos vasos linfáticos por ações internas e externas ao sistema linfático. Assim como as veias, os vasos linfáticos têm válvulas que impedem o refluxo do líquido. **Linfângions** são os segmentos de vasos linfáticos entre as válvulas. A linfa distende o músculo liso nas paredes dos vasos linfáticos, ativando os nervos que circundam os linfângions e causando contrações sequenciais (**peristaltismo**) dos linfângions para impulsionar a linfa através do sistema linfático (Figura 7.17).

Ações sutis externas ao sistema linfático influenciam o movimento da linfa dentro dos vasos linfáticos. A contração dos músculos esqueléticos circundantes auxilia

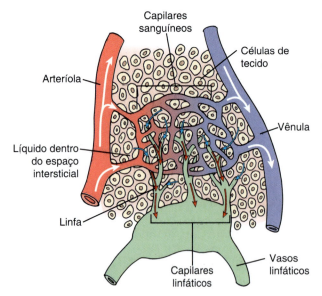

Figura 7.16 Relação dos vasos linfáticos com as artérias e as veias.

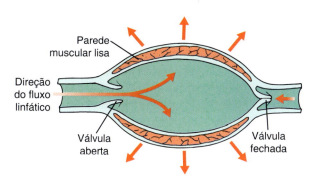

Figura 7.17 Quando a linfa preenche o linfângio, é criado um reflexo de estiramento que faz as paredes se contraírem e move a linfa em direção ao coração.

na propulsão da linfa, assim como o sangue é movido nas veias. Isto é especialmente verdadeiro nos membros. O movimento do diafragma e as mudanças na pressão da cavidade torácica durante a ventilação fornecem um efeito de bombeamento sutil nos vasos linfáticos dentro do tronco.

Filtração e proteção

A linfa passa pelos linfonodos em seu caminho para a veia subclávia, onde a linfa entra no sistema circulatório (Figura 7.18). Frequentemente, os linfonodos estão dispostos em grupos ao longo das vias dos vasos linfáticos. O **linfonodo sentinela**, o primeiro linfonodo de um grupo, é a primeira linha de defesa contra a infecção. Os linfonodos são muitas vezes erroneamente chamados de *gânglios*. À medida que a linfa passa por um linfonodo, as bactérias e outras partículas estranhas são interceptadas, engolfadas e digeridas pelos glóbulos brancos (macrófagos e linfócitos). Quando há uma infecção, os linfonodos aumentam de tamanho e podem ficar sensíveis ao toque, pois o acúmulo de bactérias e um número crescente de linfócitos (glóbulos brancos) faz com que eles aumentem, elevando a pressão interna. Os linfonodos danificados ou destruídos não podem se regenerar, o que dificulta a drenagem da linfa da região anatômica afetada.

Padrões de drenagem

Como a linfa só é transportada da periferia para as veias subclávias, o processo é descrito como **drenagem** linfática, e não circulação linfática. A drenagem linfática ocorre em padrões relativamente previsíveis. Esses padrões de drenagem podem ser usados para localizar uma infecção ou um bloqueio mecânico do fluxo linfático por um tumor. Quando o líquido intersticial não é reabsorvido nos sistemas circulatório ou linfático, ocorre edema (inchaço). Os vasos linfáticos superficiais drenam a pele e a tela subcutânea, formando uma rede que eventualmente drena para os vasos linfáticos profundos. Os vasos linfáticos profundos drenam estruturas mais profundas, como músculos e órgãos. Os vasos linfáticos profundos tendem a seguir o mesmo trajeto que os vasos sanguíneos principais.

O corpo é dividido em três regiões principais para drenagem linfática (Figura 7.19). Linhas horizontais, uma no nível da clavícula e outra no nível do umbigo, definem as regiões de drenagem linfática. Os vasos linfáticos acima da clavícula drenam para os linfonodos cervicais. Os vasos linfáticos entre a clavícula e o umbigo drenam para os linfonodos axilares. Os vasos linfáticos

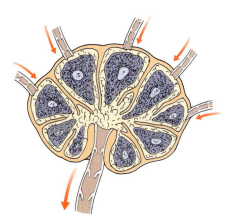

Figura 7.18 Linfonodos e vasos linfáticos.

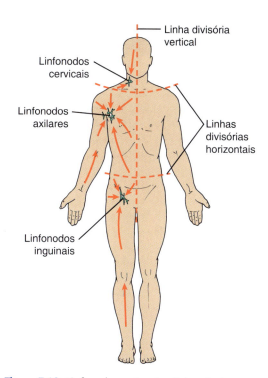

Figura 7.19 Linfonodos regionais e linhas de drenagem.

abaixo do umbigo drenam para os linfonodos inguinais. Uma linha vertical na linha média do corpo delineia a drenagem da linfa nos respectivos vasos linfáticos para os lados direito e esquerdo do corpo.

Muito parecido com um sistema de drenagem de águas pluviais em uma cidade, o sistema linfático começa com estruturas coletoras muito pequenas, que trazem a linfa para os linfonodos. Uma vez que a linfa sai dos linfonodos, ela se move para ramos maiores do sistema. Os linfonodos regionais – cervicais, axilares e inguinais – drenam para os **troncos linfáticos** jugular, subclávio e lombar, respectivamente. Os troncos linfáticos, mais aqueles nas áreas abdominal e torácica, drenam para um dos dois ductos que desembocam no sistema venoso (Figura 7.20). O **ducto linfático direito** é de longe o menor dos dois ductos. Com comprimento entre 2,5 e 5 cm, o ducto linfático direito está localizado na base do pescoço no lado direito. Apenas o lado direito da cabeça e do pescoço, o membro superior direito e o tronco superior direito drenam para o ducto linfático direito, que então drena para a veia subclávia direita.

A parte do corpo que não drena para o ducto linfático direito – todo o lado esquerdo do corpo e o lado direito do corpo abaixo do diafragma – drena a linfa para o **ducto torácico**. Completando esse trajeto de drenagem linfática, o ducto torácico drena para a veia subclávia esquerda.

Patologias comuns

A **hemorragia** (sangramento) ocorre quando a ruptura de um vaso sanguíneo permite que o sangue vaze do sistema circulatório fechado. A hemorragia decorrente de traumatismo, especialmente em uma artéria, é uma ameaça à vida quando há perda excessiva de sangue. A hemorragia ocorre de duas formas: interna e externamente. O sangramento externo de uma ferida é óbvio. A hemorragia interna pode muitas vezes passar despercebida durante o exame clínico, pois não é facilmente aparente. A hemorragia que ocorre em uma área não confinada, como o abdome, pode resultar em perda significativa de volume sanguíneo. Uma **hemorragia cerebral** (um tipo de acidente vascular encefálico) ocorre dentro dos limites ósseos do crânio. O sangramento dentro do crânio aumenta a pressão intracraniana. O aumento da pressão intracraniana comprime as estruturas do cérebro, interferindo no suprimento de sangue. A oxigenação normal e a remoção de resíduos necessários para a função cerebral são comprometidas pela diminuição do fluxo sanguíneo e pelo sangramento. A hemorragia decorrente de traumatismo craniano tende a ser epidural (entre o crânio e a dura-máter) ou subdural (sob a dura-máter). Os **sangramentos epidurais** ocorrem nas artérias. Portanto, os sintomas se desenvolvem mais rapidamente como resultado da maior pressão dentro das artérias impulsionando o sangue através da ruptura no vaso. Os **sangramentos subdurais** ocorrem nas veias, que estão sob menor pressão. Assim, a perda de sangue é mais lenta e os sintomas se desenvolvem mais lentamente.

Um **aneurisma** é uma protuberância ou um balão anormal causado por uma área enfraquecida de uma parede arterial. Um aneurisma pode passar despercebido até que se rompa e produza hemorragia. Locais comuns de aneurismas são a parte descendente da aorta e as artérias dentro do cérebro. A ruptura de um aneurisma pode decorrer de um aumento súbito da pressão arterial, como ao levantar cargas pesadas enquanto se prende a respiração.

A **insuficiência cardíaca** é uma condição na qual um ou ambos os ventrículos não se contraem com força suficiente para bombear um volume de sangue adequado para os pulmões ou para o corpo, ou para ambos. O volume sanguíneo reduzido (débito cardíaco)

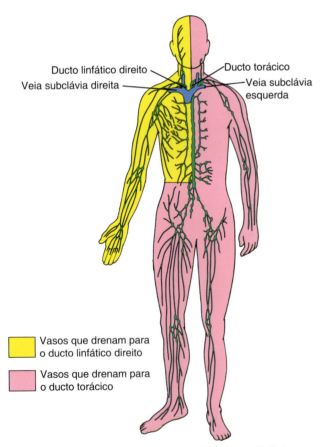

Figura 7.20 Drenagem linfática nos dois ductos linfáticos: o ducto linfático direito e o ducto torácico. Observe que os vasos superficiais são mostrados no lado direito e os vasos profundos no lado esquerdo.

sai dos ventrículos e é impulsionado com menos força. A pressão reduzida no lado arterial do sistema circulatório resulta em fluxo reduzido no lado venoso do sistema circulatório. Esta condição é denominada **estase venosa**. A estase venosa resulta na redução do volume de sangue que retorna ao coração, causando retenção de líquido nos tecidos do corpo. Isso geralmente leva a um edema, especialmente nos pés, nos tornozelos e nos pulmões.

Um **sopro cardíaco** é um som cardíaco incomum além dos sons *lub-dub* normais ouvidos durante uma contração cardíaca. O *sibilo* característico ouvido por intermédio de um estetoscópio é o fluxo sanguíneo turbulento. Esse som sibilante pode ser normal para alguns indivíduos ou um sinal de patologia da valva, permitindo que o sangue flua na direção errada.

Se uma artéria sofre estreitamento, o fluxo sanguíneo é reduzido. Quando uma artéria está totalmente ocluída (bloqueada), a isquemia resultante pode causar a morte do tecido. O estreitamento pode ser o resultado de um coágulo sanguíneo, de um estreitamento anatômico ou de depósitos de placa dentro de uma artéria. A **arteriosclerose**, ou "endurecimento" das artérias, é outra condição que retarda o fluxo sanguíneo, especialmente nas pernas e nos pés. Quando a arteriosclerose está presente, as paredes dos vasos são menos elásticas e, portanto, não conseguem se dilatar para permitir maior fluxo sanguíneo quando necessário. A **aterosclerose**, um tipo de arteriosclerose, ocorre quando depósitos de gordura na parede da artéria causam estreitamento ou bloqueio do vaso. O local de um bloqueio resultante de qualquer causa determina os sinais e os sintomas do paciente. Por exemplo, a redução do fluxo sanguíneo, a **isquemia**, para o coração das **artérias coronárias** pode ser resultado de um bloqueio parcial ou completo. A **isquemia** pode causar **angina** (dor no peito). A **angina de peito** é temporária, é a isquemia do músculo cardíaco acompanhada de angina e não resulta em dano permanente ao tecido cardíaco. Um **infarto do miocárdio** (ataque cardíaco) ocorre quando a isquemia resulta na morte das células cardíacas. Um **acidente vascular encefálico** (AVE) ocorre quando há bloqueio suficiente em uma artéria que se dirige ao encéfalo ou se localiza dentro dele.

As **varizes** ocorrem quando as veias perdem a elasticidade, ficando permanentemente dilatadas. O acúmulo de sangue nas veias aumenta ainda mais. À medida que as veias aumentam, as cúspides das válvulas não se fecham mais firmemente, o que permite que o sangue flua para longe do coração, em vez de em direção ao coração. As varizes são mais comuns nas veias superficiais da perna. As veias profundas são cercadas por músculos que, ao se contraírem, ajudam a bombear o sangue para o coração.

A **flebite** é a inflamação de uma veia. A **trombose** é a formação de um coágulo sanguíneo que pode bloquear parcial ou totalmente um vaso sanguíneo (artéria ou veia). A **tromboflebite** é a inflamação de uma veia acompanhada pela formação de coágulos. Uma **embolia** é um coágulo sanguíneo ou outro corpo estranho (como ar, gordura ou tumor) que se desprende. Um êmbolo dentro do sistema arterial passa por vasos cada vez menores até ficar preso e causar obstrução. Quando o êmbolo está dentro de uma veia, ele passa pelos vasos cada vez maiores do sistema venoso até chegar ao coração. Um coágulo de sangue no ventrículo direito pode viajar para os pulmões. Um coágulo sanguíneo formado no ventrículo esquerdo sai pela aorta e pode interferir na circulação arterial em qualquer parte do corpo, especialmente no cérebro ou na circulação cardíaca.

A **síndrome do desfiladeiro torácico** é um distúrbio causado pela compressão do plexo braquial ou das artéria e veia subclávias, ou de ambas. O espaço confinado entre a clavícula e a primeira costela, onde ocorre a compressão, é denominado *desfiladeiro torácico*. A síndrome do desfiladeiro torácico pode resultar em vários sinais e sintomas vasculares, neurológicos ou musculares.

O **linfedema** é o edema causado pelo excesso de proteínas nos espaços intersticiais atraindo líquido (plasma), que não é drenado nem pelo sistema circulatório nem pelo sistema linfático. O linfedema ocorre quando o tecido linfático ou os linfonodos são danificados, destruídos ou removidos. Quando qualquer uma dessas condições ocorre, a linfa não pode ser normalmente drenada da área envolvida. Os locais comuns de linfedema são os membros, muitas vezes resultado de cirurgia, traumatismo ou câncer. O tratamento do linfedema é baseado nos padrões de drenagem linfática.

Autoavaliação

1. Cite cada valva AV e sua localização.

2. As veias contêm sangue _____ (oxigenado/desoxigenado).

   A veia que é a exceção a esta regra é a _____.

   As artérias contêm sangue _____ (oxigenado/desoxigenado).

   A artéria que é a exceção a esta regra é a _____.

3. O fechamento de qual(is) valva(s) causa o primeiro som cardíaco (*lub*)?

   O fechamento de qual(is) valva(s) causa o segundo som cardíaco (*dub*)?

4. Os nomes das artérias e das veias mudam ao longo de seu trajeto. Começando no coração e terminando no joelho, liste as principais artérias em ordem.

5. Para onde o sangue é bombeado pelo ventrículo direito? Para onde o ventrículo esquerdo bombeia o sangue?

6. Liste as estruturas pelas quais o sangue passa quando entra no lado direito do coração e depois sai pelo lado esquerdo do coração.

7. Onde ocorre a troca de oxigênio e nutrientes por dióxido de carbono e resíduos?

8. Liste as quatro principais funções do sistema linfático.

9. Onde a linfa retorna ao sistema circulatório?

10. A drenagem linfática superficial é transportada para quais três grupos de linfonodos?

PARTE 2

Cinesiologia Clínica e Anatomia do Tronco

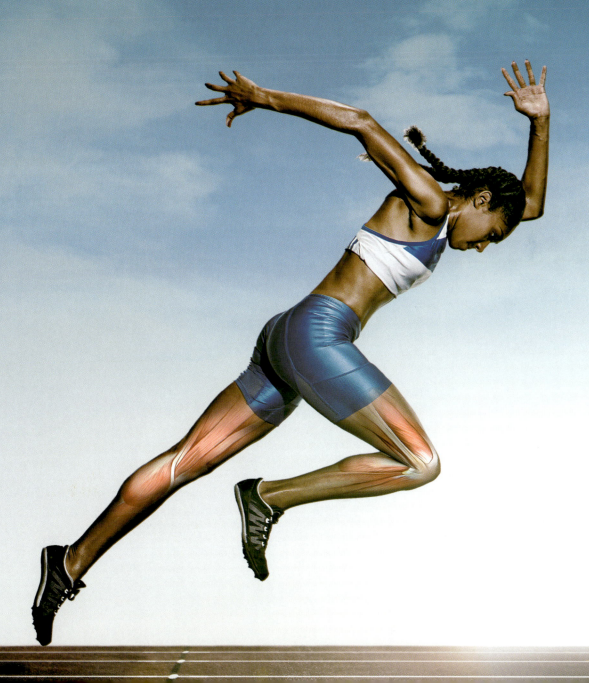

CAPÍTULO **8**

Cabeça e Articulação Temporomandibular

Introdução, 115

Movimentos, 115

Ossos e pontos de referência, 117

Estruturas únicas da cabeça, 120

Articulações, 121

Ligamentos, 122

Músculos, 123

Resumo das inervações, 130

Patologias comuns, 130

Autoavaliação, 131

Introdução

Apresentar informações relacionadas à cabeça e depois à cabeça e ao pescoço resulta em extensa repetição. Portanto, este capítulo contém informações relacionadas apenas à cabeça. A interação da cabeça com o pescoço é apresentada no Capítulo 9. A articulação atlanto-occipital também está incluída no Capítulo 9, e não neste capítulo.

A cabeça – o crânio – tem duas partes ósseas: os ossos do crânio e os ossos da face. Cada parte do crânio contém vários ossos. O crânio contém e protege o encéfalo. Uma articulação sinovial forma a junção entre o crânio e a mandíbula, e é chamada de *articulação temporomandibular* (ATM) (Figura 8.1). A articulação da cabeça e da coluna cervical inclui pontos de referência, ligamentos e músculos associados à cabeça. Esta informação, além dos pontos de referência do occipital fornecidos neste capítulo, é apresentada no Capítulo 9.

Movimentos

O único movimento esquelético digno de nota na cabeça ocorre na ATM (Figura 8.2). Os movimentos osteocinemáticos da ATM são elevação/abaixamento, protração/retração e desvio lateral. Uma característica única da ATM é que as articulações de cada lado da cabeça devem se mover simultaneamente na mesma direção para dois dos três movimentos disponíveis, sendo uma articulação dependente. Ao realizar elevação/abaixamento e protração/retração, ambas as ATMs se movem simultaneamente na mesma direção. Ao realizar o desvio lateral, uma ATM move-se lateralmente e a outra move-se medialmente.

Abaixamento mandibular é abaixar a mandíbula (maxilar inferior) abrindo a boca. **Elevação mandibular** é elevar a mandíbula (maxilar inferior) fechando a boca. A elevação e o abaixamento mandibulares ocorrem em um plano sagital em torno de um eixo frontal.

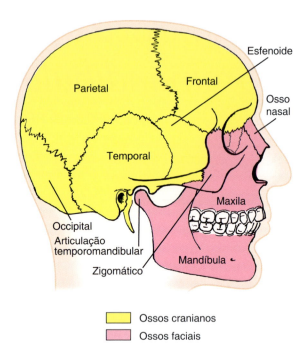

Figura 8.1 Ossos do crânio (vista lateral).

A **protração (protrusão)** é mover a mandíbula anteriormente, e a **retração (retrusão)** é mover a mandíbula posteriormente. Protração e retração mandibulares ocorrem dentro de um plano horizontal. O **desvio lateral** é o movimento lateral da mandíbula em um plano horizontal (Figura 8.3).

Na posição de repouso, os lábios estão fechados e os dentes ligeiramente afastados. Baixos níveis de atividade do músculo temporal mantêm essa posição. A amplitude normal de movimento de abertura da boca (abaixamento mandibular) é de aproximadamente 5 cm entre os dentes frontais superiores e inferiores.

A ATM consiste em duas partes, superior e inferior, separadas por um disco intracapsular. O abaixamento da mandíbula envolve dois movimentos (Figura 8.4). O primeiro, um movimento convexo sobre côncavo, ocorre dentro do espaço articular inferior. Governado pela regra côncavo/convexo, quando uma face articular convexa se move em uma direção, a extremidade distal do osso se move na direção oposta. Assim, o processo condilar da mandíbula rola sobre o disco, criando um deslizamento anterior do processo condilar à medida que o ramo/ângulo se move posteriormente (ver Figura 8.4A). O segundo

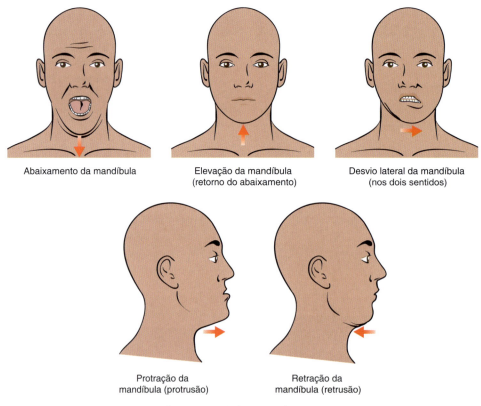

Figura 8.2 Movimentos da ATM.

CAPÍTULO 8 Cabeça e Articulação Temporomandibular

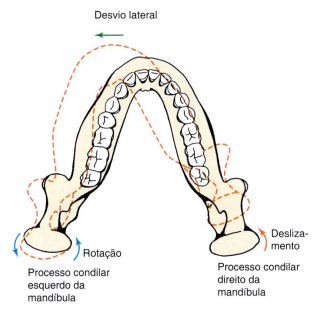

Figura 8.3 Movimento da mandíbula durante o desvio lateral para o lado esquerdo (vista superior).

movimento ocorre no espaço articular superior. O disco desliza anterior e inferiormente sob o tubérculo articular (ver Figura 8.4B). O disco articular está preso mais firmemente à mandíbula do que ao temporal; assim, o disco move-se anteriormente com o processo condilar da mandíbula quando a boca se abre. A elevação da mandíbula ocorre na sequência inversa. O disco e o processo condilar deslizam posterior e superiormente no espaço articular superior, e a rotação do processo condilar sobre o disco cria um deslizamento posterior no espaço articular inferior.

A abertura da boca é realizada principalmente pela gravidade. O músculo pterigóideo lateral pode ser usado para aumentar a força de abertura e a amplitude de movimento. O fechamento da boca é realizado pela contração dos músculos temporal e masseter, capazes de gerar níveis significativos de força e velocidade. A força e a velocidade geradas pelos músculos temporal e masseter variam para atender às necessidades de mastigação e mordida e de algumas expressões faciais.

A protração e a retração envolvem o deslizamento anterior e o posterior, respectivamente, dentro do espaço articular superior. Durante a protração, o processo condilar da mandíbula e o disco movem-se como uma unidade contra a fossa mandibular e o tubérculo articular do temporal. Durante a retração, o processo condilar da mandíbula e o disco se movem como uma unidade contra a fossa mandibular e o tubérculo pós-glenoide do temporal. Nenhuma rotação ocorre.

O desvio lateral envolve o giro do processo condilar da mandíbula na fossa mandibular para o mesmo lado do desvio, enquanto o outro processo condilar da mandíbula desliza anteriormente. Por exemplo, o desvio lateral para a esquerda requer que o processo condilar esquerdo da mandíbula gire no sentido anti-horário e o processo condilar direito deslize anteriormente (ver Figura 8.4). Esta rotação ocorre dentro do plano horizontal em torno de um eixo vertical.

Ossos e pontos de referência

Os oito ossos chatos que compõem o crânio são o frontal (um), o temporal (dois), o esfenoide (dois), o parietal

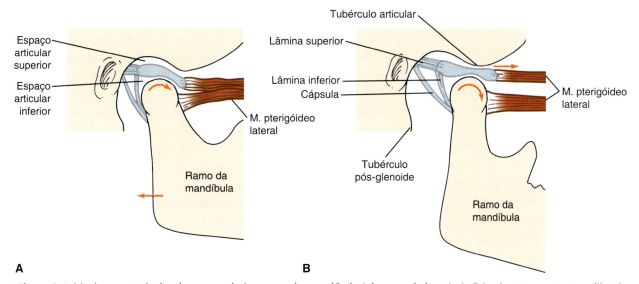

Figura 8.4 Movimento articular durante o abaixamento da mandíbula (abertura da boca). **A.** Primeiro, o processo condilar da mandíbula gira na fossa mandibular. **B.** Depois, o disco desliza para baixo e para frente sobre o tubérculo articular do temporal levando o processo condilar da mandíbula com ele.

(dois) e o occipital (um) (ver Figura 8.1). As articulações entre esses ossos são móveis em lactentes e crianças pequenas e se fundem na idade adulta, tornando-se articulações sinartrodiais. A mobilidade das articulações cranianas durante a infância é necessária para acomodar a expansão do cérebro em desenvolvimento. A fusão dos ossos chatos do crânio fornece maior proteção ao cérebro. Por outro lado, os cérebros de lactentes e crianças pequenas têm menos proteção óssea.

Cinco ossos irregulares – a maxila (duas), o zigomático (dois) e a mandíbula (uma) – são os principais ossos faciais. A mandíbula – o maxilar inferior – articula-se com o temporal para formar a ATM. A maxila – o maxilar superior – fornecem proteção anterior para o tronco encefálico quando fundidos. As maxilas completam a proteção óssea do sistema nervoso central (SNC) dentro da cabeça. Não são apresentados neste texto os pequenos ossos da órbita (cavidade orbital), do nariz e do palato (céu da boca).

Pontos de referência do occipital

Osso craniano posterior e inferior único. Base do crânio (Figura 8.5).

Côndilos occipitais
Pequenas protuberâncias na face inferior.
Articula-se com o atlas (C I), formando a articulação atlanto-occipital (AO).

Protuberância occipital externa
Linha média da face inferior.

Linhas nucais
Duas pequenas cristas paralelas. Curvam-se lateralmente a partir da protuberância.
Fixação para o ligamento nucal, músculos trapézio superior e esplênio da cabeça.

Forame magno
Grande abertura na base do crânio.
Passagem para a medula espinal.

Pontos de referência do frontal

Osso craniano anterior e superior. O frontal abrange o crânio horizontalmente. Fronte (Figura 8.6; ver Figura 8.1).
Parte da fossa temporal.

Forame supraorbital
Forma a margem medial superior e anterior da órbita (cavidade ocular).

Pontos de referência do parietal

Osso craniano entre o frontal e o occipital. Superior ao temporal e ao esfenoide (ver Figura 8.6).
Parte da fossa temporal.
Forma a parte posterossuperior do crânio lateral.

Pontos de referência do temporal

Osso lateral do crânio. Posterior ao esfenoide, inferior ao parietal, anterior ao occipital (Figura 8.7).

Tubérculo articular
Na margem inferior. Parte anterior da face articular do temporal.
Quando a mandíbula está abaixada (abertura da boca), o processo condilar da mandíbula repousa sob este ponto de referência.

Fossa mandibular (articular)
Anterior ao meato acústico externo.
Articula-se com o processo condilar da mandíbula.

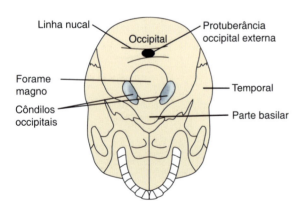

Figura 8.5 Ossos do crânio. Vista inferior do occipital.

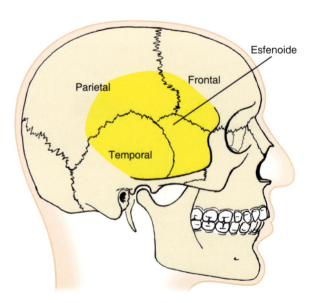

Figura 8.6 A fossa temporal inclui partes dos ossos temporal, parietal, frontal e esfenoide (vista lateral).

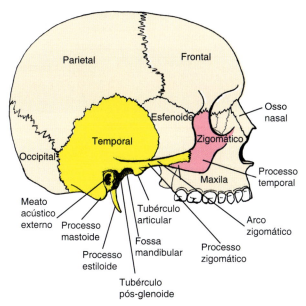

Figura 8.7 Pontos de referência ósseos do temporal e do zigomático (vista lateral direita) com a mandíbula removida.

Tubérculo pós-glenoide
Parede posterior da fossa mandibular. Localizado anteriormente ao meato acústico externo.

Processo estiloide
Projeção delgada na face inferior e ligeiramente interior do temporal. Projeta-se para baixo e para frente.
Fixação para vários músculos e ligamentos.

Processo mastoide
Proeminência óssea posterior e inferior ao meato acústico externo.
Fixação para os músculos esternocleidomastóideo (ECM) e digástrico.

Meato acústico externo
Abertura externa da orelha. Localizado inferiormente no temporal, entre o processo mastoide e a ATM.

Processo zigomático
Um em cada temporal. Cada um emparelhado com o processo temporal do zigomático.
Forma a parte posterior do arco zigomático.

Arco zigomático
Fusão do processo zigomático do temporal com o processo temporal do zigomático. Forma o "osso da bochecha".
Fixação para o músculo masseter.

Fossa temporal
Inclui parte dos ossos temporal, parietal, frontal e esfenoide (ver Figura 8.6).
Fixação para o temporal.

Pontos de referência do esfenoide

Osso lateral do crânio. Anterior ao temporal, inferior ao frontal e ao parietal, posterior ao zigomático e à maxila (Figura 8.8; ver Figura 8.6).

Articula-se com três ossos cranianos (frontal, temporal, parietal) e dois faciais (zigomático, maxila) em cada lado da cabeça.

Asa maior
Grande processo ósseo. Abaixo do arco zigomático, posterior ao zigomático, anterior ao temporal. Parte da fossa temporal.
Fixação para os músculos temporal e pterigóideo lateral.

Lâmina lateral do processo pterigoide
Abaixo do arco zigomático. Estende-se inferiormente sob o arco zigomático.
Fixação para os músculos pterigóideos lateral e medial.

Hâmulo pterigóideo
Projeção pequena e delgada. Curva-se para baixo e para trás. Localizada na parte inferior da placa lâmina lateral do processo pterigoide.
Fixação para o ligamento esfenomandibular.

Pontos de referência do zigomático

Osso facial lateral. Anterior ao esfenoide, inferior ao frontal, superior à maxila (ver Figura 8.7).

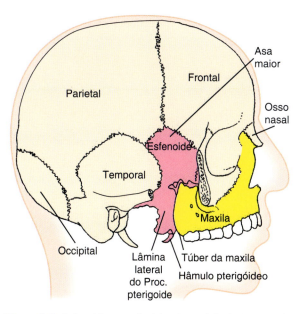

Figura 8.8 Esfenoide e maxila (vista lateral direita) com o arco zigomático removido.

Processo temporal
Posterior ao zigomático. Fundido com o processo zigomático do temporal.
Forma a parte anterior do arco zigomático.
Fixação para o músculo masseter.

Pontos de referência da maxila

Osso facial anterior (ver Figura 8.8). Abrange a parte média anterior da face horizontalmente. Maxilar superior.
Articula-se em ambos os lados da linha média com o osso nasal superiormente, e com os esfenoide e o zigomático lateralmente.
Contém os dentes superiores.

Túber da maxila
Projeção arredondada localizada no ângulo inferoposterior.
Fixação para o músculo pterigóideo medial.

Pontos de referência da mandíbula

Osso facial anteroinferior em forma de ferradura (Figuras 8.9 e 8.10). Abrange ambos os lados da face horizontalmente. Maxilar inferior.
Articula-se com a fossa mandibular de cada temporal.

Corpo da mandíbula
Parte horizontal.
A face superior do corpo contém da mandíbula os dentes inferiores.

Ramo da mandíbula
Porção vertical entre o corpo e o processo condilar.

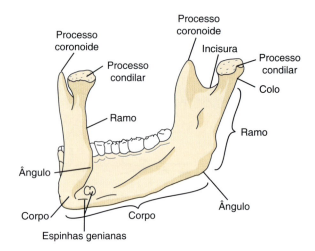

Figura 8.10 Pontos de referência ósseos da mandíbula (vista posterior e ligeiramente lateral).

Processo condilar
Projeção arredondada na margem superior do ramo da mandíbula. Posterior à incisura da mandíbula.
Articula-se com a fossa mandibular do temporal.

Ângulo da mandíbula
Margem posteroinferior. União do corpo e do ramo da mandíbula.

Processo coronoide
Projeção na margem superior do ramo da mandíbula. Anterior à incisura da mandíbula.
Fixação para o músculo masseter.

Espinha geniana
Lado interno da mandíbula perto da linha média.
Fixação para o gênio-hióideo.

Colo da mandíbula
Inferior ao processo condilar.

Incisura da mandíbula
Margem superior entre o processo condilar e o processo coronoide do ramo da mandíbula.

Estruturas únicas da cabeça

Hioide

Pequeno osso em forma de ferradura na face anterior do pescoço. Superior à cartilagem tireóidea (Figura 8.11). Aproximadamente no nível de C III.

Corpo
Parte central anterior.

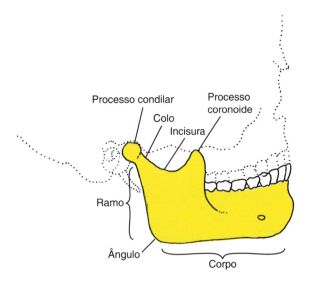

Figura 8.9 Pontos de referência ósseos da mandíbula (vista lateral direita).

CAPÍTULO 8 Cabeça e Articulação Temporomandibular 121

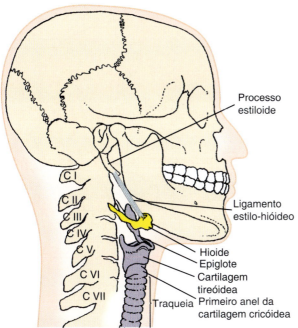

Figura 8.11 O hioide é suspenso do processo estiloide do temporal pelo ligamento estilo-hióideo (vista lateral direita).

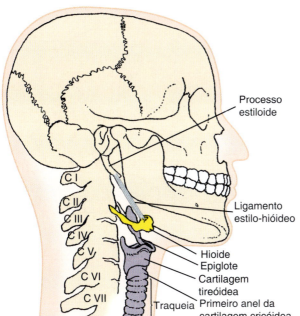

Figura 8.12 Vista lateral da ATM direita com o arco zigomático removido e o processo condilar cortado. Isso mostra a relação entre o processo condilar da mandíbula, o disco e a fossa mandibular em uma posição com a mandíbula fechada. O disco articular divide o espaço articular em espaços superior e inferior.

Corno maior
Partes laterais do corpo. Estende-se posterior e lateralmente a partir do corpo.

Corno menor
Margem anterolateral do corpo. Lateral à junção do corpo com o corno maior.
Suspenso dos processos estiloides dos temporais pelos ligamentos estilo-hióideos.
Sem articulações ósseas.
Fixação para os músculos da língua, supra-hióideos e infra-hióideos.

Cartilagem tireóidea

A maior das nove cartilagens em forma de anel da laringe (ver Figura 8.11). Inferior ao hioide. Suma proeminência laríngea também é conhecida como "pomo de Adão". Tende a ser mais proeminente nos homens.
Fixação para os músculos infra-hióideos.

Disco articular da articulação temporomandibular

Disco de fibrocartilagem entre o temporal e a mandíbula.
Fixa-se ao redor da cápsula da ATM e ao tendão do músculo pterigóideo lateral (Figura 8.12).

Articulações

Articulações cranianas

Todas as articulações cranianas são fibrosas, e elas criam uma estrutura sólida para proteger a parte superior do SNC. As articulações dos oito ossos chatos do crânio (ver Figura 8.1) são sinartroses, e são denominadas *suturas*. O movimento limitado entre esses ossos ocorre em lactentes e crianças pequenas, o que permite o crescimento do cérebro. Nos adultos, as suturas são fundidas e não existe mais movimento nessas articulações.

Articulações faciais

Cinco ossos irregulares compõem a face. Em todos os casos, a fusão com outros ossos cria articulações sinartrodiais. Os maxilares fundem-se ao osso nasal e aos ossos do crânio. As partes superiores das maxilas formam as margens orbitais mediais inferiores (cavidades orbitais). Os zigomáticos se fundem à margem posterior da maxila, formando a parte lateral das margens orbitais. Os zigomáticos também se fundem ao frontal para formar as partes superior e lateral das margens orbitais. Essas três partes completam as margens orbitais.

Articulação temporomandibular

A ATM, uma articulação sinovial, é mais bem descrita como uma articulação em dobradiça modificada (ver Figura 8.1).

O lado côncavo da articulação, a fossa mandibular, faz parte do temporal. A concavidade é delimitada pelo tubérculo articular anteriormente e pelo tubérculo pós-glenoide posteriormente. O lado convexo da articulação é o processo condilar da mandíbula. Um disco articular está dentro da articulação, fixado em torno da cápsula articular, ao tendão do músculo pterigóideo lateral anteriormente e às membranas sinoviais superior e inferior posteriormente (ver Figura 8.3). O disco articular divide o espaço articular em dois compartimentos: um espaço articular superior maior e um espaço articular inferior menor. A face superior do disco é tanto côncava quanto convexa, e acomoda a forma da fossa mandibular. A face inferior do disco é côncava, acomodando a face convexa do processo condilar da mandíbula.

Ligamentos

Numerosos pequenos ligamentos estão associados aos músculos faciais e extrínsecos do bulbo do olho. Apenas os grandes ligamentos da ATM são apresentados aqui.

Cápsulas articulares

Três partes envolvem a ATM (Figuras 8.13 e 8.14). A cápsula do espaço inferior liga o processo condilar da mandíbula ao disco. A cápsula do espaço superior fixa o disco à fossa mandibular do temporal. Algumas fibras laterais fixam a mandíbula ao temporal.

Ligamento lateral (ligamento temporomandibular)

Fixa-se ao colo da mandíbula, ao disco articular e ao tubérculo articular do temporal (ver Figura 8.13).

Limita os movimentos descendente, posterior e lateral da mandíbula.

Ligamento esfenomandibular

Insere-se no hâmulo pterigóideo do esfenoide e no meio do ramo na face interna da mandíbula (ver Figuras 8.13 e 8.14).

Suspende a mandíbula.

Limita o movimento anterior excessivo (protrusão).

Ligamento estilomandibular

Localizado entre os músculos masseter e pterigóideo medial (ver Figuras 8.13 e 8.14).

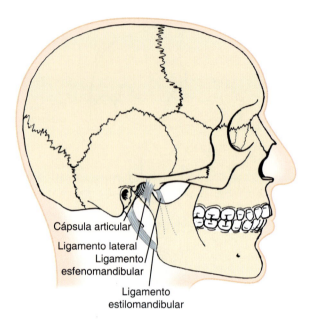

Figura 8.13 Ligamentos que suspendem e/ou limitam o movimento excessivo da mandíbula (vista lateral direita). As linhas mostram o ligamento esfenomandibular (inserção distal na face interna).

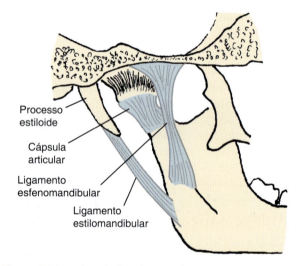

Figura 8.14 A vista da face interna da ATM esquerda mostra a cápsula articular e os ligamentos. O ligamento lateral não é visível a partir deste plano.

Insere-se no processo estiloide do temporal e na margem posteroinferior do ramo da mandíbula.

Limita o movimento anterior excessivo (protrusão).

Ligamento estilo-hióideo

Insere-se no processo estiloide do temporal e no hioide (ver Figura 8.11).

Mantém o hioide em posição.

Membrana sinovial superior

Insere-se no centro da fossa mandibular e na face posterior do disco articular.
   Limita o deslocamento anterior do disco.

Membrana sinovial inferior

Fixa a face posteroinferior do disco articular e o colo posterior da mandíbula.
   Limita o deslocamento anterior do disco.

Músculos

A maioria dos músculos da cabeça produz os movimentos da boca, da expressão facial, dos olhos e da língua. Os músculos que produzem o movimento da cabeça sobre o pescoço são apresentados no Capítulo 9.

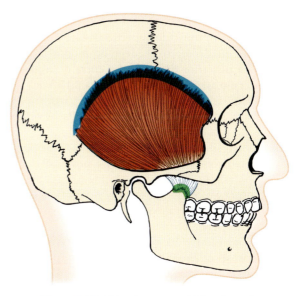

Figura 8.15 Músculo temporal (vista lateral).

Músculos da articulação temporomandibular

A ATM é a articulação entre o processo condilar da mandíbula e a fossa mandibular do temporal. As funções da ATM incluem os movimentos da mandíbula, como falar, mastigar, morder, engolir e bocejar. A Tabela 8.1 apresenta os músculos da ATM e suas ações.

Músculo temporal

O temporal é um músculo largo, superficial e em forma de leque localizado no interior da fossa temporal (Figuras 8.15 e 8.16; ver Figura 8.6). As linhas de tração dos três componentes do leque são verticais (fibras anteriores), diagonais (fibras intermediárias) e horizontais (fibras posteriores). A origem é a fossa temporal. As fibras se juntam para formar um único tendão, que passa inferior e profundamente ao arco zigomático. A inserção é o processo coronoide e a margem anterior do ramo da mandíbula. Contraindo-se bilateralmente, o músculo temporal produz elevação ou retração da mandíbula. Contraindo-se unilateralmente, o músculo temporal produz um desvio lateral para o mesmo lado.

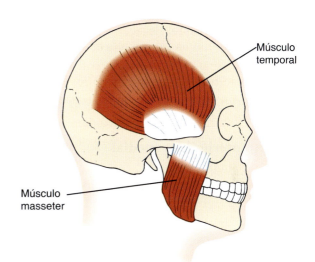

Figura 8.16 Músculos temporal e masseter.

Tabela 8.1 Movimento e músculos da articulação temporomandibular.

Movimento	Músculo
Elevação	Temporal, masseter, pterigóideo medial
Abaixamento	Pterigóideo lateral
Protrusão	Pterigóideo lateral, pterigóideo medial
Retrusão	Temporal (posterior)
Desvio lateral ipsilateral	Temporal, masseter
Desvio lateral contralateral	Pterigóideo medial, pterigóideo lateral

O	Fossa temporal
I	Processo coronoide e ramo da mandíbula
A	Bilateralmente: elevação ou retração (fibras posteriores) da mandíbula
	Unilateralmente: desvio lateral da mandíbula para o mesmo lado
N	Nervo mandibular do nervo trigêmeo (nervo craniano V)

Músculo masseter

O masseter é um músculo superficial, espesso, de formato quase quadrilátero. O corpo do músculo preenche a parte posterior da bochecha entre o ângulo da mandíbula e o arco zigomático (Figura 8.17; ver Figura 8.16). Consiste em duas partes: uma parte superficial maior e uma parte menor e profunda. A origem da parte superficial é a margem inferior do arco zigomático. A origem da parte profunda é a face medial do arco zigomático. Passando inferior e posteriormente, as duas partes do músculo se unem. A inserção é o ramo, o processo coronoide e o ângulo da mandíbula. Contraindo-se bilateralmente, as duas partes do músculo masseter produzem elevação (fechamento da boca) e as fibras superficiais produzem protrusão. Contraindo-se unilateralmente, o músculo masseter produz um desvio lateral para o mesmo lado.

O	Arco zigomático
I	Ângulo, ramo e processo coronoide da mandíbula
A	Bilateralmente: elevação e protrusão da mandíbula (fibras superficiais)
	Unilateralmente: desvio lateral da mandíbula para o mesmo lado
N	Nervo mandibular do nervo trigêmeo (nervo craniano V)

Músculo pterigóideo medial

O músculo pterigóideo medial encontra-se profundamente ao músculo pterigóideo lateral e é semelhante, mas não tão forte quanto, o músculo masseter. A origem é a lâmina lateral do processo pterigoide esfenoide e o túber da maxila. Passando inferior, lateral e posteriormente, a inserção é a face medial do ramo e o ângulo da mandíbula (Figuras 8.18, 8.19 e 8.20). Contraindo-se bilateralmente, o músculo pterigóideo medial produz elevação e protrusão mandibulares. Contraindo-se unilateralmente, o músculo, atuando com o pterigóideo lateral ipsilateral, produz um desvio lateral da mandíbula para o lado oposto.

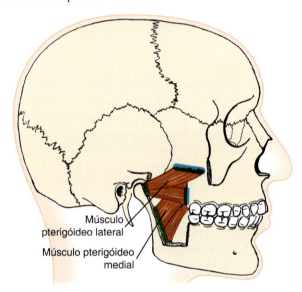

Figura 8.18 Músculos pterigóideos lateral e medial (vista lateral). A mandíbula e o arco zigomático foram cortados para mostrar o interior da mandíbula.

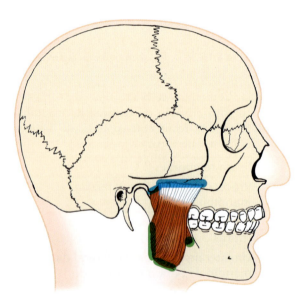

Figura 8.17 Músculo masseter (vista lateral).

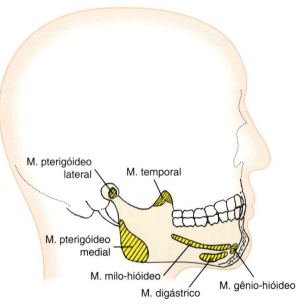

Figura 8.19 Vista medial (interna) da mandíbula mostrando as inserções musculares.

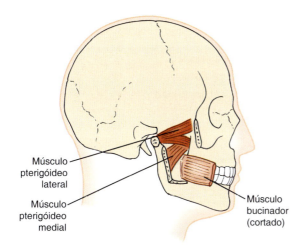

Figura 8.20 Músculos pterigóideos e bucinador.

O	Lâmina lateral do processo pterigoide do esfenoide e túber da maxila
I	Ramo e ângulo da mandíbula
A	Bilateralmente: elevação e protrusão da mandíbula
	Unilateralmente: desvio lateral da mandíbula para o lado oposto
N	Nervo mandibular do nervo trigêmeo (nervo craniano V)

Músculo pterigóideo lateral

O pterigóideo lateral é um músculo curto e espesso com duas cabeças: superior e inferior. A origem da cabeça superior é a face lateral da asa maior do esfenoide. A origem da cabeça inferior é a face lateral da lâmina lateral do esfenoide. A linha de tração de ambas as cabeças é quase horizontal na direção posterior e lateral. A inserção das duas cabeças é o colo da mandíbula, o disco articular e a cápsula da ATM (ver Figuras 8.18, 8.19 e 8.20). Contraindo-se bilateralmente, o músculo pterigóideo lateral produz abaixamento e protrusão mandibulares. Contraindo-se unilateralmente, o músculo, atuando com o pterigóideo medial ipsilateral, produz um desvio lateral da mandíbula para o lado oposto.

O	Lâmina lateral do processo pterigoide e asa maior do esfenoide
I	Colo da mandíbula, disco articular, cápsula da ATM
A	Bilateralmente: abaixamento e protrusão da mandíbula
	Unilateralmente: desvio lateral da mandíbula para o lado oposto
N	Ramo mandibular do nervo trigêmeo (nervo craniano V)

Músculos supra-hióideos

Quatro músculos supra-hióideos, localizados acima do hioide, conectam o hioide ao crânio e à mandíbula. Esses músculos são os músculos milo-hióideo, gênio-hióideo, estilo-hióideo e digástrico.

Músculo milo-hióideo

O músculo milo-hióideo, uma lâmina triangular plana superior ao corpo do músculo digástrico, forma o assoalho muscular da cavidade oral. A origem é a face interna da mandíbula. Passando horizontal, posterior e inferiormente, a inserção é a margem superior do hioide (Figuras 8.21 e 8.22; ver Figura 8.11). A contração do músculo milo-hióideo produz elevação do hioide e da base da língua, eleva o assoalho da boca durante o início da deglutição quando o hioide está estabilizado e abaixa a mandíbula quando o hioide está estabilizado.

O	Face interna da mandíbula
I	Hioide
A	Eleva o hioide e a base da língua.
	Eleva o assoalho da boca ou abaixa a mandíbula quando o hioide está estabilizado
N	Ramo do nervo trigêmeo (nervo craniano V)

Músculo gênio-hióideo

O gênio-hióideo é um músculo estreito localizado superiormente ao músculo milo-hióideo (ver Figura 8.21). A origem é a espinha geniana na linha média dentro da mandíbula. Passando posterior e inferiormente, a inserção é a face anterior do corpo do hioide (ver Figura 8.22). A contração do músculo gênio-hióideo produz elevação do hioide e da língua.

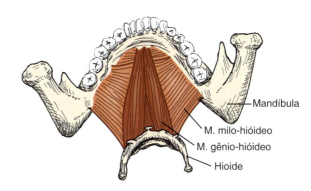

Figura 8.21 Músculos do assoalho da boca (vista posterior superior).

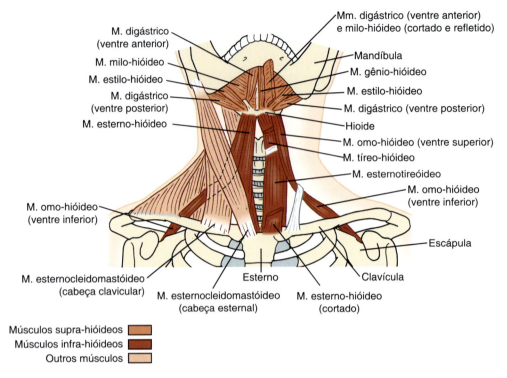

Figura 8.22 Músculos supra-hióideos e infra-hióideos.

O	Espinha geniana na linha média dentro da mandíbula
I	Hioide
A	Eleva o hioide e a língua
N	C1 através do nervo hipoglosso (nervo craniano XII)

Músculo estilo-hióideo

O músculo estilo-hióideo passa quase paralelo ao músculo digástrico (ver Figura 8.22). A origem é a margem posterior do processo estiloide do temporal. Passando anterior e inferiormente, a inserção é o hioide. A contração do músculo estilo-hióideo produz elevação do hioide e da base da língua.

O	Processo estiloide do temporal
I	Hioide
A	Eleva o hioide e a base da língua
N	Ramo do nervo facial (nervo craniano VII)

Músculo digástrico

O músculo digástrico tem dois ventres conectados por um tendão intermédio (Figura 8.23; ver Figura 8.22). A origem do ventre posterior mais longo é o processo mastoide e a inserção é o tendão intermédio. A origem do ventre anterior mais curto é o tendão intermédio, e a inserção é a face interna inferior da mandíbula próximo à linha média. O tendão intermédio, onde ambas as cabeças se inserem, passa anterior e inferiormente através de um "*sling*" formado por fibras do músculo estilo-hióideo

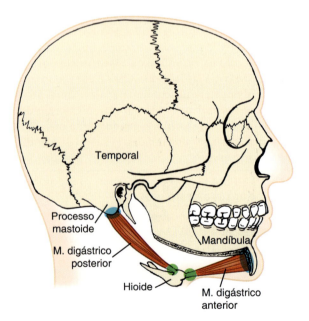

Figura 8.23 Músculo digástrico (vista lateral direita) com a mandíbula cortada para mostrar os pontos de fixação anterior.

quando se insere no hioide. Depois de passar pelo "*sling*", o músculo digástrico continua a passar anteriormente, mas muda sua direção de inferior para superior usando o "*sling*" como uma roldana para mudar sua linha de tração. Algumas fibras do músculo digástrico inserem-se no hioide. A contração do músculo digástrico produz elevação do hioide e da base da língua, assim como estabiliza o hioide quando necessário.

O	Ventre anterior: tendão intermédio
	Ventre posterior: processo mastoide
I	Ventre anterior: mandíbula inferior interna
	Ventre posterior: tendão intermédio
	Algumas fibras se ligam ao hioide
A	Eleva o hioide e a base da língua.
	Estabiliza o hioide
N	Nervo mandibular do nervo trigêmeo (nervo craniano V) e ramo do nervo facial (nervo craniano VII)

Músculos infra-hióideos

Quatro músculos infra-hióideos estão localizados abaixo do hioide. Dois músculos, o esterno-hióideo e o omo-hióideo, conectam o hioide ao esqueleto axial. Um músculo, o esterno-hióideo, conecta a cartilagem tireóidea ao esqueleto axial. O quarto músculo, o tíreo-hióideo, conecta a cartilagem tireóidea ao hioide.

Músculo esterno-hióideo

O esterno-hióideo – um músculo delgado e estreito – está localizado profundamente ao ECM distalmente (ver Figura 8.22). A origem é a face posterior da extremidade medial da clavícula, o ligamento esternoclavicular e o manúbrio do esterno. Passando superiormente, a inserção é a margem inferior do hioide. A contração do músculo esterno-hióideo produz abaixamento do hioide e da laringe e estabiliza o hioide.

O	Extremidade medial posterior da clavícula, ligamento esternoclavicular, manúbrio do esterno
I	Margem inferior do hioide
A	Abaixa o hioide e a laringe. Estabiliza o hioide
N	C1–C3 por meio do nervo hipoglosso (nervo craniano XII)

Músculo omo-hióideo

O músculo omo-hióideo, situado profundamente ao ECM, tem dois ventres conectados por um tendão intermédio (ver Figura 8.22). A origem do ventre inferior é a margem superior da escápula e o ligamento supraescapular. Passando superior e anteriormente, a inserção é o tendão intermédio entre os ventres. A origem do ventre superior é o tendão intermédio entre os ventres. Tendo mudado a linha de tração no tendão intermédio usando o ECM como polia, o ventre superior passa verticalmente. A inserção do ventre superior é a margem inferior do hioide. A contração do músculo omo-hióideo abaixa e retrai o hioide e a laringe, como também estabiliza o hioide.

O	Ventre inferior: margem superior da escápula e ligamento supraescapular
	Ventre superior: tendão intermédio
I	Ventre inferior: tendão intermédio
	Ventre superior: margem inferior do hioide
A	Abaixa e retrai o hioide e a laringe. Estabiliza o hioide
N	C1–C3 por meio do nervo hipoglosso (nervo craniano XII)

Músculo esternotireóideo

O músculo esternotireóideo, localizado profundamente ao músculo esterno-hióideo, é mais curto e mais largo que o músculo esterno-hióideo (ver Figura 8.22). A origem é o manúbrio do esterno e a primeira cartilagem costal. Passando superiormente, a inserção é a cartilagem tireóidea. A contração do músculo esternotireóideo produz abaixamento do hioide através do tendão intermédio e do músculo tíreo-hióideo, como também abaixamento da laringe.

O	Manúbrio do esterno e primeira cartilagem costal
I	Cartilagem tireóidea
A	Abaixa a laringe e a cartilagem tireóidea, abaixando assim o hioide ao trabalhar em conjunto com o músculo tíreo-hióideo
N	C1–C3 por meio do nervo hipoglosso (nervo craniano XII)

Músculo tíreo-hióideo

O tíreo-hióideo é um músculo curto e retangular (ver Figura 8.22). A origem é a cartilagem tireóidea. Passando verticalmente, a inserção é a margem inferior do hioide. A contração do músculo tíreo-hióideo produz elevação da cartilagem tireóidea, abaixamento do hioide através do tendão intermédio e do músculo esternotireóideo, e abaixamento da laringe.

O	Cartilagem tireóidea
I	Margem inferior do hioide
A	Eleva a cartilagem tireóidea, abaixando assim o hioide ao trabalhar em conjunto com o músculo esterno-hióideo. Abaixa a laringe
N	C1–C3 por meio do nervo hipoglosso (nervo craniano XII)

Músculos faciais

Numerosos pequenos músculos da face, associados à boca, ao nariz, aos olhos, à fronte e ao pescoço, são músculos das expressões faciais. As informações apresentadas aqui limitam-se apenas aos músculos e suas ações, pois esses músculos não contribuem para o movimento do sistema musculoesquelético.

Músculo auricular
Retrai e eleva a orelha.

Músculo bucinador
Parede lateral da boca.
Comprime as bochechas.
Direciona o alimento entre os dentes molares.

Músculo corrugador do supercílio
Junta os supercílios.
Enruga a fronte.
Franze a fronte.

Músculo abaixador do ângulo da boca
Puxa os ângulos da boca para baixo. Expressão de pesar.

Músculo abaixador do lábio inferior
Achata e alarga a configuração do lábio inferior. Expressão de ironia.

Músculo abaixador do septo nasal
Alarga as narinas e puxa o septo para baixo.

Parte alar do músculo nasal
Aumenta a abertura nasal. Ato de cheirar.

Ventre frontal do músculo occipitofrontal
Levanta os supercílios. Expressão de surpresa ou susto.

Músculo levantador do ângulo da boca
Puxa o ângulo da boca diretamente para cima. Mostra os dentes ao sorrir.

Músculo levantador do lábio superior
Levanta e empurra o lábio superior para a frente. Expressão de tristeza ou seriedade.

Músculo levantador do lábio superior e da asa do nariz
Levanta e empurra o lábio superior para a frente. Expressão de tristeza ou seriedade.

Músculo levantador da pálpebra superior
Levanta os supercílios em conjunto com o rolar dos olhos para cima.
Expressão de descrença.

Músculo mentual
Levanta e empurra o lábio inferior para a frente. Expressão de dúvida.

Parte transversa do músculo nasal
Alarga e comprime as narinas.

Músculo orbicular da boca
Fecha e empurra os dois lábios para a frente. Ato de beijar.

Platisma
Abaixa a maxila inferior e o lábio. Expressão de surpresa ou horror.

Músculo prócero
Puxa os cantos mediais dos supercílios para baixo. Expressão de carranca e concentração.

Músculo risório
Puxa os ângulos da boca para fora e para trás. Expressão de preocupação ou de concentração.

Músculo temporoparietal
Aperta o couro cabeludo. Puxa a pele das têmporas para trás.

Músculo zigomático maior
Puxa os ângulos da boca para cima e para fora. Ato de sorrir.

Músculo zigomático menor
Eleva o lábio superior. Mostra os dentes.

Músculos extrínsecos do bulbo do olho

Vários pequenos músculos produzem o movimento dos olhos. Os olhos direito e esquerdo se movem de modo concordante. Músculos emparelhados ligados a um olho funcionam como um par de força. Por exemplo, os músculos oblíquo inferior e reto superior trabalham juntos para produzir a rotação superior dos olhos (em direção ao teto). As informações apresentadas aqui limitam-se apenas aos músculos e suas ações, pois esses músculos não contribuem para o movimento do sistema musculoesquelético.

Músculo oblíquo inferior
Gira os olhos para cima (em direção ao teto).

Músculo reto superior
Gira os olhos para cima (em direção ao teto).

Músculo oblíquo superior
Gira os olhos para baixo (em direção ao chão).

Músculo reto inferior
Gira os olhos para baixo (em direção ao chão).

Músculo reto medial
Gira os olhos medialmente (na direção do nariz).

Músculo reto lateral
Gira os olhos lateralmente (para longe do nariz).

Músculo orbicular do olho
Fecha os olhos.

Músculos da língua

Músculo genioglosso
Projeta a ponta da língua bilateralmente. Abaixa a parte central da língua. Desvia unilateralmente a língua para o lado oposto durante a protrusão.

Músculo hioglosso
Abaixa a língua.

Músculo condroglosso
Abaixa a língua.

Músculo estiloglosso
Puxa a língua para cima e para trás.

Músculo palatoglosso
Eleva a raiz da língua para bloquear a cavidade oral.

Músculo longitudinal superior
Retrai a língua por encurtamento. Vira a ponta e os lados da língua para cima.

Músculo longitudinal inferior
Retrai a língua por encurtamento. Vira a ponta e os lados da língua para baixo.

Músculo transverso da língua
Estreita e alonga a língua.

Músculo vertical da língua
Achata e alarga a língua.

Aplicação clínica 8.1

Vantagem mecânica da ATM
A ATM é um sistema de alavanca de terceira classe (Eixo > Força > Resistência) (ver Capítulo 2). O braço de força – a distância do eixo articular de movimento da ATM até as inserções dos músculos masseter e temporal – é menor que o braço de resistência – a distância do eixo articular de movimento até o ponto de contato com os dentes. O contato entre os dentes molares mais avançados ou dentes da frente com alimentos ou objetos cria um longo braço de resistência, o que exige uma mordida mais forte. Encurtar o braço de resistência aumenta a vantagem mecânica do sistema de alavanca, o que exige menos força muscular. Se a mesma quantidade de força for usada quando o braço de resistência for encurtado, a mordida será mais forte (efetiva).

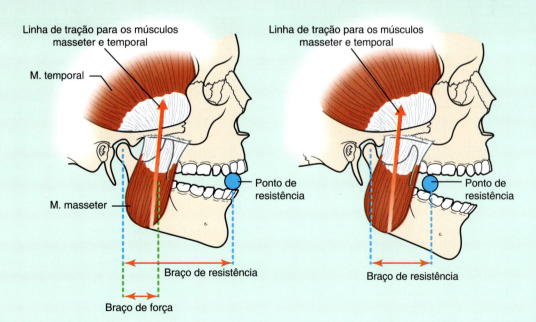

Figura 1 Vantagem mecânica da ATM. **A.** BR longo = menos força de mordida. **B.** BR mais curto = maior força de mordida.

Resumo das inervações

Os músculos da ATM são inervados pelos nervos cranianos. A Tabela 8.2 apresenta as inervações dos músculos da ATM.

Patologias comuns

Existem muitas fontes potenciais de disfunção da ATM. Muitas vezes a disfunção está relacionada à posição ou ao movimento do disco. Os sinais incluem diminuição da amplitude de movimento do abaixamento mandibular (abertura da boca) e um desvio lateral não intencional. Os sinais incluem dor e "cliques" com o movimento da ATM.

Bruxismo, que é apertar ou ranger os dentes, é uma ação que pode levar à disfunção da ATM. As forças compressivas do bruxismo podem afetar o movimento da ATM ou causar degeneração do disco articular e das faces articulares.

Os problemas da ATM estão frequentemente associados à disfunção cervical. Mudanças na postura da coluna cervical alteram a orientação da cabeça no espaço. Alterações na postura cervical podem alterar as linhas de tração e as relações comprimento-tensão dos músculos, interrompendo a mecânica da ATM. Por esta razão, o tratamento da disfunção da ATM inclui, conforme apropriado, avaliação e tratamento da coluna cervical e dos tecidos moles.

Aplicação clínica 8.2

Influências posturais

Uma postura de cabeça para frente e ombros arredondados cria uma curva convexa aumentada na região cervical anterior. Quando isso ocorre, os músculos supra-hióideos e infra-hióideos estão em uma posição alongada, o que pode levar a mandíbula a uma posição de retração. O desalinhamento resultante de uma posição de retração prolongada pode alterar o alinhamento da ATM, interferindo na mordida, na mastigação e na deglutição. Uma interferência significativa na deglutição pode causar asfixia.

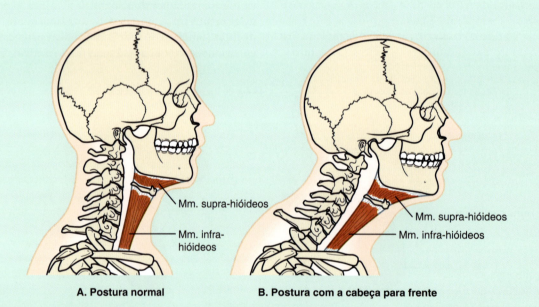

Figura 2 Influências posturais. **A.** Postura normal. **B.** Postura com a cabeça para frente.

Tabela 8.2 Inervação dos músculos da ATM.

Músculo	Nervo	Número do nervo craniano
Temporal	Trigêmeo (nervo mandibular)	NC V
Masseter	Trigêmeo (nervo mandibular)	NC V
Pterigóideo lateral	Trigêmeo (nervo mandibular)	NC V
Pterigóideo medial	Trigêmeo (nervo mandibular)	NC V
Grupo dos supra-hióideos		
Milo-hióideo	Trigêmeo	NC V
Gênio-hióideo	C1 via hipoglosso	NC XII
Estilo-hióideo	Facial	NC VII
Digástrico	Trigêmeo, facial	NC V, VII
Grupo dos infra-hióideos		
Esterno-hióideo	C1–C3 via hipoglosso	NC XII
Esternotireóideo	C1–C3 via hipoglosso	NC XII
Tíreo-hióideo	C1 via hipoglosso	NC XII
Omo-hióideo	C1–C3 via hipoglosso	NC XII

Autoavaliação

Questões sobre anatomia geral

1. O arco zigomático consiste em quais dois ossos?
2. Forneça o termo sinônimo para cada um dos seguintes movimentos da ATM.
   a. Abrir a mandíbula.
   b. Fechar a mandíbula.
   c. Mover a mandíbula posteriormente.
   d. Mover a mandíbula anteriormente.
   e. Mover a mandíbula para o lado.
3. A articulação temporomandibular:
   a. Consiste em quais dois ossos?
   b. Qual componente é côncavo e qual componente é convexo?
4. Qual músculo pode ser palpado superior e anterior à orelha?
5. Qual músculo se apresenta como um preenchimento da parte posterior da bochecha?
6. O que prejudicaria mais a função da ATM:

   _____ Danos à divisão mandibular do NC V?

   _____ Danos ao NC VII?
7. Quais músculos atuando em conjunto produzem o desvio lateral da mandíbula?
8. Dois movimentos ocorrem durante o abaixamento mandibular. Qual ocorre primeiro?

   _____ O disco e o processo condilar deslizam para frente e para baixo.

   _____ A mandíbula gira anteriormente sobre o disco.
9. Quais músculos estabilizam o hioide?
10. Outro termo para "pomo de Adão" é _____.

Questões sobre atividade funcional

1. Morder um pedaço duro de carne geralmente é feito colocando-o em um dos lados da boca.
   a. A ação de morder requer qual movimento da ATM?
   b. Qual lado da mandíbula experimenta certo grau de distração?
   c. Qual lado da mandíbula sofre certo grau de compressão?
   d. Identifique a força (F) e a resistência (R) neste exemplo.
   e. Em que classe de alavanca a ATM está funcionando para este movimento?
   f. O que acontece com os braços de força e de resistência quando a carne é movida para os dentes da frente?

Autoavaliação (*continuação*)

2. O ranger dos dentes requer:
   a. Qual movimento da ATM?
   b. Quais músculos?

3. Qual parte do músculo temporal tem a linha de tração mais eficaz ao morder?
   Por quê?

Questões sobre exercícios clínicos

1. Um indivíduo está sentado com os dedos indicador e médio na face anterior da linha média do maxilar inferior. O indivíduo empurra o maxilar inferior contra os dedos sem permitir que os dedos se movam.
   a. Qual movimento articular está sendo tentado?
   b. Que tipo de contração muscular (isométrica, concêntrica ou excêntrica) está sendo realizado?
   c. Cite os músculos ativos.

2. Um indivíduo está sentado com o polegar abaixo do mento (queixo). O indivíduo abre a boca contra uma leve pressão.
   a. Qual movimento articular está sendo realizado?
   b. Que tipo de contração muscular (isométrica, concêntrica ou excêntrica) está sendo realizado?
   c. Cite o músculo principal responsável pelo movimento da boca.

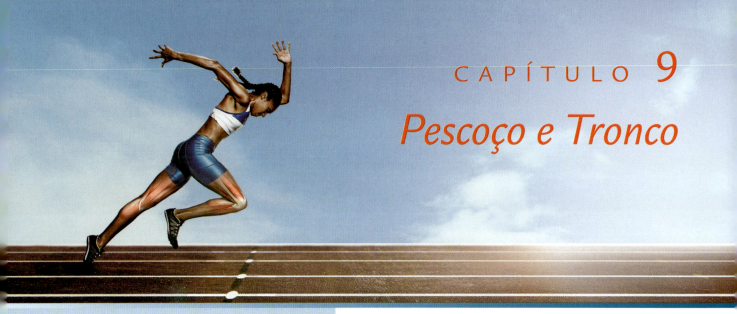

CAPÍTULO 9
Pescoço e Tronco

- Introdução, 133
- Movimentos, 134
- Ossos e pontos de referência, 135
- Estruturas articulares, 141
- Ligamentos, 144
- Músculos, 146
- Resumo da inervação muscular, 161
- Patologias comuns, 161
- Autoavaliação, 163

Introdução

A **coluna vertebral** é o conjunto de vértebras desde a vértebra que sustenta o crânio (atlas [C I]) até a extremidade da terceira vértebra coccígea (Figura 9.1). A coluna vertebral fornece proteção óssea para a medula espinal e a cauda equina. Existem cinco regiões da coluna vertebral: cervical (7 vértebras), torácica (12 vértebras), lombar (5 vértebras), sacral (5 vértebras fundidas) e cóccix (3 vértebras fundidas).

O peso da cabeça, do cíngulo do membro superior, dos membros superiores e do tronco é transmitido através da coluna vertebral para a pelve e depois para os membros inferiores. À medida que a quantidade de peso transmitida para baixo através da coluna vertebral aumenta, as vértebras aumentam de tamanho na região lombar, mas não na fusão do sacro com o cóccix.

A Figura 9.1 apresenta a curvatura normal das regiões da coluna vertebral e o número de vértebras em cada região. As curvas vertebrais são côncavas de um lado e convexas do lado oposto. A curvatura da coluna vertebral nas dimensões anterior e posterior são nomeadas pela direção da convexidade da curva. As regiões cervical e lombar são convexas anteriormente e, portanto, côncavas posteriormente, denominadas *lordóticas*. Embora o termo *lordose* seja definido como uma indicação de uma excessiva convexidade anterior, ambos os termos (lordótico e lordose) são usados para descrever a forma normal das regiões cervical e lombar. Por exemplo, a coluna lombar é lordótica e a curvatura excessiva é chamada de *hiperlordose lombar*. As regiões torácica e sacral são côncavas anteriormente e, portanto, convexas posteriormente, denominadas *cifóticas*. Embora o termo *cifose* seja definido como indicação de uma excessiva convexidade posterior, ambos os termos (cifótica e cifose) são usados para descrever a forma normal das regiões torácica e sacral. Por exemplo, a coluna torácica é cifótica e a curvatura excessiva é chamada de *hipercifose torácica*.

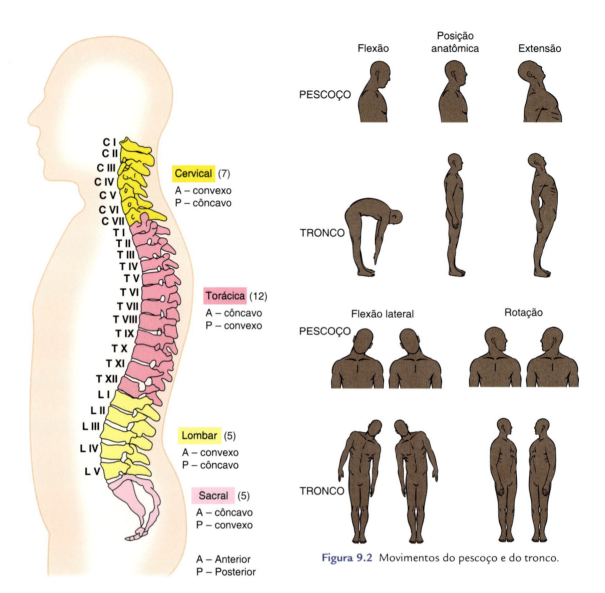

Figura 9.1 Curvas anterior (A) – posterior (P) da coluna vertebral (vista lateral). Segmentos da coluna vertebral e número de vértebras por segmento.

Figura 9.2 Movimentos do pescoço e do tronco.

Movimentos

A coluna vertebral tem uma mobilidade triaxial (Figura 9.2). A flexão e a extensão ocorrem dentro de um plano sagital e sobre um eixo frontal. A flexão lateral, às vezes denominada *inclinação lateral*, ocorre dentro de um plano frontal e em torno de um eixo sagital. A rotação ocorre dentro de um plano horizontal e em torno de um eixo vertical. O alinhamento das articulações dos processos articulares determina a quantidade de movimento possível em cada um dos três planos e dentro de cada região da coluna vertebral. O movimento em cada articulação intervertebral é pequeno, mas a soma dos movimentos de todas as articulações produz mobilidade significativa. O movimento pode ocorrer dentro de uma região ou em várias regiões simultaneamente.

Articulação atlanto-occipital (C I e occipital)

A articulação atlanto-occipital (AO) possibilita os movimentos de flexão, extensão e flexão lateral mínima (ver Figura 9.2). O movimento principal é balançar a cabeça como se quisesse dizer "sim". A flexão da articulação AO pode ser acompanhada pela flexão da coluna cervical. A flexão lateral da articulação AO pode ser acompanhada pela flexão lateral da coluna cervical. A **extensão axial**, muitas vezes chamada de *retração cervical*, ou "dobrar o queixo", ocorre quando a articulação AO flexiona e C II-C VII se estendem. "Boa postura" ou "reforço" quando em posição de atenção enfatiza a extensão axial.

Por outro lado, a **flexão axial**, muitas vezes chamada de *protração cervical*, ocorre quando a articulação AO se estende e flexiona C II-C VII. Uma postura de "cabeça para a frente", como olhar para uma tela de computador através de lentes bifocais, acentua a lordose cervical (ver Aplicação clínica 8.2).

Articulação atlantoaxial (C I e C II)

A articulação atlantoaxial (AA) fornece principalmente o movimento de rotação cervical (ver Figura 9.2). O movimento principal é balançar a cabeça como se quisesse dizer "não". A rotação da AA pode ser acompanhada pela rotação da coluna cervical. Os músculos que têm maior controle sobre o movimento da cabeça no pescoço são os músculos pré-vertebrais anteriormente e os músculos suboccipitais posteriormente.

Coluna cervical (C II-C VII)

O movimento da coluna cervical ocorre dentro dos três planos e sobre os três eixos (ver Figura 9.2). A orientação das articulações dos processos articulares na coluna cervical é oblíqua aos planos frontal e sagital. A parte lateral da articulação dos processos articulares é anterior à parte medial da mesma. Essa angulação das articulações dos processos articulares permite o movimento dentro dos três planos.

Coluna torácica (T I-T XII)

Na região torácica (tronco), a orientação das articulações dos processos articulares está dentro de um plano frontal (ver Figura 9.2). Assim, o movimento intervertebral é principalmente a flexão lateral. Também ocorre uma quantidade menor de rotação intervertebral. Todos os movimentos intervertebrais dentro da região torácica são significativamente limitados pela articulação entre as costelas e as vértebras torácicas.

Coluna lombar (L I-L V)

Na região lombar, a orientação das articulações dos processos articulares está dentro de um plano sagital (ver Figura 9.2). Assim, o movimento intervertebral é principalmente a flexão e a extensão. Há uma ligeira flexão lateral, mas sem rotação, na coluna lombar. O aumento da sustentação de peso nos corpos vertebrais e seus discos intervertebrais durante a flexão é significativo, dada a maior quantidade de peso imposta pela cabeça, por todo o tronco e pelos membros superiores.

Articulação lombossacral (L V e S I)

Os detalhes da articulação lombossacral são apresentados no Capítulo 10.

Costelas

O movimento artrocinemático de deslizamento nas articulações costovertebrais e costotransversárias posteriormente e nas articulações esternocostais anteriormente permite a elevação e o abaixamento da caixa torácica. Esses movimentos estão associados à ventilação, e são apresentados no Capítulo 11.

Esterno

Há uma quantidade mínima de deslizamento entre o manúbrio e o corpo do esterno, e entre o corpo do esterno e o processo xifoide.

Ossos e pontos de referência

As vértebras cervicais, torácicas e lombares têm muitas estruturas em comum. Existem, no entanto, aspectos únicos em várias vértebras (Figuras 9.3 e 9.4; Tabela 9.1).

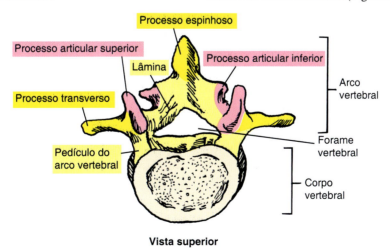

Figura 9.3 Pontos de referência ósseos das partes anterior e posterior de uma vértebra típica.

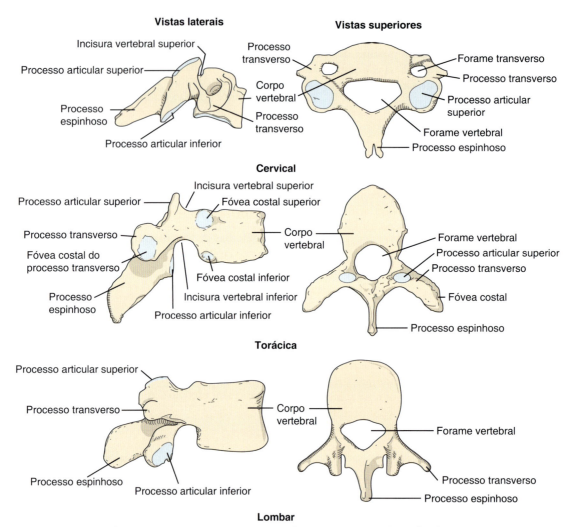

Figura 9.4 Comparação entre as vértebras cervicais, torácicas e lombares.

Tabela 9.1 Partes das vértebras.			
Parte	**Cervical**	**Torácica**	**Lombar**
Tamanho	Menor	Intermediário	Maior
Formato do corpo vertebral	Oval pequeno	Em forma de coração com fóveas que se conectam com as costelas	Oval grande
Forame vertebral	Grande e triangular	Menor	Intermediário
Processos transversos	Aponta lateralmente Forame para artéria vertebral	Aponta posterior e lateralmente Fóveas que se conectam com as costelas	Aponta lateralmente
Processos espinhosos	Aponta posteriormente (C III-C VI) Aponta posterior e inferiormente (C VII) Curto, robusto e bífido (C III-C IV)	Aponta posterior e inferiormente Longo e delgado	Aponta posteriormente Espesso
Processos articulares superiores	Face superior, medial e posteriormente	Face posterior e lateralmente	Face posteriormente
Processos articulares inferiores	Face lateralmente	Face anterior e medialmente	Face anteriormente
Incisuras vertebrais	Profundidade igual	Incisuras inferiores mais profundas	Incisuras inferiores mais profundas

Certos ossos e pontos de referência do crânio (Figura 9.5) são listados porque se articulam com a coluna vertebral. Alguns pontos de referência ósseos da pelve são listados porque são locais de fixação dos músculos no tronco. Os ossos e os pontos de referência das articulações sacroilíacas – a articulação entre a coluna vertebral e a pelve – são apresentados no Capítulo 10. Embora a articulação lombossacral – a articulação das vértebras L V e S I – faça parte da coluna vertebral, funcionalmente ela é considerada uma articulação da coluna lombar com a pelve. A articulação lombossacral é apresentada no Capítulo 10.

Pontos de referência ósseos do crânio

Occipital
Forma a parte posteroinferior do crânio (ver Figura 9.5).

Protuberância occipital
Pequena proeminência no centro do occipital (ver Figura 9.5).

Linha nucal
Crista horizontal ao longo da parte posterior da cabeça desde a protuberância occipital até os processos mastoides.

Parte basilar
Base, ou parte inferior, do occipital.

Forame magno
Abertura no occipital.
Passagem para a medula espinal entrando no crânio.

Côndilos occipitais
Localizados lateralmente ao forame magno na face inferior do occipital.
Articulam-se com o atlas (C I).

Temporal
Parte da base e laterais inferiores do crânio.

Processo mastoide
Proeminência óssea atrás da orelha.
Fixação para o músculo esternocleidomastóideo.

Pontos de referência ósseos das vértebras

As **vértebras** diferem em tamanho e forma, mas geralmente têm uma estrutura semelhante (ver Figura 9.3).

Corpo vertebral
Parte anterior cilíndrica da vértebra. Não presente em C I (atlas) (Figura 9.6). Os corpos vertebrais aumentam de tamanho, tornando-se gradativamente robustos entre C III e S I para suportar o aumento progressivo das forças transmitidas pelas partes inferiores da coluna vertebral (ver Figura 9.4).
Estrutura de suporte de peso da vértebra.

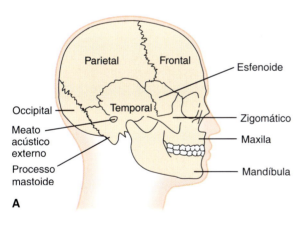
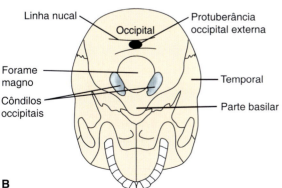

Figura 9.5 Ossos do crânio. **A.** Vista lateral. **B.** Vista inferior.

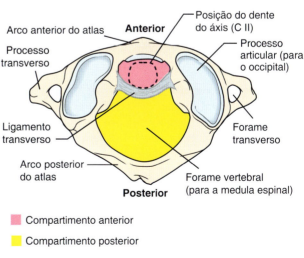

Figura 9.6 Partes da primeira vértebra cervical (C I), também chamada de atlas (vista superior). O dente do áxis, parte de C II, também é mostrado.

Arco vertebral
Parte posterior da vértebra. Composto por vários elementos (ver Figura 9.3).

Forame vertebral
Formado pela união do corpo com o arco vertebral. Passagem para a medula espinal e a cauda equina.

Pedículo do arco vertebral
Parte do arco vertebral imediatamente posterior ao corpo e anterior ao processo transverso.

Lâmina do arco vertebral
Parte posterior do arco vertebral entre os processos transverso e espinhoso.

Processo transverso
Formado na união da lâmina com o pedículo do arco vertebral. Projeções laterais do arco vertebral.
Fixação para músculos e ligamentos.

Processo espinhoso
Localizado na junção de duas lâminas do arco vertebral. Maior projeção posterior no arco vertebral.
Sem processos espinhosos para C I e C II.
C III e C IV têm processos espinhosos bifurcados.
A orientação dos processos espinhosos C III-C VI geralmente é horizontal.
A orientação de C VII e dos processos espinhosos torácicos é angulada inferiormente.
A orientação dos processos espinhosos lombares geralmente é horizontal.
Pontos de fixação para vários músculos e ligamentos.

Face articular
Face pequena, lisa e plana em um osso.

Incisuras vertebrais
Depressões nas faces superior e inferior do pedículo do arco vertebral (ver Figura 9.4). Nomeadas superiores ou inferiores com base na face do pedículo em que aparecem.

Forame intervertebral
Abertura lateral formada pela incisura vertebral superior da vértebra inferior e pela incisura vertebral inferior da vértebra superior (Figura 9.7).
Passagem para os nervos espinais.

Processo articular
Fóveas nas faces superior e inferior de cada lâmina do arco vertebral. Processo articular superior (face) na base do processo transverso. Processo articular inferior (face) na face anterior do processo espinhoso (ver Figura 9.4).
A orientação varia de acordo com a região da coluna vertebral.

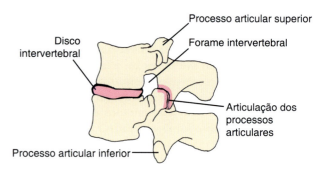

Figura 9.7 Vista lateral de duas vértebras mostrando o forame intervertebral e a articulação dos processos articulares. Ambos são formados por partes de cada vértebra. Os corpos vertebrais são separados pelo disco intervertebral.

Articulações dos processos articulares (apofisárias)
Articulações intervertebrais. Formam os forames intervertebrais.
Articulações entre o processo articular superior da vértebra abaixo e o processo articular inferior da vértebra acima (ver Figura 9.7).

Pontos de referência ósseos especiais das vértebras

Existem várias vértebras com características distintivas únicas.

Atlas (C I)
Primeira vértebra cervical (ver Figura 9.6).
Articula-se com o crânio superiormente e com o áxis inferiormente. Em forma de anel, sem corpo ou processo espinhoso.
(Do grego: nomeada em homenagem ao titã na mitologia grega Atlas, que sustentou a Terra.)

Áxis (C II)
Segunda vértebra cervical (Figura 9.8). Não tem corpo.

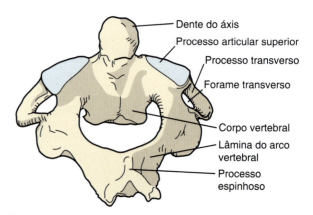

Figura 9.8 Partes da segunda vértebra cervical (C II), também chamada de áxis (vista posterior).

Dente do áxis (processo odontoide)
Projeção vertical na face anterior do áxis (ver Figura 9.8). Projeta-se superiormente em direção ao anel de C I.
Eixo de rotação para o atlas e, portanto, para a cabeça, por meio da articulação com o atlas.

Vértebra proeminente
Processo espinhoso longo da vértebra C VII.
Facilmente palpável com o pescoço flexionado.

Forame transverso
Aberturas nos processos transversos de cada vértebra cervical.
Passagem para a artéria vertebral (ver Figuras 9.4, 9.6 e 9.8).

Fóvea costal
São três fóveas localizadas em cada lado de cada vértebra torácica. Uma no processo transverso. Uma localizada superiormente e outra inferiormente na lateral dos corpos vertebrais (Figura 9.9).

Pontos de referência ósseos das costelas

Caixa torácica
Consiste em esterno, costelas, cartilagens costais e vértebras torácicas (Figura 9.10). Limitada anteriormente pelo esterno, lateralmente pelas costelas (12 de cada lado), posteriormente pelos corpos das 12 vértebras torácicas, superiormente pela clavícula e inferiormente pelo diafragma. Lado a lado mais larga do que de frente para trás.
Fornece proteção óssea para o coração, os pulmões, a aorta, o timo, a parte inferior da traqueia, o esôfago, os linfonodos e os nervos.
Tem um papel mecânico na ventilação.

Costelas
Articulam-se com a coluna vertebral posteriormente e com o esterno anteriormente (Figura 9.11).
As articulações dentro da caixa torácica fornecem uma limitada mobilidade à coluna torácica.

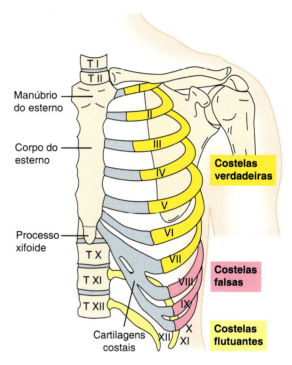

Figura 9.10 Caixa torácica (vista anterior).

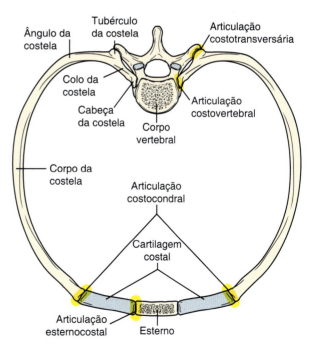

Figura 9.11 Articulações costovertebral e costotransversária com pontos de referência nas costelas (vista superior).

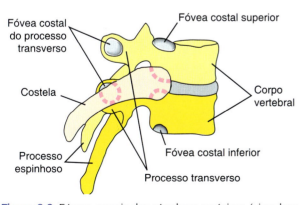

Figura 9.9 Fóveas costais das vértebras torácicas (vista lateral). A linha pontilhada indica que a fóvea costal é profunda à costela.

A mobilidade dentro da coluna torácica está principalmente associada ao movimento das costelas durante a ventilação (ver Capítulo 11).

Costelas verdadeiras
Sete costelas superiores.
Anexadas diretamente ao esterno anteriormente.

Costelas falsas
Costelas VIII a X.
Fixam-se indiretamente ao esterno através da cartilagem costal da sétima costela.

Costelas flutuantes
Costelas XI e XII.
Sem fixação anterior.

Cabeça da costela
Localizada na terminação vertebral da costela.
Articula-se com o corpo vertebral.

Colo da costela
Parte estreita da costela entre a cabeça e o tubérculo da costela.

Tubérculo da costela
Proeminência na junção entre o colo e o corpo da costela.
Contém a face articular para articulação com o processo transverso da vértebra.

Corpo da costela
Parte fina, plana e curva da costela.

Ângulo da costela
Parte da costela com maior curvatura.

Extremidade esternal
Extremidade da costela que se articula com as cartilagens costais.

Cartilagem costal
Bandas de cartilagem hialina.
Conecta as costelas ao esterno.
Fornece elasticidade, permitindo a mobilidade da caixa torácica necessária para a ventilação.

Espaço intercostal
Área entre costelas adjacentes.
Contém músculos.

Pontos de referência ósseos do esterno

O esterno está localizado na linha média da parede torácica anterior (ver Figura 9.10). Combinação em forma de adaga de três ossos com articulações cartilagíneas. Ligeiramente convexo anteriormente.

Muitas vezes considerado um único osso com três partes: manúbrio do esterno, corpo do esterno e processo xifoide.

Manúbrio do esterno
Parte superior do esterno.

Corpo do esterno
Parte média do esterno. Parte mais longa.

Processo xifoide
Parte inferior do esterno. Parte menor.
Triangular.

Pontos de referência ósseos da pelve

Crista ilíaca
Crista superior da pelve. Área óssea sentida quando as mãos são colocadas nos quadris (Figura 9.12).

Crista púbica
Face superior do púbis ao se unir para formar a sínfise púbica.

Tubérculo púbico
Projeção anterior no ramo superior do púbis próximo à sínfise púbica.
Fixação para ligamentos púbicos superiores e inguinais.

Articulação lombossacral (L V e S I)

Os detalhes da articulação lombossacral são apresentados no Capítulo 10.

Tecidos moles exclusivos do tronco

Discos intervertebrais
Articulam-se com os corpos das vértebras adjacentes (Figura 9.13; ver Figura 9.7). Vinte e três discos começando entre C II e C III. Aproximadamente 25% do comprimento total da coluna vertebral.
Absorção de choque durante a transmissão de forças através da coluna vertebral.
Mantém a flexibilidade da coluna vertebral.

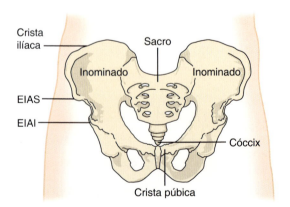

Figura 9.12 Ossos da pelve (vista anterior).

Núcleo pulposo
Substância gelatinosa no centro do disco intervertebral. Alto teor de água (ver Figura 9.13). Por ocasião do nascimento, aproximadamente 80% de água, diminuindo para menos de 70% aos 60 anos.
A perda de teor de água contribui para a perda de altura durante o processo de envelhecimento.

Anel fibroso
Parte externa do disco intervertebral. Vários anéis fibrocartilagíneos concêntricos (ver Figura 9.13).
Envolve e contém o núcleo pulposo.

Linha alba
Faixa fibrosa vertical na linha média anterior do processo xifoide à sínfise púbica (Figura 9.14).
Fixação para os músculos transverso do abdome e oblíquos do abdome.

Fáscia do abdome
Tendão em formato de folha.
Conecta os músculos oblíquos e transversos do abdome à linha alba.

Aponeurose toracolombar
Ampla área posterior de fáscia.
Fixação para os músculos eretor da espinha e latíssimo do dorso.

Estruturas articulares

Conforme evidenciado nas duas seções anteriores, "Movimentos" e "Ossos e pontos de referência", várias articulações vertebrais têm movimentos e estruturas semelhantes. As articulações intervertebrais cervicais inferiores (C III-C VII) e lombares (L I-L V) têm muitas semelhanças. As articulações intervertebrais torácicas (T I-T XII) são semelhantes, mas diferentes das articulações intervertebrais cervicais inferiores e lombares. As articulações únicas da coluna vertebral incluem as articulações AO (C I e occipital), AA (C I e C II) e lombossacral (L V e S I).

Existem dois tipos de articulações intervertebrais. As articulações entre os corpos vertebrais são cartilagíneas e com um disco intervertebral entre os corpos. Essas articulações permitem um movimento mínimo. A flexão aumenta a compressão na parte anterior, diminuindo a pressão na parte posterior do disco. Essas mudanças na pressão empurram o núcleo pulposo posteriormente. Quando não limitado pelo anel fibroso, o movimento posterior do núcleo pulposo pode causar um impacto nas raízes nervosas espinais ou na própria medula espinal. A flexão do tronco também aumenta o tamanho dos forames intervertebrais posteriores por onde saem os nervos espinais. Portanto, a probabilidade de impacto ósseo nos nervos espinais diminui. A extensão aumenta a compressão da parte posterior do disco e diminui a pressão na parte anterior do disco. Essas mudanças na pressão empurram o núcleo pulposo anteriormente. A extensão do tronco diminui a distância entre os processos espinhosos adjacentes. A aproximação dos processos espinhosos associados à extensão da coluna vertebral produz um limite ósseo para a extensão da coluna vertebral. O tamanho e a orientação dos processos espinhosos em diferentes regiões da coluna influenciam a quantidade de extensão permitida.

O segundo tipo de articulações intervertebrais são as articulações dos processos articulares (ver Figura 9.7). Existem três tipos de articulações dos processos articulares. As articulações dos processos articulares intervertebrais são formadas pela articulação da face superior da vértebra inferior com a face inferior da vértebra superior. A orientação das faces articulares intervertebrais em diferentes regiões da coluna influencia a direção e a quantidade de movimento permitida em todos os três planos (Figura 9.15).

As articulações entre as costelas e os corpos vertebrais são articulações costovertebrais. A cabeça de cada

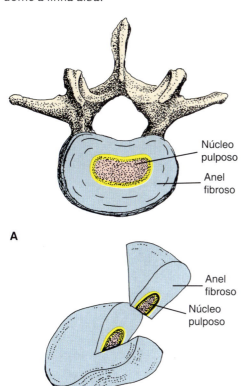

Figura 9.13 Duas partes do disco intervertebral. **A.** Vista superior. O núcleo pulposo não pode ser visto, pois é circundado pelo anel fibroso. Sua localização aproximada é mostrada dentro da linha amarela. **B.** A vista apresentada indica a relação entre o anel fibroso e o núcleo pulposo.

142 PARTE 2 Cinesiologia Clínica e Anatomia do Tronco

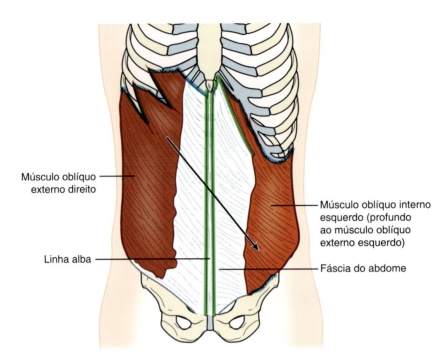

Figura 9.14 Os músculos oblíquos externos e internos do abdome inserem-se na linha alba na fáscia do abdome.

costela articula-se com a fóvea costal do corpo vertebral, formando a articulação costovertebral. Essa articulação está localizada lateral e posteriormente no corpo vertebral, próximo ao início do arco vertebral. Algumas costelas também se articulam parcialmente com dois corpos vertebrais adjacentes. Estas são articulações entre a parte superior do corpo vertebral abaixo e a parte inferior do corpo vertebral acima. O tubérculo de uma costela articula-se com uma fóvea costal localizada na ponta anterior do processo transverso da vértebra, formando a articulação costotransversária.

As costelas se articulam com a cartilagem costal nas articulações costocondrais. A cartilagem costal articula-se com o esterno nas articulações esternocostais. Ambas as articulações são articulações planas sinoviais.

Articulação atlanto-occipital (C I e occipital)

As articulações AO são formadas por articulações entre os côndilos occipitais e as faces articulares superiores do atlas (C I) (ver Figuras 9.5B e 9.6). As articulações AO são articulações sinoviais com uma membrana sinovial envolvida por uma cápsula articular. A articulação AO suporta o peso da cabeça, além de unir a cabeça à coluna vertebral.

Articulação atlantoaxial (C I e C II)

A articulação AA é a articulação entre o atlas e o áxis (Figura 9.16). Existem três articulações separadas. A articulação AA da linha média é uma articulação sinovial entre o dente do áxis, o arco anterior do atlas anteriormente e o ligamento transverso posteriormente. As duas articulações AA laterais são articulações entre os processos articulares de C I e C II (ver Figura 9.16).

Coluna cervical (C II-C VII)

As articulações entre os corpos vertebrais adjacentes de C II a S I são semelhantes (ver Figura 9.7). Essas articulações intervertebrais são cartilagíneas, o que permite apenas uma pequena quantidade de movimento. A maior parte do suporte de peso ocorre anteriormente entre os corpos vertebrais. A sustentação de peso através das faces articulares é mínima.

A parte posterior de cada vértebra tem uma articulação do processo articular em cada lado (ver Figuras 9.7 e 9.9). As articulações dos processos articulares são sinoviais – a articulação entre um processo articular superior da vértebra abaixo e um processo articular inferior da vértebra acima (ver Figura 9.3). Na região cervical, a orientação das articulações dos processos articulares é diagonal entre os planos sagital e frontal, permitindo o movimento dentro dos três planos.

Coluna torácica (T I-T XII)

A região torácica da coluna vertebral tem duas funções principais (ver Figuras 9.1 e 9.10). Uma delas é a transmissão de forças através das vértebras. A outra é

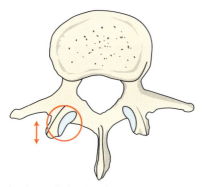

A orientação lombar é no plano sagital

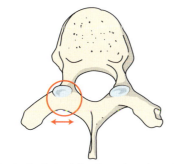

A orientação torácica é no plano frontal

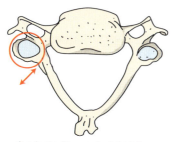

A orientação cervical é triplanar

Figura 9.15 A direção na qual as articulações dos processos articulares articulares estão alinhadas determina os movimentos permitidos (vista superior). Observe que apenas os processos articulares superiores são mostrados nesta figura.

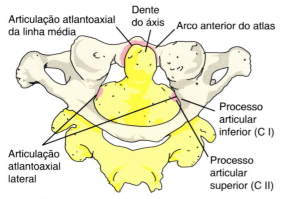

Figura 9.16 A relação de C I assentado acima de C II mostrando as três articulações atlantoaxiais (vista posterior).

fornecer uma estrutura de estabilidade em duas dimensões – anteroposterior e mediolateral – e mobilidade em uma dimensão: superior-inferior. A estabilidade anteroposterior e mediolateral fornece proteção para o coração, os pulmões e as principais estruturas circulatórias. A mobilidade superior-inferior fornece uma estrutura adequada para a ventilação.

As articulações intervertebrais na região torácica são semelhantes às da região cervical inferior. Os corpos vertebrais com seus discos intervertebrais são articulações cartilagíneas que servem como estruturas primárias de sustentação de peso. As articulações dos processos articulares são articulações sinoviais que guiam o movimento de cada vértebra em suas vértebras adjacentes. Na região torácica, as articulações dos processos articulares são orientadas no plano frontal, o que permite principalmente a flexão lateral.

A caixa torácica é formada pelas articulações costovertebrais e costotransversárias posteriormente e pelas articulações esternocostais anteriormente (ver Figura 9.10). As vértebras torácicas articulam-se com as costelas por meio de duas articulações com cada costela (ver Figura 9.9). Os corpos das vértebras torácicas articulam-se com as costelas nas articulações *costovertebrais*. As articulações costovertebrais estão entre os corpos vertebrais e a cabeça da costela. Os processos transversos das vértebras torácicas articulam-se com as costelas nas articulações *costotransversárias*. As articulações costotransversárias estão entre os processos transversos das vértebras torácicas e o tubérculo da costela.

Coluna lombar (L I–L V)

As articulações intervertebrais na região lombar são semelhantes às das regiões cervical e torácica inferiores (ver Figura 9.4). Os corpos vertebrais com seus discos intervertebrais são articulações cartilagíneas que servem como estruturas primárias de sustentação de peso. As vértebras na região lombar são maiores do que as das regiões cervical e torácica porque o peso corporal cada vez maior é sobreposto a elas. As vértebras lombares têm um ângulo de inclinação crescente em relação à horizontal à medida que descem (L I-L V). Este aumento do ângulo de inclinação cria maiores forças de cisalhamento entre os corpos vertebrais. O maior ângulo de inclinação ocorre na articulação L V-S I (ver Capítulo 10 e Figura 10.8).

As articulações dos processos articulares sinoviais orientem o movimento de cada vértebra em suas vértebras adjacentes (ver Figura 9.7). Na região lombar, as articulações dos processos articulares são orientadas no plano sagital, o que permite principalmente a flexão e a extensão.

Esterno

A articulação do manúbrio com o corpo do esterno – a sínfise manubriesternal – é uma sínfise de fibrocartilagem (ver Figura 9.10). O movimento permitido na sínfise manubriesternal é uma quantidade limitada de angulação entre o eixo vertical do manúbrio e o corpo do esterno. A limitação do movimento nessa articulação não permite o deslocamento anteroposterior. A sínfise xifosternal – a articulação entre o processo xifoide e o corpo do esterno – muitas vezes se ossifica com a idade.

As extremidades anteriores das 10 costelas superiores de cada lado da caixa torácica se unem à cartilagem costocondral, que então se liga ao esterno (ver Figura 9.10). As costelas XI e XII são "costelas flutuantes" sem fixações anteriores. As articulações entre as costelas e a cartilagem costocondral são articulações costocondrais. As articulações da cartilagem costocondral com o esterno variam. A articulação esternocostal da primeira costela com o manúbrio do esterno é uma sinartrose. As costelas II a VI são articulações do plano sinovial com articulações esternocostais individuais para o corpo do esterno. As cartilagens costocondrais das costelas VII a X se unem, formando uma única cartilagem costocondral que se liga ao corpo do esterno como uma articulação esternocostal, também uma articulação do plano sinovial.

Articulação lombossacral (L V e S I)

Os detalhes da articulação lombossacral são apresentados no Capítulo 10.

Ligamentos

Articulação atlanto-occipital (C I e occipital)

Membrana atlanto-occipital anterior
Continuação do ligamento longitudinal anterior.
Mais fina superiormente do que inferiormente.

Membrana tectória
Continuação do ligamento longitudinal posterior.
Fixa-se ao occipital dentro do forame magno.
Suporta a medula espinal ao entrar na coluna vertebral.

Membrana atlanto-occipital posterior
Abrange a face posterior da articulação AO.
Fixa a cabeça no atlas.

Articulação atlantoaxial (C I e C II)

Ligamento transverso do atlas
Cruza o atlas no plano frontal. Divide o forame do atlas em compartimentos anterior e posterior (ver Figura 9.6). O dente do áxis se projeta para cima no compartimento anterior.
A medula espinal passa pelo compartimento posterior.

Evita o deslocamento posterior do dente do áxis dentro de C I.
Protege a medula espinal de se chocar contra o dente do áxis.

Coluna cervical (C II–C VII)

As Figuras 9.17 e 9.18 ilustram as localizações dos ligamentos vertebrais.

Ligamento longitudinal anterior
Insere-se na face anterior dos corpos vertebrais. Funde-se ao sacro. Aumenta progressivamente a espessura para suportar o aumento paulatino do estresse nas vértebras maiores nas regiões vertebrais inferiores. Profundo à aorta nas regiões torácica e lombar.
Evita a extensão excessiva.

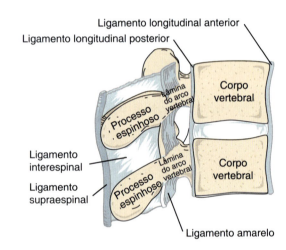

A Vista Lateral

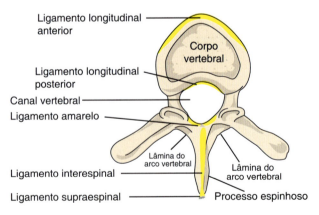

B

Figura 9.17 Ligamentos vertebrais. **A.** Vista lateral mostrando os ligamentos dentro e fora do canal vertebral. **B.** Vista superior mostrando as inserções dos ligamentos na vértebra.

CAPÍTULO 9 Pescoço e Tronco

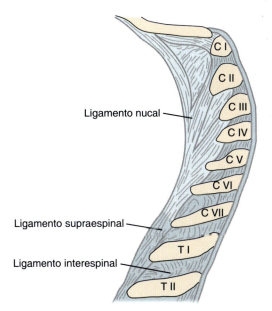

Figura 9.18 O ligamento nucal (*ligamentum nuchae*) torna-se o ligamento supraespinal na região cervical (vista lateral).

Ligamento longitudinal posterior
Fixa-se à face posterior dos corpos vertebrais na margem anterior do canal vertebral. Mais espesso superiormente para suportar o crânio. Mais fino e estreito nas regiões torácica e lombar.
Serve como barreira entre o disco intervertebral e a medula espinal.
Evita a flexão excessiva.

Ligamento amarelo (flavo)
Forma a margem posterior do canal vertebral. Conecta as lâminas do arco vertebral adjacentes anteriormente. Altamente elástico.
Evita a flexão excessiva da coluna vertebral.

Ligamento nucal (*ligamentum nuchae*)
Composto por duas partes.
Fixa-se da linha nucal do occipital às pontas dos processos espinhosos das vértebras cervicais e à face superior do processo espinhoso abaixo da face inferior do processo espinhoso acima (ver Figura 9.18).
Divide-se inferiormente a C VII, formando os **ligamentos supraespinais e interespinais**.
Evita a flexão vertebral excessiva.

Coluna torácica (T I–T XII)

Ligamento longitudinal anterior
Continuação do ligamento da região cervical (ver Figura 9.17).

Ligamento longitudinal posterior
Continuação do ligamento da região cervical.

Ligamento amarelo
Continuação do ligamento da região cervical.

Ligamento supraespinal
Continuação do ligamento nucal.
Insere-se nas pontas dos processos espinhosos inferiores a C7. Termina no sacro.
Evita a flexão vertebral excessiva.

Ligamento interespinal
Continuação do ligamento nucal.
Insere-se na face superior do processo espinhoso abaixo da face inferior do processo espinhoso acima nas regiões torácica e lombar.

Ligamentos costovertebral e costotransversário

Muitos ligamentos pequenos sustentam as cápsulas articulares das articulações costovertebral e costotransversária.
Evitam a flexão vertebral excessiva.

Coluna lombar (L I-L V)

Ligamento longitudinal anterior
Continuação do ligamento das regiões cervical e torácica (ver Figura 9.17).

Ligamento longitudinal posterior
Continuação do ligamento das regiões cervical e torácica.

Ligamento amarelo
Continuação do ligamento das regiões cervical e torácica.

Ligamento supraespinal
Continuação do ligamento da região torácica.
Fixa-se às pontas dos processos espinhosos. Termina no sacro.
Evita a flexão vertebral excessiva.

Ligamento interespinal
Continuação do ligamento nucal.
Insere-se na face superior do processo espinhoso abaixo da face inferior do processo espinhoso acima. Termina em L V.
Evita a flexão vertebral excessiva.

Esterno

Ligamentos esternocostais
Pequenos ligamentos que reforçam a articulação do corpo do esterno com a cartilagem articular.

Ligamentos costoxifóideos
Pequenos ligamentos reforçando a articulação do processo xifoide com a cartilagem articular.

Articulação lombossacral (L V e S I)

Os detalhes da articulação lombossacral são apresentados no Capítulo 10.

Músculos

Numerosos músculos produzem estabilidade e movimento do pescoço e do tronco (Tabela 9.2). Contraindo-se bilateralmente, os músculos anteriores flexionam o pescoço e o tronco. Contraindo-se unilateralmente, ocorre flexão lateral e rotação. Contraindo-se bilateralmente, os músculos posteriores estendem o pescoço e o tronco. Contraindo-se unilateralmente, ocorrem flexão lateral e rotação. Existem exceções na definição de todos os músculos do pescoço e do tronco como músculos anteriores ou posteriores. As exceções mais significativas são os músculos escaleno e quadrado do lombo.

A inervação dos músculos do esqueleto axial é diferente da inervação dos músculos do esqueleto apendicular. Os músculos do esqueleto apendicular são inervados por nervos periféricos. Os músculos do esqueleto axial são inervados segmentarmente pelos nervos espinais. Abrangendo várias regiões da coluna vertebral, os músculos do esqueleto axial são inervados por nervos espinais nessa região.

Os músculos discutidos individualmente são apresentados em gráficos e ilustrações. As ilustrações dos músculos individuais também indicam suas relações com os músculos circundantes.

Músculos da coluna cervical

Músculo esternocleidomastóideo

O esternocleidomastóideo é um músculo longo e superficial. As origens das duas cabeças do músculo esternocleidomastóideo (ECM) são a face medial da clavícula e a extremidade superior do esterno, e a inserção comum é o processo mastoide do temporal (Figuras 9.19 a 9.22). O trajeto do ECM ascende posteriormente desde a origem até a inserção. Uma vista lateral da linha de tração do ECM ilustra como ele passa anteriormente ao eixo frontal de movimento dos segmentos cervicais inferiores, causando flexão do pescoço. Contraindo-se bilateralmente, os ECMs flexionam o pescoço e a cabeça. Contraindo-se unilateralmente,

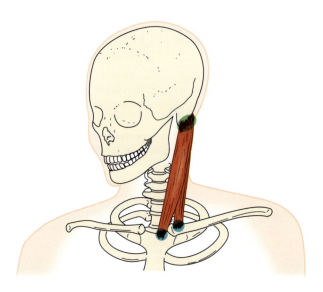

Figura 9.19 Músculo esternocleidomastóideo (vista anterior).

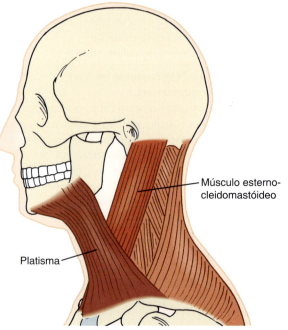

Figura 9.20 Músculos superficiais da cabeça e do pescoço (vista lateral).

Tabela 9.2 Músculos do pescoço e do tronco.

Localização	Pescoço	Tronco
Anterior	M. esternocleido-mastóideo Grupo pré-vertebral (4)	M. reto do abdome M. oblíquo externo do abdome M. oblíquo interno do abdome M. transverso do abdome
Lateral	Mm. escalenos (3)	M. quadrado do lombo
Posterior	Mm. eretores da espinha (3) M. esplênio da cabeça M. esplênio do pescoço Mm. suboccipitais (4)	Mm. eretores da espinha (3) Mm. transverso-espinais (3) Mm. interespinais Mm. inter-transversários

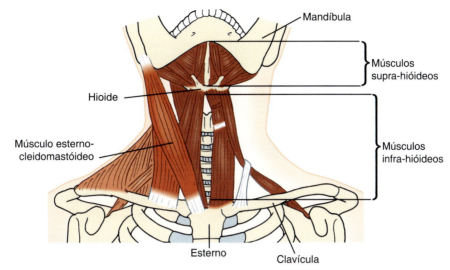

Figura 9.21 Músculos do pescoço (vista anterior).

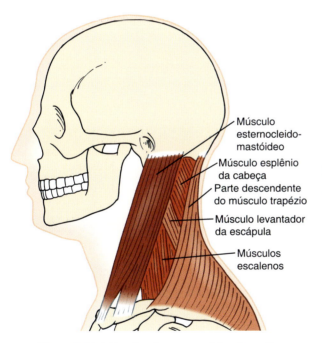

Figura 9.22 Músculos do pescoço (vista lateral).

A	Bilateralmente: flexão de cabeça e do pescoço
	Unilateralmente: flexão lateral do pescoço para o mesmo lado; rotação da cabeça para o lado oposto
	Músculo acessório para a ventilação
N	Nervo acessório (nervo craniano XI); segundo e terceiro nervos cervicais

Músculos escalenos

Os três escalenos, que funcionam como uma unidade, estão localizados lateral e profundamente ao ECM (Figura 9.23; ver Figura 9.22). A origem do **músculo**

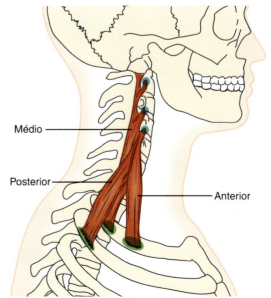

Figura 9.23 As três partes dos músculos escalenos (vista lateral).

o ECM flexiona lateralmente para o mesmo lado e gira a cabeça para o lado oposto. Por exemplo, a contração do esternocleidomastóideo direito produz uma flexão lateral da cabeça e do pescoço para a direita e uma rotação da cabeça para a esquerda. Com a cabeça e o pescoço estabilizados, o ECM pode elevar a caixa torácica, servindo como um músculo acessório para a ventilação.

O	Esterno e clavícula
I	Processo mastoide

escaleno anterior são os processos transversos de C II-C VI, e a inserção é a face superior da primeira costela. A origem do **músculo escaleno médio** são os processos transversos de C II-C VII, e a inserção é a face superior da primeira costela. A origem do **músculo escaleno posterior**, o menor e mais profundo dos três escalenos, são os processos transversos de C IV-C VI, e a inserção é a face externa da segunda costela. Contraindo-se unilateralmente, eles produzem uma flexão lateral para o mesmo lado. Contraindo-se bilateralmente, eles produzem a flexão do pescoço. Localizados na face lateral do pescoço, os músculos são mais efetivos como flexores laterais do pescoço do que como flexores do pescoço. Quando o pescoço está estabilizado, os músculos escalenos elevam as costelas, servindo como um músculo acessório para a ventilação.

O	Processos transversos das vértebras cervicais
I	Primeira e segunda costelas
A	Bilateralmente: flexão do pescoço
	Unilateralmente: flexão lateral do pescoço para o mesmo lado
	Músculo acessório para a ventilação
N	Terceiro a oitavo nervos cervicais

Músculos pré-vertebrais

É um grupo profundo formado por quatro pequenos músculos da alça anterior, denominados *músculos pré-vertebrais*, que se inserem nas vértebras cervicais e torácicas e no occipital (Figura 9.24; Tabela 9.3). Um dos músculos, o **longo do pescoço**, tem três partes. A origem da parte média é C V-T III, e a inserção é C II-C IV. Ambos os anexos da parte média do músculo longo do pescoço são os corpos vertebrais da linha média anterior. A origem da parte inferior do músculo longo do pescoço é T I-T III e a inserção é C V-C VI. A origem da parte superior do músculo longo do pescoço são os processos transversos de C V-C VI, e a inserção é C I. Todos os três músculos são flexores do pescoço, e as partes superior e inferior são flexores laterais para o mesmo lado.

A origem do **músculo longo da cabeça** são os processos transversos de C III-C VI, e a inserção é o occipital (ver Figura 9.24). Contraindo-se bilateralmente, o músculo longo da cabeça produz flexão da cabeça e da região cervical superior. Contraindo-se unilateralmente, o músculo produz flexão lateral da cabeça e uma rotação mínima para o mesmo lado. A origem do curto e plano **músculo reto anterior da cabeça** é o processo transverso de C I, e a inserção é o occipital (ver Figura 9.24). Contraindo-se bilateralmente, o músculo reto da cabeça produz flexão da cabeça na articulação AO. Contraindo-se unilateralmente, o músculo produz rotação da cabeça para o mesmo lado. A origem do também curto

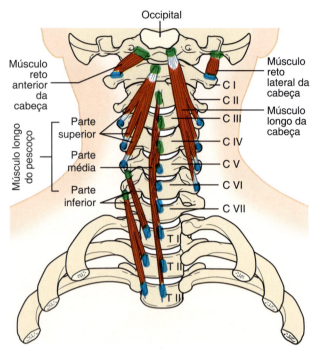

Figura 9.24 Músculos pré-vertebrais (vista anterior). Observe que o crânio anterior foi cortado para visualizar as inserções no occipital.

Tabela 9.3 Movimentos dos músculos pré-vertebrais.

Movimento	Músculos
Flexiona o pescoço, auxilia na flexão lateral	Longo do pescoço
Flexiona a cabeça e a parte superior do pescoço	Longo da cabeça
Flexiona a cabeça, estabiliza a articulação AO	Reto anterior da cabeça
Flexiona lateralmente a cabeça, estabiliza a articulação AO	Reto lateral da cabeça

AO, Atlanto-occipital.

e plano **músculo reto lateral da cabeça** é o processo transverso de C I, e a inserção é o occipital (ver Figura 9.24). Contraindo-se bilateralmente, o músculo reto lateral da cabeça estabiliza a articulação AO. Contraindo-se unilateralmente, o músculo produz flexão lateral da cabeça para o mesmo lado.

Músculos suboccipitais

Um grupo profundo de quatro pequenos músculos planos e posteriores, denominados **músculos suboccipitais**, está localizado na base do crânio (Figuras 9.25 e 9.26; Tabela 9.4). Esses músculos trabalham juntos para produzir dois movimentos – extensão da cabeça (articulação AO) e rotação da cabeça (articulação AA) – para

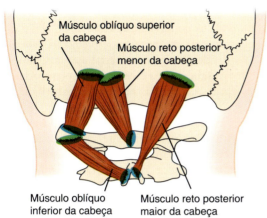

Figura 9.25 Músculos suboccipitais (vista posterior).

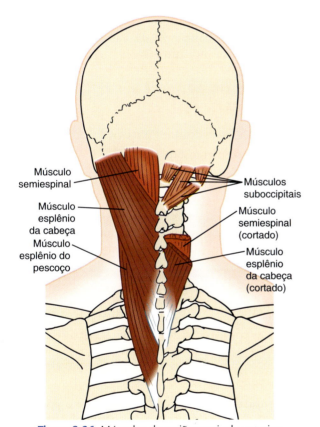

Figura 9.26 Músculos da região cervical posterior.

Tabela 9.4 Movimentos dos músculos suboccipitais.

Movimento	Músculos
Extensão e estabilização da articulação AO	Oblíquo superior da cabeça
Extensão, flexão lateral, rotação para o mesmo lado e estabilização da articulação AA	Oblíquo inferior da cabeça
Extensão e estabilização da articulação AO	Reto posterior menor da cabeça
Extensão, flexão lateral, rotação para o mesmo lado e estabilização da articulação AO	Reto posterior maior da cabeça

AA, Atlantoaxial; AO, atlanto-occipital

O hioide é único, e não tem articulação óssea. Funciona como um suporte primário para a língua e os numerosos músculos que se ligam à língua. A Tabela 9.5 lista os músculos e suas ações.

Músculos esplênios da cabeça e do pescoço

Posterior e profundamente aos músculos eretores da espinha estão os músculos da alça curta, o **esplênio da cabeça** e o **esplênio do pescoço** (Figura 9.27). O músculo esplênio da cabeça é o mais superficial dos dois. Ambos têm uma origem comum: os processos espinhosos das vértebras cervicais inferiores e torácicas superiores. As inserções dos músculos esplênio da cabeça e esplênio do pescoço são a parte lateral do occipital e o processo mastoide, e os processos transversos das vértebras cervicais superiores, respectivamente. Contraindo-se bilateralmente, ambos os músculos produzem extensão do pescoço. A contração bilateral do músculo esplênio da cabeça produz extensão da cabeça. Contraindo-se unilateralmente, o mesmo lado. Contraindo-se bilateralmente, os **músculos retos posteriores maior e menor da cabeça** e **oblíquo superior da cabeça** estabilizam a articulação AO. Contraindo-se bilateralmente, o **músculo oblíquo inferior da cabeça** estabiliza a articulação AA.

Músculos hióideos

Vários pequenos músculos na região cervical anterior e profundos ao platisma servem como âncoras para o hioide e a língua (ver Capítulo 8 e Figuras 8.22 e 9.19).

Tabela 9.5 Movimentos e músculos do pescoço e hióideos.

Movimento	Músculos
Move o lábio inferior para baixo e para fora, tensionando a pele sobre o pescoço	**Cervical superficial** Platisma
Eleva o hioide e/ou a língua	**Supra-hióideos** Digástrico Estilo-hióideo Milo-hióideo Gênio-hióideo
Abaixa o hioide	**Infra-hióideos** Esterno-hióideo Esternotireóideo Tíreo-hióideo Omo-hióideo

150 PARTE 2 Cinesiologia Clínica e Anatomia do Tronco

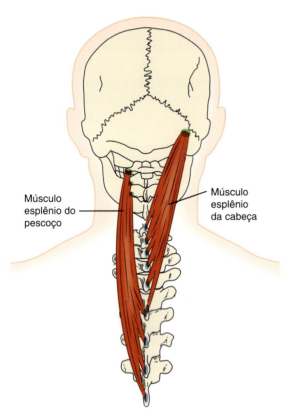

Figura 9.27 Músculos esplênios da cabeça e do pescoço (vista posterior).

ambos os músculos, atuando isoladamente ou em conjunto, produzem flexão lateral e rotação da cabeça para o mesmo lado.

Músculo esplênio da cabeça

O	Metade inferior do ligamento nucal; processos espinhosos de C VII-T III
I	Parte lateral do occipital; processo mastoide
A	Bilateralmente: extensão da cabeça e do pescoço
	Unilateralmente: flexão lateral e rotação da cabeça para o mesmo lado
N	Nervos espinais cervicais médios e inferiores

Músculo esplênio do pescoço

O	Processos espinhosos de T III-T VI
I	Processos transversos de C I-C III
A	Bilateralmente: extensão do pescoço
	Unilateralmente: flexão lateral para o mesmo lado
N	Nervos espinais cervicais médios e inferiores

A parte descendente do músculo trapézio e o músculo levantador da escápula (ver Capítulo 12) podem trabalhar em conjunto com os músculos esplênio da cabeça e do pescoço quando a escápula está estabilizada. Quando a escápula está estabilizada, a cabeça e o pescoço movem-se sobre a escápula. A contração bilateral da parte descendente do músculo trapézio e do músculo levantador da escápula não produz movimento mensurável da cabeça e do pescoço. Contraindo-se unilateralmente, a parte descendente do músculo trapézio produz flexão lateral para o mesmo lado, e o músculo levantador da escápula produz flexão lateral da cabeça e do pescoço para o mesmo lado.

O **platisma** é uma lâmina muscular larga situada superficial aos flexores do pescoço (ver Figura 9.20). A origem do platisma é a fáscia que cobre as partes superiores dos músculos peitoral maior e deltoide, e a inserção ocorre em múltiplas faces ósseas e de tecidos moles da face inferior e da mandíbula. Participa da expressão facial e não tem função no pescoço.

Músculos do abdome e região torácica lateral

Músculos intercostais externos

Os músculos intercostais externos e internos planos abrangem cada um dos 11 espaços intercostais em ângulos retos (Tabela 9.6).

A origem dos músculos intercostais externos, o grupo mais superficial dos músculos intercostais, é a margem inferior da costela acima entre o tubérculo posteriormente e o esterno através das membranas intercostais

Tabela 9.6 Movimentos e músculos do abdome e região torácica lateral.

Movimento	Músculos
Abaixa as costelas durante a expiração	Intercostais internos
Eleva as costelas durante a inspiração	Intercostais externos
Flexão do tronco; compressão do abdome	Reto do abdome
Bilateral: flexão do tronco; compressão do abdome	Oblíquos internos do abdome
Unilateral: flexão lateral do tronco para o mesmo lado; rotação para o mesmo lado	
Bilateral: flexão do tronco; compressão do abdome	Oblíquos externos do abdome
Unilateral: flexão lateral do tronco para o mesmo lado; rotação para o lado oposto	
Compressão do abdome	Transverso do abdome
Flexão lateral do tronco	Quadrado do lombo

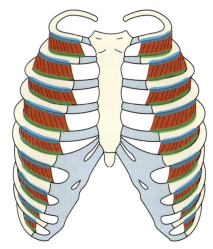

Figura 9.28 Músculos intercostais externos.

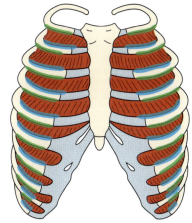

Figura 9.30 Músculos intercostais internos.

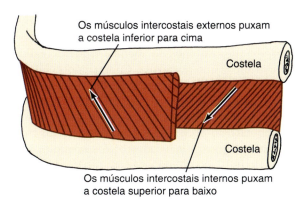

Figura 9.29 Direção das fibras dos músculos intercostais externos e internos.

anteriormente (Figuras 9.28 e 9.29). A inserção de cada músculo intercostal externo é a face superior da costela abaixo da origem. As fibras musculares descem medialmente da origem à inserção. Anteriormente, os músculos intercostais externos direito e esquerdo formam um V. A contração dos músculos intercostais externos produz elevação das costelas, como durante a inspiração.

O	Margem inferior da costela acima
I	Margem superior da costela abaixo
A	Eleva as costelas durante a inspiração
N	Nervos intercostais (T2-T6)

Músculos intercostais internos

A origem dos músculos intercostais internos, o grupo mais profundo de músculos intercostais, é a face interna das cartilagens costais e cada costela abaixo do esterno ao ângulo da costela (Figura 9.30; ver Figura 9.29). A inserção de cada músculo intercostal interno é a face inferior da costela acima da origem. As fibras musculares ascendem medialmente da origem à inserção.

Anteriormente, os músculos intercostais internos direito e esquerdo formam um V invertido. A contração dos músculos intercostais internos produz abaixamento das costelas, como durante a expiração.

O	Faces superiores da cartilagem costal e costela abaixo
I	Cartilagem costal e face inferior da costela acima
A	Abaixa as costelas durante a expiração
N	Nervos intercostais (T2-T6)

Músculo reto do abdome

O músculo reto do abdome, muitas vezes chamado de *reto*, é um músculo superficial que se estende verticalmente pela linha média anterior do tronco. Os lados direito e esquerdo do músculo são separados pela linha alba. A origem do músculo reto do abdome é a crista púbica (Figuras 9.31 e 9.32) e a inserção são as cartilagens costais da quinta, sexta e sétima costelas. Três interseções tendíneas dividem o músculo horizontalmente em unidades menores. Contraindo-se bilateralmente, o músculo reto do abdome produz flexão do tronco. Com os outros músculos anteriores do tronco, comprime o abdome e o conteúdo abdominal, dando sustentação anterior à coluna lombar. Quando o tronco e a pelve estão estabilizados, o músculo reto do abdome abaixa as costelas, servindo como músculo acessório para a ventilação.

Como parte de um par de força (ver Capítulo 2) com os músculos isquiotibiais, o músculo reto do abdome produz a inclinação posterior da pelve (ver Capítulo 10).

O	Crista púbica
I	Processo xifoide e cartilagens costais da quinta à sétima costela
A	Flexão do tronco; compressão do abdome

152 PARTE 2 Cinesiologia Clínica e Anatomia do Tronco

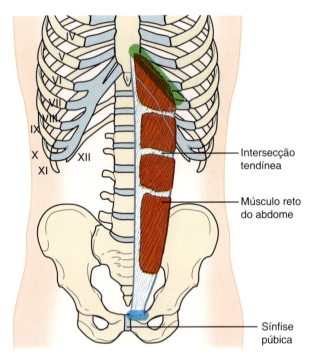

Figura 9.31 Músculo reto do abdome. Observe que o músculo é mostrado apenas de um lado.

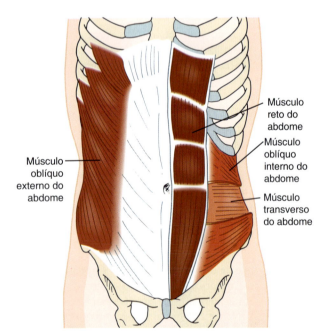

Figura 9.32 Músculos do abdome. Observe que os músculos são mostrados apenas de um lado e uma parte do músculo oblíquo interno do abdome foi cortada para mostrar o músculo transverso do abdome profundamente a ele.

O	Quando a pelve está estabilizada: abaixa as costelas. Músculo acessório para a ventilação
N	Do sétimo ao décimo segundo nervo torácico

Músculo oblíquo externo do abdome

O oblíquo externo do abdome é um músculo grande, largo e plano localizado superficialmente em cada lado do abdome anterolateral (Figura 9.33A; ver Figuras 9.14 e 9.32). A origem do músculo oblíquo externo do abdome é a face externa das oito costelas inferiores (quinta a décima segunda). Descendo medialmente em um ângulo de aproximadamente 45 graus, a inserção é a metade anterior da crista ilíaca, o tubérculo púbico e a linha alba através da fáscia do abdome. A direção das fibras musculares oblíquas externas pode ser visualizada pela orientação dos dedos quando uma pessoa coloca as mãos nos bolsos da frente da calça. As fibras dos músculos oblíquos externos do abdome esquerdo e direito formam um V anteriormente. Contraindo-se bilateralmente, os músculos oblíquos externos do abdome produzem flexão do tronco e compressão do abdome e seu conteúdo. Contraindo-se unilateralmente, o músculo oblíquo externo do abdome produz flexão do tronco com rotação para o lado oposto. Por exemplo, a contração do músculo oblíquo externo direito do abdome produz flexão do tronco com rotação para a esquerda, movendo o ombro direito em direção ao quadril esquerdo. O músculo oblíquo externo do abdome auxilia na expiração forçada, como a tosse, comprimindo o conteúdo abdominal e abaixando as costelas.

Visto anteriormente, a direção das fibras musculares do músculo oblíquo externo do abdome é a mesma que a direção das fibras musculares do músculo intercostal externo.

O	Face lateral das oito costelas inferiores
I	Crista ilíaca, tubérculo púbico e linha alba via fáscia do abdome
A	Bilateralmente: flexão do tronco; compressão do abdome
	Unilateralmente: flexão do tronco com rotação para o lado oposto
	Quando a pelve está estabilizada: abaixa as costelas
	Músculo acessório para a ventilação
N	Oitavo a décimo segundo nervos intercostais, ílio-hipogástrico e ilioinguinal

Músculo oblíquo interno do abdome

O músculo oblíquo interno do abdome está localizado profundamente ao músculo oblíquo externo do

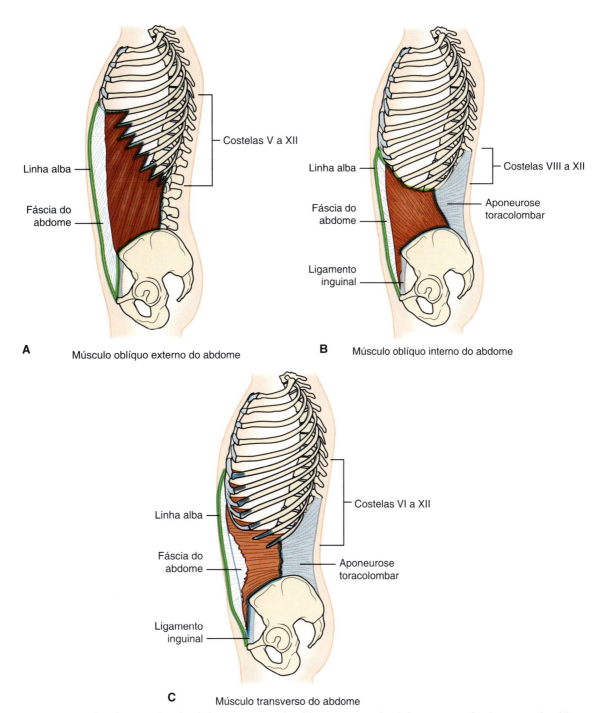

Figura 9.33 Três camadas de músculos do abdome. O músculo oblíquo externo do abdome é superficial, o músculo oblíquo interno do abdome fica abaixo dele e o músculo transverso do abdome é a camada mais profunda.

abdome (ver Figuras 9.14, 9.32 e 9.33B). As fibras do músculo oblíquo interno do abdome estão em ângulo reto com as fibras do oblíquo externo. A origem do músculo oblíquo do abdome interno é a metade lateral do ligamento inguinal, os dois terços anteriores da crista ilíaca e a aponeurose toracolombar. Ascendendo medialmente, sua inserção é nas margens inferiores das últimas cinco (oitava a décima segunda) costelas e via fáscia do abdome até a linha alba. As fibras dos músculos oblíquos internos do abdome esquerdo e direito formam um V invertido anteriormente. Contraindo-se bilateralmente, os músculos oblíquos internos do abdome produzem flexão do tronco e compressão do abdome. Contraindo-se unilateralmente, o músculo oblíquo interno do abdome produz flexão do tronco com rotação para o mesmo lado. Por exemplo, a contração do músculo oblíquo interno do abdome direito produz flexão do tronco com rotação para a direita, movendo o ombro esquerdo em direção ao quadril direito.

Visto anteriormente, a direção da fibra muscular do músculo oblíquo interno do abdome é a mesma que a direção da fibra muscular do músculo intercostal interno. As fibras dos músculos oblíquo externo do abdome esquerdo e oblíquo interno do abdome direito estão alinhadas como se fossem um músculo longo de superior no lado esquerdo das costelas para inferior no lado direito da pelve (ver Figura 9.14). As fibras dos músculos oblíquo externo do abdome direito e oblíquo interno do abdome esquerdo estão alinhadas da mesma maneira, mas na direção oposta. Juntos, os quatro músculos oblíquos formam um *X*. Portanto, a contração dos músculos oblíquos externo do abdome esquerdo e interno do abdome direito produz flexão do tronco e rotação para a direita. A flexão e a rotação do tronco para a esquerda são produzidas pela combinação oposta dos músculos oblíquos. Os músculos oblíquos internos do abdome ajudam na expiração forçada, como a tosse, comprimindo o conteúdo abdominal e abaixando as costelas.

O	Ligamento inguinal, crista ilíaca, aponeurose toracolombar
I	Da oitava à décima segunda costela, linha alba via fáscia do abdome
A	Bilateralmente: flexão do tronco; compressão do abdome
	Unilateralmente: flexão do tronco com rotação para o mesmo lado
	Quando a pelve está estabilizada: abaixa as costelas
	Músculo acessório para a ventilação
N	Oitavo a décimo segundo nervos intercostais, ílio-hipogástrico e ilioinguinal

Músculo transverso do abdome

O transverso do abdome é um músculo plano com orientação horizontal das fibras e localizado profundamente aos músculos oblíquos internos do abdome (ver Figuras 9.32 e 9.33C). A origem do músculo transverso do abdome é o terço lateral do ligamento inguinal, o lábio interno da crista ilíaca, a fáscia endotorácica posteriormente e as faces internas da cartilagem costal das sete costelas inferiores. A inserção é a linha alba através da fáscia do abdome e da crista púbica. Dada a sua linha horizontal de tração, o músculo não contribui para o movimento do tronco. Atuando em conjunto com o músculo reto do abdome e os músculos oblíquos externo e interno do abdome, o músculo transverso do abdome contribui para a compressão do abdome sustentando o conteúdo abdominal e a coluna lombar anteriormente. Essa função é necessária ao tossir, espirrar,

Aplicação clínica 9.1

Fortalecimento dos músculos do abdome: flexão de tronco e curvatura abdominal

O objetivo de realizar flexão de tronco é fortalecer a musculatura do abdome.

A realização de flexão de tronco envolve flexionar (curvar) o tronco e flexionar os quadris para mover a pelve e o tronco para uma orientação mais vertical.

Assim, a curvatura é a parte da flexão de tronco realizada pelos músculos do abdome. Flexionar o tronco até que os ombros não estejam mais em contato com a superfície de apoio, e antes que a flexão do quadril comece, é tudo o que é necessário para fortalecer os músculos do abdome ao comparar flexões de tronco com flexões abdominais. Uma vez que os músculos do abdome tenham se encurtado completamente, o movimento restante de uma flexão de tronco é realizado pela contração concêntrica dos flexores do quadril, enquanto os músculos do abdome sustentam uma contração isométrica.

rir, durante a expiração forçada, ao evacuar, ao levantar peso e ao "fazer força" durante o parto.

O	Ligamento inguinal, crista ilíaca, fáscia torácica; cartilagens costais das sete costelas inferiores
I	Crista púbica, linha alba via fáscia do abdome
A	Compressão do abdome
	Músculo acessório para a ventilação
N	Sétimo a décimo segundo nervos intercostais, ílio-hipogástrico e ilioinguinal

Músculo quadrado do lombo

O músculo quadrado do lombo é um músculo profundo, principalmente vertical, que abrange o abdome lateral e posteriormente (Figura 9.34). A origem do músculo quadrado do lombo é a crista ilíaca e a inserção é a costela XII e os processos transversos de todas as vértebras lombares. Contraindo-se bilateralmente, o músculo produz abaixamento da costela XII e contribui para a flexão do tronco. Contraindo-se unilateralmente, o músculo produz uma flexão lateral para o mesmo lado. Quando a costela XII e a coluna lombar estão estabilizadas, a contração unilateral do músculo quadrado do lombo produz uma elevação da pelve do mesmo lado. Por exemplo, a contração do músculo quadrado do lombo direito produz elevação do lado direito da pelve, que é uma inclinação pélvica lateral esquerda (o lado esquerdo da pelve é mais baixo que o lado direito). A elevação da pelve de um lado ("caminhada do quadril") pode ser usada por indivíduos que diminuíram a flexão do joelho, de modo que o pé do lado elevado pode sair do chão durante a marcha.

O	Crista ilíaca
I	Décima segunda costela; processos transversos de todas as cinco vértebras lombares
A	Flexão lateral do tronco para o mesmo lado. Elevação pélvica do mesmo lado
N	Décimo segundo nervo torácico e primeiro nervo lombar

Músculos próprios do dorso

Existem numerosos grupos musculares posteriores profundos, que são organizados pela localização das inserções e produzem mobilidade e estabilidade para a coluna vertebral. Individualmente, cada músculo é uma pequena cinta que abrange apenas alguns segmentos da coluna vertebral. Trabalhando em conjunto, a soma dos músculos dentro de cada grupo produz o movimento da coluna vertebral ao longo de toda a coluna. A Tabela 9.7 lista esses movimentos de grupos musculares e músculos isolados. Os músculos que se inserem do processo espinhoso de uma vértebra a outro processo espinhoso, independentemente do número de segmentos estendidos, têm uma linha vertical de tração (Figura 9.35A). Localizados posteriormente na linha média e não denominados músculos direito e esquerdo, esses músculos produzem a extensão do pescoço e do tronco. Os músculos que se inserem do processo transverso de uma vértebra a outro processo transverso do mesmo lado, independentemente do número de segmentos estendidos, também têm uma linha vertical de tração (ver

Tabela 9.7 Movimentos e músculos próprios do dorso.

Movimento	Músculos
Extensão	Espinal (ES) Interespinal
Extensão, flexão lateral	Longuíssimo (ES) Intertransversal
Extensão, rotação para o mesmo lado	Esplênio do pescoço
Extensão, rotação para o lado oposto	Semiespinal (T) Multífido (T) Rotadores (T)
Extensão, flexão lateral	Iliocostal (ES)

ES, músculo eretor da espinha; T, músculos transversoespinais.

Figura 9.35B). Contraindo-se bilateralmente, esses músculos produzem extensão do pescoço e do tronco. Contraindo-se unilateralmente, esses músculos produzem uma flexão lateral para o mesmo lado.

Os músculos que se inserem do processo espinhoso de uma vértebra ao processo transverso de outra têm uma linha oblíqua de tração. Existem duas configurações para esses músculos. Uma delas são os músculos que se inserem do processo espinhoso de uma vértebra inferior ao processo transverso de uma vértebra superior (ver Figura 9.35C). A outra configuração são os músculos que se inserem do processo espinhoso de uma vértebra superior ao processo transverso de uma vértebra inferior (ver Figura 9.35D). Ambas as linhas de tração são oblíquas, mas a contração unilateral produzirá resultados opostos. A contração bilateral produz estabilidade das vértebras do pescoço e do tronco. Contraindo-se unilateralmente, esses músculos produzem rotação. A contração dos músculos que se inserem de um processo

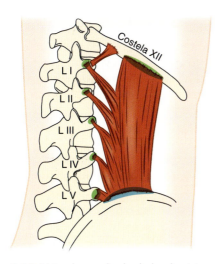

Figura 9.34 Músculo quadrado do lombo (vista lateral).

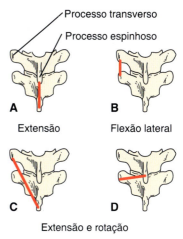

Figura 9.35 A linha de tração determina a ação muscular para os músculos próprios do dorso.

espinhoso inferior a um processo transverso superior produz rotação para o mesmo lado quando a vértebra inferior é estabilizada. A contração dos músculos na fixação de um processo espinhoso superior a um processo transverso inferior produz rotação para o lado oposto quando a vértebra inferior é estabilizada.

Músculos eretores da espinha

Os músculos eretores da espinha são grandes, superficiais, posteriores e verticais (Figuras 9.36 e 9.37). Esses extensores da coluna vertebral estão localizados profundamente à fáscia torácica, aos músculos posteriores do cíngulo do membro superior, ao músculo esplênio da cabeça e aos músculos cervicais, e superficialmente aos músculos transversoespinais. A origem comum dos músculos eretores da espinha é o sacro, a crista ilíaca, e os processos espinhosos de T XI, T XII e L I-L V. Subindo pela coluna vertebral, os músculos eretores da espinha se separam em três músculos específicos: o **iliocostal** lateralmente, o **longuíssimo** no meio e o **espinal** medialmente. O músculo iliocostal tem partes do lombo, torácica e do pescoço. Os músculos longuíssimo e espinal têm partes do tórax, do pescoço e da cabeça. À medida que uma parte de cada grupo muscular se insere (termina), a próxima parte se origina. Portanto, cada parte de cada um dos músculos específicos tem origens e inserções diferentes, produzindo movimentos variados.

O grupo mais medial é o grupo muscular espinal (ver Figuras 9.36 e 9.37), que se liga principalmente ao ligamento nucal e aos processos espinhosos das vértebras cervicais e torácicas. A parte deste grupo que se liga ao occipital também se liga aos processos transversos das vértebras cervicais. Localizados perto da linha média, esses músculos produzem a extensão do pescoço e do tronco.

Os músculos intermediários, o grupo muscular longuíssimo (ver Figura 9.36), estão localizados lateralmente ao grupo muscular espinal, e se fixam ao occipital superiormente, ao sacro inferiormente e aos processos transversos das vértebras conforme o músculo desce do occipital ao sacro. Esses músculos são laterais à linha média e têm uma linha vertical de tração. Contraindo-se bilateralmente, o grupo muscular longuíssimo produz a extensão do tronco. Contraindo-se unilateralmente, os músculos produzem uma flexão lateral para o mesmo lado. As fibras superiores do grupo longuíssimo se ligam ao occipital. Contraindo-se bilateralmente, as fibras superiores produzem a extensão da cabeça e do pescoço. Contraindo-se unilateralmente, os músculos produzem flexão lateral da cabeça e do pescoço para o mesmo lado.

Músculos iliocostais
Músculo iliocostal do lombo, parte lombar

O	Processos transversos do sacro e vértebras lombares
I	Margens inferiores dos ângulos das seis ou sete costelas inferiores
A	Bilateralmente: extensão do tronco
	Unilateralmente: flexão lateral do tronco para o mesmo lado
	Com as costelas e a coluna lombar estabilizadas: elevação pélvica para o mesmo lado (inclinação pélvica para o lado oposto)
	Abaixa as costelas
N	Nervos espinais lombares

Músculo iliocostal do lombo, parte torácica

O	Ângulos das seis costelas inferiores mediais à inserção da parte lombar do músculo iliocostal do lombo
I	Margens superiores dos ângulos das seis costelas superiores

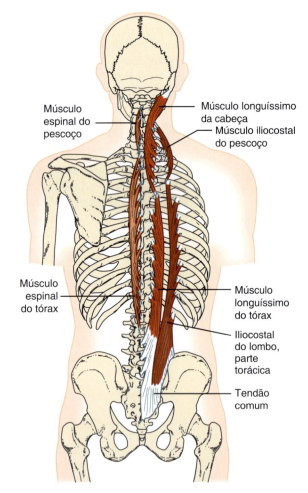

Figura 9.36 Os três componentes do músculo eretor da espinha: os músculos iliocostais são mais laterais, os músculos longuíssimos estão no meio e os músculos espinais são mais mediais.

CAPÍTULO 9 Pescoço e Tronco

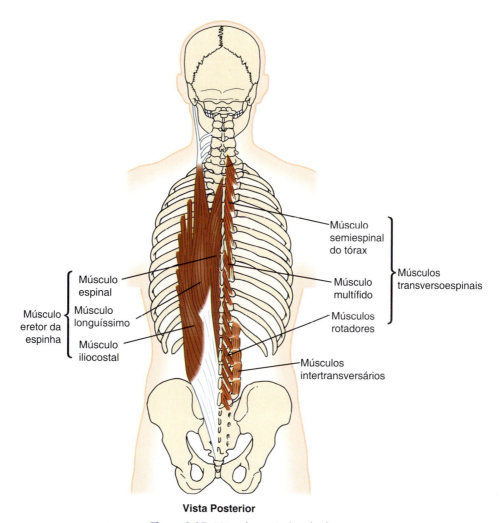

Vista Posterior
Figura 9.37 Músculos próprios do dorso.

A	Bilateralmente: extensão do tronco Unilateralmente: flexão lateral do tronco para o mesmo lado
N	Nervos espinais torácicos e lombares

Músculo iliocostal do pescoço

O	Ângulos da terceira à sexta costela
I	Processos transversos da quarta à sexta vértebra cervical
A	Bilateralmente: extensão do pescoço Unilateralmente: flexão lateral do pescoço para o mesmo lado
N	Nervos espinais cervicais e torácicos

Músculos longuíssimos
Músculo longuíssimo do tórax

O	Processos transversos das vértebras lombares, fáscia endotorácica
I	Processos transversos das vértebras torácicas, nove ou dez costelas inferiores proximais aos ângulos das costelas
A	Bilateralmente: extensão do tronco Unilateralmente: flexão lateral do tronco para o mesmo lado Quando as costelas e a coluna lombar estiverem estabilizadas: elevação pélvica para o mesmo lado (inclinação pélvica para o lado oposto)
N	Nervos espinais lombares e torácicos

Músculo longuíssimo do pescoço

O	Processos transversos das quatro ou cinco vértebras torácicas superiores
I	Processos transversos da segunda à sexta vértebra cervical

A	Bilateralmente: extensão do pescoço Unilateralmente: flexão lateral do pescoço para o mesmo lado
N	Nervos espinais cervicais e torácicos

Músculo longuíssimo da cabeça

O	Processos transversos das quatro ou cinco vértebras torácicas superiores; processos articulares das três ou quatro vértebras cervicais inferiores
I	Margem posterior do processo mastoide
A	Bilateralmente: extensão da cabeça Unilateralmente: flexão lateral da cabeça; rotação para o mesmo lado
N	Nervos espinais cervicais e torácicos

Músculos espinais
Músculo espinal do tórax

O	Processos espinhosos da 1ª e 2ª vértebras lombares e da 11ª e 12ª vértebras torácicas
I	Processos espinhosos das quatro a oito vértebras torácicas superiores
A	Extensão de tronco
N	Nervos espinais torácicos

Músculo espinal do pescoço

O	Processos espinhosos da primeira e segunda vértebras torácicas, e da sétima vértebra cervical; ligamento nucal inferior
I	Processos espinhosos da segunda e, às vezes, da terceira e quarta vértebras
A	Extensão do pescoço
N	Nervos espinais torácicos e cervicais

Músculo espinal da cabeça

O	Processos transversos das seis ou sete vértebras torácicas superiores e da sétima vértebra cervical; processos articulares da quarta à sexta vértebra cervical
I	Occipital entre as linhas nucais superior e inferior
A	Bilateralmente: extensão da cabeça e do pescoço Unilateralmente: flexão lateral da cabeça e do pescoço; rotação para o mesmo lado
N	Nervos espinais cervicais

Músculos transversoespinais

O grupo de músculos transversoespinais é composto por três músculos profundos e estreitos: o semiespinal, o multífido e os rotadores (Figura 9.38; ver Figura 9.37). Localizados no sulco entre os processos transverso e espinhoso das vértebras, os três músculos têm uma linha oblíqua de tração. Esses músculos inserem-se de um processo transverso de uma vértebra abaixo ao processo espinhoso de uma vértebra acima, produzindo uma rotação para o lado oposto (ver Figura 9.35). O semiespinal é o músculo mais superficial e mais longo desse grupo, e abrange cinco ou mais vértebras da região torácica inferior até a base do crânio. Único músculo do grupo transversoespinal que se fixa ao occipital, o músculo semiespinal tem a função adicional de extensão e rotação da cabeça para o lado oposto. O músculo multífido, situado profundamente ao músculo semiespinal, abrange a coluna vertebral desde o sacro até as quatro ou cinco vértebras cervicais inferiores. Cada parte do músculo multífido abrange duas a quatro vértebras. Os músculos rotadores são os mais curtos e profundos deste grupo, e abrangem apenas uma vértebra. Contraindo-se bilateralmente, produzem a extensão do

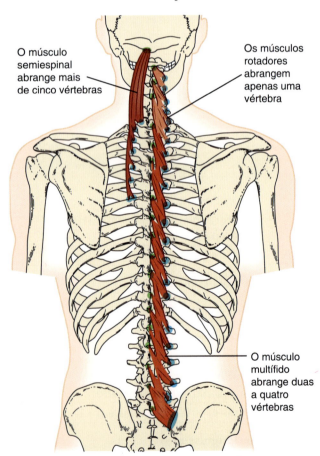

Figura 9.38 Grupo de músculos transversoespinais. Para fins de ilustração, os músculos são mostrados apenas em diferentes partes da coluna vertebral.

pescoço e do tronco. Contraindo-se unilateralmente, os músculos produzem rotação do pescoço e do tronco para o lado oposto. Como cada parte de cada músculo é curta, esses músculos, especialmente os músculos multífidos e rotadores, estabilizam a coluna vertebral.

Músculos semiespinais
Músculo semiespinal do tórax

O	Processos transversos da sexta vértebra torácica inferior
I	Processos espinhosos da primeira à quarta vértebra torácica e da sexta à sétima vértebra cervical
A	Bilateralmente: extensões torácica e cervical Unilateralmente: flexão lateral da coluna cervical para o mesmo lado; rotação para o lado oposto
N	Nervos espinais torácicos

Músculo semiespinal do pescoço

O	Processos transversos das seis vértebras torácicas superiores; processos articulares das quatro vértebras cervicais inferiores
I	Processos espinhosos da segunda à quinta vértebra cervical
A	Bilateralmente: extensões torácica e cervical Unilateralmente: flexão lateral da coluna cervical para o mesmo lado; rotação para o lado oposto
N	Nervos espinais cervicais

Músculo semiespinal da cabeça

O	Processos transversos da sexta vértebra torácica superior e da sétima vértebra cervical; processos articulares da quarta à sexta vértebra cervical
I	Occipital
A	Bilateralmente: extensão da cabeça e do pescoço Unilateralmente: flexão lateral da cabeça e do pescoço para o mesmo lado; rotação do pescoço para o lado oposto
N	Nervos espinais cervicais

Músculos rotadores

O	Processos transversos da vértebra torácica abaixo
I	Lâmina do arco vertebral da vértebra acima
A	Rotação da coluna vertebral para o lado oposto
N	Nervos espinais torácicos

Músculos multífidos

O	Sacro, ligamento sacroilíaco posterior; processos transversos das vértebras lombares e torácicas; processos articulares das quatro vértebras cervicais inferiores
I	Processos espinhosos das vértebras acima
A	Bilateralmente: extensão do tronco Unilateralmente: flexão lateral do tronco para o mesmo lado; rotação para o lado oposto
N	Nervos espinais

Músculos interespinais

Os músculos interespinais são profundos e verticais abrange a linha média de toda a coluna vertebral (Figura 9.39). Não há músculo interespinal direito ou esquerdo. A origem dos músculos interespinais é a face superior perto da ponta do processo espinhoso da vértebra abaixo, e a inserção é a face inferior perto da ponta do processo espinhoso acima. A contração desses músculos produz a extensão do pescoço e do tronco, contribuindo para a estabilização da coluna vertebral.

O	Processo espinhoso da vértebra abaixo
I	Processo espinhoso da vértebra acima
A	Extensão do pescoço e do tronco
N	Nervos espinais

Músculos intertransversários

Os músculos intertransversários são músculos curtos, profundos e verticais (Figura 9.40; ver Figura 9.37). A origem dos intertransversários é a face superior do processo transverso da vértebra abaixo, e a inserção é a

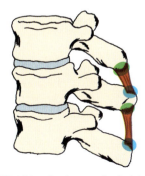

Figura 9.39 Músculos interespinais (vista lateral).

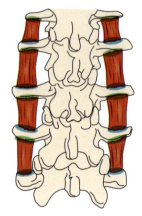

Figura 9.40 Músculos intertransversários (vista posterior).

face inferior do processo transverso da vértebra acima. Contraindo-se bilateralmente, os músculos contribuem para estabilizar a coluna vertebral no plano frontal. Contraindo-se unilateralmente, os músculos produzem uma flexão lateral para o mesmo lado.

O	Processo transverso da vértebra abaixo
I	Processo transverso da vértebra acima
A	Flexão lateral do pescoço e do tronco para o mesmo lado
N	Nervos espinais

A Tabela 9.8 apresenta os movimentos dos principais músculos do pescoço e do tronco.

Diafragma

O diafragma é um músculo em forma de cúpula que se estende por toda a circunferência da cavidade torácica inferior (Figura 9.41). O músculo separa as cavidades torácica e abdominal. As origens são o processo xifoide anteriormente, as seis costelas inferiores lateralmente e as vértebras lombares superiores posteriormente. Como o músculo é circular, a inserção é seu próprio tendão central largo, que fica no ápice da cúpula. Três aberturas no diafragma permitem a passagem do esôfago, da aorta e da veia cava inferior.

Como a inserção é mais alta que a origem, o diafragma desce à medida que se contrai. Isso aumenta a cavidade torácica, resultando em inalação de ar. O diafragma relaxa, produzindo a expiração. O Capítulo 11 apresenta mais detalhes dessas ações.

O	Processo xifoide, costelas, vértebras lombares
I	Tendão central
A	Inalação
N	Nervo frênico (C3-C5)

Resumo da ação muscular

Os músculos do pescoço e do tronco abrangem vários níveis vertebrais e produzem combinações de movimentos osteocinemáticos do pescoço e do tronco.

Tabela 9.8 Movimentos e músculos do pescoço e do tronco.	
Movimento	**Músculos**
Cabeça (occipital em C I)	
Flexão	Grupo pré-vertebral
Extensão	Músculos suboccipitais
Pescoço	
Flexão	Esternocleidomastóideo
Extensão	Esplênio da cabeça, esplênio do pescoço, eretor da espinha, transversoespinais, interespinais
Flexão lateral	Esternocleidomastóideo, esplênio da cabeça, esplênio do pescoço, escalenos, eretor da espinha, intertransversários
Rotação (para o mesmo lado)	Esplênio da cabeça, esplênio do pescoço
Rotação (para o lado oposto)	Esternocleidomastóideo, transversoespinais
Tronco	
Flexão	Reto do abdome, oblíquo externo do abdome, oblíquo interno do abdome
Extensão	Eretor da espinha, transversoespinais, interespinais
Flexão lateral	Quadrado do lombo, eretor da espinha, oblíquo interno do abdome, oblíquo externo do abdome, intertransversários
Rotação (para o mesmo lado)	Oblíquo interno do abdome
Rotação (para o lado oposto)	Oblíquo externo do abdome, transversoespinais
Compressão do abdome	Reto do abdome, oblíquo externo do abdome, oblíquo interno do abdome, transverso do abdome
Inalação	Diafragma

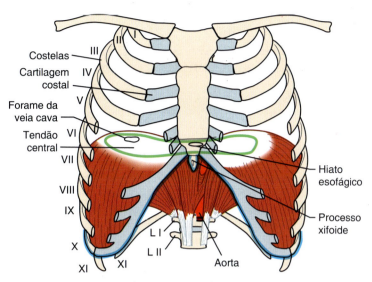

Figura 9.41 Diafragma.

Por abrangerem múltiplos níveis vertebrais, os músculos extensores do tronco possuem várias partes, que são identificadas pela região da coluna abarcada pela parte específica. Por exemplo, o músculo espinal, um integrante do grupo de músculos eretores da espinha, é ele próprio dividido em músculos espinais do tórax, do pescoço e da cabeça. O diafragma é o principal músculo da ventilação. Muitos músculos do pescoço e do tronco servem como músculos acessórios para a ventilação, assim como alguns músculos do cíngulo do membro superior (ver Capítulo 12). As Tabelas 9.2 a 9.8 apresentam os músculos do pescoço e do tronco e seus movimentos por região.

Resumo da inervação muscular

Os músculos do pescoço e do tronco recebem principalmente inervação dos nervos espinais. Como os músculos do pescoço e do tronco abrangem vários níveis vertebrais, suas inervações estão associadas aos níveis que abrangem.

Patologias comuns

A **síndrome do desfiladeiro torácico** é um distúrbio causado pela compressão do plexo braquial, ou da artéria e da veia subclávias, ou de ambos. O espaço confinado entre a clavícula e a primeira costela, onde ocorre a compressão, é denominado desfiladeiro torácico. A síndrome do desfiladeiro torácico pode resultar em vários sinais e sintomas vasculares, neurológicos ou musculares (ver Capítulos 5 e 7).

Torcicolo (do latim *tortus* = "torcido" e *collum* = "pescoço") é uma deformidade congênita ou adquirida do pescoço na qual a cabeça da pessoa é flexionada lateralmente para um lado e girada para o lado oposto. Tipicamente, os músculos supridos pelo nervo espinal acessório estão envolvidos. Também é denominado *pescoço torto*.

Aplicação clínica 9.2

Papel das forças compressivas na estabilidade da coluna vertebral

Quando os flexores e extensores da coluna realizam uma cocontração, são criadas forças compressivas. Essas forças afetam todas as articulações da coluna vertebral e dos discos intervertebrais. A compressão torna mais difícil o desenvolvimento de forças de cisalhamento entre as vértebras. Assim, a estabilidade é aprimorada.

A estabilidade da coluna também pode ser alcançada aumentando a pressão intra-abdominal. O aumento da pressão intra-abdominal forma um "espartilho" natural ao redor da coluna. Esse "espartilho" comprime o conteúdo abdominal empurrando-o posteriormente. Simultaneamente, os músculos que se fixam à aponeurose toracolombar (oblíquo interno do abdome, transverso do abdome, latíssimo do dorso) comprimem o tronco posteriormente. As duas ações fornecem suporte anterior para a coluna lombar.

Os indivíduos são instruídos a "se apoiar" antes de se levantar, o que realiza uma contração isométrica da musculatura do tronco, tanto flexores quanto extensores, para apoiar a coluna lombar.

Ciatalgia é a dor que desce pela parte posterior da coxa e da perna ao longo do trajeto do nervo isquiático. Muitas vezes resulta de compressão ou trauma no nervo isquiático ou suas raízes de um disco intervertebral abaulado ou rompido.

A coluna tem curvaturas normais (ver Figura 9.1). A mudança de uma curvatura normal em uma região da coluna leva a alterações compensatórias na curvatura da coluna em outras regiões. **Hiperlordose** é um aumento na convexidade anterior da lordose lombar. Ela também pode ocorrer na lordose cervical. **Hipercifose** é um aumento na convexidade posterior da cifose torácica. **Retificação dorsal** é uma diminuição anormal na cifose torácica ou na lordose lombar. **Escoliose** é a alteração da curvatura tridimensional da coluna vertebral em um ou mais segmentos.

Estenose espinal é um estreitamento do canal vertebral resultante de trauma ou alterações degenerativas. Ela comprime a medula espinal ou as raízes espinais, produzindo principalmente dor na distribuição dos nervos afetados. A compressão dos nervos espinais pela estenose do forame intervertebral produzirá sintomas semelhantes.

Hérnia de disco, uma das diversas discopatias, ocorre quando o núcleo pulposo de um disco intervertebral se projeta, ou hernia, através do anel fibroso no canal espinal. A herniação pode decorrer de fraqueza do anel fibroso, fissuras por desidratação ou aumento da compressão anterior no disco, como durante o levantamento de peso. Fraqueza, dor e parestesia na distribuição nos níveis espinais afetados são sinais e sintomas comuns.

Espondilite anquilosante é uma inflamação crônica da coluna vertebral e das articulações sacroilíacas que leva à fusão das articulações (anquilose) da coluna vertebral. É uma doença reumática progressiva que resulta na perda da mobilidade da coluna vertebral que causa a postura do esquiador e a chamada coluna de bambu (identificada nos exames de imagem).

Espondilólise é uma fratura na parte da lâmina entre os processos articulares superior e inferior (*pars interarticularis*). **Espondilolistese** é o deslizamento de uma vértebra anteriormente sobre a vértebra abaixo, podendo ou não ser acompanhada pela espondilólise. Fraqueza, dor e parestesia na distribuição dos níveis espinais afetados são sinais e sintomas comuns. **Espondilose** (osteoartrite da coluna vertebral) é uma doença degenerativa da coluna que comumente causa osteófitos, espessamento dos ligamentos e diminuição da altura do disco. Pode causar pressão nas raízes nervosas com sintomas neuropáticos. A espondilose frequentemente está associada ao processo de envelhecimento senil, podendo estar presente no envelhecimento senescente sem sinais clínicos, apenas imaginológicos.

Uma **fratura por compressão** de uma vértebra pode causar condições como o encunhamento ou mesmo o colapso do corpo vertebral. Essas fraturas estáveis ocorrem em qualquer região da coluna, e são causadas por osteoporose, traumatismo de carga axial ou uma combinação dos dois. Quando ocorre espontaneamente (sem causa óbvia), normalmente a osteoporose está presente. Como uma fratura estável, o deslocamento e os danos resultantes na medula espinal não são comuns. As **fraturas-luxações** das regiões das colunas cervical e torácica são fraturas instáveis que podem permitir uma movimentação vertebral excessiva que aprisiona ou comprime a medula espinal.

Tensão cervical é o tensionamento dos tecidos moles da região cervical anterior ou posterior, ou de ambas. A lesão *whiplash*, ou efeito chicote, é um tipo comum de tensão cervical que resulta de uma mudança repentina na direção da aceleração ou desaceleração (Primeira Lei de Newton). A "*whiplash*", como o estalar de um chicote, é a mudança repentina do movimento para frente para o movimento para trás, ou vice-versa, que deve ser pensando na coluna cervical como a ponta final do chicote. Por exemplo, a desaceleração repentina de um carro faz com que a cabeça e o pescoço do passageiro se flexionem com força à medida que o carro desacelera e depois se estendam com força (ver Capítulo 2). Quando a cabeça e o pescoço flexionam, os tecidos moles (músculos, ligamentos, cápsulas articulares) na face posterior do pescoço são alongados. A flexão inicial da cabeça e do pescoço é seguida rapidamente por uma extensão vigorosa da cabeça e do pescoço, fazendo com que os tecidos moles na face anterior do pescoço sejam alongados.

Aplicação clínica 9.3

"Levante com as pernas, não com as costas"
Qualquer carga levantada na frente de um corpo produzirá uma força de flexão na coluna. Uma força de flexão na coluna gera forças compressivas na parte anterior dos corpos vertebrais. Essa força empurra o núcleo pulposo dos discos intervertebrais posteriormente, aumentando a probabilidade de ruptura do anel fibroso em condições patológicas específicas, não apresentando riscos relevantes a um indivíduo hígido, e permitindo que os discos intervertebrais colidam com as raízes nervosas. Ao se levantar, reduzir essa força de flexão diminui a probabilidade de "lesão nas costas".

CAPÍTULO 9 Pescoço e Tronco 163

Aplicação clínica 9.3 (*continuação*)

Um refrão comum usado ao levantar objetos de uma superfície baixa, como o chão, é "levante com as pernas, não com as costas". Por que isso é importante?

Levantar com as pernas refere-se a um levantamento de agachamento. Um levantamento de agachamento, usado para levantar objetos de uma superfície baixa, começa em uma posição de cócoras (flexão de quadril e joelho) e um tronco ereto. Executar o levantamento adequadamente requer manter o tronco ereto enquanto estende os quadris e os joelhos com os fortes músculos extensores do quadril e do joelho. A cocontração dos flexores e dos extensores da coluna mantém o tronco em uma postura ereta e aumenta as forças compressivas entre as vértebras, estabilizando a coluna e diminuindo as forças de cisalhamento intervertebrais.

Levantar com as costas é um levantamento de flexão para a frente no qual os quadris e a coluna são flexionados e os joelhos estendidos. Um levantamento com flexão para a frente gera um nível maior de força compressiva na parte anterior das vértebras do que um levantamento com agachamento devido ao aumento da flexão do tronco.

Levantar com as pernas cria uma configuração em que a carga a ser levantada fica próxima ao corpo. Levantar com as costas coloca a carga a ser levantada mais longe do corpo e usa os extensores do tronco. Além disso, aumenta o braço de resistência da configuração de alavanca de primeira classe. A distância a que uma carga está da base de suporte de um indivíduo também deve ser considerada. Cargas (objetos) que são mantidas mais próximas da base de sustentação do corpo em um plano horizontal (anterior ao corpo) criam um braço de resistência mais curto – a distância entre o centro de massa do objeto e o eixo de rotação dentro da pelve (suporte). O braço de força – a distância horizontal entre a linha de tração dos extensores da coluna e o eixo de rotação dentro da pelve – é constante. Isso representa uma alavanca de primeira classe. Assim, segurar uma carga a ser levantada mais perto do corpo diminui a força necessária (contração dos extensores da coluna) para levantar a carga em comparação com quando a carga a ser levantada está mais distante do corpo (distância horizontal). Essa força deve ser compensada pela contração dos extensores da coluna. Usar um levantamento do tipo agachamento e segurar o objeto próximo ao tronco diminuem o comprimento do braço de resistência e reduzem a quantidade de força de contração do extensor da coluna necessária.

Vale ressaltar que a coluna é uma estrutura forte capaz de suportar muitas cargas e que o movimento é um fator protetivo e fundamental para a manutenção do próprio corpo. Portanto, o condicionamento e a manutenção do movimento humano garantem que a coluna esteja saudável, permitindo que todo e qualquer movimento fisiológico, gerando maior ou menor pressão, seja naturalmente executado.

Autoavaliação

Questões sobre anatomia geral

1. Descreva quais movimentos do pescoço e do tronco ocorrem:
   a. Dentro de um plano frontal sobre um eixo sagital.
   b. Dentro de um plano horizontal sobre um eixo vertical.
   c. Dentro de um plano sagital sobre um eixo frontal.
2. Quais são as características que distinguem as vértebras cervicais, torácicas e lombares?

3. Cite o ligamento que se estende sobre os processos espinhosos do occipital até C VII e de C VII até o sacro.
4. Em relação aos ligamentos que sustentam a coluna:
   a. Cite os ligamentos que se ligam aos corpos vertebrais e percorrem toda a extensão da coluna vertebral.
   b. Cite o movimento primário limitado por cada um desses ligamentos.
5. O músculo quadrado do lombo não desempenha um papel significativo na flexão, extensão ou rotação do tronco. Por quê?

Autoavaliação (*continuação*)

6. Um músculo do lado direito do tronco produz flexão lateral do tronco para qual lado ao realizar uma contração concêntrica?
7. Nomeie o segmento ósseo que está deslizando e a direção do deslizamento durante a extensão da articulação AO.
8. Descreva o efeito em cada uma das seguintes estruturas durante a flexão e a extensão preenchendo a tabela.

Região/estrutura	Flexão do tronco	Extensão do tronco
Lordose lombar		
Tamanho do forame intervertebral		
Porção anular do disco		
Núcleo pulposo do disco		
Carga nos discos intervertebrais		
Carga nas articulações dos processos articulares		

9. O dente faz parte de qual vértebra?
10. Descreva a função do ligamento transverso.

Questões sobre atividade funcional

1. Identifique as principais ações cervicais ao realizar as seguintes atividades:
   a. Segurando o telefone entre a orelha e o ombro.
   b. Olhando para o topo de um prédio alto da rua.
2. Analise a atividade de se abaixar para pegar uma mala ao seu lado (Figura 9.42).
   a. Qual movimento está sendo executado?
   b. Qual músculo controla esse movimento?
   c. Que tipo de contração esse músculo está realizando?
   d. Qual movimento está sendo realizado para assumir a posição ereta?
   e. Qual músculo controla esse movimento?
   f. Que tipo de contração esse músculo está realizando?

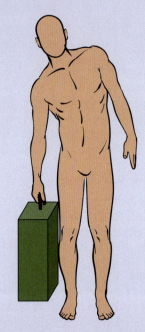

Figura 9.42 Erguimento de mala.

3. Identifique o que está ocorrendo ao flexionar a coluna para pegar um objeto leve do chão:
   a. Qual força está causando a flexão da coluna?
   b. Quais músculos da coluna estão se contraindo?
   c. Que tipo de contração esses músculos estão realizando?

Questões sobre exercícios clínicos

1. Qual músculo do pescoço, e de que lado, seria alongado ao inclinar a cabeça em direção ao ombro direito durante a rotação da cabeça para a esquerda?
2. Um indivíduo é incapaz de girar a cabeça. Em qual articulação ocorre a rotação da cabeça?
3. Um indivíduo está deitado em decúbito dorsal com os joelhos flexionados e os pés sobre uma superfície de apoio. Com a mão direita atrás da cabeça, o ombro direito e a escápula são levantados do colchonete em direção ao joelho esquerdo.
   a. Quais são os dois movimentos do tronco realizados durante esta atividade?
   b. Quais músculos estão realizando esses movimentos?
   c. Que tipo de contração está sendo realizada?

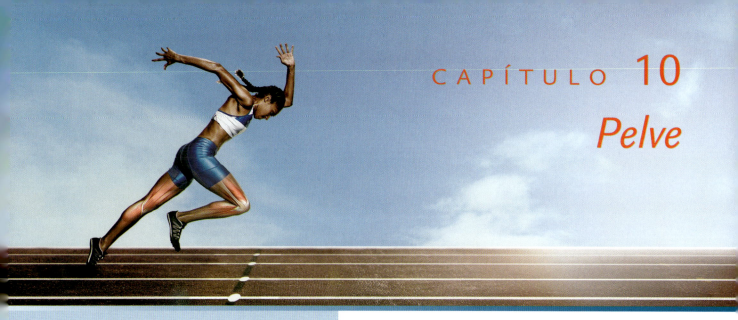

CAPÍTULO 10
Pelve

Introdução, 165

Movimentos, 165

Ossos e pontos de referência, 169

Articulações, 173

Ligamentos, 175

Estruturas especiais, 176

Músculos, 176

Autoavaliação, 179

Introdução

A pelve é a primeira parte do esqueleto apendicular inferior. Os ossos, os ligamentos e os músculos da pelve influenciam as funções (estabilidade e movimento) dos esqueletos axial e apendicular e vice-versa. A pelve fornece proteção óssea para algumas das vísceras, fixa os músculos do tronco e dos membros inferiores, e cria uma passagem para os sistemas digestório e geniturinário (Figura 10.1).

Movimentos

Articulação sacroilíaca

A articulação sacroilíaca (SI) é a articulação do sacro com o osso inominado (fusão do ílio, do ísquio e do púbis). O tipo e a quantidade de movimento que ocorre nas articulações SI são assuntos de considerável controvérsia. Geralmente, entretanto, há um consenso de que os movimentos nas articulações SI são nutação e contranutação (Figura 10.2). A **nutação** (flexão sacral) ocorre quando a face superior do sacro gira anteriormente e, portanto,

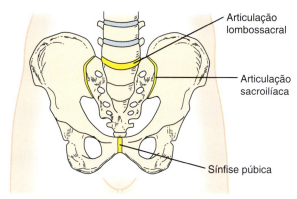

Figura 10.1 Articulações do cíngulo do membro inferior (vista anterior).

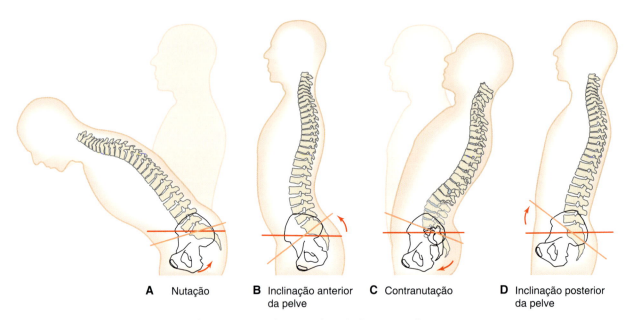

A Nutação **B** Inclinação anterior da pelve **C** Contranutação **D** Inclinação posterior da pelve

Figura 10.2 Movimentos da articulação sacroilíaca.

a parte inferior do sacro gira posteriormente em relação aos ossos inominados. Relativamente, os ossos inominados parecem ter girado posteriormente. A nutação ocorre com a flexão do tronco ou a extensão do quadril. A **contranutação** (extensão sacral) refere-se ao movimento contrário. A face superior do sacro move-se posteriormente e, portanto, a parte inferior do sacro gira anteriormente em relação aos ossos inominados. Relativamente, os ossos inominados parecem ter girado anteriormente. A contranutação ocorre com a extensão do tronco ou a flexão do quadril. A quantidade de movimento que ocorre na nutação e na contranutação é mínima.

Sínfise púbica

O movimento na sínfise púbica é mínimo, e aumenta nas mulheres durante o parto (ver Figura 10.1).

Articulação lombossacral

A articulação lombossacral é a articulação entre L V e S I. Como o sacro está firmemente preso entre os ossos inominados, o movimento L V-S I ocorre quando a coluna se move sobre a pelve ou vice-versa. Como uma unidade, a coluna atua como uma articulação multiaxial com movimento dentro de três planos e em torno de cerca de três eixos. Nem todas as regiões (cervical, torácica, lombar e lombossacral), no entanto, fornecem um movimento significativo em todos os três planos.

A maior quantidade de movimento na articulação lombossacral é a flexão e a extensão, que ocorrem dentro de um plano sagital em torno de um eixo frontal.

A flexão da articulação lombossacral ocorre quando a coluna flexiona sobre a pelve ou quando a pelve executa uma inclinação posterior da pelve. A extensão da articulação lombossacral ocorre quando a coluna se estende sobre a pelve ou quando a pelve realiza uma inclinação anterior da pelve.

A menor quantidade de movimento lombossacral é a rotação, que ocorre quando a coluna gira sobre a pelve, e vice-versa. A rotação da articulação lombossacral ocorre dentro de um plano horizontal e em torno de um eixo vertical.

A flexão lateral para cada lado ocorre dentro de um plano frontal e em torno de um eixo sagital. A quantidade de movimento da flexão lateral é menor que a flexão/extensão e maior que a rotação. A flexão lateral da articulação lombossacral ocorre quando a coluna flexiona lateralmente sobre a pelve quando a pelve executa uma inclinação lateral da pelve ou uma elevação da pelve.

Cíngulo do membro inferior

A pelve, que consiste nos ossos inominados (ílio, ísquio e púbis fundidos) em ambos os lados do corpo, faz parte do esqueleto apendicular. O cíngulo do membro inferior é a totalidade da "taça" formada pelo osso inominado (ílio, ísquio e púbis fundidos) em cada lado do corpo e o sacro e o cóccix posteriormente. Clinicamente, o cíngulo do membro inferior é chamado de pelve.

Os ossos inominados, um de cada lado da pelve, servem como paredes laterais. O sacro e o cóccix – segmentos fundidos de cinco vértebras sacrais e três vértebras coccígeas, respectivamente – formam a parte distal da coluna vertebral e servem como uma parede posterior. A face anterior da pelve contém as partes anteriores dos púbis, que se juntam para formar a sínfise púbica.

A posição neutra da pelve é a posição em que (1) as cristas ilíacas estão niveladas e (2) as espinhas ilíacas anterossuperiores (EIASs) e a sínfise púbica estão no mesmo plano frontal (Figuras 10.3 e 10.4A). Os movimentos da pelve são: (1) *inclinações anterior e posterior da pelve*, que ocorrem dentro de um plano sagital e em torno de um eixo frontal; (2) *inclinações laterais da pelve* direita e esquerda, que ocorrem dentro de um plano frontal e em torno de um eixo sagital; (3) *elevações da pelve* direita e esquerda, que ocorrem dentro de um plano frontal e em torno de um eixo sagital; (4) *rotações da pelve* direita e esquerda, que ocorrem dentro de um plano horizontal e em torno de um eixo vertical; e (5) *desvios da pelve* direito e esquerdo, que são um movimento linear dentro de um plano frontal e não têm eixo de rotação.

Os movimentos da pelve são produzidos pela contração do tronco e da musculatura dos membros inferiores. O Capítulo 9 apresenta informações específicas sobre os músculos do tronco. O Capítulo 17 apresenta informações específicas sobre os músculos do quadril. Quando ocorrem movimentos do cíngulo do membro inferior, as articulações acima e abaixo da pelve se acomodam à mudança de posição da pelve.

A **inclinação anterior da pelve** ocorre quando a face superior da pelve se inclina para frente, movendo as EIASs anteriormente à sínfise púbica (ver Figura 10.4B). A **inclinação posterior da pelve** ocorre quando a face superior da pelve se inclina para trás, movendo as EIASs posteriormente à sínfise púbica (ver Figura 10.4C).

A inclinação anterior da pelve produz aumento da lordose lombar e flexão do quadril. Por outro lado, a inclinação posterior da pelve produz diminuição da lordose lombar e aumento da extensão do quadril. Isso é demonstrado quando um indivíduo com contratura em flexão do quadril está em pé. Os flexores do quadril encurtados aumentam a inclinação anterior da pelve, e é observado um aumento associado da lordose lombar.

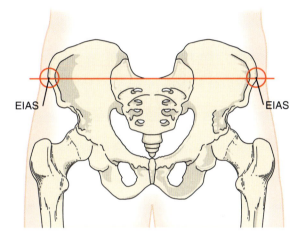

Figura 10.3 Posição neutra da pelve. Quando o peso é distribuído igualmente nos dois pés, as cristas ilíacas e as EIASs devem estar niveladas.

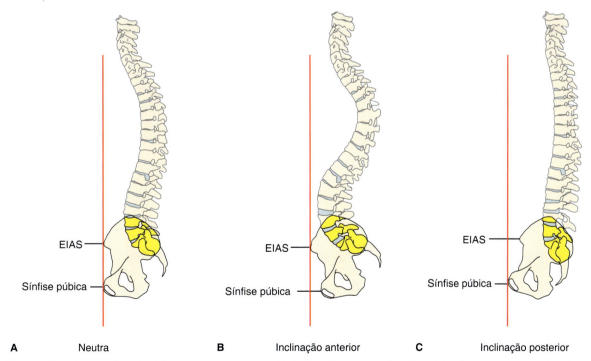

A Neutra   B Inclinação anterior   C Inclinação posterior

Figura 10.4 Posição da pelve (vista lateral). **A.** Neutra. **B.** Inclinação anterior da pelve. **C.** Inclinação posterior da pelve.

Por outro lado, quando um indivíduo com músculos isquiotibiais encurtados está em pé, observa-se aumento da inclinação posterior da pelve e a diminuição associada da lordose lombar.

A **inclinação lateral da pelve** existe quando as duas cristas ilíacas não estão niveladas. Como a pelve se move como uma unidade, um lado sobe enquanto o outro desce (Figura 10.5). Descrever a inclinação lateral da pelve requer a identificação de uma direção de inclinação. A direção da inclinação lateral da pelve é identificada pelo lado da pelve que está mais baixo que o outro. A inclinação lateral da pelve está mais frequentemente associada à fraqueza do músculo abdutor do quadril durante a postura unipodal. Um abdutor do quadril fraco é incapaz de fornecer força suficiente para manter a pelve nivelada. Os movimentos osteocinemáticos dos quadris durante a inclinação lateral da pelve são a adução do quadril da perna de apoio (lado superior) e a abdução do quadril do lado sem suporte (lado inferior). Por exemplo, quando se apoia apenas no membro inferior direito e não ocorre nenhuma contração dos abdutores do quadril direito, o lado esquerdo da pelve cai abaixo do lado direito apoiado da pelve (Figura 10.6). Isso é chamado de *inclinação lateral esquerda da pelve*.

Para manter o corpo equilibrado, as articulações diretamente acima e abaixo mudam em resposta à inclinação da pelve (seja anterior/posterior ou inclinação/elevação lateral da pelve). Um exemplo é ilustrado na Figura 10.7. Para acomodar a inclinação lateral da pelve direita (o lado direito da pelve cai), a coluna vertebral flexiona lateralmente para a esquerda, deslocando o centro de massa do corpo sobre o membro de suporte.

A **elevação da pelve** ocorre quando um lado da pelve está mais alto que o outro e é resultado de uma contração concêntrica. A direção da elevação da pelve é definida pelo lado da pelve que está mais alto que o outro. A elevação da pelve costuma ser chamada de *caminhada do quadril*. A elevação da pelve esquerda é o resultado de um par de forças que consiste no músculo quadrado do lombo esquerdo e nos abdutores do quadril direito. Os movimentos osteocinemáticos dos quadris durante a elevação da

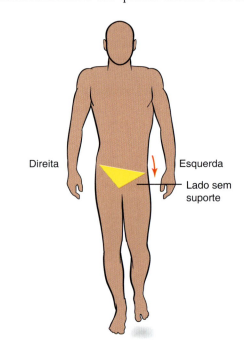

Figura 10.6 Inclinação lateral da pelve esquerda (vista anterior). Quando uma perna sai do chão, a pelve fica sem suporte desse lado, fazendo com que a pelve desse lado caia.

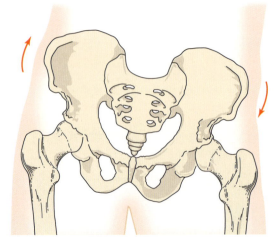

Figura 10.5 Inclinação lateral da pelve esquerda (vista anterior). O lado esquerdo da pelve é mais baixo que o lado direito.

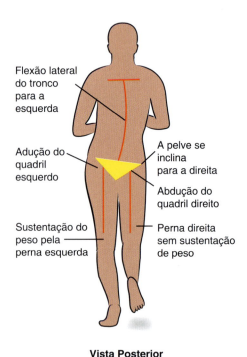

Vista Posterior

Figura 10.7 Posição articular afetada pela inclinação da pelve.

pelve são a adução do quadril elevado (lado superior) e a abdução do quadril da perna de apoio (lado inferior). Por exemplo, ao ficar de pé apenas no membro inferior direito com a extremidade estendida, o lado esquerdo da pelve é elevado (sobe) para que a perna esquerda não bata no chão durante o balanço (ver Capítulo 21).

A **rotação da pelve** ocorre quando um lado da pelve se move para frente ou para trás em relação ao outro lado. A descrição da rotação da pelve requer a identificação de uma direção de rotação. A direção da rotação da pelve é identificada pelo lado da pelve que está mais à frente que o outro. A Figura 10.8A ilustra a rotação da pelve neutra. A Figura 10.8B ilustra a rotação da pelve direita – rotação do lado direito da pelve anterior ao lado esquerdo da pelve. Quando o membro inferior esquerdo é a extremidade de suporte de peso, o lado direito da pelve gira anteriormente e a EIAS direita se move anteriormente à EIAS esquerda. A rotação da pelve para a direita é o resultado da rotação medial do quadril esquerdo em uma configuração de cadeia cinética fechada. A Figura 10.8C ilustra a rotação da pelve esquerda – rotação do lado esquerdo da pelve anterior ao lado direito da pelve. O membro inferior esquerdo continua a ser a extremidade de suporte de peso. A rotação da pelve para a esquerda produz rotação lateral do quadril esquerdo em uma configuração de cadeia cinética fechada. A Tabela 10.1 lista as interações entre os movimentos combinados da coluna vertebral, da pelve e do quadril.

O **deslocamento da pelve lateral** é um movimento linear da pelve que se desloca de um lado para o outro. Acompanhados pela inclinação lateral da pelve, esses dois movimentos servem para mexer o centro de massa do corpo sobre sua base de apoio durante a postura unipodal. Por exemplo, ao ficar de pé apenas sobre o membro inferior direito, a base de apoio agora é apenas o pé direito da pessoa, em vez da área intermediária, e incluindo os dois pés. A realização de um deslocamento lateral da pelve para a direita move o centro de massa do corpo sobre a base de suporte (pé direito). Como o lado esquerdo da pelve não está sustentado pelo membro inferior esquerdo, também ocorre inclinação lateral da pelve para a esquerda.

Ossos e pontos de referência

Sacro

O **sacro** tem forma de cunha e consiste em cinco vértebras sacrais fundidas. Localizado entre os dois ossos inominados, o sacro é a parede posterior da pelve óssea (Figuras 10.9 e 10.10). O sacro articula-se com a quinta vértebra lombar, a *articulação lombossacral*, em um ângulo conhecido como *ângulo lombossacral* (Figura 10.11). O sacro também se articula com o ílio, criando a articulação sacroilíaca (ver Figura 10.1).

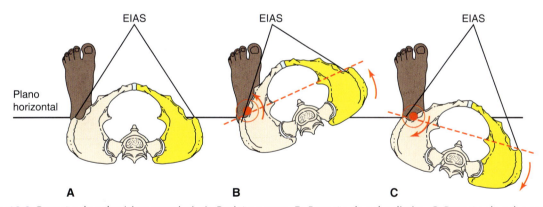

Figura 10.8 Rotação da pelve (vista superior). **A.** Posição neutra. **B.** Rotação da pelve direita. **C.** Rotação da pelve esquerda.

Tabela 10.1 Movimentos associados da pelve, da coluna vertebral e das articulações do quadril.		
Pelve	**Coluna vertebral**	**Quadril**
Inclinação anterior	Extensão	Flexão
Inclinação posterior	Flexão	Extensão
Inclinação lateral (lado sem suporte)	Flexão lateral (para o lado apoiado)	Adução: lado de sustentação do peso Abdução: lado sem sustentação de peso
Rotação (para frente)	Rotação: para o lado oposto	Rotação medial: lado de sustentação de peso
Rotação (para trás)	Rotação: para o lado oposto	Rotação lateral: lado de sustentação de peso

Aplicação clínica 10.1

Diferenças entre as pelves masculina e feminina
Existem várias diferenças entre as pelves masculina e a feminina (Figura 1).

Pelve masculina:
- Abertura superior mais em forma de coração.
- Cavidade em forma de funil.
- Arco púbico estreito.

Pelve feminina:
- Abertura superior na cavidade pélvica relativamente mais oval.
- Cavidade pélvica mais curta e mais larga.
- Sacro mais curto e menos curvo.
- Paredes ilíacas não tão verticais.
- Arco púbico mais largo e arredondado.
- Acetábulos e túberes isquiáticos mais distantes.
- Área dentro da cavidade pélvica maior do que a cavidade mais longa em forma de funil da pelve masculina.

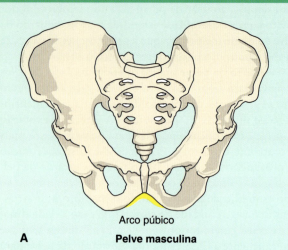

A Pelve masculina

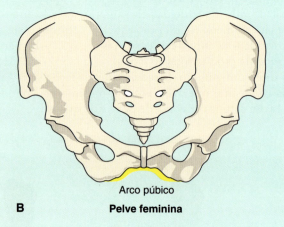

B Pelve feminina

Figura 1 Comparação entre as pelves masculina e feminina (vista anterior). **A.** Pelve masculina. **B.** Pelve feminina.

Base do sacro
Face superior de S I.

Promontório
Crista que se projeta ao longo da margem anterior do corpo de S I.

Processo articular superior
Localizado posteriormente na base.
Articula-se com o processo articular inferior de L V.
Denominado *face articular*.

Asa do sacro
Asas laterais amplas que são processos transversais fundidos.

Forames
Localizados nas faces anterior e dorsal, estão quatro pares de forames.
Saída para as divisões anterior e posterior dos nervos sacrais. Mais largos anteriormente.

Face articular do sacro
Forma externa semelhante a uma orelha localizada na parte lateral do sacro.
Articula-se com a face auricular do ílio.
A superfície irregular ajuda a manter as duas faces unidas.
Limita a mobilidade e proporciona estabilidade.

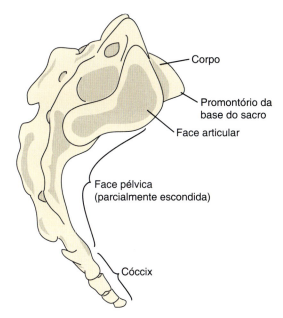

Figura 10.9 Sacro (vista lateral).

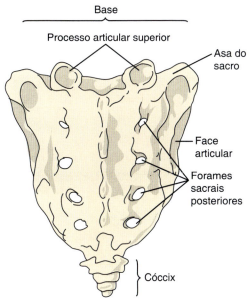

Figura 10.10 Sacro (vista posterior).

Face pélvica
Face anterior côncava do sacro.

Ossos inominados

A fusão do ílio, do ísquio e do púbis cria os ossos **inominados** (Figuras 10.12 e 10.13).

Acetábulo
Cavidade côncava no local de fusão comum dos três ossos individuais.

As partes acetabulares representam um quinto do púbis, dois quintos do ílio e dois quintos do ísquio.
Face articular proximal da articulação do quadril.
Abertura orientada 20 graus anteriormente e 35 graus inferiormente.
A orientação contribui para uma cobertura ideal da cabeça do fêmur.
A profundidade e a orientação do acetábulo limitam a mobilidade e proporcionam estabilidade.

Ílio

O ílio forma a parte superior do osso inominado. Compreende dois quintos do acetábulo (ver Figuras 10.12 e 10.13).

Fossa ilíaca
Área grande, lisa e côncava na face interna do ílio.
Fixação para os músculos psoas maior e menor.

Face auricular
Área externa em forma de orelha na face medial do ílio.
A superfície irregular ajuda a manter as duas faces unidas.
Articula-se com a face articular do sacro.
Limita a mobilidade e proporciona estabilidade.

Tubérculo ilíaco
Grande área rugosa entre a parte posterior da crista ilíaca e a face auricular.
Fixação para o ligamento interósseo.

Crista ilíaca
Crista superior do ílio. Abrange desde a espinha ilíaca anterossuperior até a espinha ilíaca posterossuperior. Área óssea sentida quando as mãos são colocadas nos quadris.

Espinha ilíaca anterossuperior (EIAS)
Projeção proeminente na face anterior da crista ilíaca.
Fixação para os músculos tensor da fáscia lata e sartório, como também para o ligamento inguinal.

Espinha ilíaca posterossuperior (EIPS)
Projeção posterior da crista ilíaca.
Fixação para os ligamentos sacroilíacos posteriores.

Espinha ilíaca anteroinferior (EIAI)
Projeção da face anterior do ílio inferior à EIAS.
Fixação para o músculo reto femoral.

Espinha ilíaca posteroinferior (EIPI)
Projeção da face posterior do ílio inferior à EIPS.
Fixação para os ligamentos sacrotuberais.

Incisura isquiática maior
Grande concavidade inferior à EIPI. Formada pelo ílio superiormente e pelo ísquio inferiormente.

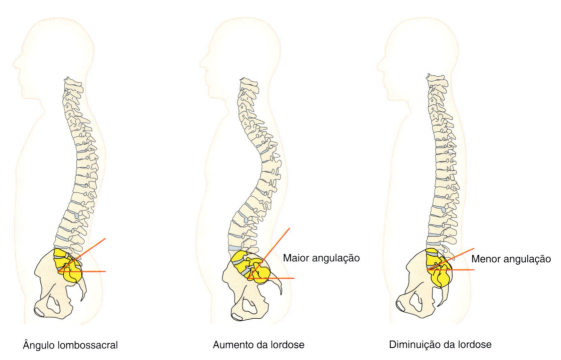

Figura 10.11 Ângulo lombossacral.

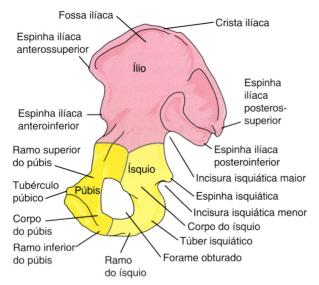

Figura 10.12 O osso inominado direito (vista medial) consiste no ílio, no ísquio e no púbis. A incisura isquiática maior, o acetábulo e o forame obturado são formados por diferentes combinações desses ossos.

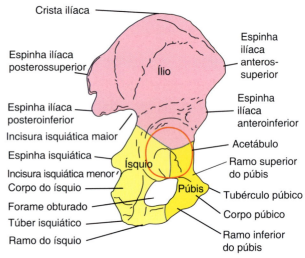

Figura 10.13 Osso inominado direito (vista lateral).

Forame obturado
Grande abertura cercada por corpos e ramos do ísquio e do púbis.
Passagem para vasos sanguíneos e nervos que suprem os membros inferiores (ver Figuras 10.12 e 10.13).

Ísquio

O ísquio forma a parte posteroinferior do osso inominado. Compreende dois quintos do acetábulo (ver Figuras 10.12 e 10.13).

Forame isquiático maior
Torna-se um forame quando o ligamento sacrotuberal abrange a margem medial posterior do forame e o ligamento sacroespinal abrange a margem inferior (Figura 10.14).
Passagem para o nervo isquiático.

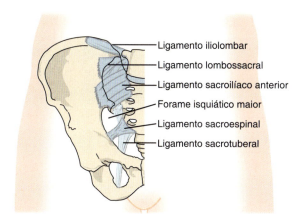

Figura 10.14 Ligamentos da pelve (vista anterior).

Corpo do ísquio
Ísquio superior ao túber isquiático.

Ramo do ísquio
Estende-se medialmente a partir do corpo do ísquio e se conecta com o ramo inferior do púbis.
Fixação para os músculos adutor magno, obturador externo e obturador interno.

Incisura isquiática menor
Concavidade menor localizada na parte posterior do corpo entre a incisura isquiática maior e o túber isquiático.

Espinha isquiática
Corpo posterior do ísquio entre as incisuras isquiáticas maior e menor.
Fixação para ligamento sacroespinal.

Túber isquiático
Projeção romba e arredondada na parte inferior do corpo do ísquio.
Fixação para os músculos isquiotibiais e adutor magno.

Púbis

O púbis forma a parte anteroinferior do osso inominado (ver Figuras 10.12 e 10.13). Compreende um quinto do acetábulo.

Corpo do púbis
Parte principal do púbis, localizado entre suas duas projeções (ramos superior e inferior).
Fixação para o músculo obturador interno.

Ramo superior do púbis
Face superior do corpo do púbis, localizada entre o corpo do púbis e o acetábulo.
Fixação para o músculo pectíneo.

Ramo inferior do púbis
Faces inferior, posterior e lateral do corpo do púbis.
Fixação para os músculos adutor magno, adutor curto e grácil, como também para o ligamento púbico inferior.

Sínfise púbica
Articulação cartilagínea conectando os corpos dos dois púbis na linha média anterior.

Tubérculo púbico
Projeção anterior no ramo superior do púbis próximo à sínfise púbica.
Fixação para os ligamentos púbicos superiores e inguinais.

Articulações

Seis articulações, três dentro da pelve e três articulações com outras regiões do corpo, influenciam a estabilidade e o movimento da pelve. As três articulações dentro da pelve são a *sínfise púbica* e as duas *articulações sacroilíacas*. Além disso, existem três articulações pélvicas com outras regiões do corpo: a *articulação lombossacral* e as duas *articulações do quadril*. Todas as seis articulações devem ser consideradas ao se observar o cíngulo do membro inferior.

Articulação sacroilíaca

As **articulações sacroilíacas** são articulações sinoviais, planas e não axiais entre o sacro e cada osso inominado (ver Figura 10.1). Como as outras articulações sinoviais, as faces articulares são revestidas com cartilagem hialina. A cápsula articular fibrosa, que é reforçada por ligamentos, é revestida por uma membrana sinovial.

As faces articulares irregulares das articulações SI contribuem para "travar" as duas faces unidas. O peso corporal superior é transmitido ao sacro através da coluna vertebral. Encaixado entre os ossos inominados, o sacro transmite o peso corporal aos ossos inominados. Dos ossos inominados, o peso é transmitido para os membros inferiores. O peso transmitido para baixo para o sacro o prende mais firmemente contra os ossos inominados, contribuindo para "travar" as duas faces juntas. O "travamento" das faces da articulação SI resulta em estabilidade relativa e mobilidade limitada.

Sínfise púbica

A **sínfise púbica**, uma articulação cartilagínea localizada na linha média do corpo (Figura 10.15), é formada pela união das partes anteriores dos púbis direito e esquerdo. Entre os dois ossos, existe um disco fibrocartilagíneo.

> **Aplicação clínica 10.2**
>
> **Pelves falsa e verdadeira**
> Os termos usados para descrever as partes da pelve são:
>
> **Abertura superior da pelve:** visualizada pela linha entre o promontório da base do sacro posteriormente e a margem superior da sínfise púbica anteriormente (Figura 2).
>
> **Abertura inferior da pelve:** visualizada pela linha da ponta do cóccix até a superfície inferior da sínfise púbica (ver Figura 2).
>
> **Pelve menor (verdadeira):** entre as aberturas superior e inferior da pelve.
>
> **Cavidade pélvica:** contém partes do sistema digestório e do sistema urinário mais alguns órgãos reprodutivos.
>
> Nas mulheres, forma o *canal de parto*.
>
> **Pelve maior (falsa):** área óssea entre as cristas ilíacas e superior à abertura superior da pelve.
>
> Não existem órgãos pélvicos dentro da pelve maior.
>
> A nutação e a contranutação ajudam a aumentar o diâmetro anteroposterior da pelve durante o parto.
>
>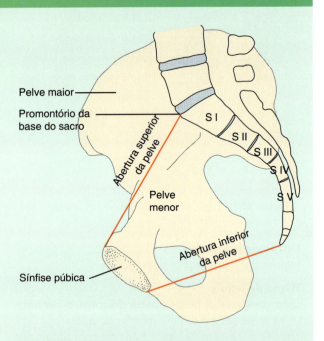
>
> **Figura 2** Aberturas superior e inferior da pelve (corte sagital). A área óssea entre elas é chamada de pelve menor (verdadeira), que compreende a cavidade pélvica. A área óssea acima da abertura superior da pelve é chamada de pelve maior (falsa).

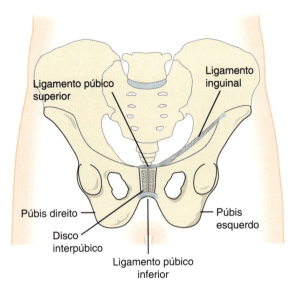

Figura 10.15 Sínfise púbica (vista anterior).

Articulação lombossacral

A **articulação lombossacral** é a articulação entre a quinta vértebra lombar (L V) e a primeira vértebra sacral (S I) (ver Figura 10.1). A articulação entre os corpos das duas vértebras é uma articulação cartilagínea, uma articulação com um disco fibrocartilagíneo. As faces articulares (esquerda e direita) entre os processos articulares inferiores de L V e os processos articulares superiores de S I são articulações sinoviais.

O **ângulo lombossacral** é o ângulo entre a face superior do sacro e uma linha horizontal (ver Figura 10.11). O ângulo é medido traçando-se uma linha paralela ao solo e uma linha ao longo da face superior do sacro. O ponto onde as linhas se cruzam é o ângulo lombossacral. O ângulo lombossacral mede aproximadamente 40 graus. Esse ângulo aumenta à medida que a pelve se inclina anteriormente e diminui à medida que a pelve se inclina posteriormente. O ângulo lombossacral contribui para a lordose lombar.

Devido ao ângulo lombossacral, são criadas forças de cisalhamento relativamente altas entre a face inferior de L V e a face superior de S I. Um aumento no ângulo lombossacral aumenta a força de cisalhamento entre L V e S I e diminui a força compressiva entre L V e S I. Uma diminuição no ângulo lombossacral diminui a força de cisalhamento entre L V e S I e aumenta a força compressiva entre L V e S I.

Articulação do quadril

As articulações do quadril afetam o movimento da pelve e dos membros inferiores. A pelve se move sobre o fêmur em uma cadeia cinética fechada, e o fêmur se move sobre a pelve em uma cadeia cinética aberta.

A articulação do quadril é a articulação do acetábulo do osso inominado com a cabeça do fêmur. Uma articulação sinovial em forma de bola e soquete, o quadril é uma articulação multiaxial. Os pontos de referência ósseos da face articular distal da articulação do quadril e dos ligamentos que abrangem o quadril são discutidos no Capítulo 17.

Ligamentos

Articulação sacroilíaca

Para absorver os altos níveis de força impostos nas articulações SI, numerosos ligamentos envolvem as articulações, contribuindo para a estabilidade articular. Cada articulação SI é circundada por sete ligamentos (Figuras 10.16 e 10.17; ver Figura 10.14).

Ligamento sacroilíaco anterior
Ligamento largo e achatado na face anterior (pélvica) do sacro conectando a asa do sacro e a face pélvica à face auricular do ílio.
Reforça a parte anterior da articulação.

Ligamento sacroilíaco interósseo
É o mais profundo, mais curto e mais forte dos ligamentos sacroilíacos.
Fixa as tuberosidades ilíacas ao sacro posteriormente.
Preenche a área rugosa imediatamente acima e atrás das faces auriculares e do ligamento sacroilíaco anterior.
Limita o movimento para frente do sacro sobre o ílio.

Ligamento sacroilíaco posterior curto
Uma das duas partes do ligamento sacroilíaco posterior. Abrange a articulação obliquamente

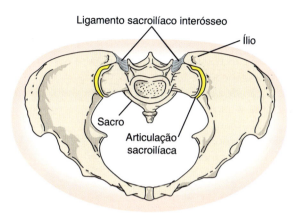

Figura 10.16 Articulações sacroilíacas (vista superior).

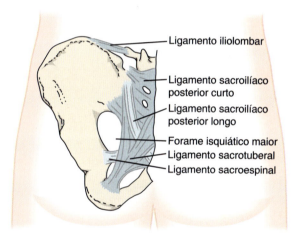

Figura 10.17 Ligamentos da pelve (vista posterior).

posteriormente entre o ílio e a parte superior do sacro.
Limita o movimento para frente do sacro sobre o ílio.

Ligamento sacroilíaco posterior longo
Uma das duas partes do ligamento sacroilíaco posterior. Abrange a articulação verticalmente posteriormente entre a EIPS e a parte inferior do sacro.
Limita o movimento descendente do sacro entre os dois ossos inominados.

Ligamento sacrotuberal
Articulação ligamentar forte e triangular que se estende posteriormente com vários locais de fixação.

Um dos pontos de fixação surge de três pontos de referência ósseos: ponto entre a EIPS e a EIPI, lado posterior e lateral do sacro inferior à face articular, e o cóccix. As fibras se unem para se fixar ao túber isquiático.

Fixação de algumas fibras do músculo glúteo máximo.

Limita a nutação (flexão sacral) do sacro entre os dois ossos inominados.

Os ligamentos sacrotuberal e sacroespinal convertem a incisura isquiática maior em um forame através do qual passa o nervo isquiático.

Ligamento sacroespinal

Forma triangular. Profundo ao ligamento sacrotuberal. Inserção larga do sacro lateral inferior e do cóccix no lado posterior. Fica mais fino para se fixar à espinha isquiática.

Os ligamentos sacroespinal e sacrotuberal convertem a incisura isquiática maior em um forame, uma passagem para o nervo isquiático.

Sínfise púbica

Ligamento púbico superior

Abrange a articulação superiormente.

Fixa-se entre os tubérculos públicos dos dois ramos superiores do púbis.

Fortalece as partes superior e anterior da articulação.

Ligamento púbico inferior

Abrange a articulação inferiormente.

Fixa-se entre os dois ramos inferiores do púbis.

Fortalece a parte inferior da articulação.

Articulação lombossacral

Ligamento longitudinal anterior

Abrange toda a coluna vertebral anteriormente, incluindo a articulação lombossacral. Aumenta de espessura distalmente e é mais espesso na articulação lombossacral.

Reforça a face anterior da articulação entre os corpos vertebrais.

Limita a extensão excessiva.

Limita o cisalhamento anterior de L V em S I.

Ligamento longitudinal posterior

Abrange toda a coluna vertebral posteriormente, incluindo a articulação lombossacral. Dentro e ao longo da margem anterior do canal vertebral.

Limita a flexão excessiva.

Barreira entre os discos intervertebrais e a medula espinal.

Ligamento iliolombar

Desce lateralmente.

Insere-se na parte posterior do lábio interno da crista ilíaca e nos processos transversos de L V.

Limita a rotação excessiva de L V em S I.

Limita o movimento anterior de L V em S I.

Ligamento lombossacral

Desce lateralmente. Funde-se com o ligamento sacroilíaco anterior.

Insere-se nos processos transversos de L V e na asa do sacro.

Reforça a articulação lombossacral.

Ligamento amarelo

Abrange toda a coluna vertebral ao longo da margem posterior do canal vertebral. Altamente elástico e alonga durante o movimento.

Limita a flexão excessiva.

Ligamento supraespinal

Abrange a vértebra C VII até o sacro ao longo das pontas dos processos espinhosos.

Limita a flexão excessiva.

Estruturas especiais

Ligamento inguinal

O ligamento inguinal da pelve não está associado a nenhuma articulação. Os pontos de fixação são a EIAS e o tubérculo público.

A artéria e a veia ilíacas externas passam sob o ligamento e são renomeadas como artéria femoral e veia femoral, respectivamente (ver Figura 10.15).

O músculo iliopsoas e o nervo femoral passam sob o ligamento.

Músculos

O movimento da pelve é controlado por músculos que atuam como pares de força. Um par de forças é uma configuração de forças paralelas atuando em direções opostas e causando movimento rotacional (ver Capítulo 2). Quando ocorre uma inclinação anterior ou posterior da pelve, grupos musculares trabalhando em direções opostas criam e controlam o movimento (Figura 10.18). A inclinação anterior da pelve é produzida por um par de forças dos extensores do tronco lombar puxando para cima na face posterior da pelve e os flexores do quadril puxando para baixo na face anterior da coluna lombar e da pelve simultaneamente. Por outro lado, a inclinação posterior é produzida por um par de forças dos flexores do tronco puxando para cima na face anterior da pelve e os extensores do quadril puxando para baixo na face posterior da pelve simultaneamente (Figura 10.19).

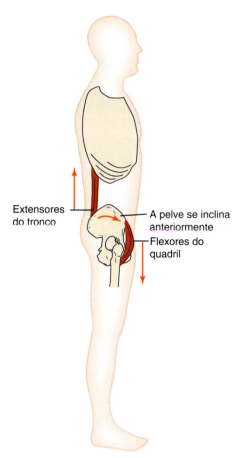

Figura 10.18 Par de forças provocando a inclinação anterior da pelve (vista lateral).

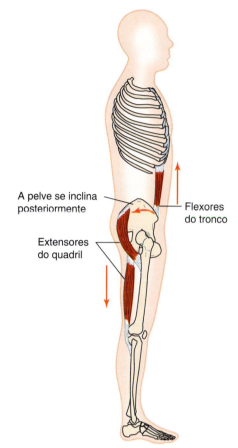

Figura 10.19 Par de forças provocando a inclinação posterior da pelve (vista lateral).

A gravidade causa inclinação lateral da pelve quando uma pessoa está em apoio unipodal. A inclinação lateral da pelve para o lado sem suporte é controlada pela ação de grupos musculares em lados opostos do corpo trabalhando como um par de forças. A Figura 10.20 ilustra um par de forças trabalhando para manter as EIASs no mesmo plano horizontal. Os flexores laterais do tronco à esquerda, principalmente os músculos eretor da espinha e quadrado do lombo esquerdos, puxam para cima o lado esquerdo da pelve. Simultaneamente, os abdutores do quadril direito, os músculos glúteos médio e mínimo, puxam a pelve para baixo em direção ao fêmur. O par de força resultante tenta manter a orientação nivelada das EIASs.

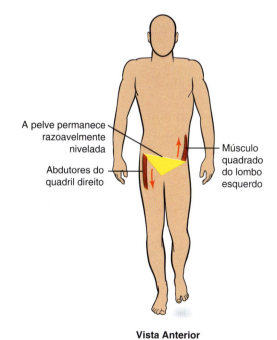

Vista Anterior

Figura 10.20 O par de forças mantém o nível da pelve dentro de um plano frontal.

Aplicação clínica 10.3

Implicações musculares da má postura crônica

Um indivíduo habitualmente em pé com uma inclinação anterior da pelve apresenta aumento da lordose lombar e flexão do quadril. Com o tempo, os extensores do tronco e os flexores do quadril encurtam de forma adaptativa, e os flexores do tronco e os extensores do quadril alongam de forma adaptativa (Figura 3).

Um indivíduo habitualmente em pé com uma inclinação posterior da pelve apresenta uma redução da lordose lombar e um aumento da extensão do quadril. Com o tempo, os flexores do tronco e os extensores do quadril encurtam de forma adaptativa, e os extensores do tronco e os flexores do quadril alongam de forma adaptativa (Figura 4).

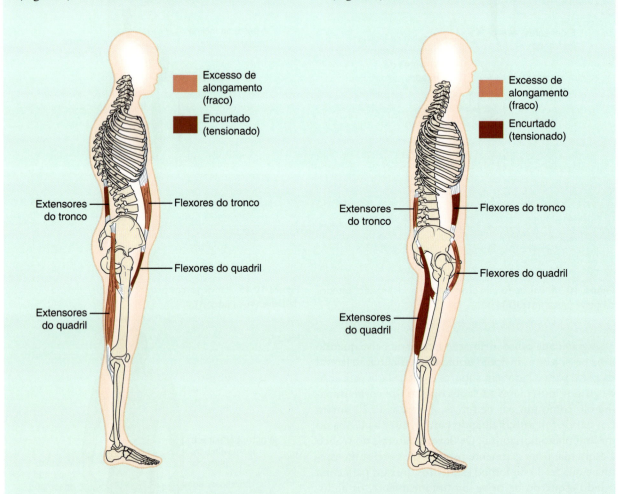

Figura 3 Postura habitual de inclinação anterior da pelve.

Figura 4 Postura habitual de inclinação posterior da pelve.

Autoavaliação

Questões sobre anatomia geral

1. Quais movimentos do cíngulo do membro inferior ocorrem nos seguintes planos?
   a. Plano sagital em torno de um eixo frontal.
   b. Plano frontal em torno de um eixo sagital.
   c. Plano horizontal em torno de um eixo vertical.

2. A contração concêntrica do do músculo quadrado do lombo direito produz:
   a. Inclinação lateral da pelve para qual lado?
   b. Elevação da pelve de que lado?

3. O movimento ocorre na articulação lombossacral quando a pelve se inclina anteriormente e posteriormente. Em que outra articulação também ocorre o movimento?

4. Um ângulo lombossacral reduzido faz com que a força de cisalhamento anterior de L V em S I seja _____.

5. Que movimentos associados da articulação do quadril ocorrem quando o lado esquerdo da pelve gira:
   a. Para frente?
   b. Para trás?

6. Qual é o efeito sobre a coluna lombar quando a pelve se inclina:
   a. Anteriormente?
   b. Posteriormente?

7. Quando um indivíduo mantém uma postura persistente de inclinação anterior da pelve:
   a. Que grupos musculares se tornam encurtados de forma adaptativa?
   b. Que grupos musculares parecem estar fracos?

8. Cite dois ligamentos que ajudam a evitar o cisalhamento anterior de L V em S I.

Questões sobre atividade funcional

1. Identifique a posição da pelve nas seguintes atividades:
   a. Deitado em decúbito dorsal, joelho direito elevado ao peito.
   b. Em uma posição de quatro pontos de apoio nas mãos e joelhos, e o tronco caindo para baixo.
   c. Em uma posição de quatro pontos de apoio nas mãos e nos joelhos e costas arqueadas.

2. Em pé com o pé esquerdo sobre um livro grosso, o pé direito no chão e o peso igualmente distribuído nos dois pés:
   a. Qual é a posição da pelve?
   b. Qual é a posição das articulações dos quadris direito e esquerdo no plano frontal (vista anterior)?

3. Que músculos pélvicos se contraem concentricamente para produzir:
   a. Inclinação anterior da pelve?
   b. Inclinação posterior da pelve?

Questões sobre exercícios clínicos

1. Um indivíduo é incapaz de caminhar com o quadril esquerdo quando está de pé. O enfraquecimento de que músculos pode causar isso?

2. Dois meses após o parto, uma mulher não consegue realizar uma inclinação posterior da pelve. Que grupo muscular provavelmente é o problema e por quê?

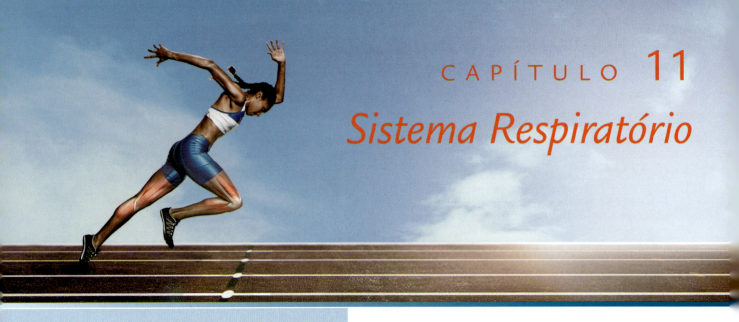

CAPÍTULO 11
Sistema Respiratório

Introdução, 180

Caixa torácica, 180

Articulações, 181

Movimentos, 181

Ventilação, 181

Músculos, 185

Padrões de respiração, 187

Resumo da inervação, 189

Patologias comuns, 189

Autoavaliação, 190

Introdução

O sistema respiratório fornece os processos fisiológicos e cinesiológicos da respiração. A respiração inclui tanto a inspiração quanto a expiração. A respiração é um processo de troca gasosa: fornecer oxigênio e remover dióxido de carbono dos tecidos do corpo, que é a principal função do sistema respiratório. A ventilação é o processo de movimentação do ar para dentro e para fora dos pulmões. O processo de respiração (troca gasosa) ocorre à medida que ocorre o processo de ventilação (movimento do ar).

As vias respiratórias são condutos através dos quais o ar entra e sai dos pulmões. O tórax fornece proteção óssea para os pulmões e pontos de fixação para os músculos da ventilação. O movimento da parede torácica contribui para a troca de ar. É fornecida uma breve descrição da passagem do ar pelo sistema respiratório, mas o foco deste capítulo são os mecanismos ósseos e musculares que causam a ventilação, tornando a respiração possível.

Os ossos, os pontos de referência ósseos, a cartilagem, os ligamentos e os músculos do tronco são apresentados no Capítulo 9. Os detalhes dessas estruturas não são apresentados neste capítulo.

Caixa torácica

A caixa torácica, também denominada *tórax*, consiste no esterno, nas costelas e nas cartilagens costais, e nas vértebras torácicas (Figura 11.1). Ela é limitada anteriormente pelo esterno, posteriormente pelos corpos das 12 vértebras torácicas, superiormente pela clavícula, lateralmente pelas costelas e inferiormente pelo diafragma. O tórax é mais largo de um lado para o outro do que da frente para trás. A cavidade torácica fica dentro da caixa torácica. O coração, os pulmões, a aorta, o timo, uma parte da traqueia, o esôfago, os linfonodos e os nervos estão localizados dentro da caixa torácica e são protegidos por ela.

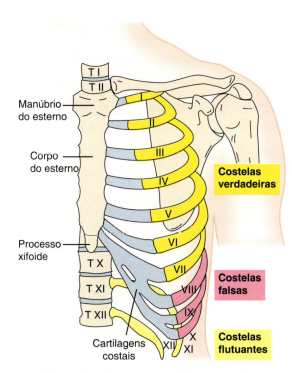

Figura 11.1 Caixa torácica (vista anterior).

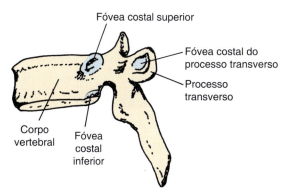

Figura 11.2 Fóveas costais em uma vértebra torácica (vista lateral).

Articulações

Posteriormente, as costelas têm duas articulações com as vértebras, os corpos vertebrais e os processos transversos. Essas são denominadas articulações *costovertebrais* e *costotransversárias*, respectivamente (ver Figura 9.9). Todas elas são articulações planas sinoviais.

A cabeça de cada costela articula-se com a fóvea costal do corpo vertebral, formando a articulação costovertebral. Essa articulação está localizada lateral e posteriormente ao corpo vertebral, próximo ao início do arco vertebral. Algumas costelas também se articulam parcialmente com dois corpos adjacentes. Essas articulam-se com a parte superior do corpo vertebral abaixo e a parte inferior do corpo vertebral acima. O tubérculo de uma costela articula-se com uma fóvea costal localizada na ponta anterior do processo transverso da vértebra, formando a articulação costotransversal (Figura 11.2).

Anteriormente, as costelas se articulam com a cartilagem costal nas articulações costocondrais. A cartilagem costal articula-se com o esterno nas articulações esternocostais. Ambas são articulações planas sinoviais.

Movimentos

Há pouco movimento em qualquer articulação individual da caixa torácica, mas o movimento total é significativo. A **elevação** e o **abaixamento** da caixa torácica ocorrem como resultado do deslizamento nas articulações costovertebrais e costotransversárias posteriormente e nas articulações esternocostais anteriormente. Esses movimentos estão associados à inspiração e à expiração.

Durante a inspiração, a caixa torácica se move para cima e para fora, aumentando o diâmetro. Parte desse movimento são as costelas que se abrem para cima e para fora, contribuindo para o aumento do diâmetro da caixa torácica. Durante a expiração, a caixa torácica retorna à sua posição inicial movendo-se para baixo e para dentro, o que faz diminuir o diâmetro. Esse tipo de movimento pode ser comparado ao movimento para cima e para baixo de uma alça de balde, denominado *efeito de alça de balde* (Figura 11.3A). Quando a alça está contra a lateral de um balde, isto é comparável à posição abaixada da caixa torácica durante a expiração. À medida que o cabo (face lateral das costelas) se move para cima e para longe do balde (coluna vertebral e esterno), isto é comparável ao aumento do diâmetro médio-lateral da caixa torácica durante a inspiração.

Além disso, ocorre uma alteração no diâmetro anteroposterior da caixa torácica. Isso é denominado *efeito de alavanca da bomba* (ver Figura 11.3B). Durante a inspiração, o esterno e as costelas movem-se para cima e para fora (para frente), aumentando o diâmetro anteroposterior da caixa torácica. Isso é comparável a uma alavanca de bomba se movendo para cima. Por outro lado, à medida que as costelas e o esterno são abaixados, o diâmetro anteroposterior do tórax diminui, resultando na expiração. Este movimento é comparável a uma alavanca de torneira movendo-se para baixo para a posição inicial.

Ventilação

Estruturas

A via do sistema ventilatório começa na *cavidade oral* ou *nasal* e segue sequencialmente para a *faringe*, a *laringe*, a *traqueia* e os *brônquios*, terminando então nos pulmões.

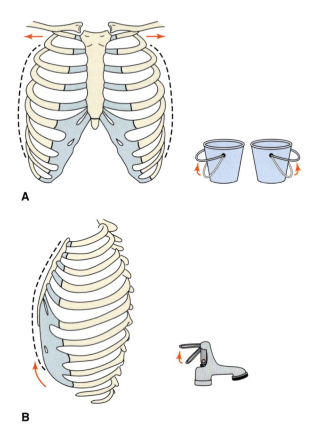

Figura 11.3 Comparação entre os movimentos torácicos durante a respiração com movimentos de alça de balde e alavanca de torneira. **A.** Diâmetro médio-lateral do tórax. **B.** Diâmetro anteroposterior do caixa torácica.

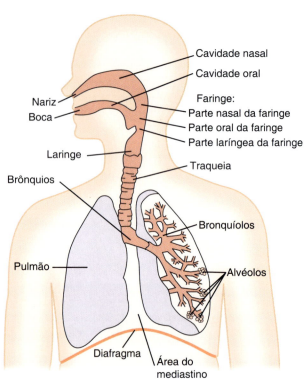

Figura 11.4 As estruturas pulmonares são divididas em vias respiratórias superiores e inferiores (vista anterior da caixa torácica com visão lateral da cabeça). Observe que o pulmão esquerdo foi seccionado em um corte transversal para mostrar as estruturas terminais das vias respiratórias.

Atrás da laringe e da traqueia está o esôfago. Ar, alimentos ou líquidos podem fluir para dentro da laringe ou do esôfago, o que exige um mecanismo para evitar que alimentos ou líquidos entrem na laringe. Se alimentos ou líquidos entrarem na laringe, eles penetrarão na árvore bronquial e nos pulmões, o que interferiria na ventilação e na respiração.

As estruturas ventilatórias são divididas em vias respiratórias superiores e inferiores (Figura 11.4). O **trato respiratório superior** consiste na cavidade nasal, na cavidade oral, na faringe e na laringe. O **nariz** consiste em uma cartilagem relativamente macia e tem duas abas, denominadas *narinas*. Apenas a parte superior do nariz, ou ponte, é óssea. As narinas conduzem às **cavidades nasais**. O **septo nasal**, formado pelo vômer e por parte dos etmoidais, separa a cavidade nasal em duas câmaras razoavelmente iguais. O etmoide, o esfenoide e uma parte do frontal formam o teto da cavidade nasal. O *palatino* e parte das maxilas formam o assoalho. Os ossos do assoalho também formam o *palato duro* da boca.

O ar entra pelo nariz, fluindo para a cavidade nasal e a faringe. A faringe tem três partes: (1) a parte nasal da faringe, (2) a parte oral da faringe e (3) a parte laríngea da faringe. O ar passa do nariz para a faringe através da **parte nasal da faringe**. A **parte oral da faringe** recebe o alimento da boca. A **parte laríngea da faringe**, localizada entre a base da língua e a entrada do esôfago, faz a transição entre a faringe e a laringe. As funções da cavidade nasal e da parte nasal da faringe são aquecer, filtrar e umedecer o ar durante a inspiração.

Ao respirar pela boca, o ar entra na cavidade oral, passando para a parte oral da faringe. O palato (teto da cavidade própria da boca) consiste em um *palato duro* ósseo e um *palato mole* fibroso. A **úvula palatina**, que é parte do palato mole, é uma estrutura de tecido mole que está pendida no meio da parte posterior da cavidade oral. Ao fechar a abertura entre as partes nasal e oral da faringe, o palato mole conduz alimentos e líquidos para o esôfago, e não para a traqueia, durante a deglutição, e força a saída do ar pela boca ao soprar e falar.

O ar passa da faringe para a laringe (caixa de voz). A laringe está localizada entre a faringe e a traqueia, e marca a transição das vias respiratórias superiores para as inferiores. A laringe pode ser localizada pela palpação da proeminência laríngea (pomo de Adão) na parte anterior do pescoço aproximadamente no nível de C IV-C VI.

A proeminência laríngea é mais pronunciada nos homens. A laringe consiste em cartilagem, ligamentos, músculos e pregas vocais. As funções da laringe são: (1) atuar como passagem de ar entre a faringe e a traqueia, (2) evitar que alimentos ou líquidos passem para a traqueia, e (3) gerar os sons da fala.

A **glote** é a estrutura produtora de som da laringe. A **epiglote** é uma tampa fibrocartilagínea em forma de folha que cobre o ádito da laringe. Ao engolir, a epiglote se fecha sobre as pregas vocais e a abertura da traqueia, permitindo então que alimentos ou líquidos passem para o esôfago, mas não para a traqueia. Isso evita a aspiração de alimentos ou bebidas para os pulmões. A glote é uma parte importante do mecanismo da tosse.

Depois de passar pela laringe, o ar entra no **trato respiratório inferior**, que começa pela **traqueia**, comumente denominada *windpipe*. A traqueia está localizada anteriormente ao esôfago aproximadamente entre C VI e T IV. A traqueia consiste em uma cartilagem em forma de C com a parte aberta do C posterior. Uma via respiratória aberta na traqueia é mantida pela cartilagem em forma de C. O músculo liso abrange a parte aberta do C, o que permite que o diâmetro da traqueia varie ligeiramente.

A traqueia se divide em **brônquios principais** direito e esquerdo. O brônquio direito é mais curto e largo e subdivide-se em três **brônquios lobares** (superior, médio e inferior). Cada um dos brônquios lobares serve ao lobo correspondente (superior, médio e inferior) do pulmão direito. O mais longo e estreito brônquio esquerdo subdivide-se em dois brônquios lobares (superior e inferior). Cada um dos brônquios lobares serve ao lobo correspondente (superior e inferior) do pulmão esquerdo.

Os brônquios continuam a se dividir, tornando-se progressivamente menores e mais estreitos. A traqueia, os brônquios e suas subdivisões são denominados *árvore bronquial*. Os brônquios menores, que têm menos de 1 milímetro (mm) de diâmetro, são denominados **bronquíolos**. Ao contrário das partes maiores da árvore bronquial, que são cartilagíneas, os bronquíolos não são cartilagíneos. Os **alvéolos** são estruturas terminais em forma de saco da árvore bronquial, onde ocorre a troca gasosa (respiração). Os alvéolos agrupam-se em torno dos bronquíolos terminais, e são muito parecidos com uvas em seus cachos. As paredes alveolares são extremamente finas, com apenas uma célula de espessura, o que facilita a troca entre oxigênio e dióxido de carbono.

Os **pulmões** são triangulares, mais largos e côncavos inferiormente. Essa forma côncava se encaixa na forma de cúpula convexa do diafragma localizado logo abaixo dos pulmões. O pulmão direito tem um lobo superior, um médio e um inferior. O pulmão esquerdo tem apenas dois lobos, superior e inferior, que fornecem espaço para o coração. Um saco de parede dupla, denominado **pleura**, envolve cada pulmão. A parede externa da pleura reveste a parede torácica, incluindo o diafragma, e a parede interna adere ao pulmão. Uma **cavidade pleural** muito pequena fica entre as duas paredes da pleura. O **mediastino**, localizado entre os pulmões, contém estruturas vitais, incluindo coração, esôfago, vasos sanguíneos e nervos.

Mecânica

Ventilação é o processo de movimentação do ar para dentro e para fora dos pulmões. Os pulmões ficam passivos durante o processo de respiração. As cavidades pleurais que envolvem os pulmões não se comunicam com o ambiente externo. O interior dos pulmões se comunica com o ambiente externo através da árvore bronquial. Por causa disso, os pulmões respondem às mudanças de pressão do ar entre o interior e o exterior do corpo.

O volume intratorácico e a pressão intratorácica são inversamente proporcionais. Quando o volume intratorácico aumenta, a pressão intratorácica diminui e vice-versa. O ar flui da área de pressão mais alta para a área de pressão mais baixa até que a pressão seja equalizada. Durante a inspiração, o diafragma se contrai e desce em direção ao abdome (Figura 11.5). Isso aumenta o volume intratorácico, diminuindo a pressão intratorácica. Como resultado, o ar flui para os pulmões. Durante a expiração, o diafragma relaxa e sobe para dentro da caixa torácica. Isso diminui o volume intratorácico, aumentando a pressão intratorácica. Como resultado, o ar sai dos pulmões.

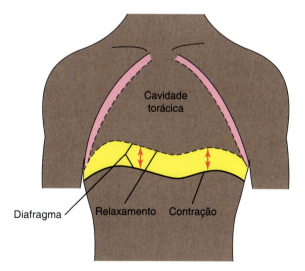

Figura 11.5 Movimento do diafragma (vista anterior). Quando o diafragma se contrai, ele desce, tornando a cavidade torácica maior. Quando relaxa, move-se para cima, diminuindo o tamanho da cavidade torácica e forçando o ar para fora dos pulmões.

Existem duas maneiras de alterar o volume intratorácico: (1) movimento das costelas e (2) movimento do diafragma. A elevação e a expansão das costelas, ou contração do diafragma (movimento descendente), aumenta o volume intratorácico, diminuindo a pressão intratorácica. O abaixamento e a constrição das costelas, ou relaxamento do diafragma (movimento ascendente), diminuem o volume intratorácico, aumentando a pressão intratorácica. Mudanças maiores no volume e na pressão ocorrem quando ambos os mecanismos são usados.

Níveis

A inspiração é comumente dividida em três níveis de esforço crescente: (1) silenciosa, (2) profunda e (3) forçada. A **inspiração silenciosa** é o resultado da contração e do relaxamento do diafragma e dos músculos intercostais externos, sendo o diafragma responsável por aproximadamente 70% desse esforço. Para deitar, sentar ou descansar, usamos a inspiração silenciosa. A **inspiração profunda** requer um nível mais alto de ação muscular do que durante a inspiração silenciosa. A contração do diafragma e dos músculos intercostais externos torna-se mais forte, aumentando o volume intratorácico, o que diminui a pressão intratorácica. A diminuição da pressão intratorácica faz com que mais ar seja movido para os pulmões do que durante a inspiração silenciosa. A inspiração profunda é usada quando um indivíduo requer maior troca entre oxigênio-dióxido de carbono. O indivíduo vai respirar mais profundamente e em um ritmo mais rápido. A **inspiração forçada**, como ocorre quando um indivíduo requer ainda mais oxigênio, geralmente acontece durante a atividade física. Os músculos das inspirações silenciosa e profunda continuam trabalhando e os músculos acessórios da ventilação são recrutados. Os músculos acessórios da ventilação incluem os músculos que estabilizam ou elevam o cíngulo do membro superior, contribuindo direta ou indiretamente para a elevação das costelas.

Aplicação clínica 11.1

Manobra de Heimlich

A manobra de Heimlich demonstra a mecânica da ventilação. Ao se aplicar um forte impulso para dentro e para cima abaixo da caixa torácica, o conteúdo abdominal é empurrado para cima contra o diafragma, aumentando a pressão intratorácica.

À medida que a pressão intratorácica aumenta em relação à pressão do ar exterior, é produzida uma forte expiração. A manobra aumenta a força da expiração a um nível que expele um corpo estranho alojado na via respiratória. Esta ação é uma tosse artificial forte.

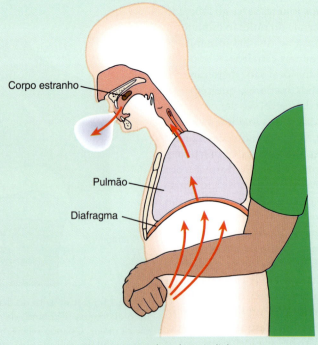

Figura 1 Manobra de Heimlich.

A expiração também é dividida em níveis: (1) silenciosa e (2) forçada. A **expiração silenciosa** é uma ação passiva. O relaxamento do diafragma e dos músculos intercostais externos diminui o volume intratorácico, aumentando a pressão intratorácica, o que causa a expulsão do ar dos pulmões. O recuo da parede torácica e do tecido pulmonar, que é auxiliado pela gravidade, retorna a parede torácica expandida à sua posição neutra.

Durante a **expiração forçada**, os músculos intercostais internos puxam as costelas para baixo e os músculos do abdome comprimem a cavidade abdominal. A compressão da cavidade abdominal empurra o conteúdo abdominal para cima, diminuindo o volume intratorácico e aumentando a pressão intratorácica. O resultado é o aumento da força de expiração.

Músculos

O diafragma e os músculos intercostais são os principais músculos da ventilação. A inspiração é o resultado da contração do diafragma e dos músculos intercostais externos. A expiração é o resultado do relaxamento do diafragma e da contração dos músculos intercostais internos. Além desses músculos, muitos outros se inserem na caixa torácica, incluindo os do pescoço e tronco, do cíngulo do membro superior e do ombro. Qualquer músculo ligado à caixa torácica, mesmo que indiretamente, é um músculo acessório para a ventilação. O papel dos músculos acessórios, que entram em ação durante a ventilação forçada, pode ser determinado observando se a ação de um músculo puxa as costelas para cima (inspiração) ou as puxa para baixo (expiração).

Os músculos do pescoço e do tronco que são músculos acessórios para a ventilação – os do abdome e o quadrado do lombo – são abordados nos Capítulos 9 e 10. Os músculos do pescoço e do tronco que também são músculos acessórios para a ventilação são os músculos serrátil posterior superior (inspiração), serrátil posterior inferior (expiração) (Figura 11.6A) e levantador das costelas (inspiração) (ver Figura 11.6B). A Tabela 11.1 apresenta os estágios e os músculos da ventilação.

Músculos acessórios da inspiração

Os músculos acessórios da inspiração auxiliam o diafragma e os músculos intercostais externos durante a inspiração elevando a caixa torácica, aumentando o volume intratorácico e, assim, diminuindo a pressão intratorácica. Para que os músculos acessórios da inspiração elevem a caixa torácica, uma de suas inserções deve ser estabilizada para permitir que a caixa torácica suba, condição semelhante a uma configuração de cadeia cinética fechada. Por exemplo, quando o músculo

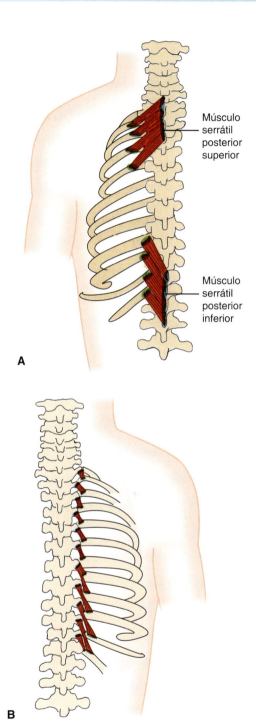

Figura 11.6 Músculos acessórios da ventilação. **A.** Músculos serráteis posteriores superior e inferior (vista posterior). **B.** Levantador das costelas (vista posterior).

esternocleidomastóideo (ECM) se contrai, ele pode mover o crânio em direção ao esterno ou o esterno em direção ao crânio. Quando o ECM funciona como um músculo acessório da inspiração, os extensores da cabeça e do pescoço estabilizam a cabeça e o pescoço, e o esterno sobe à medida que o ECM se contrai (Figura 11.7).

Tabela 11.1 Estágios e músculos da ventilação.

Inspiração

Elevação (subida) das costelas e aumento do tamanho da cavidade torácica por meio da descida do músculo diafragma e expansão da cavidade torácica.

Estágio	Músculos
Inspiração silenciosa	Diafragma (músculo primário) Intercostais externos
Inspiração profunda	Músculos da inspiração silenciosa mais músculos acessórios: Esternocleidomastóideo Escalenos Peitoral maior Levantador das costelas Serrátil posterior superior
Inspiração forçada	Músculos da inspiração silenciosa e profunda mais músculos acessórios: Levantador da escápula Parte descendente do M. trapézio Romboides Peitoral menor

Expiração

Depressão (abaixamento) das costelas e diminuição do tamanho da cavidade torácica.

Estágio	Músculos
Expiração silenciosa	Relaxamento do diafragma e dos intercostais externos (músculos primários) Retração elástica da parede torácica, dos pulmões e dos brônquios Intercostais internos em papel auxiliar
Expiração forçada	Intercostais internos mais músculos acessórios: Oblíquo externo do abdome Oblíquo interno do abdome Transverso do abdome Reto do abdome Quadrado do lombo Serrátil posterior inferior

A elevação do esterno eleva a caixa torácica, contribuindo para a inspiração. Por intermédio de suas inserções na primeira e na segunda costela, os músculos escalenos também elevam a caixa torácica. Eles devem se contrair bilateralmente para evitar a flexão lateral do pescoço em vez de elevar as costelas.

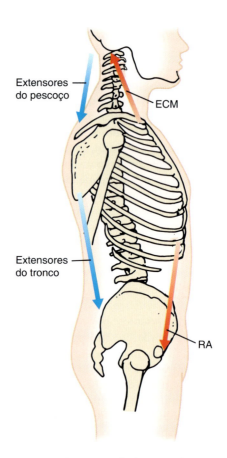

Figura 11.7 Músculo esternocleidomastóideo (ECM) puxando para cima (auxiliando na inspiração) e músculo reto do abdome (RA) puxando para baixo (auxiliando na expiração) (vista lateral).

Os indivíduos que necessitam de músculos acessórios para auxiliar na inspiração, como aqueles com doença pulmonar obstrutiva crônica (DPOC), geralmente colocam seus antebraços nos braços de uma cadeira ou nas coxas quando estão sentados, ou suas mãos nas costas de uma cadeira ou balcão quando estão de pé (Figura 11.8). Os atletas que acabaram de completar um exercício extenuante geralmente se inclinam para a frente e colocam as mãos nas coxas, colocam as mãos nos quadris ou colocam as mãos atrás da cabeça. Todas essas ações estabilizam o cíngulo do membro superior. Com o cíngulo do membro superior estabilizado, quando os músculos acessórios se contraem, a caixa torácica móvel move-se para cima. Dessa maneira, os músculos peitorais maior e menor – músculos anteriores do cíngulo do membro superior – elevam a caixa torácica, em vez de mover o cíngulo do membro superior. Os músculos peitorais elevam da terceira à quinta costela.

Posteriormente, os músculos do cíngulo do membro superior que se inserem na coluna vertebral e na escápula, como os músculos levantadores da escápula,

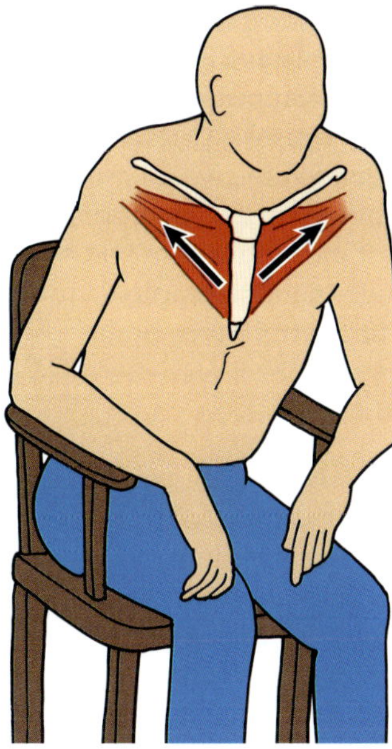

Figura 11.8 O músculo peitoral maior auxilia na inspiração puxando o esterno em direção ao úmero, que é estabilizado pelo apoio dos antebraços nos braços da cadeira (configuração em cadeia cinética fechada).

trapézio (parte descendente) e romboides, todos realizam elevação escapular. Quando a escápula é elevada, a clavícula também é elevada, erguendo então o esterno (Figura 11.9).

Músculos acessórios da expiração

Os músculos acessórios da expiração auxiliam o diafragma e músculos intercostais internos abaixando a caixa torácica, o que reduz o volume intratorácico. A estabilização da pelve permite que a caixa torácica se mova em uma configuração de cadeia cinética fechada. Por exemplo, o músculo reto do abdome, um flexor do tronco, move a caixa torácica em direção à pelve, abaixando então a caixa torácica para auxiliar na expiração (ver Figuras 11.7 e 11.9). Para estabilizar a coluna, os extensores do tronco se contraem para evitar a flexão do tronco. O músculo quadrado do lombo funciona de maneira semelhante abaixando a caixa torácica ao mover as costelas inferiores em direção à crista ilíaca.

Os músculos transverso do abdome e oblíquos externo e interno do abdome comprimem as vísceras abdominais. Os músculos oblíquos interno e externo do abdome, que se ligam à caixa torácica, comprimem as vísceras abdominais e abaixam a caixa torácica. Embora o músculo transverso do abdome não se prenda à caixa torácica, ele atua como um músculo acessório da expiração ao causar uma compressão das vísceras abdominais. Forçar o conteúdo abdominal para dentro e para cima diminui o volume intratorácico, aumentando assim a

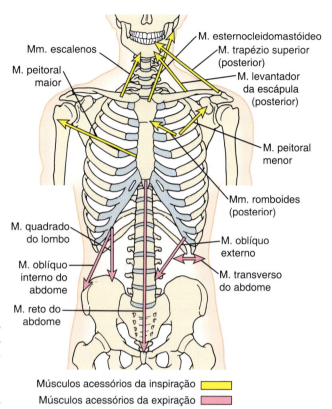

Figura 11.9 Músculos acessórios da ventilação (vista anterior).

pressão intratorácica. A compressão do abdome auxilia na expiração. Uma compressão forte do abdome aumenta a força do ar que sai dos pulmões, aumentando a expiração forçada, como a tosse.

Padrões de respiração

Os três padrões mais comuns de respiração são a respiração *diafragmática*, a *torácica* e a *com os lábios franzidos*. Todos os padrões de respiração, exceto a ventilação assistida mecanicamente, requerem o uso do diafragma.

Respiração diafragmática

Durante a **respiração diafragmática**, o padrão de ventilação é observado pelo movimento do abdome e pelo movimento mínimo da caixa torácica. É o método mais eficiente de respiração, e o que exige a menor quantidade de energia. À medida que o diafragma desce, as vísceras abdominais são empurradas para fora e o abdome parece subir ou se expandir. Quando o diafragma relaxa, ele retorna à sua posição elevada e o abdome se move para dentro. Em posturas eretas, como em pé ou sentada, as vísceras abdominais não se opõem à contração do diafragma porque a gravidade as puxa para baixo, para fora do caminho da contração do diafragma. Ao deitar, porém, as vísceras abdominais "se espalham" e não saem facilmente do caminho de um diafragma em contração. Para um indivíduo com dificuldade ventilatória, a elevação da cabeceira da cama aproveita o efeito da gravidade nas vísceras abdominais.

Respiração torácica

A **respiração torácica** envolve maior movimento da caixa torácica do que durante a respiração diafragmática, como também envolve um movimento mínimo das vísceras abdominais. A respiração torácica pode ser resultado de uma patologia, mas também pode ser escolhida pelo indivíduo como o padrão desejado de ventilação. Os músculos acessórios da ventilação elevam a caixa torácica. Um volume menor de ar entra e sai dos pulmões ao se usar o padrão de respiração torácica. Roupas apertadas e cintos podem restringir o movimento diafragmático, forçando os indivíduos a respirar pelo peito. Indivíduos obesos e mulheres nos últimos estágios da gravidez têm um deslocamento reduzido do diafragma e, portanto, tendem a depender cada vez mais da respiração torácica.

Respiração com os lábios franzidos

A **respiração com os lábios franzidos** é a expiração através dos lábios bem fechados. Existem três propósitos para esse tipo de respiração labial. O primeiro objetivo é manter a pressão nos bronquíolos para evitar o colapso das vias respiratórias enfraquecidas. Ao franzir os lábios, o indivíduo restringe a saída de ar. Ao restringir a saída de ar dos pulmões, um baixo nível de pressão permanece no sistema ventilatório, incluindo os bronquíolos. Baixos níveis de pressão limitam o colapso dos bronquíolos e

dos alvéolos. O segundo propósito é aumentar o tempo necessário para completar a expiração. Ao se prolongar o tempo para expirar completamente, há mais tempo disponível para a troca gasosa. O terceiro objetivo, que está associado ao segundo objetivo de prolongar o tempo de expiração, é diminuir a taxa de ventilação. A respiração labial é usada por indivíduos com DPOC e atletas após o esforço para ajudar na recuperação da privação de oxigênio ou de uma taxa ventilatória rápida.

Manobra de Valsalva

A **manobra de Valsalva** é o fechamento da glote durante a tentativa de expiração. Impedir a expiração aumenta as pressões intra-abdominal e intratorácica. Essa manobra ocorre durante a execução de uma atividade como levantar um objeto pesado. O aumento da pressão intra-abdominal pela contração da musculatura abdominal sustenta a coluna lombar anteriormente, além de auxiliar na tentativa de expiração. O aumento das pressões intra-abdominal e intratorácica interfere no retorno do sangue ao coração. Um coração saudável geralmente pode suportar as demandas repentinas e mutáveis provocadas por uma manobra de Valsalva. Um indivíduo com um sistema circulatório comprometido, no entanto, pode sofrer consequências mais graves. Uma manobra de Valsalva, embora potencialmente provoque respostas fisiológicas indesejadas, é útil ao realizar atividades breves e extenuantes. Sempre que possível, no entanto, é recomendado evitar a manobra de Valsalva controlando conscientemente a respiração.

A manobra de Valsalva pode ser provocada involuntariamente de várias maneiras. Uma criança pequena tendo um acesso de raiva pode fazer várias respirações profundas e rápidas e então tentar uma expiração forçada contra a glote fechada. Isso pode causar tonturas e

---

Aplicação clínica 11.2

Respiração paradoxal

A respiração paradoxal ocorre quando a caixa torácica se expande, causando inspiração, mas os espaços intercostais "afundam" para dentro movendo-se em direção oposta à esperada durante a inspiração. Por outro lado, quando a caixa torácica diminui de tamanho, os espaços intercostais "se expandem" movendo-se na direção oposta à esperada durante a expiração. Como esses movimentos são opostos aos esperados, eles são descritos como paradoxais, daí o termo *respiração paradoxal*.

Os músculos intercostais têm duas funções durante a ventilação. Uma delas é mover as costelas para cima (intercostais externos) e para baixo

(intercostais internos). A perda da função muscular intercostal remove a capacidade dos músculos intercostais de contribuir para alterar o volume intratorácico e, portanto, a pressão intratorácica. A outra função dos músculos intercostais é servir como parte da parede da caixa torácica. A perda desta função permite que ocorra "afundamento" durante a inspiração e "inflação" durante a expiração.

A respiração paradoxal é evidente imediatamente após um indivíduo sofrer uma lesão na medula espinal abaixo de C3. Imediatamente após a lesão, ocorre paralisia flácida dos músculos do tronco, sendo o diafragma o único músculo ventilatório atuante.

desmaios. Durante o esforço, os indivíduos podem usar a manobra de Valsalva acompanhada de uma contração vigorosa dos músculos do abdome para estabilizar a coluna. Uma manobra de Valsalva pode ocorrer automaticamente durante várias atividades, tais como "empurrar" durante o parto, ajustar a posição na cama, urinar, defecar, vomitar, tossir ou espirrar.

Resumo da inervação

Os músculos da ventilação, como outros músculos do tronco, recebem inervação dos nervos espinais em vários níveis, principalmente da região torácica. Uma exceção é o diafragma, que é inervado pelo nervo frênico. O nervo frênico origina-se do terceiro, do quarto e do quinto nervo cervical. O nível de origem do nervo frênico é funcionalmente significativo porque um indivíduo com lesão medular completa em C3 ou acima não pode respirar sem ajuda e dependerá de um ventilador. Os indivíduos com lesão da medula espinal cervical abaixo de C3 provavelmente terão ventilação prejudicada. Eles até podem respirar sem ajuda, embora atividades como tossir, gritar ou respirar fundo fiquem comprometidas. As atividades que requerem inspiração ou expiração forçadas são afetadas na medida em que os músculos acessórios da respiração ficam enfraquecidos ou paralisados.

Patologias comuns

A laringe marca a transição entre as vias respiratórias (aéreas) superiores e inferiores. A **infecção das vias aéreas superiores (IVAS)** é qualquer infecção confinada ao nariz, à faringe ou à laringe. O resfriado comum é talvez a IVAS mais frequente. Outras IVASs incluem a laringite e a rinite (inflamação da mucosa nasal).

As **infecções das vias aéreas inferiores (IVAIs)** envolvem estruturas desde a traqueia até os alvéolos. A **pneumonia**, talvez a IVAI mais comum, é a inflamação dos alvéolos causada por uma infecção bacteriana ou viral. A pneumonia pode afetar um lobo inteiro (pneumonia lobar) ou pode se espalhar por todo o pulmão.

A **pleurisia** é uma inflamação dolorosa da pleura. Pode ser localizada (lobar) ou difusa e pode ser resultado de uma infecção, ou ocorrer como resultado secundário de outras condições médicas.

Um **pneumotórax** é um pulmão colapsado causado pela entrada de ar ou líquido na cavidade pleural. Uma violação da parede da caixa torácica ou um rasgo do tecido pulmonar permite que ar ou líquidos, como sangue, entrem na cavidade plural. A presença de ar ou líquido na cavidade pleural comprime o tecido pulmonar, reduzindo a capacidade ventilatória.

Tórax instável é a perda da capacidade de expandir os pulmões durante a inalação após um traumatismo como resultado de uma fratura de três ou mais costelas e com cada uma delas fraturada em dois ou mais lugares. Essas fraturas causam o colapso dessa parte da parede torácica durante a inspiração em decorrência de uma pressão intratorácica negativa. A área envolvida da parede torácica se expande durante a expiração. Os sinais incluem dor e falta de ar.

Bronquite, enfisema e asma são outras condições do trato respiratório inferior. A **bronquite** é a inflamação dos brônquios e suas subdivisões. Além de bactérias e vírus, a bronquite pode resultar de poluentes que irritam os brônquios.

Enfisema é a distensão e a destruição das paredes alveolares, como também a perda da elasticidade do tecido pulmonar. O enfisema pode ser uma sequela da bronquite ou da asma. Um sinal precoce de enfisema é a falta de ar durante a atividade física. Com o tempo, as paredes alveolares distendidas são destruídas. Grandes "bolhas" ou áreas abertas de tecido pulmonar destruído se desenvolvem, diminuindo a área de superfície pulmonar disponível para troca gasosa.

A **asma** é o espasmo das paredes brônquicas como resultado da irritação da árvore bronquiolar. Os espasmos diminuem o diâmetro dos bronquíolos, restringindo o fluxo de ar. O principal sinal é a incapacidade de expirar completamente, o que faz com que a inspiração seja ineficaz. A inspiração torna-se ineficaz porque há uma grande quantidade residual de ar nos pulmões impedindo a entrada de ar na próxima respiração. A falta de oxigênio e a retenção de dióxido de carbono podem ocorrer durante um episódio asmático.

A **hiperventilação** é a respiração rápida que resulta na remoção de mais dióxido de carbono do sistema respiratório do que o produzido metabolicamente. O principal sinal é uma mudança no pH do corpo porque há falta de dióxido de carbono no sangue. Os sintomas incluem formigamento nas extremidades, cãibras musculares, aumento da ansiedade e sensação de incapacidade para "recuperar" o fôlego.

A **fisgada**, uma condição temporária, é uma dor localizada e aguda, geralmente sentida lateralmente, logo abaixo da caixa torácica. Supõe-se que uma cãibra do diafragma como resultado do esforço seja a causa da dor, podendo também estar relacionada à contração do baço para liberar a reserva de sangue arterial nos casos de aumento da demanda por oxigênio devido ao esforço.

Os **soluços** são espasmos involuntários temporários do diafragma acompanhados de fechamento rápido da glote. Essas ações produzem sons curtos e agudos de inalação. Geralmente limitados a um ou dois de cada vez, eles podem se tornar persistentes, ocorrendo por um longo período.

Aplicação clínica 11.3

Impedimentos biomecânicos à ventilação

A **degeneração articular**, como ocorre na artrite e no envelhecimento, é uma fonte de limitação de movimento da caixa torácica e da coluna vertebral. O movimento reduzido em qualquer uma dessas articulações prejudica a elevação ou o abaixamento das costelas e, portanto, a capacidade da caixa torácica de aumentar e diminuir de tamanho.

O aumento da **cifose torácica**, que pode ocorrer por vários motivos, restringe a mobilidade da caixa torácica durante a inspiração. A mobilidade limitada da caixa torácica diminui o volume da troca de ar.

A **escoliose** é a curvatura lateral da coluna vertebral. Quando ocorre na coluna torácica, a escoliose pode limitar a mobilidade da caixa torácica, reduzindo a capacidade ventilatória, principalmente durante a atividade física. A escoliose coloca a coluna em uma posição de flexão lateral, em que as costelas estão mais afastadas no lado convexo da curva do que no lado côncavo. As costelas do lado côncavo são assim comprimidas, limitando a elevação das costelas e resultando em um aumento limitado do volume desse lado durante a inspiração. As costelas do lado convexo são expandidas mais do que o normal, limitando a capacidade de diminuir o volume torácico desse lado durante a expiração. A capacidade ventilatória pode ser adequada em repouso, mas inadequada quando ocorre aumento da atividade física.

Autoavaliação

Questões sobre anatomia geral

1. Que estruturas compõem a caixa torácica?

2. As articulações costovertebrais e costotransversárias estão entre quais partes específicas das vértebras e das costelas?

3. Quais são os movimentos relacionados da caixa torácica e do diafragma:
   a. Durante a inspiração?
   b. Durante a expiração?

4. Qual é a inserção do diafragma?

5. Durante que fase da ventilação ocorrem as vocalizações e por quê?

6. Como os músculos acessórios auxiliam na ventilação?

7. Como as inspirações profundas diferem das inspirações silenciosas?

8. Responda às seguintes perguntas sobre as analogias mecânicas para o tórax.
   a. A expansão medial e lateral da caixa torácica pode ser comparada à ação de qual tipo de alça?
   b. A expansão anterior e posterior da caixa torácica pode ser comparada à ação de qual tipo de alça?

9. Qual é a diferença de impacto no sistema ventilatório entre um indivíduo com lesão medular C3 e um indivíduo com lesão medular C5?

10. Um indivíduo com lesão medular C5 terá a capacidade de tossir de forma eficiente?

Questões sobre atividade funcional

1. No fim de uma corrida, o corredor pode colocar as mãos na cintura ou nas coxas. Como isso ajuda na recuperação?

2. Que tipo de respiração ou fase da respiração é necessária para realizar cada uma das ações listadas a seguir?
   a. Encher um balão
   b. Espirrar
   c. Sentar em repouso
   d. Cheirar
   e. Cantar

3. Qual(is) músculo(s) impede(m) a flexão do pescoço quando o esternocleidomastóideo é um músculo acessório da ventilação?

Questões sobre exercícios clínicos

1. O fortalecimento de qual(is) grupo(s) muscular(es) pode melhorar a eficácia da tosse?

2. Após uma cirurgia abdominal, os pacientes geralmente são instruídos a segurar um travesseiro sobre o abdome ao tossir. Por quê?

3. Como um indivíduo com caixa torácica rígida pode aumentar a ventilação?

PARTE 3

Cinesiologia Clínica e Anatomia dos Membros Superiores

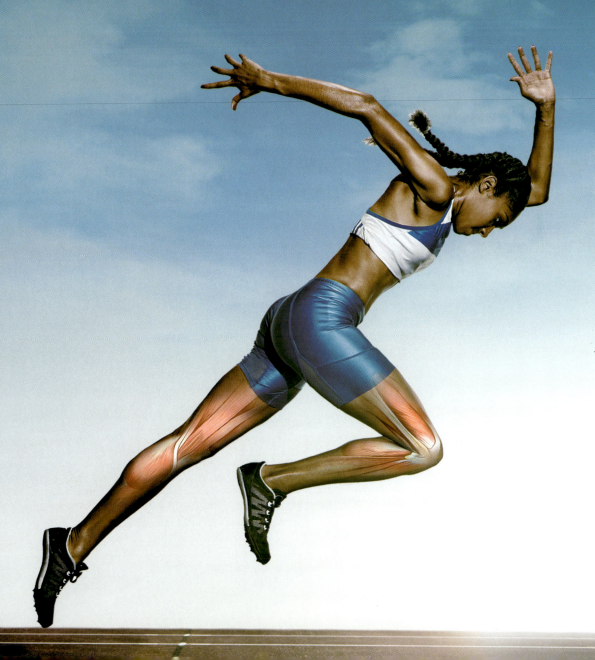

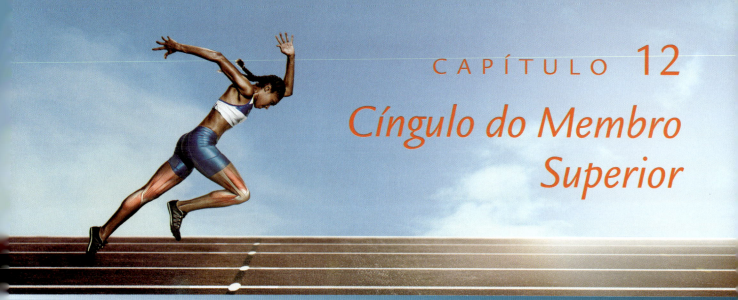

CAPÍTULO 12
Cíngulo do Membro Superior

- Introdução, 193
- Movimentos, 193
- Ossos e pontos de referência, 195
- Articulações, 197
- Ligamentos, 199
- Músculos, 199
- Resumo da inervação, 205
- Patologias comuns, 205
- Autoavaliação, 207

Introdução

O membro superior fornece a capacidade de realizar ações precisas que permitem a manipulação do ambiente. Cada um dos segmentos do membro superior pode ser examinado individualmente, mas a atividade funcional requer a observação das interações dos segmentos. Os segmentos do membro superior são o *cíngulo do membro superior,* o *ombro* e o *braço,* o *cotovelo* e o *antebraço,* o *punho* e a *mão*. O **cíngulo do membro superior**, também chamado de **cintura escapular**, consiste na escápula, na clavícula e no esterno, e inclui as articulações esternoclavicular (EC), acromioclavicular (AC) e escapulotorácica. O cíngulo do membro superior interage com o ombro e o braço, proporcionando uma mobilidade significativa ao membro superior. O **ombro** e o **braço** consistem na escápula e no úmero, como também na articulação do ombro (glenoumeral). O **cotovelo** e o **antebraço** consistem no úmero, no rádio e na ulna, como também nas articulações umerorradial, umeroulnar e radiulnares proximal e distal. O **punho** e a **mão** consistem nas articulações radiocarpal, do carpo, carpometacarpais (CMC), metacarpofalângicas (MCP) e interfalângicas (IP).

O cíngulo do membro superior é a parte proximal do esqueleto apendicular do membro superior e une o membro superior ao esqueleto axial (Figura 12.1). A articulação sinovial na qual ocorrem os movimentos do cíngulo do membro superior é a articulação EC. Os movimentos na articulação EC são transferidos para a escápula através da articulação AC. Como a clavícula é um braço de alavanca, pequenos movimentos na articulação EC produzem grandes movimentos do cíngulo do membro superior. Todas as articulações fornecem uma combinação de mobilidade e estabilidade. O cíngulo do membro superior fornece relativamente mais mobilidade do que estabilidade.

Movimentos

A mobilidade na articulação EC permite um movimento significativo da escápula na caixa torácica, mas a interface entre a escápula e a caixa torácica não é uma

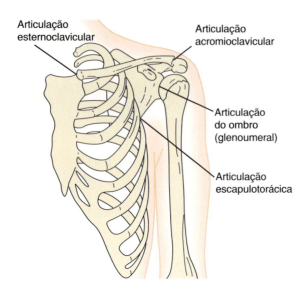

Figura 12.1 Articulações do cíngulo do membro superior (vista anterior).

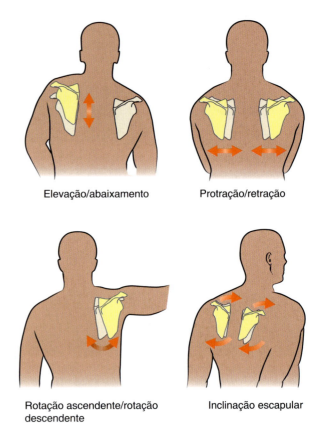

Figura 12.2 Movimentos do cíngulo do membro superior (vista posterior).

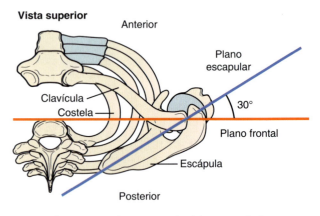

Figura 12.3 Plano escapular (vista superior).

articulação verdadeira. Os movimentos do cíngulo do membro superior são elevação, abaixamento, protração, retração, rotações ascendente e descendente e inclinação escapular (Figura 12.2).

Os movimentos da articulação do ombro são frequentemente descritos em relação ao plano escapular. O **plano escapular** está aproximadamente 30 graus à frente do plano frontal, não exatamente a meio caminho entre a flexão e a abdução (Figura 12.3). **Elevação no plano escapular** é um termo usado para descrever os movimentos da articulação do ombro que ocorrem no plano escapular, em vez de no plano sagital ou frontal. A relação entre elevação no plano escapular e os movimentos da articulação do ombro é apresentada no Capítulo 13.

A elevação e o abaixamento escapulares, assim como a protração e a retração, são movimentos lineares. A **elevação escapular** ocorre quando a escápula se move para cima e o **abaixamento escapular** ocorre quando a escápula se move para baixo. A **protração escapular** (abdução escapular) ocorre quando a escápula se afasta da coluna vertebral, e a **retração escapular** (adução escapular) ocorre quando a escápula se move em direção à coluna vertebral.

Os movimentos angulares do cíngulo do membro superior incluem rotações escapulares ascendente/descendente, inclinação escapular e "adejo". Devido ao formato triangular da escápula, quando o ângulo inferior se move em uma direção, o ângulo superior se move na direção oposta. Ao se observarem as rotações escapulares ascendente/descendente, o ângulo inferior é usado como ponto de referência (Figura 12.4). A **rotação ascendente da escápula** é a rotação do ângulo inferior da escápula lateral e superiormente afastando-se da coluna vertebral. A **rotação descendente da escápula** é a rotação do ângulo inferior medial e inferiormente em direção à coluna vertebral. Ambos os movimentos ocorrem dentro de um plano frontal em torno de um eixo horizontal. Durante a rotação descendente, a escápula não se move além da posição anatômica. Quando o ângulo inferior gira lateral e superiormente, a cavidade glenoidal move-se para que fique mais superior em relação à posição anatômica.

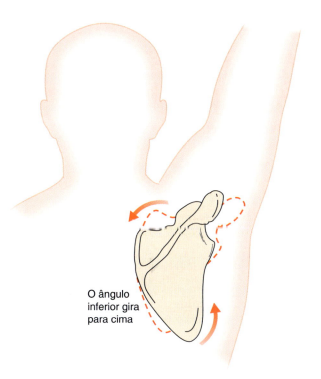

Figura 12.4 Movimento escapular durante a rotação ascendente.

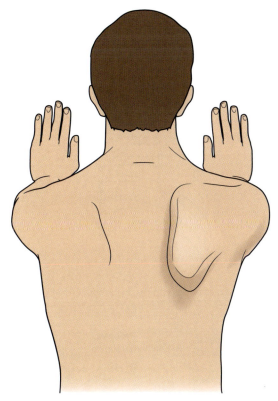

Figura 12.5 Escápula alada (vista posterior). Empurrando contra uma parede, o músculo serrátil anterior paralisado (direito) permite que a margem medial da escápula se afaste da caixa torácica. A margem medial destaca-se como uma pequena asa.

A **inclinação escapular** é a rotação do ângulo inferior posteriormente em relação ao ângulo superior (ver Figura 12.2). Esse movimento ocorre dentro de um plano sagital em torno de um eixo horizontal.

A **escápula alada** é o movimento da margem medial da escápula posteriormente afastando-se da caixa torácica (Figura 12.5). Este deslocamento ocorre dentro de um plano horizontal em torno de um eixo vertical.

Ritmo escapuloumeral

O ritmo escapuloumeral descreve a relação de movimento entre o cíngulo do membro superior e a articulação do ombro. A gama completa de movimentos da articulação do ombro (ver Capítulo 13) requer a movimentação do cíngulo do membro superior. Aproximadamente os primeiros 30 graus de abdução do ombro ocorrem apenas na articulação do ombro e sem acompanhar o movimento escapular. Após a abdução inicial, 2 graus de abdução do ombro devem ser acompanhados por 1 grau de rotação ascendente da escápula. Essa proporção de 2:1 é conhecida como *ritmo escapuloumeral*.

Essa combinação de movimentos escapular e umeral auxilia na manutenção de uma relação comprimento-tensão funcional dos músculos que realizam a abdução do ombro. A melhor relação comprimento-tensão possível é necessária para levantar o longo braço de alavanca do membro superior (braço de resistência usando os músculos da articulação do ombro que têm braços de força muito pequenos. Existem dois efeitos adicionais do ritmo escapuloumeral durante a abdução glenoumeral. Primeiro, a rotação escapular ascendente que ocorre durante o ritmo escapuloumeral evita o contato do tubérculo maior do úmero com o acrômio. Em segundo lugar, movimentos artrocinemáticos menores dentro da articulação do ombro são necessários à medida que a cabeça do úmero se move dentro da cavidade glenoidal rasa.

Ossos e pontos de referência

Pontos de referência da escápula

A escápula, um osso largo de forma triangular e irregular, está localizada superficialmente na face posterior da caixa torácica entre a segunda e a sétima costela (Figura 12.6). Aproximadamente 5 a 7 cm lateralmente à coluna vertebral, os ângulos do triângulo apontam superior, inferior e lateralmente (Figura 12.7). Muitos

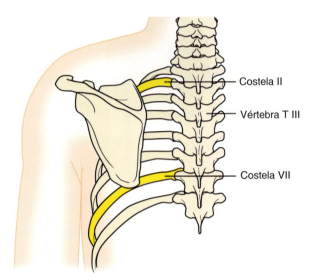

Figura 12.6 Posição de repouso da escápula na caixa torácica (vista posterior).

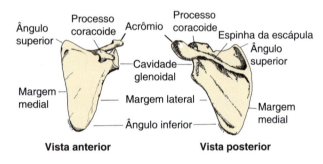

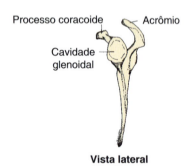

Figura 12.7 Pontos de referência ósseos da escápula esquerda.

músculos do ombro inserem-se em pontos de referência ósseos da escápula. No Capítulo 13, são apresentadas informações sobre esses músculos.

Ângulo superior
Face medial superior.
Fixação para o músculo levantador da escápula.

Ângulo inferior
Ponto mais inferior. Local onde as margens medial e lateral se encontram.
Ponto de referência para determinar a rotação escapular.

Margem medial
Limite medial entre os ângulos superior e inferior.
Fixação para os músculos romboide, levantador da escápula e serrátil anterior.

Margem lateral
Limite lateral entre a cavidade glenoidal e o ângulo inferior.
Fixação para os músculos redondo maior, redondo menor e tríceps braquial.

Espinha da escápula
Projeção da face posterior da margem medial ao acrômio.
Fixação para os músculos trapézio (partes transversa e ascendente) e deltoide posterior.

Processo coracoide
Projeção em forma de gancho na face anterossuperior.
Fixação para os músculos peitoral menor, coracobraquial e a cabeça curta do bíceps braquial.

Acrômio
Extremidade lateral larga e plana da espinha da escápula.
Fixação para os músculos trapézio (parte descendente) e deltoide (parte acromial).

Cavidade glenoidal
Face ligeiramente côncava na extremidade superior da margem lateral. Faces ligeiramente anterior, lateral e superior. Terceiro ângulo do formato triangular da escápula.
Articula-se com o úmero.

Pontos de referência da clavícula

A clavícula é um osso em forma de S que conecta o esqueleto apendicular do membro superior ao esqueleto axial na articulação EC. A Figura 12.1 ilustra a posição da clavícula em relação ao esterno, à escápula e à caixa torácica. A forma em S da clavícula permite que ela sirva como uma "manivela", auxiliando na rotação ascendente da escápula. A Figura 12.8 ilustra os pontos de referência ósseos da clavícula.

Extremidade esternal
Extremidade medial.
Articula-se com o esterno.
Fixação para o esternocleidomastóideo.

Extremidade acromial
Extremidade lateral.
Articula-se com o acrômio da escápula.

CAPÍTULO 12 Cíngulo do Membro Superior   197

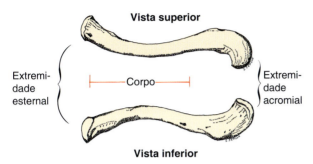

Figura 12.8 Clavícula esquerda.

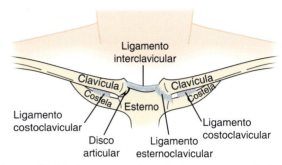

Figura 12.10 Ligamentos da articulação esternoclavicular (lado esquerdo cortado para mostrar o disco; vista anterior).

Fixação para os músculos trapézio (parte descendente), peitoral maior (parte clavicular) e deltoide (parte clavicular).

Corpo da clavícula
Área entre as extremidades esternal e acromial.

Pontos de referência do esterno

Os pontos de referência do esterno são apresentados no Capítulo 9, e ilustrados aqui pela Figura 12.9.

Articulações

As três articulações do cíngulo do membro superior são as articulações EC, AC e escapulotorácica.

Articulação esternoclavicular (EC)

A articulação EC é a articulação entre o manúbrio do esterno e a extremidade esternal (medial) da clavícula (Figura 12.10). Uma articulação sinovial, a articulação EC é a única ligação direta do esqueleto apendicular do membro superior ao esqueleto axial. Os especialistas não estão de acordo quanto à classificação da forma da articulação EC. Variadamente descrita como uma articulação esférica modificada, como uma articulação em sela incongruente ou como uma articulação de duplo deslizamento em forma de plano, há um consenso de que ela funciona como uma articulação triaxial. A articulação tem três graus de liberdade, pois se move dentro dos três planos e em torno dos três eixos.

Considerando-se a quantidade relativamente grande de movimento escapulotorácico, há relativamente pouco movimento na articulação EC. A quantidade de movimento escapular que ocorre quando a articulação EC se move é uma função do comprimento da clavícula. Quando um objeto se move de maneira angular, o caminho dos pontos no objeto descreve arcos de movimento. Os pontos do objeto mais próximos do eixo de rotação, neste caso a articulação EC, movem-se por uma distância relativamente menor do que um ponto mais distante do eixo de movimento, neste caso a extremidade acromial da clavícula. Como a escápula está na extremidade acromial da clavícula, uma pequena quantidade de movimento da articulação EC cria uma quantidade relativamente grande de movimento escapulotorácico.

Como a articulação EC é a única articulação verdadeira que conecta o membro superior ao tronco, os movimentos descritos para a escápula são os movimentos usados para descrever o movimento da articulação EC. A clavícula é mais móvel que o esterno. Portanto, os movimentos da articulação EC são descritos em relação à direção em que a clavícula se move. Os movimentos da articulação EC incluem elevação e abaixamento dentro de um plano frontal em torno de um eixo sagital, protração e retração dentro de um plano horizontal em torno de um eixo vertical, como também rotação dentro de um plano sagital em torno de um eixo frontal. A clavícula se move no manúbrio do esterno estacionário, criando então uma articulação única na qual apenas um lado dela é móvel.

Um disco articular serve como um amortecedor, especialmente das forças geradas por quedas com o braço estendido. A cápsula articular que envolve a articulação é reforçada pelos ligamentos EC anterior e posterior. O disco e seu suporte ligamentar são tão eficazes que uma luxação

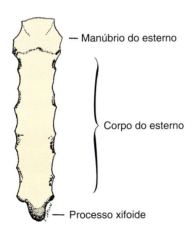

Figura 12.9 Esterno (vista anterior).

na articulação EC é rara. A articulação EC tem um disco articular com duas partes. A parte superior do disco se insere na face posterossuperior da clavícula, e a parte inferior se insere no manúbrio do esterno na primeira cartilagem costal.

A articulação EC é uma articulação côncava/convexa; assim, rolar e deslizar ocorrem de acordo com a regra côncavo/convexo. A Tabela 12.1 apresenta a classificação do sistema articular e as características artrocinemáticas do cíngulo do membro superior. Durante os movimentos osteocinemáticos de elevação e abaixamento do cíngulo do membro superior, a extremidade acromial da clavícula move-se superior e inferiormente, respectivamente. Durante a elevação escapular, a face convexa da clavícula rola superiormente e desliza inferiormente sobre a face côncava do manúbrio do esterno. Os movimentos inversos ocorrem durante o abaixamento escapular. Durante os movimentos osteocinemáticos de protração e retração escapulares, a extremidade acromial da clavícula move-se anterior e posteriormente, respectivamente. Durante a protração escapular, a face convexa da clavícula rola anteriormente e desliza posteriormente. Os movimentos inversos ocorrem durante a retração. Durante os movimentos do cíngulo do membro superior, a clavícula gira. Esse giro é o resultado do movimento artrocinemático de rotação. A extremidade esternal da clavícula gira em torno de um eixo frontal. Como a clavícula é em forma de S, a extremidade acromial da clavícula se move em um círculo enquanto a extremidade esternal gira na articulação EC. Essa ação permite que a clavícula sirva como uma "manivela" para auxiliar a rotação escapular ascendente. A Tabela 12.2 apresenta os movimentos osteocinemáticos e artrocinemáticos do cíngulo do membro superior.

Articulação acromioclavicular (AC)

A articulação AC, uma articulação sinovial plana, é a articulação entre o acrômio da escápula e a extremidade acromial (lateral) da clavícula (Figuras 12.11 e 12.12). Os movimentos que ocorrem na articulação AC e acompanham os movimentos da articulação EC aumentam a amplitude de movimento da rotação ascendente da escápula. Um movimento mínimo da articulação AC também ocorre durante a inclinação escapular e o "adejo" escapular.

Tabela 12.2 Movimentos osteocinemáticos e artrocinemáticos do cíngulo do membro superior.

Movimento	Distal*	Rodar	Rolar	Deslizar
Elevação	Oposto		X	X
Abaixamento	Oposto		X	X
Protração	Mesmo		X	X
Retração	Mesmo		X	X
Rotação ascendente		X		
Rotação descendente		X		

*Movimento do membro distal do osso em relação à regra côncavo/convexo.

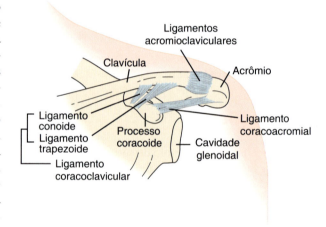

Figura 12.11 Ligamentos da articulação acromioclavicular (vista anterior).

Articulação escapulotorácica

A articulação escapulotorácica não é uma articulação verdadeira. Não há estruturas que a qualifiquem como articulação. Há o movimento de um osso (a escápula) em uma coleção de ossos (a caixa torácica). Embora a face anterior da escápula seja côncava e a face posterior da caixa torácica seja convexa, as regras de movimento côncavo/convexo não se aplicam. O movimento da escápula sobre a caixa torácica resulta do movimento das articulações EC e AC.

Tabela 12.1 Classificação do sistema articular e características artrocinemáticas do cíngulo do membro superior.

Articulação	Cadeia fechada	Cadeia aberta	Sensação final	Padrão capsular
Esternoclavicular	Abdução completa, rotação lateral	Abdução horizontal de 30 a 60 graus, flexão de 30 a 60 graus	Firme	Rotação externa > Abdução > Rotação interna

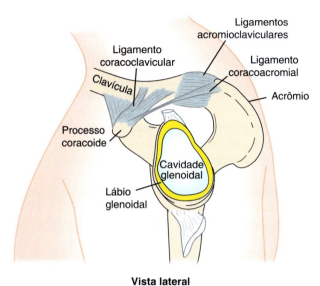

Vista lateral
Figura 12.12 O ligamento coracoacromial forma um teto sobre a articulação do ombro.

Ligamentos

Articulação esternoclavicular

Cápsula articular
Envolve as margens articulares da articulação.

Ligamento esternoclavicular
Conecta a clavícula ao manúbrio do esterno. Dividido em dois ligamentos.
Reforça a cápsula articular.

Ligamento esternoclavicular posterior
Parte posterior do ligamento EC.
Conecta a face posterior do manúbrio do esterno à face posterior da clavícula.
Limita o movimento posterior da extremidade esternal da clavícula no esterno (manúbrio) durante a protração escapular.

Ligamento esternoclavicular anterior
Parte anterior do ligamento EC.
Conecta a face anterior do manúbrio do esterno à face anterior da clavícula.
Limita o movimento anterior da extremidade esternal da clavícula no esterno (manúbrio) durante a retração escapular.

Ligamento costoclavicular
Curto, plano, em forma de losango.
Conecta a face inferior da extremidade esternal da clavícula à face superior da cartilagem costal da primeira costela.
Limita a elevação clavicular.

Ligamento interclavicular
Localizado superiormente no manúbrio do esterno.
Conecta as extremidades acromiais das clavículas superiormente.
Limita o abaixamento clavicular.

Articulação acromioclavicular

Cápsula articular
Envolve as margens articulares da articulação.

Ligamento acromioclavicular
Dividido em dois ligamentos (ver Figuras 12.11 e 12.12).
Conecta a extremidade acromial da clavícula ao acrômio da escápula.
Reforça a cápsula articular.

Ligamento acromioclavicular superior
Parte superior do ligamento AC.
Conecta a face superior da clavícula à face superior do acrômio.
Reforça a parte superior da cápsula.

Ligamento acromioclavicular inferior
Parte inferior do ligamento AC.
Conecta a face inferior da clavícula à face inferior do acrômio.
Reforça a parte inferior da cápsula.

Ligamento coracoclavicular
Dividido em dois ligamentos: trapezoide (lateral) e conoide (medial)
Conecta a face superior do processo coracoide da escápula à extremidade acromial inferior da clavícula (ver Figuras 12.11 e 12.12).
Limita o movimento posterior da clavícula e a rotação da escápula.

Ligamento coracoacromial
Forma o teto sobre a cabeça do úmero.
Conecta a face lateral superior do processo coracoide e a face inferior do acrômio.
Protege a cabeça do úmero.
Limita o movimento superior da cabeça do úmero quando uma força ascendente é transmitida ao longo do osso.

Músculos

Cinco músculos são os principais responsáveis pela movimentação do cíngulo do membro superior: (1) trapézio, (2) levantador da escápula, (3) romboide, (4) serrátil anterior e (5) peitoral menor. Os músculos trapézio, romboide e peitoral têm, cada um, múltiplas divisões. As divisões são as partes descendente, transversa e ascendente do músculo trapézio; os músculos romboides maior e menor; e os músculos peitorais maior e menor. A Tabela 12.3 lista os movimentos do cíngulo do membro superior e os músculos que produzem esses movimentos.

Tabela 12.3 Movimentos e músculos do cíngulo do membro superior.	
Movimento	Músculos
Retração	Trapézio (todas as três partes), romboides
Protração	Serrátil anterior, peitoral menor
Elevação	Trapézio (partes descendente e transversa), levantador da escápula, romboides
Abaixamento	Trapézio (parte ascendente), peitoral menor
Rotação ascendente	Trapézio (todas as três partes), serrátil anterior (fibras inferiores)
Rotação descendente	Romboides, levantador da escápula, peitoral menor
Inclinação escapular	Peitoral menor

Músculo trapézio

O **músculo trapézio**, um grande músculo superficial em forma de folha do meio e da parte superior das costas, tem formato triangular (Figura 12.13). Anatomicamente, o músculo tem três partes, cada uma com uma função específica. As diferentes funções ocorrem porque seus pontos de fixação criam diferentes linhas de tração. A origem é larga e a inserção é estreita. As três partes do músculo trapézio são sinérgicas durante a retração escapular. As partes descendente e ascendente do músculo trapézio são antagonistas durante a elevação e o abaixamento da escápula e agonistas durante a rotação ascendente da escápula.

Músculo trapézio, parte descendente

A origem da parte descendente do músculo trapézio é a protuberância occipital e o ligamento nucal das vértebras cervicais superiores, e a inserção é na extremidade acromial da clavícula e no acrômio (Figura 12.14). A linha de tração é mais superior (para cima) do que horizontal (para dentro). A parte descendente do músculo trapézio eleva, gira para cima e retrai a escápula. Quando a escápula está estabilizada, a parte descendente do músculo trapézio contribui bilateralmente para as extensões capital e cervical e unilateralmente para as extensões capital e cervical e para a flexão lateral.

O	Protuberância occipital externa, linha nucal superior, processos espinhosos das vértebras cervicais via ligamento nucal
I	Terço lateral da clavícula, acrômio
A	Elevação, rotação ascendente e retração escapulares. Bilateral: extensões capital e cervical quando a escápula está estabilizada Unilateral: extensões capital e cervical e flexão lateral para o mesmo lado quando a escápula está estabilizada
N	Nervo acessório, raiz espinal (nervo craniano XI), componente sensorial de C3 e C4

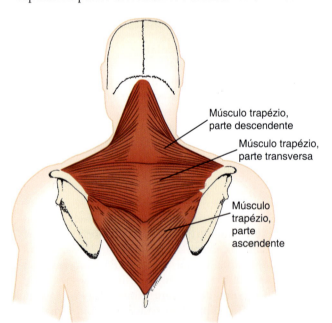

Figura 12.13 As três partes do músculo trapézio (vista posterior).

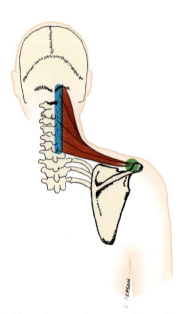

Figura 12.14 Músculo trapézio, parte descendente (vista posterior).

Músculo trapézio, parte transversa

A origem da parte transversa do músculo trapézio é o ligamento nucal das vértebras cervicais inferiores, os processos espinhosos de C VII-T III via ligamento supraespinal, e a inserção é na face medial do acrômio e na espinha da escápula (Figura 12.15). Sua linha de tração é horizontal. A parte transversa do músculo trapézio retrai e gira a escápula para cima. Sua contribuição para a rotação ascendente é mínima.

O	Processos espinhosos de C VII-T III via ligamento supraespinal
I	Face medial do acrômio e espinha da escápula
A	Retração e rotação ascendente (mínima) escapulares
N	Nervo acessório, raiz espinal (nervo craniano XI), componente sensorial de C3 e C4

Músculo trapézio, parte ascendente

A origem da parte ascendente do músculo trapézio são os processos espinhosos de T IV-T XII via ligamento supraespinal, e a inserção é na base da espinha da escápula (Figura 12.16). Sua linha de tração é mais inferior (para baixo) do que para dentro (horizontal). A parte ascendente do músculo trapézio abaixa, gira para cima e retrai a escápula.

O	Processos espinhosos de T IV-T XII via ligamento supraespinal
I	Base da espinha da escápula
A	Abaixamento, rotação ascendente e retração escapulares
N	Nervo acessório, raiz espinal (nervo craniano XI), componente sensorial de C3 e C4

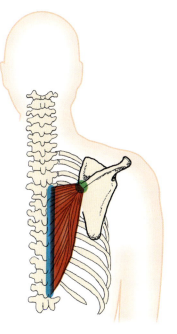

Figura 12.16 Músculo trapézio, parte ascendente (vista posterior).

Músculo levantador da escápula

A origem do músculo levantador da escápula são os processos transversos de C I-C IV, e a inserção é na margem medial da escápula, entre o ângulo superior e a espinha da escápula (Figura 12.17). O músculo levantador da escápula é profundo ao músculo trapézio (Figura 12.18). Sua linha diagonal de tração é principalmente vertical. O músculo levantador da escápula eleva a escápula. Quando a escápula está estabilizada, o músculo levantador da escápula flexiona lateralmente a coluna cervical.

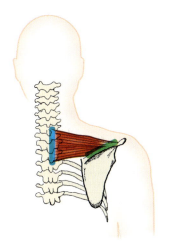

Figura 12.15 Músculo trapézio, parte transversa (vista posterior).

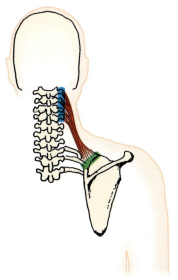

Figura 12.17 Músculo levantador da escápula (vista posterior).

202 PARTE 3 Cinesiologia Clínica e Anatomia dos Membros Superiores

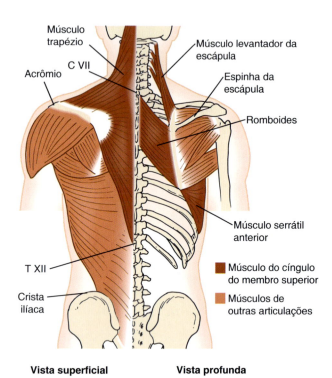

Vista superficial   Vista profunda

Figura 12.18 Músculos do cíngulo do membro superior (vista posterior).

O	Processos transversos de C I-C IV
I	Margem medial da escápula entre o ângulo superior e a espinha da escápula
A	Elevação e rotação descendente escapulares
	Flexão lateral da coluna cervical para o mesmo lado quando a escápula está estabilizada
N	Terceiro e quarto nervos cervicais e nervo dorsal da escápula (C5)

Músculos romboides

Os músculos romboides, romboide maior e romboide menor, são profundos ao músculo trapézio (ver Figura 12.18). Seu nome é derivado de sua forma romboidal. Embora nomeados separadamente, os músculos romboides têm pontos de fixação e funções comuns. A origem dos músculos romboides são os processos espinhosos de C VII-T V via ligamentos nucais e supraespinais, e a inserção é na margem medial da escápula, entre a espinha da escápula e o ângulo inferior (Figura 12.19). Sua linha de tração é oblíqua e com componentes horizontais e verticais relativamente iguais. Os músculos romboides elevam, retraem e giram a escápula para baixo.

O	Processos espinhosos de C VII-T V via ligamentos nucais e supraespinais

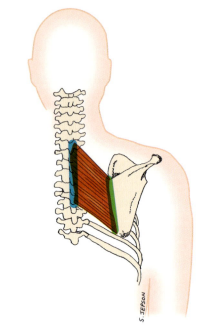

Figura 12.19 Músculos romboides (vista posterior).

I	Margem medial da escápula entre a base da espinha da escápula e o ângulo inferior
A	Retração, elevação e rotação descendente escapulares
N	Nervo dorsal da escápula (C5)

Músculo serrátil anterior

O músculo serrátil anterior, em forma de serra (dente de serra), é um músculo grande e poderoso localizado profundamente à escápula e passando entre a face anterior da escápula e as faces posterior e lateral da caixa torácica (Figuras 12.20 e 12.21; ver Figura 12.18). A origem é a face lateral das oito primeiras costelas. A origem é superficial. Passando entre a escápula e a caixa torácica, a inserção é na face anterior da margem medial da escápula, entre os ângulos superior e inferior. Sua linha de tração é uma linha quase horizontal. O músculo serrátil anterior protrai e gira para cima a escápula. Em uma configuração de cadeia cinética fechada, o músculo serrátil anterior atua como um músculo acessório para a ventilação.

O	Face lateral da primeira à oitava costela
I	Margem medial da escápula, face anterior
A	Protração e rotação ascendente escapulares

	Elevação da caixa torácica quando o cíngulo do membro superior está estabilizado
	Músculo acessório para a ventilação (inspiração)
N	Nervo torácico longo (C5-C7)

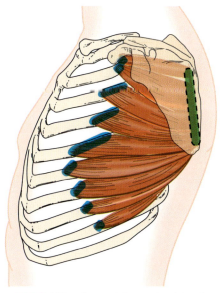

Figura 12.20 Músculo serrátil anterior (vista lateral).

Músculos peitorais

Músculo peitoral maior

O músculo peitoral maior não está ativo na geração de movimento escapular. As informações sobre o músculo peitoral maior são apresentadas no Capítulo 13.

Músculo peitoral menor

O músculo peitoral menor fica localizado profundamente ao músculo peitoral maior. O músculo peitoral menor é o único músculo do cíngulo do membro superior localizado inteiramente na face anterior da caixa torácica. A origem do músculo peitoral menor é a face anterior da terceira à quinta costela, próximo às cartilagens costais, e a inserção é no processo coracoide da escápula (Figuras 12.22 e 12.23). Sua linha de tração é principalmente vertical. O músculo peitoral menor abaixa, protrai, gira para baixo e inclina a escápula. A criação da inclinação escapular pelo músculo peitoral menor ocorre porque sua inserção na face anterossuperior do processo coracoide puxa a face superior da escápula para frente e para baixo durante a contração. Quando o cíngulo do membro superior está estabilizado, o músculo peitoral menor eleva a caixa torácica e é um músculo acessório para a inspiração.

O	Face anterior da terceira à quinta costela
I	Processo coracoide da escápula
A	Abaixamento, protração, rotação descendente e inclinação escapulares

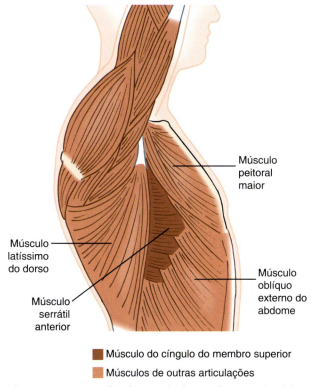

Figura 12.21 Músculos do cíngulo do membro superior (vista lateral).

■ Músculo do cíngulo do membro superior
■ Músculos de outras articulações

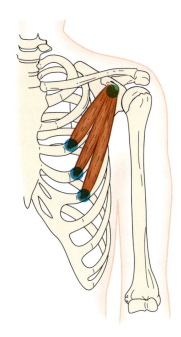

Figura 12.22 Músculo peitoral menor (vista anterior).

	Elevação da caixa torácica quando o cíngulo do membro superior está estabilizado
	Músculo acessório para a ventilação (inspiração)
N	Nervo peitoral medial (C8, T1)

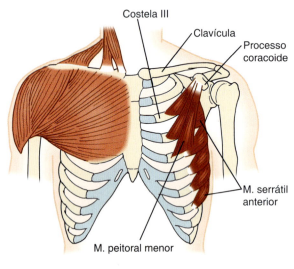

Figura 12.23 Músculos do cíngulo do membro superior (vista anterior).

Aplicação clínica 12.1

Influência da postura

Os indivíduos com posturas habituais de ombros arredondados mantêm a escápula em posição protraída (ver Figura 6.14). Nessa postura, os retratores escapulares, os músculos romboides e o músculo trapézio médio estão em uma posição que resulta em um alongamento adaptativo. Como resultado desse alongamento adaptativo, o local dentro da amplitude de movimento da força muscular máxima é alterado. Assim, esses músculos parecem ser "fracos". Eles não são fracos, são apenas incapazes de gerar a força contrátil na proporção necessária da amplitude de movimento. O músculo peitoral menor, no entanto, é colocado em folga enquanto o processo coracoide se move anteriormente em direção às costelas em posturas com ombros arredondados. Com o tempo, o músculo peitoral menor encurta de forma adaptativa, limitando então a elevação escapular e produzindo uma inclinação escapular.

Par de forças

Quando dois músculos geram força em direções diferentes em lados opostos do eixo de movimento de uma articulação, é criado um par de forças (ver Capítulo 2). Quando existe um par de forças musculares, é produzido um movimento rotatório. A rotação escapular ilustra dois exemplos clínicos de pares de forças musculares. A rotação ascendente da escápula é produzida pelas ações dos músculos trapézio (partes descendente e ascendente) e serrátil anterior. Durante a rotação ascendente, a parte descendente do músculo trapézio puxa para cima (elevação), a parte descendente do músculo trapézio puxa para baixo (abaixamento) e as fibras inferiores do músculo serrátil anterior puxam para fora (protração). O resultado é a rotação escapular ascendente (Figura 12.24). A rotação descendente da escápula é produzida pelas ações dos músculos peitoral menor, romboides e levantador da escápula. Durante a rotação descendente, o músculo peitoral menor puxa para baixo (abaixamento), os músculos romboides puxam para cima e para dentro (elevação e retração) e o músculo levantador da escápula puxa para cima (elevação) (Figura 12.25).

Resumo da ação muscular

Todos os cinco músculos do cíngulo do membro superior têm origem no tronco; três estão localizados posteriormente (músculos trapézio, levantador da escápula,

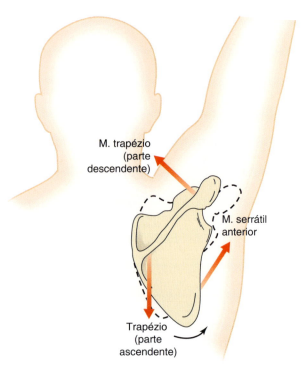

Figura 12.24 O par de forças musculares produz rotação ascendente da escápula (vista posterior).

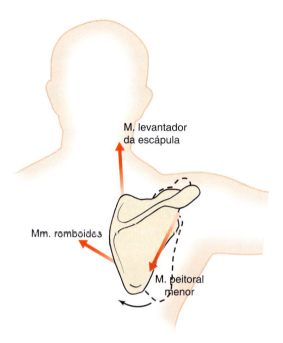

Figura 12.25 O par de forças musculares produz rotação descendente da escápula (vista posterior).

romboides), um lateralmente (músculo serrátil anterior) e um anteriormente (músculo peitoral menor). Dos três músculos posteriores, o trapézio é o mais superficial. Os músculos e romboides levantadores da escápula estão localizados profundamente ao músculo trapézio (ver Figura 12.18). O músculo peitoral menor está no lado anterior do corpo, mas profundamente ao músculo peitoral maior (ver Figura 12.23). O músculo serrátil anterior se origina anteriormente e passa posteriormente cruzando a parede torácica lateral horizontalmente. Está entre o músculo latíssimo do dorso posteriormente e os músculos peitoral maior e oblíquo externo do abdome anteriormente (ver Figura 12.21).

Os movimentos do cíngulo do membro superior ocorrem nos três planos de movimento (ver Tabela 12.3). Os músculos que produzem esses movimentos posicionam a escápula para fornecer a acomodação ideal para o movimento do úmero na escápula. O posicionamento ideal da escápula inclui o fornecimento de relações ótimas de comprimento-tensão para os músculos da articulação do ombro e para limitar a quantidade de movimentos artrocinemáticos necessários na articulação do ombro. Ao se contraírem em uma configuração de cadeia cinética fechada, os músculos do cíngulo do membro superior tornam-se músculos acessórios para a ventilação e fornecem a capacidade de usar dispositivos auxiliares de locomoção.

Resumo da inervação

Os músculos do cíngulo do membro superior são inervados a partir de uma variedade de fontes proximais aos nervos terminais do plexo braquial. As Tabelas 12.4 e 12.5 apresentam os níveis da medula espinal e as inervações da musculatura do cíngulo do membro superior. A Figura 5.21 ilustra o plexo braquial e os nervos dorsal da escápula, peitoral medial e torácico longo.

Patologias comuns

A **separação acromioclavicular (AC)** é a separação da articulação entre o acrômio e a clavícula. A cápsula da articulação AC não é muito forte e fica suscetível a lesões, especialmente com uma queda com o braço estendido ou um golpe na parte externa do ombro.

Tabela 12.4 Inervação dos músculos do cíngulo do membro superior.

Músculo	Nervo	Segmento espinal
Trapézio	Nervo craniano XI (motor)	C3, C4 (sensorial)
Levantador da escápula	Dorsal da escápula	C3-C5
Romboides	Dorsal da escápula	C5
Serrátil anterior	Torácico longo	C5-C7
Peitoral menor	Peitoral medial	C8, T1

Tabela 12.5 Inervação segmentar dos músculos do cíngulo do membro superior.

Músculo	C3	C4	C5	C6	C7	C8	T1
Trapézio	X (sensorial)	X (sensorial)					
Levantador da escápula	X	X	X				
Romboides			X				
Serrátil anterior			X	X	X		
Peitoral menor						X	X

Dependendo da gravidade, essa separação pode afetar ambos os ligamentos associados à articulação AC. Em uma *entorse de primeiro grau*, o ligamento AC é alongado (ver Figura 12.11). Em uma *entorse de segundo grau*, o ligamento AC é rompido e o ligamento coracoclavicular é alongado (ver Figura 12.11). Em uma *entorse de terceiro grau*, os ligamentos AC e coracoclaviculares são rompidos.

As **fraturas claviculares** ocorrem com mais frequência no corpo da clavícula como resultado da imposição de forças ascendentes que passam através do membro superior ou da imposição de forças direcionadas medialmente na extremidade acromial da clavícula.

"Adejo" da escápula ou **escápula alada** é o movimento da margem medial da escápula para longe da caixa torácica. O músculo serrátil anterior é responsável por manter a escápula próxima à caixa torácica. Quando o músculo serrátil anterior está fraco, pode ocorrer um "adejo" e isto pode ser observado quando a margem medial da escápula se move posteriormente para longe da caixa torácica. Pode ocorrer algum movimento posterior da margem medial da escápula durante a atividade, mesmo quando não há fraqueza do músculo serrátil anterior. Uma quantidade significativa de "adejo" é facilmente observável e indica fraqueza do músculo serrátil anterior (ver Figura 12.5).

Aplicação clínica 12.2

Deambulação com muletas

Ao deambular com muletas apoiando-as no chão e sustentando o peso nas mãos, o cíngulo do membro superior fica estabilizado. Isso cria uma configuração de cadeia cinética fechada para a ação dos músculos peitoral menor e trapézio (parte ascendente). Em uma configuração de cadeia cinética aberta, esses músculos abaixam a escápula na caixa torácica. Nessa configuração de cadeia cinética fechada, esses músculos elevam o corpo sobre os cíngulos dos membros superiores estabilizados (Figura 1). Um papel semelhante é desempenhado pelo músculo latíssimo do dorso (ver Capítulo 13).

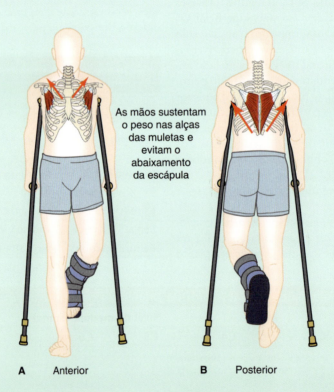

Figura 1 A. O músculo peitoral menor eleva a caixa torácica, enquanto (**B**) a parte ascendente do músculo trapézio eleva a caixa torácica e a pelve. Assim, o corpo é elevado, permitindo que ele se balance entre as muletas.

Autoavaliação

Questões sobre anatomia geral

1. Quais articulações compõem o cíngulo do membro superior?

2. Qual ponto de referência ósseo é comumente usado para determinar a direção da rotação escapular?

3. Qual movimento escapular na articulação do ombro é necessário para permitir que se alcance um objeto acima da cabeça?

4. O que é ritmo escapuloumeral?

5. O músculo trapézio tem três partes que são consideradas três músculos diferentes. O músculo romboide tem duas partes, mas estas são consideradas um só músculo. Por que eles são considerados de forma diferente?

6. Quais músculos estão inseridos na face anterior da escápula?

7. Começando no ângulo inferior da escápula e movendo-se no sentido horário, nomeie os músculos do cíngulo do membro superior que se inserem na face posterior da escápula direita ao observar a escápula direita de uma vista posterior.

8. Quais músculos produzem rotação ascendente da escápula?

9. Quais músculos produzem rotação descendente da escápula?

10. O que é um par de forças?

Questões sobre atividade funcional

1. Um indivíduo colocando um livro em uma estante alta utiliza qual movimento escapular?

2. Um indivíduo puxando uma caixa de uma prateleira na altura do peito usa qual movimento escapular?

3. Um indivíduo apoiando-se em muletas para deambular utiliza qual movimento escapular?

4. Um indivíduo realizando flexões usa qual movimento escapular?

5. Um indivíduo lutando para manter a alça de uma maleta no ombro usa qual movimento escapular?

Questões sobre exercícios clínicos

1. "Adejo" escapular indica fraqueza de qual músculo?

2. O movimento limitado da escápula indica uma perda de movimento em qual articulação do cíngulo do membro superior?

3. Um indivíduo senta-se ao lado de uma mesa de tratamento com o braço apoiado sobre ela. Qual movimento escapular e quais músculos do cíngulo do membro superior moveriam o braço:
   a. Para frente ao longo da superfície da mesa de tratamento?
   b. Para trás até sua posição inicial?

4. Ao deambular com muletas, um indivíduo empurra as muletas para baixo para levantar o corpo do chão. Para o cíngulo do membro superior:
   a. Quais músculos estão se contraindo ao abaixar o corpo de volta ao chão?
   b. Que tipo de contração muscular estão realizando?
   c. Que tipo de configuração de cadeia cinética está sendo usada?

5. Em pé, um indivíduo segura pesos leves e encolhe os ombros.
   a. Qual movimento do cíngulo do membro superior está sendo realizado?
   b. Qual(is) músculo(s) se contrai(em) para realizar esse movimento?
   c. Que tipo de contração muscular está sendo realizada?

6. À medida que um indivíduo abaixa os ombros de um encolher de ombros para a posição inicial:
   a. Qual movimento do cíngulo do membro superior está sendo realizado?
   b. Qual(is) músculo(s) se contrai(em) para realizar esse movimento?
   c. Que tipo de contração muscular está sendo realizada?

CAPÍTULO 13
Articulação do Ombro

- Introdução, 208
- Movimentos, 208
- Ossos e pontos de referência, 211
- Articulações, 212
- Ligamentos, 213
- Estruturas especiais, 214
- Músculos, 214
- Resumo da inervação, 224
- Patologias comuns, 225
- Autoavaliação, 226

Introdução

A **articulação do ombro (glenoumeral)** é a articulação entre a cabeça do úmero e a cavidade glenoidal da escápula (Figura 13.1). Nessa articulação esférica com três graus de liberdade, há movimento dentro dos três planos e em torno dos três eixos. Existem mais dois tipos de movimento, a abdução e a adução horizontais, que também ocorrem na articulação do ombro. Todas as articulações têm uma combinação de mobilidade e estabilidade. O ombro tem relativamente mais mobilidade do que estabilidade.

Movimentos

Ocorrem quatro pares de movimentos no ombro: (1) flexão e extensão, (2) abdução e adução, (3) rotações

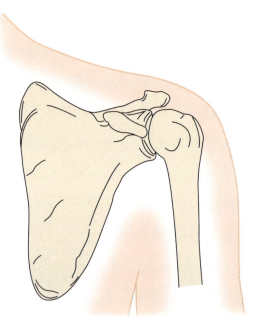

Figura 13.1 Articulação do ombro (vista anterior).

medial e lateral, e (4) abdução e adução horizontais (Figura 13.2). O quarto par de movimentos, abdução e adução horizontais, é exclusivo da articulação do ombro.

Uma porção de cada amplitude de movimento da articulação do ombro é o movimento do cíngulo do membro superior. O pareamento dos movimentos do cíngulo do membro superior e do ombro é apresentado na Tabela 13.1. A amplitude de movimento da articulação do ombro é relatada como toda a combinação do movimento glenoumeral e do cíngulo do membro superior. A Tabela 13.2 apresenta a amplitude de movimento da articulação do ombro.

Tabela 13.1 Pareamento entre a articulação osteocinemática do ombro e o cíngulo do membro superior.

Articulação do ombro	Cíngulo do membro superior
Flexão	Rotação ascendente, protração
Extensão	Rotação descendente, retração Inclinação escapular
Abdução	Rotação ascendente
Adução	Rotação descendente
Rotação medial	Protração
Rotação lateral	Retração
Abdução horizontal	Retração
Adução horizontal	Protração

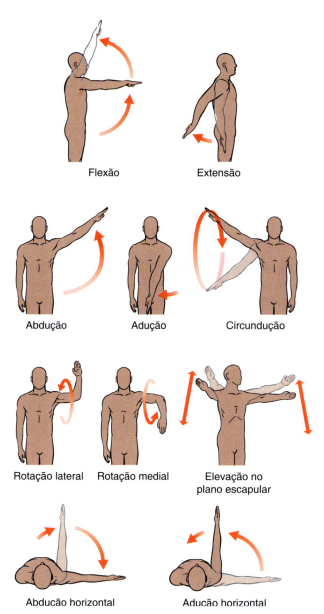

Figura 13.2 Movimentos complexos do ombro. Observação: nas rotações lateral e medial, o ombro é abduzido a 90 graus para mostrar a rotação com mais clareza.

A flexão e a extensão ocorrem dentro de um plano sagital e em torno de um eixo frontal. A amplitude de movimento da flexão vai de 0 a 180 graus e a da extensão vai de 0 a 60 graus. Para atingir a amplitude total de movimento da flexão do ombro, a articulação do ombro deve girar lateralmente. A abdução e a adução ocorrem dentro de um plano frontal e em torno de um eixo sagital. A amplitude de movimento da abdução vai de 0 a 180 graus. Embora o tronco interfira, a adução às vezes é medida como um movimento ou uma posição modificada. Para atingir a amplitude total de movimento da abdução, a articulação do ombro deve girar lateralmente. A rotação medial (interna) e a lateral (externa) ocorrem dentro de um plano horizontal e em torno de um eixo vertical. A amplitude de movimento da rotação medial vai de 0 a 70 graus e a da rotação lateral vai de 0 a 90 graus. A abdução horizontal e a adução horizontal, movimentos exclusivos da articulação do ombro, também ocorrem dentro de um plano horizontal e em torno de um eixo vertical. A posição inicial para os movimentos horizontais é com o ombro abduzido a 90 graus. A amplitude da abdução horizontal movendo o úmero posteriormente em relação ao tronco vai de 0 a 30 graus, e a da adução horizontal movendo o úmero anteriormente ao longo do tronco vai de 0 a 120 graus.

A presença do tubérculo maior do úmero proximal limita a amplitude de movimento de abdução e flexão quando o ombro não é girado lateralmente durante esses movimentos. A rotação lateral move o tubérculo maior posteriormente sob o acrômio, evitando o contato entre os dois pontos de referência ósseos. Quando a rotação lateral não é realizada, ocorre o impacto do músculo e do tendão entre os dois pontos de referência ósseos.

PARTE 3 Cinesiologia Clínica e Anatomia dos Membros Superiores

Tabela 13.2 Amplitude de movimento da articulação do ombro para movimentos osteocinemáticos.

Articulação	Flexão	Extensão	Abdução	Adução	Rotação medial	Rotação lateral
Ombro	0 a 180	0 a 60	0 a 180		0 a 70	0 a 90
Ombro horizontal*			0 a 30	0 a 120		

*Esses valores são estimativas clínicas e não foram relatados por fontes publicadas.

Dois outros termos são usados para descrever o movimento do ombro. A **circundução** é uma combinação de todos os movimentos do ombro que descreve um arco ou círculo de movimento possível. A amplitude de movimento da circundução não é medida. **Elevação no plano escapular** é um termo usado para descrever os movimentos que ocorrem no plano da escápula, em vez de no plano sagital ou frontal (ver Figura 12.3). O plano escapular está aproximadamente 30 graus à frente do plano frontal, não exatamente a meio caminho entre a flexão e a abdução. Esse plano de movimento é frequentemente usado durante atividades funcionais e para minimizar o estresse nas estruturas da articulação do ombro causado pelo exercício.

Dentro da articulação do ombro, a área de superfície da cabeça do úmero é maior que a área de superfície da cavidade glenoidal. A configuração anatômica côncava/convexa do ombro determina os movimentos artrocinemáticos que ocorrem dentro da articulação (Figura 13.3). Sem as combinações artrocinemáticas de rolar e deslizar, a cabeça do úmero não permaneceria em contato com a cavidade glenoidal em toda a amplitude de movimento para cada par de movimentos.

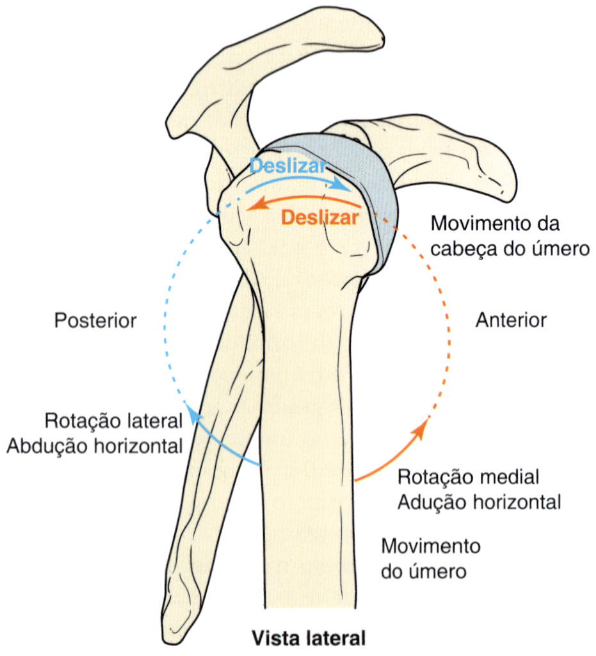

A Tabela 13.3 apresenta os movimentos osteocinemáticos e artrocinemáticos do ombro. Ao realizar flexão/extensão, o movimento artrocinemático primário é o giro. Durante abdução/adução e rotação, a cabeça convexa do úmero desliza na direção oposta ao seu rolamento dentro da cavidade glenoidal côncava. Durante a abdução, à medida que a extremidade distal do úmero se move lateral e superiormente, a cabeça do úmero rola superiormente e desliza inferiormente. Durante a adução, conforme a extremidade distal do úmero se move medial e inferiormente, a cabeça do úmero rola inferiormente e desliza superiormente. Durante a rotação medial, conforme o úmero gira medialmente, a cabeça do úmero rola anteriormente e desliza posteriormente. Durante a rotação lateral, conforme o úmero gira lateralmente, a cabeça do úmero rola posteriormente e desliza anteriormente. Durante a abdução horizontal, à medida que o úmero se move posteriormente, a cabeça do úmero rola posteriormente e desliza anteriormente. Durante a adução horizontal, o úmero move-se medialmente ao longo da face anterior do tronco, e a cabeça do úmero rola anteriormente e desliza posteriormente.

Figura 13.3 Movimentos artrocinemáticos durante as rotações medial e lateral e abdução e adução horizontais do ombro. Rola anteriormente e desliza posteriormente durante a rotação medial e a adução horizontal. Rola posteriormente e desliza anteriormente durante a rotação lateral e a abdução horizontal.

Tabela 13.3 Movimentos osteocinemáticos e artrocinemáticos da articulação do ombro.

Movimento	Distal*	Girar	Rolar	Deslizar
Flexão		X		
Extensão		X		
Abdução	Oposto		X	X
Adução	Oposto		X	X
Rotação medial	Oposto		X	X
Rotação lateral	Oposto		X	X
Abdução horizontal	Oposto		X	X
Adução horizontal	Oposto		X	X

*Movimento da extremidade distal do osso em relação à regra côncavo/convexo.

A maior quantidade de movimento artrocinemático é possível quando a articulação glenoumeral está na posição aberta de 55 graus de abdução e 30 graus de adução horizontal. A sensação final normal para todos os movimentos da articulação do ombro é intensa. Essa sensação final intensa resulta do fato de a cápsula articular, os ligamentos e os músculos ficarem tensos. A Tabela 13.4 apresenta a classificação do sistema articular e as características artrocinemáticas do ombro.

Ossos e pontos de referência

Pontos de referência ósseos da escápula

Muitos dos pontos de referência da escápula são apresentados no Capítulo 12. Os pontos de referência não apresentados no Capítulo 12 são apresentados aqui (Figuras 13.4 e 13.5). A cavidade glenoidal é apresentada aqui novamente devido ao seu papel como face medial de articulação da articulação do ombro.

Cavidade glenoidal
Face ligeiramente côncava na extremidade superior da margem lateral da escápula. Direcionada ligeiramente anterior, lateral e superiormente.
Articula-se com o úmero.

Tubérculo infraglenoidal
Parte elevada no lábio inferior da cavidade glenoidal.
Fixação para a cabeça longa do músculo tríceps braquial.

Tubérculo supraglenoidal
Parte elevada no lábio superior da cavidade glenoidal.
Fixação para a cabeça longa do músculo bíceps braquial.

Processo coracoide
Projeção em forma de bico na face anterossuperior.
Fixação para a cabeça curta dos músculos bíceps braquial, coracobraquial e peitoral menor.

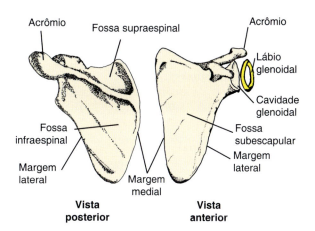

Figura 13.4 Pontos de referência da escápula (esquerda).

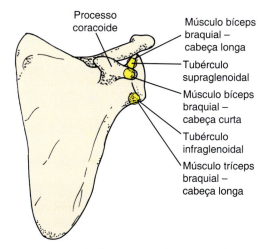

Figura 13.5 Escápula (vista anterior). Fixações dos músculos bíceps e tríceps braquial.

Lábio glenoidal
Anel fibrocartilagíneo preso à margem da cavidade glenoidal.
Aprofunda a cavidade articular.

Tabela 13.4 Classificação do sistema articular e características artrocinemáticas da articulação do ombro.

Articulação	Cadeia fechada	Cadeia aberta	Sensação final	Padrão capsular
Esternoclavicular	Abdução completa, rotação lateral	Abdução horizontal de 30 a 60 graus, flexão de 30 a 60 graus	Firme	Rotação externa > Abdução > Rotação interna
Ombro	Abdução completa, rotação lateral	Abdução horizontal de 30 a 60 graus, flexão de 30 a 60 graus	Firme	Rotação externa > Abdução > Rotação interna

Fossa subescapular
Face anterior (costal) ligeiramente côncava da escápula.
Fixação para o músculo subescapular.

Fossa infraespinal
Face posterior da escápula inferior à espinha da escápula.
Fixação para o músculo infraespinal.

Fossa supraespinal
Face posterior côncava da escápula superior à espinha da escápula.
Fixação para o músculo supraespinal.

Pontos de referência ósseos do úmero proximal

Cabeça do úmero
Extremidade proximal convexa. Direcionada medial e ligeiramente posterior. Articula-se com a cavidade glenoidal (Figura 13.6).

Colo anatômico
Sulco circunferencial entre a cabeça do úmero e o tubérculo maior.

Tubérculo maior
Grande projeção lateral para a cabeça do úmero e o tubérculo menor.
Fixação para os músculos supraespinal, infraespinal e redondo menor.

Tubérculo menor
Projeção menor na face anterior. Medial ao tubérculo maior.
Fixação para o músculo subescapular.

Colo cirúrgico
Área ligeiramente constrita logo abaixo dos tubérculos. Situado entre os tubérculos e o corpo do úmero.

Corpo do úmero
Área entre o colo cirúrgico proximalmente e os côndilos distalmente.

Tuberosidade do músculo deltoide
Ligeira protuberância na face lateral. A meio caminho entre o colo cirúrgico e o ponto médio do corpo do úmero.
Fixação para o músculo deltoide.

Sulco intertubercular (bicipital)
Sulco longitudinal anterior entre os tubérculos.
Trajeto para o tendão da cabeça longa do músculo bíceps braquial.
Fixação para o músculo latíssimo do dorso no assoalho do sulco.

Lábios bicipitais (cristas dos tubérculos maior e menor)
Margens medial e lateral do sulco intertubercular.
Fixação para o músculo redondo maior (lábio medial).
Fixação para o músculo peitoral maior (lábio lateral).

Pontos de referência ósseos do rádio

Tuberosidade do rádio
Pequena protuberância na face medial perto da extremidade proximal (Figura 13.7).
Fixação para o músculo bíceps braquial.

Pontos de referência ósseos da ulna

Olécrano
Extremidade proximal posterior da ulna (ver Figura 13.7).
Fixação para o músculo tríceps braquial.

Articulações

Como uma articulação sinovial esférica, o ombro tem três graus de liberdade e *quatro* pares de movimento. A área de superfície côncava da cavidade glenoidal é menor do que a área de superfície convexa da cabeça do úmero. Aprofundando a cavidade glenoidal, está o **lábio glenoidal**, que consiste em um anel fibrocartilagíneo. Este anel está preso à margem da cavidade glenoidal

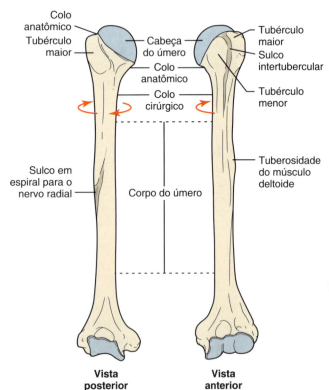

Figura 13.6 Pontos de referência do úmero (esquerdo).

(Figura 13.8; ver Figura 13.4). Ao aprofundar a cavidade glenoidal, o lábio glenoidal aumenta a estabilidade do ombro e melhora a congruência articular.

Existem várias bolsas (bursas) na área da articulação do ombro. A **bolsa subdeltóidea** é uma grande bolsa localizada entre o músculo deltoide e a cápsula articular.

A **bolsa subacromial** está localizada entre o acrômio e o ligamento coracoacromial e a cápsula articular. Comumente, as bursas subdeltóidea e subacromial estão unidas.

Ligamentos

Cápsula articular

Tem paredes finas. Insere-se ao redor da margem da cavidade glenoidal e do colo anatômico do úmero (Figuras 13.9 e 13.10). Formada por uma membrana fibrosa externa e uma membrana sinovial interna. A parte inferior tem "dobras extras" para acomodar a abdução e a flexão. Cria um vácuo parcial, o que ajuda a manter a cabeça do úmero contra a cavidade glenoidal.

Ligamento glenoumeral

Apresenta três partes que são dobras plissadas da cápsula anterior (ver Figura 13.9).

Ligamento glenoumeral superior
Insere-se no tubérculo supraglenoidal e no úmero próximo à ponta proximal do tubérculo menor.
Reforça a parte anterior da cápsula articular.

Ligamento glenoumeral médio
Insere-se abaixo do ligamento glenoumeral superior ao longo da margem anterior da cavidade glenoidal e do tubérculo menor. Une-se ao tendão do músculo subescapular.
Reforça a parte anterior da cápsula articular.

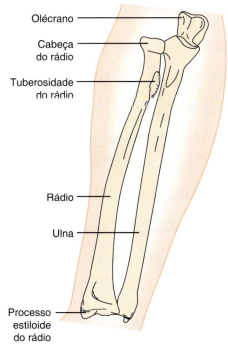

Figura 13.7 Pontos de referência do rádio e da ulna (direitos, vista anterior).

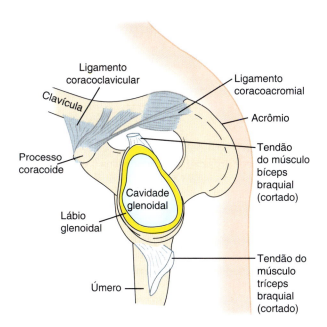

Figura 13.8 Parte proximal da articulação do ombro (vista lateral).

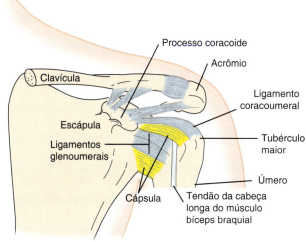

Figura 13.9 Cápsula e ligamentos da articulação do ombro (vista anterior).

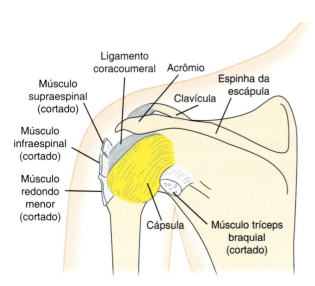

Figura 13.10 Cápsula da articulação do ombro e ligamento coracoumeral (esquerdo, vista posterior, músculos cortados).

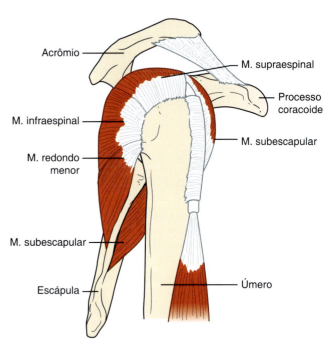

Figura 13.11 Manguito rotador mostrando a parte tendínea proximal dos músculos SITS se misturando para formar um "manguito".

Ligamento glenoumeral inferior

Insere-se nas faces anterior e posterior da cavidade glenoidal e nas faces inferior e medial do colo do úmero.
Reforça a parte anterior da cápsula articular.

Ligamento coracoumeral

Insere-se na face lateral dorsal do processo coracoide e nos tubérculos maior e menor do úmero (ver Figuras 13.9 e 13.10).
Reforça a parte superior da cápsula articular.

Ligamento transverso do úmero

Insere-se nos tubérculos e nos lábios do sulco intertubercular. Envolve o sulco intertubercular anteriormente.
Mantém o tendão da cabeça longa do músculo bíceps braquial no sulco intertubercular.

Estruturas especiais

Manguito rotador

Faixa tendínea formada pela união das inserções tendíneas dos músculos subescapular, supraespinal, infraespinal e redondo menor (Figura 13.11). Forma um "*manguito*" de músculos que envolvem a cabeça do úmero.

Mantém a cabeça do úmero dentro da cavidade glenoidal.

Aponeurose toracolombar

Lâmina fibrosa superficial ao músculo sacroespinal (Figura 13.12). Insere-se nos processos espinhosos das vértebras torácicas e lombares inferiores, no ligamento supraespinal, na parte posterior da crista ilíaca e no sacro.
Fixação para o músculo latíssimo do dorso.

Músculos

A localização de um músculo e sua linha de tração determinam o movimento da articulação do ombro produzido pelo músculo. Embora alguns músculos cruzem a articulação acromioclavicular e a articulação do ombro, funcionalmente eles não geram movimento da articulação acromioclavicular. Portanto, esses músculos são considerados músculos uniarticulares. Com exceção dos músculos bíceps braquial e tríceps braquial, todos os músculos do ombro são uniarticulares. A Tabela 13.5 apresenta os movimentos e os músculos da articulação do ombro.

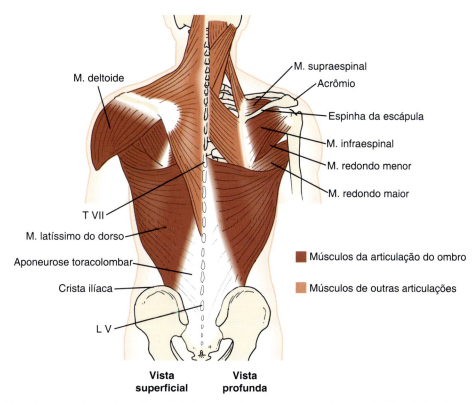

Figura 13.12 Músculos posteriores do ombro. O lado esquerdo mostra a camada superficial. O lado direito tem o músculo trapézio removido.

Tabela 13.5 Movimentos e músculos do ombro.

Movimento	Músculos
Flexão	Deltoide (parte clavicular), coracobraquial, peitoral maior (parte clavicular)*
Extensão	Deltoide (parte espinal), latíssimo do dorso, redondo maior, peitoral maior (parte esternocostal)†
Abdução	Deltoide, supraespinal
Adução	Peitoral maior, redondo maior, latíssimo do dorso
Abdução horizontal	Deltoide (parte espinal), infraespinal, redondo menor
Adução horizontal	Peitoral maior, deltoide (parte clavicular)
Rotação lateral	Infraespinal, redondo menor, deltoide (parte espinal)
Rotação medial	Latíssimo do dorso, redondo maior, subescapular, peitoral maior, deltoide (parte clavicular)

*Até aproximadamente 60 graus. †Até aproximadamente 120 graus.

Músculo deltoide

O deltoide (do grego Δ = letra maiúscula D) é um músculo superficial com uma forma triangular que cobre o ombro em três lados, dando ao ombro sua forma arredondada característica (Figura 13.13; ver Figura 13.12). Funcionalmente, o músculo deltoide é separado em três partes: (1) clavicular, (2) acromial e (3) espinal. As três partes têm origens únicas e uma inserção comum: a tuberosidade do músculo deltoide.

Em uma configuração de cadeia cinética aberta, o músculo deltoide move o úmero dentro da cavidade glenoidal. Quando o úmero está estabilizado, uma configuração de cadeia cinética fechada, a escápula se move sobre o úmero. Nessa configuração, a contração do músculo deltoide resulta no abaixamento do cíngulo do membro superior.

Parte clavicular

A origem do músculo deltoide anterior é o terço externo da clavícula. Abrangendo o ombro na face anterior,

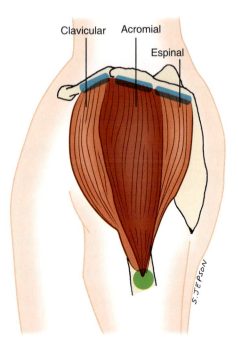

Figura 13.13 As três partes do músculo deltoide (vista lateral).

a inserção é na tuberosidade do músculo deltoide. A linha de tração é oblíqua da origem à inserção, e é dirigida inferior, lateral e posteriormente. O músculo deltoide anterior abduz, aduz horizontalmente, flexiona e gira medialmente o úmero. Quando o úmero é abduzido a 90 graus, a linha de tração é principalmente horizontal. Nesta posição, ele aduz horizontalmente o úmero.

O	Terço lateral da clavícula
I	Tuberosidade do músculo deltoide
A	Abdução, flexão, rotação medial e adução horizontal do ombro
	Abaixamento do cíngulo do membro superior quando o úmero está estabilizado
N	Nervo axilar (C5, C6)

Parte acromial

A origem da parte acromial do músculo deltoide é a face lateral do acrômio. Abrangendo o ombro na face superior e lateral, a inserção é na tuberosidade do músculo deltoide. A linha de tração é vertical e lateral ao eixo articular. A parte acromial do músculo deltoide abduz o úmero.

O	Acrômio
I	Tuberosidade do músculo deltoide
A	Abdução do ombro
	Abaixamento do cíngulo do membro superior quando o úmero está estabilizado
N	Nervo axilar (C5, C6)

Parte espinal

A origem da parte espinal do músculo deltoide é a espinha da escápula. Abrangendo o ombro na face posterior, a inserção é na tuberosidade do músculo deltoide. A linha de tração faz um ângulo oblíquo. A direção da origem à inserção é inferior, lateral e anterior. A parte espinal do músculo deltoide abduz, abduz horizontalmente, estende e roda lateralmente o úmero. Quando o ombro é abduzido a 90 graus, a linha de tração é principalmente horizontal. Nesta posição, abduz horizontalmente o úmero.

O	Espinha da escápula
I	Tuberosidade do músculo deltoide
A	Abdução, extensão, rotação lateral e abdução horizontal do ombro
	Abaixamento do cíngulo do membro superior quando o úmero está estabilizado
N	Nervo axilar (C5, C6)

Músculo bíceps braquial

O músculo bíceps (do latim *bi* = dois; *ceps* = cabeça) braquial ("braço"), frequentemente chamado de bíceps, é um grande músculo fusiforme localizado superficialmente na face anterior do braço (Figura 13.14). É um músculo multiarticular, e as origens de ambas as cabeças do músculo bíceps braquial se ligam à escápula.

Aplicação clínica 13.1

Aplicação do ritmo escapuloumeral

Para que o músculo deltoide mova a articulação do ombro por toda a amplitude de 0 a 180 graus de abdução, também deve ocorrer a contração dos músculos do cíngulo do membro superior. Isso é necessário para manter um comprimento funcional do músculo deltoide durante a abdução.

Se apenas o úmero se mover durante a abdução, a parte acromial do músculo deltoide encurtará para o seu menor comprimento antes que toda a amplitude de movimento da abdução seja alcançada. Em uma posição encurtada, o músculo deltoide não consegue formar mais ligações actina-miosina para produzir força. A rotação ascendente da escápula mantém a distância entre a origem e a inserção do músculo deltoide. Desse modo, é mantida a capacidade do músculo deltoide de continuar a se encurtar sem se tornar ativamente insuficiente.

Essa relação entre a escápula e o úmero é resultado do ritmo escapuloumeral e ocorre a uma taxa de 2 graus de movimento glenoumeral para cada grau de movimento escapular (proporção 2:1).

CAPÍTULO 13 Articulação do Ombro 217

Músculo coracobraquial

A origem do músculo coracobraquial (do grego *coraco* = em forma de bico de corvo; do latim *brachialis* = braço) é o processo coracoide (Figura 13.15). A inserção é no ponto médio da face medial do úmero. Sua linha de tração é quase vertical. O músculo coracobraquial flexiona e aduz o ombro e resiste ao efeito da gravidade, o que causaria uma subluxação inferior da cabeça do úmero.

O	Processo coracoide da escápula
I	Face medial do úmero próximo ao ponto médio
A	Flexão e adução de ombro. Estabiliza o ombro
N	Nervo musculocutâneo (C5-C7)

Músculo peitoral maior

O músculo peitoral maior (do latim *pectus* = "peito" ou "mama") é um músculo superficial grosso em forma de um leque e com duas partes (Figuras 13.16 e 13.17). As duas partes são a parte clavicular menor e a parte esternocostal maior. Há uma torção das fibras tendíneas das duas partes do músculo na inserção no lábio lateral do sulco intertubercular. A parte esternocostal inferior se insere mais alto no lábio lateral do sulco intertubercular do que a parte clavicular mais superior. Essa relação

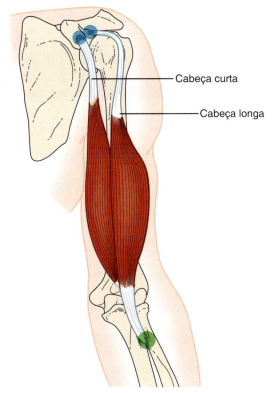

Figura 13.14 Músculo bíceps braquial (vista anterior).

A origem da cabeça longa do músculo bíceps braquial é o tubérculo supraglenoidal. Passando superiormente sobre a cabeça do úmero e saindo da cápsula articular, desce sob o ligamento transverso do úmero através do sulco intertubercular. A origem da cabeça curta do músculo bíceps braquial é o processo coracoide. Passando anteriormente à articulação do ombro, a cabeça curta se une à cabeça longa imediatamente distal ao sulco intertubercular. A inserção comum de ambas as cabeças é a tuberosidade radial do rádio. A linha de tração de ambas as cabeças é vertical e anterior à articulação do ombro. O músculo bíceps braquial flexiona o ombro, flexiona o cotovelo e supina o antebraço. As funções de flexão e supinação do cotovelo são apresentadas no Capítulo 14.

O	Cabeça longa: tubérculo supraglenoidal da escápula Cabeça curta: processo coracoide da escápula
I	Tuberosidade do rádio
A	Flexão do ombro, flexão do cotovelo, supinação do antebraço
N	Nervo musculocutâneo (C5, C6)

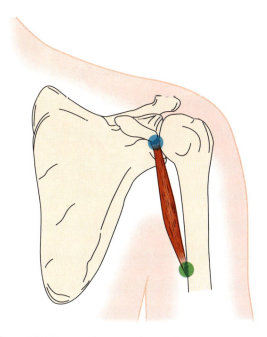

Figura 13.15 Músculo coracobraquial (vista anterior).

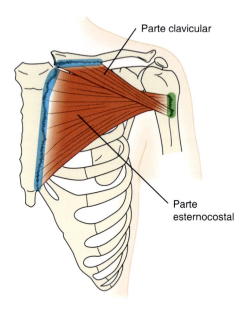

Figura 13.16 As duas partes do músculo peitoral maior (vista anterior).

anatômica aumenta a linha vertical de tração da parte clavicular como flexor do ombro e da parte esternocostal como extensor do ombro a partir de uma posição de flexão total. Ambas as partes do músculo peitoral maior são efetivos nos primeiros segmentos de seus respectivos movimentos no plano sagital, quando a parte clavicular realiza a flexão do ombro e a parte esternocostal realiza a extensão do ombro a partir de uma posição de flexão total. Portanto, elas são antagônicas entre si na flexão e na extensão do ombro, mas são agonistas na adução, na rotação medial e na adução horizontal do ombro.

Parte clavicular

A origem da parte clavicular é o terço medial da clavícula. Abrangendo o ombro anteriormente, a inserção é no lábio lateral do sulco intertubercular, inferior à parte esternocostal. A linha de tração é principalmente vertical quando o ombro está na posição anatômica. À medida que o ombro flexiona, a linha de tração torna-se mais horizontal. A parte clavicular do músculo peitoral maior flexiona (primeiros 60 graus), aduz horizontalmente e roda medialmente o ombro. A mudança na linha de tração à medida que o ombro flexiona diminui a capacidade do músculo de flexionar o ombro e aumenta a capacidade do músculo de aduzir horizontalmente.

O	Terço medial da clavícula
I	Lábio lateral do sulco intertubercular do úmero (inferior à parte esternocostal)
A	Flexão do ombro – primeiros 60 graus, rotação medial, adução, adução horizontal
N	Nervos peitorais lateral e medial (C5–C8, T1)

Parte esternocostal

A origem da parte esternocostal é o esterno e as cartilagens costais das seis primeiras costelas. Abrangendo o ombro anteriormente, a inserção é no lábio lateral do sulco intertubercular. A linha de tração é principalmente vertical quando o ombro está totalmente flexionado, tornando-se principalmente horizontal quando o ombro se estende em direção à posição anatômica. A parte esternocostal do músculo peitoral maior gira

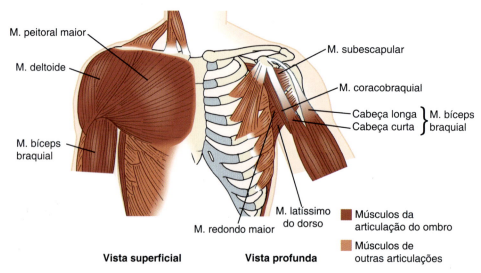

Figura 13.17 Músculos do ombro (vista anterior).

medialmente e aduz horizontalmente o ombro. Sua linha de tração permite estender o ombro a partir da flexão total quando há resistência à extensão.

O	Esterno, cartilagem costal das seis primeiras costelas
I	Lábio lateral do sulco intertubercular do úmero (superior à porção clavicular)
A	Rotação medial, adução, adução horizontal
	Extensão do ombro a partir da flexão total (180 graus) quando a extensão do ombro sofre resistência
	Eleva o corpo quando os membros superiores estão estabilizados
N	Nervos peitorais lateral e medial (C5–C8, T1)

Músculo peitoral menor

O músculo peitoral menor é apresentado no Capítulo 12.

O	Face anterior da terceira à quinta costela
I	Processo coracoide da escápula
A	Abaixamento, protração, rotação descendente e inclinação escapulares
	Elevação da caixa torácica quando o cíngulo do membro superior está estabilizado
	Músculo acessório para a ventilação (inspiração)
N	Nervo peitoral medial (C8, T1)

Músculo latíssimo do dorso

O músculo latíssimo do dorso (do latim *latissimus* = "mais largo"; *dorsi* = "costas" ou "posterior") é um músculo largo, plano e triangular localizado na face posterior da caixa torácica (Figura 13.18; ver Figura 13.12). A origem do músculo latíssimo do dorso é ampla, originando-se através da aponeurose toracolombar dos processos espinhosos de T VII-L V, face posterior da crista ilíaca, face posterior do sacro e também das costelas X a XII. Passando pela axila inferior e medialmente ao eixo articular de movimento, a inserção é no assoalho do sulco intertubercular, proximal à inserção do músculo redondo maior. Tem três linhas de tração: (1) fibras superiores horizontais, (2) fibras médias oblíquas e (3) fibras inferiores quase verticais. O músculo latíssimo do dorso estende, aduz e roda medialmente o ombro. Em uma configuração de cadeia cinética fechada, quando os membros superiores são estabilizados, o músculo latíssimo do dorso eleva o corpo.

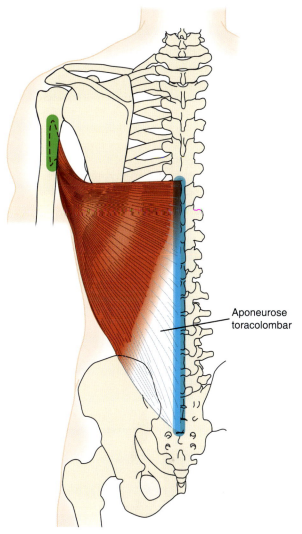

Figura 13.18 Músculo latíssimo do dorso (vista posterior). Observe que a inserção umeral está na face anterior, conforme indicado pela linha pontilhada.

O	Através da aponeurose toracolombar, dos processos espinhosos de T VII-L V, da face posterior da crista ilíaca e do sacro
	Três costelas inferiores
I	Assoalho do sulco intertubercular
A	Extensão, adução e rotação medial do ombro
	Eleva o corpo quando os membros superiores estão estabilizados
N	Nervo toracodorsal (C6-C8)

Músculo redondo maior

A origem do músculo redondo maior, um músculo grosso e plano, é a margem lateral inferior da escápula,

Aplicação clínica 13.2

Deambulação com muletas revisitada

Conforme apresentado no Capítulo 12, o músculo peitoral menor e a parte ascendente do músculo trapézio elevam a caixa torácica quando os braços estão estabilizados (ver Figura 1 em Aplicação clínica 12.2). A estabilização das mãos por meio de muletas cria uma configuração de cadeia cinética fechada.

Nesta configuração de cadeia cinética fechada, os músculos peitoral maior e latíssimo do dorso (Figura 1) elevam a caixa torácica e o corpo, respectivamente, assim como o músculo peitoral menor e a parte ascendente do músculo trapézio elevam a caixa torácica e o corpo. Juntos, esses quatro músculos levantam o corpo, permitindo que ele se mova ao se usarem muletas.

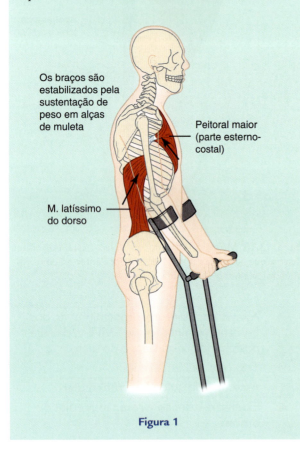

Figura 1

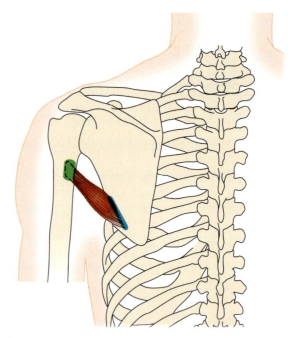

Figura 13.19 Músculo redondo maior (vista posterior). Observe que a inserção umeral está na face anterior, conforme indicado pela linha pontilhada.

O	Margem lateral inferior da escápula, próximo ao ângulo inferior
I	Lábio medial do sulco intertubercular
A	Extensão, adução e rotação medial do ombro
N	Nervo subescapular inferior (C5-C7)

Músculo tríceps braquial

O músculo tríceps braquial (do latim *tri* = três; *ceps* = cabeça), comumente denominado tríceps, está localizado posteriormente à articulação do ombro e compreende toda a massa muscular da parte posterior do braço (Figura 13.20). A origem da cabeça longa é o tubérculo infraglenoidal. O tendão da cabeça longa desce entre os músculos redondo menor e redondo maior (Figura 13.21). A origem da cabeça lateral é a face lateral posterior do úmero abaixo do tubérculo maior. A origem da cabeça medial é a maior parte da face posterior do úmero e se situa profundamente às cabeças longa e lateral. As três cabeças se unem para formar o ventre muscular. Abrangendo o cotovelo posteriormente, a inserção é no olécrano. Sua linha de tração é quase vertical, pois abrange o ombro e o cotovelo. O músculo tríceps braquial estende o ombro e o cotovelo. A função da extensão do cotovelo é apresentada no Capítulo 14.

imediatamente distal ao músculo redondo menor (Figura 13.19; ver Figuras 13.12 e 13.17). Passando pela axila com o músculo latíssimo do dorso, a inserção é no lábio medial do sulco intertubercular. O músculo redondo maior estende, aduz e gira medialmente o ombro.

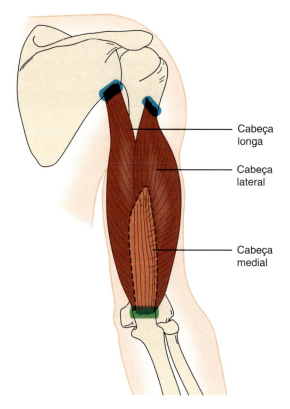

O	Cabeça longa: tubérculo infraglenoidal da escápula
	Cabeça lateral: inferior ao tubérculo maior no úmero posterior
	Cabeça medial: face posterior do úmero
I	Olécrano
A	Extensão do ombro, extensão do cotovelo
N	Nervo radial (C6-C8)

Figura 13.20 Músculo tríceps braquial (vista posterior). A linha pontilhada indica a parte profunda do músculo.

Músculos do manguito rotador

O manguito rotador é um grupo de quatro músculos que envolvem a articulação glenoumeral. Desses quatro músculos, três, o supraespinal, o infraespinal e o redondo (*teres*) menor, têm sua inserção no tubérculo maior. Usando a primeira letra do nome de cada músculo, esses músculos são chamados de músculos **SIT**. A inserção do quarto músculo, o subescapular, é no tubérculo menor. Esse músculo "**S**" trabalha em conjunto com os músculos SIT, e os quatro músculos são denominados músculos **SITS** e formam o manguito rotador (Figura 13.22; ver Figura 13.11). Esses músculos agem para manter a cabeça do úmero dentro da cavidade glenoidal durante os movimentos osteocinemáticos do ombro. Eles também produzem os movimentos artrocinemáticos dentro da articulação para manter a posição ideal da face articular.

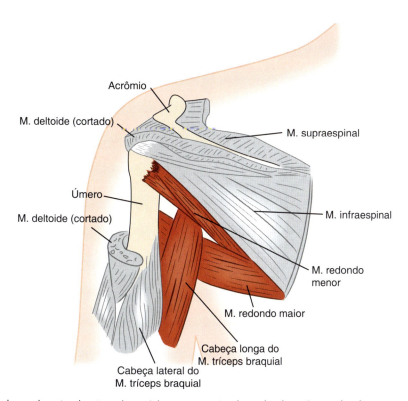

Figura 13.21 A cabeça longa do músculo tríceps braquial separa os músculos redondo maior e redondo menor na axila (vista posterior).

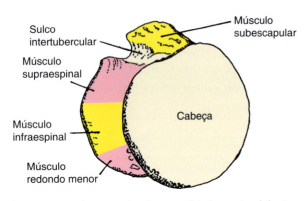

Figura 13.22 Vista superior da extremidade proximal do úmero esquerdo mostrando as inserções dos músculos do manguito rotador.

Os movimentos artrocinemáticos de deslizamento, giro e rolagem mantêm a articulação adequada na cabeça do úmero dentro da cavidade glenoidal. Se a cabeça do úmero rolar para cima na cavidade glenoidal sem um deslizamento inferior, ela sai da face articular antes que ocorra a abdução completa. Além disso, a tração vertical do músculo deltoide puxa a cabeça do úmero para cima, causando compressão do músculo supraespinal e das bolsas subacromiais entre a cabeça do úmero e o acrômio. O deslizamento inferior é resultado da estabilização pelos músculos do manguito rotador.

Músculo supraespinal

O músculo supraespinal, o primeiro "S" dos músculos SITS, é profundo à parte descendente do músculo trapézio (Figura 13.23; ver Figura 13.22). A origem do músculo supraespinal é a fossa supraespinal. Passando abaixo do acrômio e abrangendo a face superior do ombro, a inserção é no tubérculo maior anteriormente ao músculo infraespinal. A linha de tração é horizontal. Como um dos músculos do manguito rotador, o músculo supraespinal abduz o ombro e comprime a cabeça do úmero na cavidade glenoidal.

O	Fossa supraespinal da escápula
I	Tubérculo maior do úmero
A	Abdução do ombro
	Estabiliza o ombro
N	Nervo supraescapular (C5, C6)

Músculo infraespinal

O músculo infraespinal, o "I" dos músculos SITS, é um músculo espesso e triangular localizado profundamente ao músculo trapézio. A origem do músculo infraespinal é a fossa infraespinal (Figura 13.24; ver Figura 13.22). Abrangendo a face posterior do ombro, a inserção é no tubérculo maior entre os músculos supraespinal e redondo menor. A linha de tração é principalmente horizontal. Como um dos músculos do manguito rotador, o músculo infraespinal gira lateralmente o ombro e comprime a cabeça do úmero na cavidade glenoidal. Quando o ombro é abduzido a 90 graus, o músculo infraespinal aduz horizontalmente o ombro.

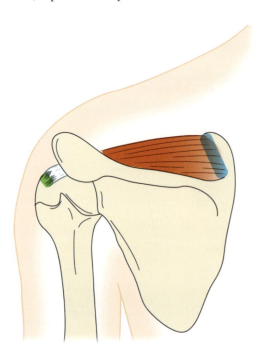

Figura 13.23 Músculo supraespinal (vista posterior).

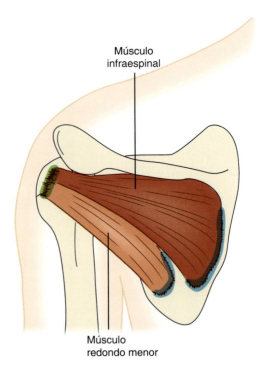

Figura 13.24 Músculos infraespinal e redondo menor (vista posterior).

O	Fossa infraespinal da escápula
I	Tubérculo maior do úmero
A	Rotação lateral e abdução horizontal do ombro
	Estabiliza o ombro
N	Nervo supraescapular (C5, C6)

Músculo redondo menor

O músculo redondo menor, o "T" (de *teres*) dos músculos SITS, é um músculo alongado e estreito (ver Figuras 13.21, 13.22 e 13.24). A origem do músculo redondo menor e a margem lateral da escápula superiormente ao músculo redondo maior. Os músculos redondos maior e menor são separados na axila pela cabeça longa do músculo tríceps braquial (ver Figura 13.21). Passando obliquamente superior e lateralmente, a inserção é no tubérculo maior posteriormente ao músculo infraespinal. A linha de tração é oblíqua. Como um dos músculos do manguito rotador, o músculo redondo menor gira lateralmente o ombro e comprime a cabeça do úmero na cavidade glenoidal. Quando o ombro é abduzido a 90 graus, o músculo redondo menor abduz horizontalmente o ombro.

O	Margem lateral da escápula
I	Tubérculo maior do úmero
A	Rotação lateral e abdução horizontal do ombro
	Estabiliza o ombro
N	Nervo axilar (C5, C6)

Músculo subescapular

O músculo subescapular (do latim *sub* = abaixo), o segundo "S" dos músculos SITS, é um músculo volumoso e triangular localizado entre a face anterior da escápula e a face posterior da caixa torácica (Figura 13.25). A origem do músculo subescapular é a face anterior da escápula. Passando lateralmente e abrangendo o ombro anteriormente, a inserção é no tubérculo menor. A linha de tração é horizontal. Como um dos músculos do manguito rotador, o músculo subescapular aduz e gira medialmente o ombro, como também comprime a cabeça do úmero na cavidade glenoidal.

O	Fossa subescapular da escápula
I	Tubérculo menor do úmero
A	Adução e rotação medial do ombro
	Estabiliza o ombro
N	Nervos subescapulares superior e inferior (C5, C6)

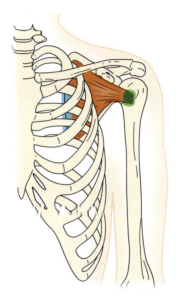

Figura 13.25 Músculo subescapular (vista anterior).

Pares de forças musculares

Realizar a flexão e a abdução do ombro requer pares de forças para manter a congruência articular e gerar a força necessária para mover-se através da amplitude completa de movimento. Durante a abdução, a linha vertical de tração do músculo deltoide rola a cabeça do úmero superiormente dentro da rasa cavidade glenoidal. Para evitar o contato com o acrômio, os músculos SITS deslizam a cabeça do úmero inferiormente (Figuras 13.26 e 13.27).

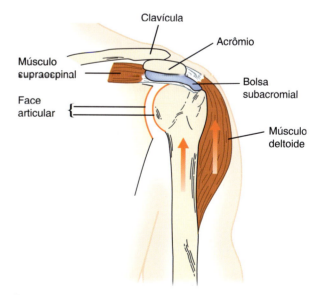

Figura 13.26 Faces articulares da articulação do ombro e a tração vertical do músculo deltoide (vista anterior). Se o músculo deltoide agisse sozinho, ele puxaria a cabeça do úmero para cima e pressionaria o tecido mole entre a cabeça do úmero e o acrômio.

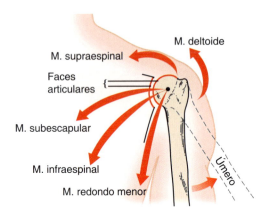

Figura 13.27 Par de forças do músculo deltoide e dos músculos do manguito rotador (SITS). Enquanto o músculo deltoide puxa para cima o úmero, os músculos do manguito rotador deslizam a cabeça do úmero para baixo enquanto ela rola para cima e a comprimem na cavidade glenoidal.

À medida que os músculos SITS se contraem para fornecer um deslizamento inferior, eles também comprimem a cabeça do úmero na cavidade glenoidal, proporcionando então congruência e estabilidade articulares adicionais.

O longo braço de alavanca da extremidade superior requer grandes forças musculares ao realizar os movimentos da articulação do ombro. Os músculos do ombro que realizam flexão e abdução têm braços de força extremamente curtos em relação ao longo braço de resistência do membro superior. As demandas por força muscular aumentam quando um objeto é segurado na mão durante os movimentos do ombro. Por exemplo, o músculo deltoide é um músculo grande com uma significativa área transversal anatômica. Assim, o músculo deltoide tem a capacidade de fornecer forças de contração que variam de pequenas a grandes em resposta às demandas funcionais.

Resumo da inervação

A inervação dos músculos do ombro surge de uma variedade de fontes proximais aos nervos terminais do plexo braquial. As Tabelas 13.6 e 13.7 apresentam os níveis da medula espinal e as inervações da musculatura do cíngulo do membro superior.

Tabela 13.7 Inervação segmentar da articulação do ombro.

Músculo	\multicolumn{5}{c}{Nível da medula espinal}
	C5	C6	C7	C8	T1
Supraespinal	X	X			
Infraespinal	X	X			
Redondo menor	X	X			
Subescapular	X	X			
Redondo maior	X	X	X		
Deltoide	X	X			
Bíceps braquial	X	X			
Peitoral maior	X	X	X		
Peitoral menor				X	X
Coracobraquial	X	X	X		
Latíssimo do dorso		X	X	X	
Tríceps braquial				X	X

Tabela 13.6 Inervação dos músculos da articulação do ombro.

Músculo	Nervo	Divisões do plexo	Segmento
Subescapular	Subescapulares superior e inferior	Fascículo posterior	C5, C6
Redondo maior	Subescapular inferior	Fascículo posterior	C5–C7
Peitoral maior	Peitoral lateral	Fascículo lateral	C5–C7
Peitoral menor	Peitoral medial	Fascículo medial	C8, T1
Latíssimo do dorso	Toracodorsal	Fascículo posterior	C6–C8
Supraespinal	Supraescapular	Tronco superior	C5, C6
Infraespinal	Supraescapular	Tronco superior	C5, C6
Deltoide	Axilar	Fascículo posterior	C5, C6
Redondo menor	Axilar	Fascículo posterior	C5, C6
Coracobraquial	Musculocutâneo	Fascículo lateral	C5–C7
Bíceps braquial	Musculocutâneo	Fascículo lateral	C5, C6
Tríceps braquial	Radial	Fascículo posterior	C7, C8

Consulte a Figura 5.21 para obter uma ilustração do plexo braquial e dos nervos dorsal da escápula, peitoral medial e torácico longo.

Patologias comuns

A **subluxação do ombro** é uma perda de congruência articular quando ocorre um deslizamento excessivo da cabeça do úmero dentro da cavidade glenoidal. As causas incluem: (1) fraqueza muscular ou paralisia dos músculos do manguito rotador; (2) falta de integridade da cápsula articular e dos ligamentos de reforço, ou (3) uma grande força de torção transmitida através da articulação. Um indivíduo que depois de um acidente vascular encefálico (AVE) apresenta fraqueza muscular ou paralisia no membro superior envolvido geralmente desenvolve subluxação do ombro. Fraqueza ou paralisia dos músculos supraespinal e deltoide os deixa incapazes de manter a cabeça do úmero dentro da cavidade glenoidal. Com o tempo, essa fraqueza ou paralisia mais o peso do membro superior causam subluxação do ombro. Um indivíduo que pratica esportes, como rúgbi, pode desenvolver subluxação do ombro quando a articulação é forçada além da amplitude normal de movimento durante o contato entre os jogadores, como ao fazer um *tackle*. Nesse caso, o ombro pode ser abduzido horizontalmente e rodado lateralmente, fazendo com que a cabeça do úmero deslize mais anteriormente do que o normal, o que compromete a cápsula articular e o ligamento glenoumeral.

Luxação do ombro é a perda total da congruência articular. Quando o ombro é forçado a realizar uma abdução horizontal e uma rotação lateral com uma força maior do que a que causa a subluxação, o ombro se deslocará anteriormente.

Uma **fratura do colo do úmero** geralmente é causada por uma queda com o braço estendido. É comumente observada em indivíduos idosos e geralmente resulta em uma fratura impactada. As **fraturas do meio do úmero**, que são fraturas do corpo do úmero, são frequentemente causadas por um golpe direto ou uma força de torção. Um golpe direto no meio do úmero pode transmitir uma força de flexão que fratura o osso. A imposição de uma força de torção pode resultar em uma fratura em espiral. Fraturas no corpo do úmero aumentam o risco de **lesão do nervo radial** quando a fratura está próxima ao nervo. As **fraturas patológicas** do úmero também podem resultar da perda de densidade óssea devido a doenças, envelhecimento, tumores benignos ou um carcinoma metastático.

A **síndrome do impacto** é a compressão dos tecidos moles entre o arco coracoacromial e a cabeça do úmero. Os tecidos moles podem incluir o ligamento coracoacromial, os músculos do manguito rotador, a cabeça longa do músculo bíceps braquial e a bolsa subacromial. O impacto pode ocorrer como resultado da perda do ritmo escapuloumeral durante a abdução, da fraqueza dos músculos SITS ou de seu uso excessivo.

A **capsulite adesiva** (ombro congelado) é a inflamação da cápsula articular. Os sinais e os sintomas incluem perda da amplitude de movimento do ombro e dor. Com o tempo, a cápsula torna-se fibrótica.

Um **manguito rotador rompido** é o rompimento do(s) tendão(ões) de um ou mais músculos SITS. As rupturas podem ser o resultado de traumatismo agudo ou degeneração gradual.

Ruptura labral é a ruptura do lábio glenoidal ou a separação do lábio da margem da cavidade glenoidal, seja por traumatismo, seja por degeneração articular. O resultado é a interferência nos movimentos osteocinemáticos e artrocinemáticos normais do ombro. Os sinais e os sintomas incluem limitação da amplitude de movimento articular e dor.

Tendinite calcária é a calcificação do tendão do músculo supraespinal como resultado de um acúmulo de depósitos minerais. Esta tendinite pode ser dolorosa ou assintomática. A **tendinite do bíceps** é a tendinite da cabeça longa do músculo bíceps braquial. O local da inflamação é onde o tendão atravessa a cabeça do úmero, muda de direção e desce para o sulco intertubercular. Uma fonte de tendinite do bíceps é uma ruptura do ligamento transverso do úmero, permitindo que o tendão da cabeça longa do músculo bíceps braquial se mova para dentro e para fora do sulco intertubercular, o que irrita e inflama o tendão. A tendinite do bíceps pode preceder uma ruptura do tendão.

Autoavaliação

Questões sobre anatomia geral

1. Quais são os músculos SITS e quais são suas ações?
2. Cite os músculos da articulação do ombro que se inserem na face anterior da escápula.
3. Cite os músculos da articulação do ombro que se inserem na face posterior da escápula.
4. Cite os músculos da articulação do ombro que se inserem nos lábios medial e lateral do sulco intertubercular.
5. Quais músculos da articulação do ombro não se inserem na escápula?
6. Sobre o músculo peitoral maior:
   a. Qual parte é efetiva na produção de flexão do ombro?
   b. Em qual parte da amplitude de movimento de flexão ela é mais eficaz?
   c. Por quê?
7. Forneça duas razões pelas quais a parte clavicular do músculo deltoide é um flexor do ombro mais forte do que o músculo coracobraquial.
8. Quais músculos do ombro são rotadores laterais?
9. Quais músculos do ombro são inervados pelo fascículo posterior do plexo braquial?
10. Quais movimentos artrocinemáticos, e em quais direções, ocorrem na articulação do ombro durante:
    a. A flexão?
    b. A abdução?
    c. A rotação medial?

Questões sobre atividade funcional

1. Um indivíduo fica de frente para uma prateleira na altura do peito e coloca uma lata de sopa sobre ela.
   a. Qual(is) movimento(s) do ombro é(são) usado(s)?
   b. Qual(is) movimento(s) do cíngulo do membro superior acompanha(m) o(s) movimento(s) da articulação do ombro identificado(s) na opção a. desta pergunta?
2. Um indivíduo deita-se em decúbito dorsal na cama e estende a mão acima da cabeça para colocar um livro na prateleira da cabeceira.
   a. Qual(is) movimento(s) do ombro é(são) realizado(s)?
   b. O(s) movimento(s) é(são) a favor ou contra a gravidade?
   c. Qual(is) músculo(s) do ombro poderia(m) executar este movimento?
   d. Qual(is) tipo(s) de contração(ões) é(são) necessário(s)?
3. O indivíduo volta o braço para a posição ao lado do corpo após colocar o livro na estante.
   a. Qual(is) movimento(s) do ombro é(são) realizado(s)?
   b. O(s) movimento(s) é(são) a favor ou contra a gravidade?
   c. Qual(is) músculo(s) do ombro poderia(m) executar este movimento?
   d. Qual(is) tipo(s) de contração(ões) é(são) necessário(s)?

Questões sobre exercícios clínicos

1. Um indivíduo está deitado em decúbito ventral em uma mesa de tratamento com o braço sobre a borda da mesa e o ombro flexionado a 90 graus, cotovelo estendido e um peso na mão (Figura 13.28A). À medida que o indivíduo abduz horizontalmente o ombro para levantar o peso (ver Figura 13.28B):
   a. Quais músculos realizam esse movimento?
   b. Que tipo de contração está sendo realizada pelos músculos identificados na opção a.?
2. O indivíduo repete o exercício da questão 1 com o cotovelo flexionado a 90 graus.
   a. Qual é o efeito sobre o braço de força quando o cotovelo é flexionado?
   b. Qual é o efeito sobre o braço de resistência quando o cotovelo é flexionado?
   c. Por que este exercício é mais fácil de executar do que o exercício da questão 1?

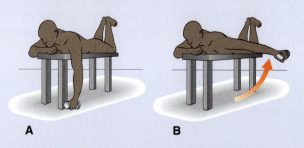

Figura 13.28 **A.** Posição inicial. **B.** Posição final.

Autoavaliação (*continuação*)

3. A habilidade do ginasta retratado na Figura 13.29 para segurar a "Cruz de Ferro" pode ser limitada pela força de qual grupo:
   a. Músculos da articulação do ombro?
   b. Músculos do cíngulo do membro superior?
   c. Que tipo de contração fazem os músculos nas opções a. e b.?

4. Um indivíduo realiza uma transferência com placa deslizante (Figura 13.30).
   a. Essa atividade está ocorrendo em uma configuração de cadeia cinética aberta ou em uma configuração de cadeia cinética fechada do membro superior?
   b. Quais músculos da articulação do ombro erguem o corpo da superfície de apoio?
   c. À medida que esses músculos se contraem, a inserção está se movendo em direção à origem ou a origem está se movendo em direção à inserção?

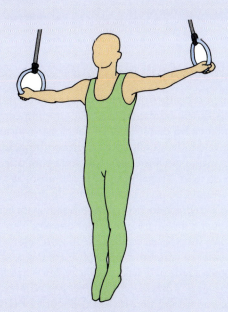

Figura 13.29 Cruz de Ferro.

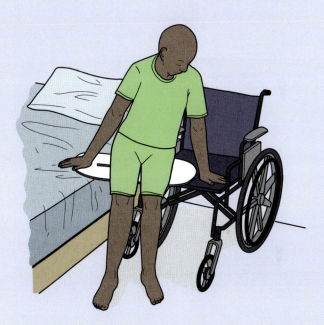

Figura 13.30 Transferência com placa deslizante.

CAPÍTULO 14

Cotovelo e Antebraço

Introdução, 228
Movimentos, 229
Ossos e pontos de referência, 231
Articulações, 233
Ligamentos, 234
Estruturas especiais, 234
Músculos, 234
Resumo da inervação, 239
Patologias comuns, 240
Autoavaliação, 241

Introdução

O membro superior inteiro pode ser encurtado ou alongado funcionalmente, mas não anatomicamente. Essa mudança no comprimento funcional é alcançada pelo cotovelo individualmente ou em combinação com o carpo (punho). O antebraço funciona para orientar a direção da mão. Trabalhando em conjunto, as articulações do cíngulo do membro superior, do ombro, do cotovelo e do antebraço fornecem mobilidade para acionar e posicionar a mão para manipular objetos.

São duas as articulações do cotovelo: a *articulação umeroulnar* (úmero e ulna) e a *articulação umerorradial* (úmero e rádio). Uma articulação adicional dentro deste complexo é a *articulação radiulnar proximal* (extremidades proximais do rádio e da ulna) (Figura 14.1). No cotovelo ocorrem apenas flexão e extensão, o que proporciona mobilidade em apenas um plano de movimento e estabilidade articular significativa em geral.

Existem duas articulações dentro do antebraço, ambas entre o rádio e a ulna (Figura 14.2). Em combinação, as articulações radiulnares proximal e distal fornecem

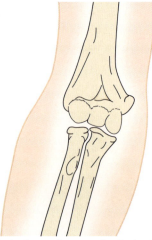

Figura 14.1 Articulação do cotovelo direito (vista anterior).

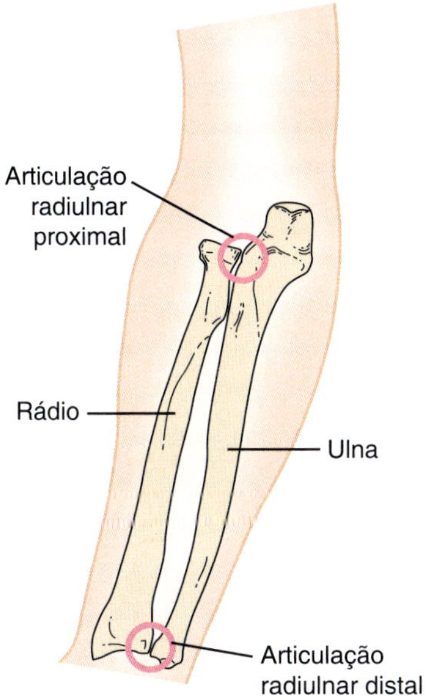

CAPÍTULO 14 **Cotovelo e Antebraço** 229

Figura 14.2 Articulações radiulnares (vista anterior).

supinação e pronação do antebraço. Ambas as articulações devem proporcionar o movimento para que ocorra a supinação e a pronação.

Movimentos

Flexão e extensão são os únicos movimentos osteocinemáticos que ocorrem no cotovelo (Tabela 14.1). Esses movimentos ocorrem dentro de um plano sagital e em torno de um eixo frontal, e proporcionam apenas 1 grau de liberdade (Figura 14.3). A amplitude de movimento da flexão do cotovelo vai de 0 a 150 graus. A amplitude de movimento da extensão é de 0 grau, pois o contato osso a osso do olécrano na ulna e a fossa do olécrano no úmero não permite amplitude de movimento além de 0 grau. A estrutura óssea da articulação permite apenas um movimento artrocinemático: o deslizamento.

Supinação e pronação são os únicos movimentos osteocinemáticos que ocorrem nas articulações radiulnares (Figuras 14.4 e 14.5). Esses movimentos acontecem dentro de um plano horizontal e em torno de um eixo vertical, e, portanto, têm apenas 1 grau de liberdade.

Como a ulna é estabilizada por sua estrutura óssea no cotovelo, o rádio se move sobre a ulna durante a supinação e a pronação. A ulna não gira, pois está travada no lugar por causa de seu formato ósseo na extremidade proximal. Portanto, os músculos que produzem supinação e pronação devem se fixar ao rádio. Na posição anatômica, o antebraço é supinado ao se colocar a palma da mão voltada para frente. Ao se verificar a supinação do antebraço, as amplitudes de movimento são medidas a partir de uma posição neutra na qual o polegar aponta para frente quando o antebraço está na vertical com o cotovelo estendido, ou para cima quando o cotovelo está flexionado a 90 graus. As amplitudes de movimento de supinação e pronação do antebraço são as mesmas: 0 a 80 graus.

O movimento artrocinemático da articulação umeroulnar é quase exclusivamente de deslizamento, mas ocorre algum rolamento (Figura 14.6; Tabela 14.2). A tróclea do úmero, que é a face medial do úmero distal, é a face articular proximal da articulação umeroulnar. Sua face articular convexa se articula com a incisura troclear côncava da face proximal anterior da ulna. Seguindo a regra côncavo/convexo, a extremidade distal do antebraço move-se na mesma direção que a extremidade proximal do antebraço durante a flexão/extensão do cotovelo.

Na articulação umerorradial, a extremidade proximal do rádio desliza sobre a extremidade distal do úmero durante a flexão/extensão. O capítulo do úmero, que é a face lateral do úmero distal, é a face articular proximal. Sua face articular convexa se articula com a extremidade proximal côncava do rádio. A configuração óssea apertada da articulação umeroulnar também não permite o rolamento na articulação umerorradial. Durante os movimentos de supinação e pronação, a extremidade proximal do rádio gira na extremidade distal do úmero.

Os movimentos artrocinemáticos são diferentes nas articulações radiulnares proximal e distal. Na articulação radiulnar proximal, o rádio rola sobre a ulna dentro do ligamento anular. Simultaneamente, o rádio gira no capítulo do úmero. O movimento artrocinemático na articulação radiulnar distal é único, pois o rádio rola e desliza na mesma direção para se mover sobre a ulna.

Tabela 14.1 Amplitude dos movimentos osteocinemáticos do cotovelo e do antebraço.				
Articulação	**Flexão**	**Extensão**	**Supinação**	**Pronação**
Cotovelo	0 a 150	0		
Antebraço			0 a 80	0 a 80

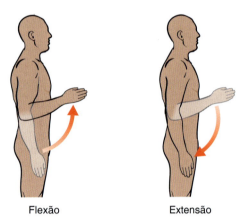

Figura 14.3 Movimentos do cotovelo. Antebraço fora da posição anatômica.

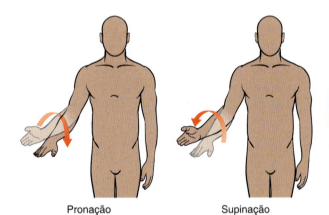

Figura 14.4 Movimentos do antebraço.

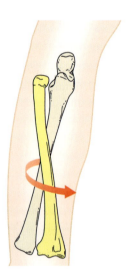

Figura 14.5 O rádio se move ao redor da ulna (vista anterior).

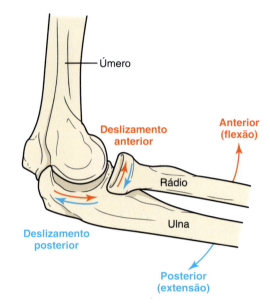

Figura 14.6 Faces articulares côncavas do rádio e da ulna deslizando sobre o úmero convexo durante os movimentos de flexão e extensão do cotovelo.

Tabela 14.2 Movimentos osteocinemáticos e artrocinemáticos do cotovelo e do antebraço.			
Movimento	Distal*	Girar	Rolar	Deslizar
Articulação do cotovelo (umeroulnar)			
Flexão	Mesmo		X	X
Extensão	Mesmo		X	X
Articulação umerorradial			
Flexão	Mesmo			X
Extensão	Mesmo			X
Supinação		X		
Pronação		X		
Articulação radiulnar proximal			
Supinação			X	X
Pronação			X	X
Articulação radiulnar distal			
Supinação	Mesmo		X	X
Pronação	Mesmo		X	X

*Movimento da extremidade distal do osso em relação à regra côncavo/convexo.

A Tabela 14.3 apresenta a classificação do sistema articular e as características artrocinemáticas do cotovelo e do antebraço. Ao se realizar a flexão do cotovelo, este movimento pode ser interrompido por dois motivos: (1) contato com os tecidos moles entre as faces anteriores do antebraço e do braço ou (2) uma cápsula posterior

Tabela 14.3 Classificação do sistema articular e características artrocinemáticas do cotovelo e do antebraço.				
Articulação	Cadeia fechada	Cadeia aberta	Sensação final	Padrão capsular
Cotovelo (umeroulnar)	Extensão e supinação totais	70 graus de flexão 10 graus de supinação	Flexão: suave Extensão: difícil	Flexão > Extensão
Radiulnar proximal	5 graus de supinação	70 graus de flexão 35 graus de supinação	Firme	Pronação = Supinação
Radiulnar distal	5 graus de supinação	10 graus de supinação	Firme	Pronação = Supinação

tensa. O contato com os tecidos moles resulta em uma sensação final macia. A tensão capsular resulta em uma sensação final firme. Como o contato osso com osso interrompe a extensão do cotovelo, a sensação final é dura. O aperto da cápsula e dos ligamentos das duas articulações radiulnares resulta em uma sensação final firme para supinação e pronação.

Ossos e pontos de referência

Pontos de referência ósseos da escápula

Os pontos de referência ósseos da escápula são apresentados nos Capítulos 12 e 13.

Pontos de referência ósseos do úmero

Os pontos de referência ósseos do úmero proximal são apresentados no Capítulo 13.

Sulco do nervo radial
Sulco em espiral ao redor do eixo do úmero proximal e lateral para distal e medial.
Trajeto para o nervo radial.

Tróclea do úmero
Parte média da extremidade distal. Face articular convexa da articulação do cotovelo.
Articula-se com a ulna (Figura 14.7).

Capítulo do úmero
Face lateral convexa da extremidade distal. Lateral à tróclea.
Articula-se com a cabeça do rádio.

Epicôndilo medial
Face medial da extremidade distal. Imediatamente proximal e medial à tróclea do úmero. Maior e mais proeminente que o epicôndilo lateral.

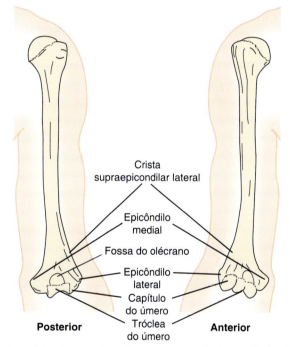

Figura 14.7 Pontos de referência ósseos do úmero (lado direito).

Fixação para o músculo pronador redondo, para o tendão flexor comum e para os músculos extrínsecos do carpo e da mão (ver Capítulos 15 e 16).

Epicôndilo lateral
Face lateral da extremidade distal. Imediatamente proximal e lateral ao capítulo do úmero.
Fixação para os tendões dos músculos ancôneo, supinador e extensor comum.

Crista supraepicondilar lateral
Crista estendendo-se proximalmente a partir do epicôndilo lateral.
Fixação para o músculo braquiorradial e para os músculos extensores do carpo e da mão (ver Capítulos 15 e 16).

Fossa do olécrano
Depressão na face posterior entre os epicôndilos medial e lateral.
Espaço para o olécrano durante a extensão.

Pontos de referência ósseos da ulna

Os pontos de referência ósseos da ulna são ilustrados na Figura 14.8.

Olécrano
Face posterior da extremidade proximal. Forma o ponto proeminente do cotovelo.
Encaixa-se na fossa do olécrano durante a extensão.
Fixação para o músculo tríceps braquial.

Incisura troclear (semilunar)
Face proximal, anterior e côncava. Face articular distal da articulação do cotovelo.
Articula-se com a tróclea do úmero.

Processo coronoide
Pequena protuberância na face lateral. Distal à incisura troclear.
Fixação para os músculos braquial e pronador redondo.

Incisura radial
Face lateral do processo coronoide. Distal à incisura troclear.
Articula-se com a cabeça do rádio.

Tuberosidade da ulna
Pequena protuberância na face anterior. Distal ao processo coronoide.
Fixação para o músculo braquial.

Processo estiloide da ulna
Protuberância pontiaguda na face medial posterior na extremidade distal.

Cabeça da ulna
Extremidade distal.
O rádio se move sobre a cabeça da ulna durante a supinação e a pronação.

Pontos de referência ósseos do rádio

Os pontos de referência ósseos do rádio são ilustrados na Figura 14.9.

Cabeça do rádio
Extremidade proximal arredondada. Depressão na face superior. Face articular distal da articulação umerorradial.
Articula-se com o capítulo do úmero e a incisura radial do processo coronoide da ulna.

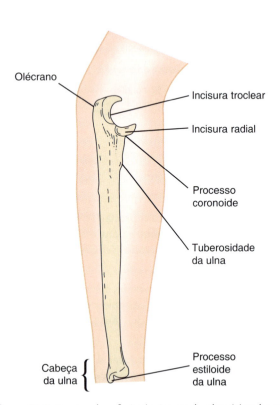

Figura 14.8 Pontos de referência ósseos da ulna (vista lateral direita).

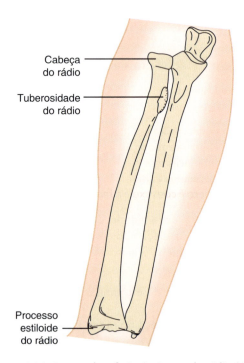

Figura 14.9 Pontos de referência ósseos do rádio (vista anterior direita).

Tuberosidade do rádio
Pequena protuberância na face anterior e medial da extremidade proximal.
Fixação para o músculo bíceps braquial.

Processo estiloide do rádio
Protuberância arredondada na face lateral posterior da extremidade distal.

Articulações

Existem quatro articulações no complexo do cotovelo e do antebraço: duas no cotovelo, uma no antebraço proximal e uma no antebraço distal (ver Figuras 14.1 e 14.2). O complexo do cotovelo consiste em três articulações: (1) umeroulnar, (2) umerorradial e (3) radiulnar proximal. A articulação radiulnar proximal está dentro da cápsula da articulação do cotovelo, mas não faz parte dela. A quarta articulação, a articulação radiulnar distal, emparelha-se com a articulação radiulnar proximal para realizar supinação e pronação.

A cápsula do complexo do cotovelo envolve a extremidade distal do úmero e as extremidades proximais da ulna e do rádio. A articulação da tróclea do úmero e da incisura troclear da ulna é a verdadeira articulação do cotovelo – uma articulação uniaxial sinovial em dobradiça. A incisura troclear da ulna se ajusta confortavelmente ao redor da tróclea do úmero, formando a articulação umeroulnar. A significativa congruência óssea permite apenas 1 grau de liberdade. O contato do olécrano com a fossa do olécrano ocorre em 0 grau de extensão, geralmente impossibilitando qualquer amplitude de movimento articular de extensão, embora alguns indivíduos possam ter alguns graus de extensão do cotovelo além de 0 grau. O deslizamento e uma pequena quantidade de rotação da incisura troclear na tróclea são os movimentos artrocinemáticos nesta articulação.

A articulação umerorradial, que é sinovial e funciona como uma articulação plana, é a articulação entre o capítulo do úmero e a face proximal da cabeça do rádio. O capítulo do úmero é convexo e a face proximal da cabeça do rádio é côncava. A cabeça do rádio desliza anteriormente no capítulo do úmero durante a flexão do cotovelo e posteriormente durante a extensão do cotovelo (ver Figura 14.6). Há apenas uma pequena necessidade de a articulação umerorradial contribuir para a flexão e a extensão do cotovelo por causa da estrutura óssea apertada da articulação umeroulnar.

A articulação radiulnar proximal é uma articulação sinovial em pivô (Figura 14.10). A articulação está entre a circunferência da cabeça do rádio e a incisura radial do processo coronoide. A incisura radial do processo coronoide da ulna é côncava e a cabeça do rádio é convexa. Limitada pelo ligamento anular do rádio, a cabeça do rádio simultaneamente gira no capítulo do úmero e rola na incisura radial dentro do ligamento anular do rádio. A articulação específica da articulação radiulnar distal é a cabeça da ulna e o alargamento medial da extremidade distal do rádio. A articulação radiulnar distal é uma articulação sinovial em pivô. Durante a supinação e a pronação, o rádio move-se sobre a ulna. A face distal anterior do rádio é côncava e, portanto, rola e desliza na mesma direção na face articular distal anterior convexa da ulna. As articulações radiulnares proximal e distal trabalham em combinação para realizar a supinação e a pronação do antebraço.

O **ângulo de carga, ou ângulo de carregamento** (*cubitus valgus*), é o termo que descreve o ângulo formado pelo braço e pelo antebraço quando na posição anatômica (Figura 14.11). Uma linha vertical é traçada paralelamente e sobre o úmero desde o ombro até um ponto distal ao cotovelo. Uma segunda linha é traçada paralelamente e sobre o rádio e a ulna até um ponto proximal ao cotovelo. O ângulo de carga é a medida do ângulo na interseção dessas duas linhas. A face medial do úmero se estende um pouco mais distalmente do que a face lateral, fazendo com que a extremidade distal do antebraço fique lateral à extremidade proximal do

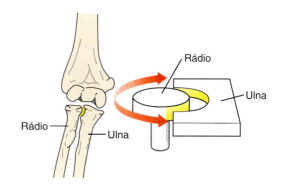

Figura 14.10 Articulação em pivô. Articulação radiulnar proximal (vista anterior).

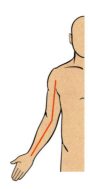

Figura 14.11 Ângulo de carregamento (vista anterior).

antebraço. O ângulo de carga é de aproximadamente 10 a 15 graus nas mulheres e 5 graus nos homens. Devido à angulação medial/lateral da extremidade distal do úmero, o ângulo de sustentação é mais proeminente quando o cotovelo está estendido. Quando o cotovelo é flexionado, o efeito da angulação não é evidente e o antebraço move-se para o mesmo plano sagital do braço.

Ligamentos

A Figura 14.12 apresenta os ligamentos do complexo do cotovelo.

Cápsula do cotovelo

Envolve o complexo do cotovelo. Abrange o úmero distal, o rádio proximal e a ulna proximal.

Ligamento colateral ulnar

Triangular. Abrange a face medial do cotovelo obliquamente. Fixa o epicôndilo medial do úmero aos lados mediais dos processos coronoide e olécrano da ulna.
Reforça a cápsula articular medialmente.

Ligamento colateral radial

Triangular. Abrange a face lateral do cotovelo. Fixa o epicôndilo lateral do úmero e o ligamento anular do rádio à ulna.
Reforça a cápsula articular lateralmente.

Ligamento anular do rádio

Circunda a cabeça do rádio. Fixa-se anterior e posteriormente à incisura radial da ulna.
Mantém a cabeça do rádio contra a ulna.
Reforça a cápsula anteriormente.

Estruturas especiais

Membrana interóssea do antebraço

Membrana larga e plana (Figura 14.13). Na maior parte de seu comprimento, localizada entre o rádio e a ulna. Ângulo oblíquo das fibras – distal na ulna a proximal no rádio.
Mantém as posições relativas do rádio e da ulna.
Fixação para os músculos da mão.
Transmite forças impostas à mão através do rádio distal para a ulna proximal e, portanto, para o úmero.

Fossa cubital (antecubital)

Depressão triangular na parte anterior do cotovelo. Limitada lateralmente pelo músculo braquiorradial e medialmente pelo músculo pronador redondo. Assoalho formado pelos músculos braquial e supinador. As estruturas dentro da fossa são o tendão do músculo bíceps braquial (lateral), a artéria braquial (meio) e o nervo mediano (medial).
Local para palpação do pulso braquial e colocação do estetoscópio durante as medições da pressão arterial (ver Figura 7.10).

Músculos

A Tabela 14.4 apresenta os músculos do cotovelo e do antebraço e suas ações.

Músculo braquial

O braquial (relativo a braço) é um músculo profundo, largo e grosso localizado profundamente ao músculo bíceps braquial (Figuras 14.14 e 14.15).

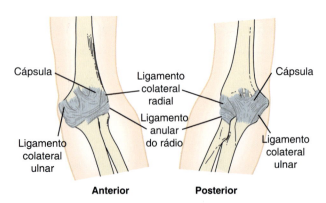

Figura 14.12 Cápsula e ligamentos da articulação do cotovelo.

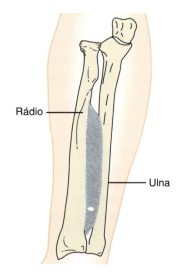

Figura 14.13 Membrana interóssea do antebraço (vista anterior).

Tabela 14.4 Movimentos e músculos do cotovelo e do antebraço.

Movimento	Músculos
Flexão de cotovelo	Bíceps braquial Braquial Braquiorradial
Extensão do cotovelo	Tríceps braquial Ancôneo
Pronação do antebraço	Pronador redondo Pronador quadrado
Supinação do antebraço	Bíceps braquial Supinador

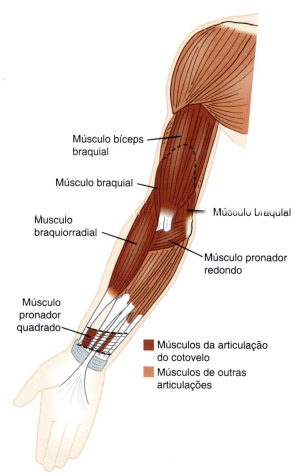

Figura 14.15 Músculos anteriores do cotovelo. As linhas pontilhadas indicam que o músculo braquial é profundo ao músculo bíceps braquial.

Músculo bíceps braquial

Embora apresentado no Capítulo 13, o músculo bíceps braquial é de importância primordial no movimento do cotovelo e do antebraço. Portanto, as informações são apresentadas novamente aqui.

O músculo bíceps (do latim *bi* = dois; *ceps* = cabeça) braquial (do latim *brachii* = braço), muitas vezes chamado de bíceps, é um músculo grande, fusiforme e multiarticular localizado superficialmente na face anterior do braço. A origem de ambas as cabeças é a escápula (ver Figuras 13.14 e 14.15).

A origem da cabeça longa do músculo bíceps braquial é o tubérculo supraglenoidal. Passando superiormente sobre a cabeça do úmero e saindo da cápsula, desce sob o ligamento transverso através do sulco intertubercular. A origem da cabeça curta do músculo bíceps braquial é o processo coracoide. Abrangendo a articulação do ombro anteriormente, a cabeça curta se une à cabeça

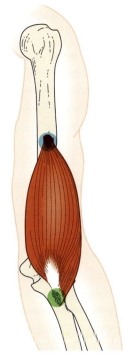

Figura 14.14 Músculo braquial (vista anterior).

A origem é a face anterior da metade distal do úmero. Abrangendo a articulação do cotovelo anteriormente, a inserção é no processo coronoide e na tuberosidade da ulna através de um tendão largo e espesso. O músculo braquial flexiona o cotovelo. A linha de tração é vertical e não é afetada pela supinação/pronação do antebraço porque se liga à ulna.

O	Face anterior da metade distal do úmero
I	Tuberosidade da ulna e processo coronoide da ulna
A	Flexão do cotovelo
N	Nervo musculocutâneo (C5, C6)

longa imediatamente distal ao sulco intertubercular. A inserção comum de ambas as cabeças é a tuberosidade do rádio. Embora o músculo bíceps braquial flexione o ombro, flexione o cotovelo e supine o antebraço, ele não tem ligação com o úmero. Na articulação do ombro, a linha de tração de ambas as cabeças é vertical e anterior à articulação, produzindo a flexão do ombro. Na articulação do cotovelo, a linha de tração é vertical quando o antebraço está supinado. Abrange diagonalmente a articulação radiulnar proximal envolvendo-se medialmente em torno da cabeça do rádio quando o antebraço está em pronação. A contração do músculo bíceps braquial produz supinação do antebraço além de flexão do cotovelo quando o antebraço começa na posição de pronação. Quando o antebraço está supinado, a linha de tração do músculo bíceps braquial é apenas vertical, produzindo somente a flexão do cotovelo. Portanto, o músculo bíceps braquial flexiona o ombro, flexiona o cotovelo e supina o antebraço quando este está pronado.

O	Cabeça longa: tubérculo supraglenoidal da escápula
	Cabeça curta: processo coracoide da escápula
I	Tuberosidade do rádio
A	Flexão de ombro, flexão de cotovelo e supinação de antebraço
N	Nervo musculocutâneo (C5, C6)

Músculo braquiorradial

O músculo braquiorradial (do latim *brachii* = braço; *radialis* = rádio) é um músculo superficial na face lateral do antebraço. A origem do músculo braquiorradial é a crista supracondilar lateral do úmero. Abrangendo o cotovelo lateralmente, suas fibras musculares se fundem em um longo tendão distal no eixo médio do rádio. A inserção é na face lateral distal do rádio proximal ao processo estiloide do rádio (Figuras 14.16 e 14.17; ver Figura 14.15). A linha de tração é vertical quando o antebraço está na posição neutra para supinação e pronação, momento em que o polegar aponta para a frente. Como a linha de tração é vertical na posição neutra, o músculo braquiorradial supina o antebraço para a posição neutra quando o

---

Aplicação clínica 14.1

Flexão do cotovelo: quais músculos entram em ação?

Independentemente da posição do antebraço, o músculo braquial é o primeiro músculo recrutado quando é necessária a flexão do cotovelo. Fisiologicamente, o músculo braquial é composto principalmente de fibras do tipo I, o tipo de fibra mais eficaz para contrações sustentadas que requerem baixos níveis de geração de força. Assim, o músculo braquial é chamado de "o burro de carga do cotovelo". Por causa de suas inserções e, portanto, de sua linha de tração, a contração do músculo braquial produz apenas flexão do cotovelo.

Quando for necessária força adicional para a flexão do cotovelo, o músculo bíceps braquial é recrutado. A estrutura fusiforme do músculo bíceps braquial fornece uma grande área de seção transversal, o que permite a geração de uma força significativa. Fisiologicamente, o músculo bíceps braquial é composto principalmente de fibras do tipo II, o tipo de fibra mais eficaz para contrações curtas de alta força. Por causa de suas inserções e, portanto, de sua linha de tração, a contração do músculo bíceps braquial produz flexão e supinação do cotovelo.

Quando são necessários altos níveis de força durante a flexão do cotovelo, tanto o músculo braquial quanto o músculo bíceps braquial se contraem. Como a contração do músculo bíceps braquial produz supinação, bem como flexão do cotovelo, a flexão do cotovelo é mais forte quando o antebraço está supinado.

Aplicação clínica 14.2

Músculos pronadores e bíceps braquial como sinergistas durante a flexão do cotovelo

Um indivíduo puxa uma corda para dar partida em um cortador de grama. Ele segura a corda com o antebraço em pronação. Como a corda é puxada com um solavanco rápido, são necessárias uma forte flexão do cotovelo e a extensão do ombro. O músculo bíceps braquial, um músculo do tipo II usado para movimentos rápidos e de alta força, é recrutado.

Contribuindo para a flexão vigorosa do cotovelo, o músculo bíceps braquial também trabalha para produzir a supinação do antebraço. A supinação do antebraço, no entanto, não é necessária. Ao ligar o cortador de grama, todo o movimento de puxar ocorre com o antebraço em pronação.

Para evitar a supinação do antebraço produzida pelo músculo bíceps braquial, os músculos pronador redondo e pronador quadrado se contraem simultaneamente com os músculos bíceps braquial e braquial. Este é um exemplo de músculos trabalhando como sinergistas para produzir um movimento desejado (flexão do cotovelo) sem permitir um movimento indesejado (supinação do antebraço).

antebraço começa em uma posição pronada. Por outro lado, o músculo braquiorradial prona o antebraço para a posição neutra quando o antebraço começa em uma posição supinada. Portanto, o músculo braquiorradial flexiona o cotovelo e supina e prona o antebraço.

O	Crista supracondilar lateral do úmero
I	Face lateral distal do rádio proximal ao processo estiloide do rádio
A	Flexão do cotovelo, supinação e pronação do antebraço
N	Nervo radial (C5, C6)

Músculo tríceps braquial

Embora apresentado no Capítulo 13, o músculo tríceps braquial é de importância primordial para o movimento do cotovelo. Portanto, as informações são apresentadas novamente aqui.

O músculo tríceps braquial (do latim *tri* = três; *ceps* = cabeça), comumente denominado tríceps, está localizado posteriormente à articulação do ombro e compreende toda a massa muscular da parte posterior do braço (ver Figuras 13.20 e 14.17). As cabeças longa e curta são superficiais, e a cabeça medial é profunda em relação às cabeças longa e curta. A origem da cabeça longa é o tubérculo infraglenoidal. A cabeça longa abrange o ombro posteriormente. O tendão da cabeça longa desce entre os músculos redondo maior e redondo menor (ver Figura 13.21). A origem da cabeça curta é a face lateral posterior do úmero abaixo do tubérculo maior. A origem da cabeça medial é a maior parte da face posterior do úmero profundamente às cabeças longa e curta. As três cabeças se unem para formar o ventre muscular. Abrangendo o cotovelo posteriormente, a inserção é no olécrano. A linha de tração do músculo tríceps braquial é quase vertical, pois abrange o ombro e o cotovelo. O músculo tríceps braquial estende o ombro e o cotovelo. Por estar ligado à ulna, o músculo tríceps braquial não contribui nem é afetado pela supinação ou pela pronação do antebraço.

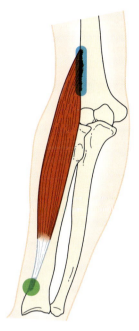

Figura 14.16 Músculo braquiorradial (vista anterior).

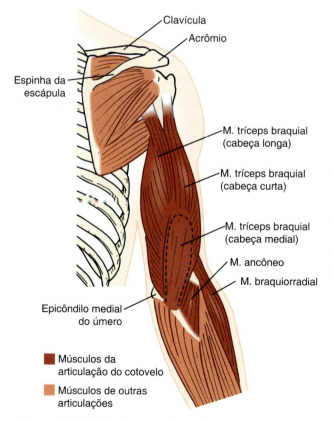

Figura 14.17 Músculos posteriores do cotovelo. As linhas pontilhadas indicam a parte profunda do músculo tríceps braquial.

O	Cabeça longa: tubérculo infraglenoidal da escápula
	Cabeça curta: inferior ao tubérculo maior no úmero posterior
	Cabeça medial: face posterior do úmero
I	Olécrano
A	Extensão do ombro e extensão do cotovelo
N	Nervo radial (C6-C8)

Músculo ancôneo

A origem do músculo ancôneo, um pequeno músculo triangular, é a face posterior do epicôndilo lateral do úmero (Figura 14.18; ver Figura 14.17). Superficial ao ligamento anular do rádio e abrangendo o cotovelo posteriormente, a inserção é lateral e inferior ao músculo tríceps braquial no olécrano e em algumas fibras do ligamento anular do rádio. A linha de tração é oblíqua e posterior ao cotovelo. O músculo ancôneo estende o cotovelo. O ligamento anular do rádio apresenta fibras que se unem às fibras da cápsula articular do cotovelo. Portanto, quando o músculo ancôneo se contrai, ele pode puxar o ligamento anular do rádio e, assim, indiretamente a cápsula articular. Essa ação pode evitar que a cápsula articular entre na fossa do olécrano durante a extensão do cotovelo.

O	Epicôndilo lateral do úmero
I	Lateral e inferior ao músculo tríceps braquial no olécrano
	Algumas fibras no ligamento anular do rádio
A	Extensão do cotovelo
	Pode retrair a cápsula articular do impacto durante a extensão do cotovelo
N	Nervo radial (C6-C8)

Músculo pronador redondo

O músculo pronador redondo é um músculo superficial que abrange a parte anterior do cotovelo, mas é profundo ao músculo braquiorradial em sua inserção (Figura 14.19; ver Figura 14.15). A origem do músculo pronador redondo é o epicôndilo medial do úmero e a face medial do processo coronoide da ulna. Abrangendo anterior e diagonalmente o cotovelo, a inserção é na face lateral no ponto médio do eixo do rádio. A linha de tração é oblíqua de proximal e medial para distal e lateral. O músculo pronador redondo prona o antebraço e flexiona o cotovelo. O músculo pronador redondo, juntamente com o músculo pronador quadrado, produz a pronação do antebraço.

Aplicação clínica 14.3

Quando empurrar serve para impulsionar

Ao empurrar uma criança em um balanço, um adulto estende os cotovelos enquanto simultaneamente flexiona os ombros. O músculo tríceps braquial é um extensor do cotovelo e do ombro. Essa combinação de movimentos requer um comprimento relativamente menor do músculo tríceps braquial ao estender o cotovelo ("encurta no cotovelo") e um comprimento relativamente maior ao estender o ombro ("alonga no ombro").

Como os músculos alongam ou encurtam ao longo de todo o comprimento, o efeito total de "encurtar" e "alongar" é manter o músculo tríceps braquial no ponto médio de seu comprimento. Manter o músculo tríceps braquial neste comprimento com esta combinação de movimentos significa que o músculo está no ponto mais eficaz dentro da sua curva de comprimento-tensão, gerando então grande força.

Curiosamente, a atividade de empurrar, que usa o músculo tríceps braquial, é mais eficaz quando o antebraço está em pronação. Isso ocorre mesmo que o músculo tríceps braquial não seja afetado pela posição do antebraço.

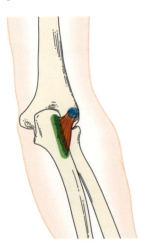

Figura 14.18 Músculo ancôneo (vista posterior).

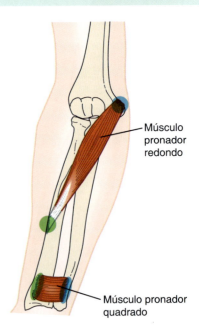

Figura 14.19 Músculos pronadores (vista anterior).

O	Epicôndilo medial do úmero e processo coronoide da ulna
I	Face lateral do rádio em seu ponto médio
A	Pronação do antebraço e flexão do cotovelo
N	Nervo mediano (C6, C7)

Músculo pronador quadrado

O músculo pronador quadrado é um músculo quadrilátero pequeno e plano localizado profundamente na face anterior do antebraço distal (ver Figuras 14.15 e 14.19). A origem do músculo pronador quadrado é o quarto distal anterior da ulna e a inserção é no quarto distal anterior do rádio. Sua linha de tração é horizontal. O músculo pronador quadrado prona o antebraço atuando na articulação radiulnar distal. O músculo pronador quadrado, junto com o músculo pronador redondo, produz a pronação do antebraço. A direção das fibras musculares também impede a separação do rádio e da ulna.

O	Quarto distal anterior da ulna
I	Quarto distal anterior do rádio
A	Pronação do antebraço
	Estabiliza a articulação radiulnar distal
N	Nervo mediano (C8, T1)

Músculo supinador

O músculo supinador situa-se profundamente aos extensores do carpo e ao músculo braquiorradial perto de suas origens (Figuras 14.20 e 14.21). A origem do músculo supinador é posterior no epicôndilo lateral

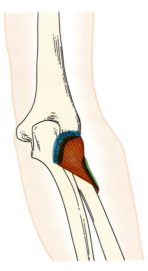

Figura 14.20 Músculo supinador (vista posterior).

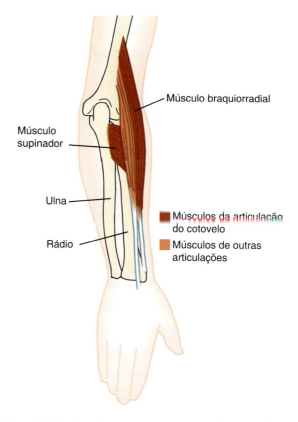

Figura 14.21 O músculo supinador, um músculo profundo, em relação aos músculos circundantes. Os músculos extensores do carpo e da mão, superficiais ao músculo supinador, não estão incluídos.

do úmero, no ligamento colateral radial e no ligamento anular do rádio (ver Figura 14.12). Abrangendo a articulação do cotovelo lateralmente e envolvendo a extremidade proximal do rádio, a inserção é na face anterior proximal do rádio. Sua linha de tração é diagonal de proximal e lateral para distal e medial. O músculo supinador supina o antebraço e flexiona o cotovelo (Figura 14.22).

O	Epicôndilo lateral do úmero e ulna adjacente
I	Face anterior do rádio proximal
A	Supinação do antebraço e flexão do cotovelo
N	Nervo radial (C6)

Resumo da inervação

A Tabela 14.5 apresenta a inervação dos músculos do cotovelo e do antebraço. Os nervos terminais do plexo braquial inervam todos os músculos do cotovelo. O nervo musculocutâneo inerva os músculos do braço

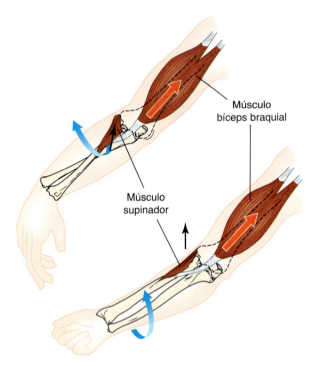

Figura 14.22 Os músculos supinador e bíceps produzem supinação, seja individualmente, seja em combinação (vista anterior).

anterior que flexionam o cotovelo. Passando pela axila e descendo ao longo da parte proximal do úmero, o nervo radial espirala ao redor do eixo médio do úmero, inervando então os músculos extensores, e à face posterior do braço, do antebraço e da mão. O nervo mediano desce o úmero anteriormente, fornecendo ramos para os músculos pronadores. A Tabela 14.6 apresenta a inervação segmentar dos músculos do cotovelo e do antebraço.

Patologias comuns

A **epicondilite lateral**, ou **cotovelo de tenista**, é uma condição de uso excessivo que afeta o tendão extensor comum em sua inserção no epicôndilo lateral do úmero. O músculo extensor radial curto do carpo é particularmente afetado. É comum em indivíduos que usam movimentos repetitivos de extensão do carpo.

Epicondilite medial, cotovelo do jogador de golfe e **cotovelo da liga infantil** são condições inflamatórias do tendão flexor comum em sua inserção no epicôndilo medial. Todas são condições de uso excessivo com sintomas de sensibilidade sobre o epicôndilo medial e dor durante a flexão resistida do carpo. O cotovelo do jogador

Tabela 14.5 Inervação dos músculos do cotovelo e do antebraço.		
Músculo	Nervo	Segmento espinal
Braquial	Musculocutâneo	C5, C6
Bíceps braquial	Musculocutâneo	C5, C6
Braquiorradial	Radial	C5, C6
Tríceps braquial	Radial	C6–C8
Ancôneo	Radial	C6–C8
Pronador redondo	Mediano	C6, C7
Pronador quadrado	Mediano	C8, T1
Supinador	Radial	C6

Tabela 14.6 Inervação segmentar do cotovelo e do antebraço.					
Músculo	Nível da medula espinal				
	C5	C6	C7	C8	T1
Bíceps braquial	X	X			
Braquial	X	X			
Braquiorradial	X	X			
Supinador		X			
Pronador redondo		X	X		
Tríceps braquial		X	X	X	
Ancôneo		X	X	X	
Pronador quadrado				X	X

de golfe está especificamente relacionado ao balanço de um taco de golfe. O cotovelo da liga infantil está especificamente relacionado ao arremesso repetitivo praticado por jogadores de beisebol jovens que não atingiram a maturidade esquelética. O movimento de arremesso coloca um estresse em valgo no cotovelo, causando compressão lateral e distração medial da articulação.

Cotovelo puxado, ou **cotovelo de babá**, é uma condição observada em crianças menores de 5 anos que experimentaram uma intensa força de tração repentina no antebraço. Isso geralmente ocorre quando um adulto puxa repentinamente o braço da criança ou a criança cai do colo de um adulto enquanto é segurada pela mão. Essa força faz com que a cabeça do rádio se solte de dentro do ligamento anular do rádio. A subluxação ocorre quando o ligamento anular do rádio é torcido e a cabeça do rádio se move dentro do ligamento anular do rádio. A luxação ocorre quando o ligamento anular do rádio é torcido ou rompido e a cabeça do rádio permanece fora do ligamento anular do rádio.

A **luxação do cotovelo** ocorre quando uma grande força é aplicada quando o cotovelo é levemente flexionado. Isso faz com que a ulna deslize posteriormente à extremidade distal do úmero. As luxações do cotovelo são extremamente dolorosas. Devido à configuração óssea apertada da articulação umeroulnar, a luxação do cotovelo requer a aplicação de uma grande força.

As **fraturas supracondilares** ocorrem quando um indivíduo cai sobre o membro superior estendido. A força compressiva transmitida pelo antebraço até a extremidade distal do úmero causa fraturas proximais aos côndilos. O perigo das fraturas supracondilares e das luxações do cotovelo é o dano potencial à artéria braquial quando ela passa pela fossa cubital. Danos à artéria braquial podem resultar em isquemia do músculo e de outros tecidos moles do cotovelo e do antebraço.

A dor de "bater a ponta do cotovelo" não vem de um osso, mas da **compressão do nervo ulnar** contra o epicôndilo medial do úmero. O nervo ulnar é superficial, uma vez que abrange o cotovelo medialmente entre o olécrano e o epicôndilo medial. Um impacto sobre o nervo pode causar dor, dormência e formigamento na face medial da mão e no quarto e quinto dedos.

Autoavaliação

Questões sobre anatomia geral

1. Qual das opções a seguir é uma articulação em dobradiça?
   a. Umeroulnar
   b. Radiulnar
   c. Umerorradial

2. Quais movimentos artrocinemáticos ocorrem nas seguintes articulações?
   a. Umeroulnar
   b. Umerorradial
   c. Radiulnar proximal

3. Liste os músculos multiarticulares do cotovelo e as articulações que eles abrangem.

Músculos	Articulações

4. Qual movimento artrocinemático ocorre na articulação umerorradial durante a supinação e a pronação?

5. Qual flexor do cotovelo e qual pronador do antebraço não se liga ao úmero?

6. Qual músculo do cotovelo conecta a escápula a:
   a. Ulna?
   b. Rádio?

7. Qual combinação de movimentos do membro superior coloca o músculo bíceps braquial na posição de:
   a. Insuficiência ativa?
   b. Insuficiência passiva?

8. Qual combinação de movimentos do membro superior coloca o músculo tríceps braquial na posição de:
   a. Insuficiência ativa?
   b. Insuficiência passiva?

9. Durante a supinação e a pronação, qual osso do antebraço é estável e qual é móvel?

10. O uso de um dispositivo de assistência ambulatorial, como um andador ou muletas, é considerado uma configuração de cadeia cinética aberta ou fechada para o membro superior?

Autoavaliação (*continuação*)

11. Que força o músculo bíceps braquial exerce sobre o cotovelo quando:
    a. Inicia a flexão a partir da extensão total?
    b. Em flexão total do cotovelo?
    c. Por quê?

Questões sobre atividade funcional

1. Quando o antebraço está na posição intermediária:
    a. Qual(is) músculo(s) do cotovelo está(ão) ativo(s) para levantar uma xícara de café da mesa?
    b. Que tipo de contração é realizada?

2. Quando o antebraço está em supinação:
    a. Qual(is) músculo(s) do cotovelo está(ão) ativo(s) ao colocar uma folha de papel sobre a mesa?
    b. Que tipo de contração é realizada?

3. Começando com o ombro flexionado a 180 graus, o indivíduo segura a gola da camiseta na parte posterior do pescoço e a puxa para fora.
    a. Qual(is) músculo(s) do cotovelo abaixa(m) a mão para agarrar a camisa?
    b. Que tipo de contração é realizada pelo(s) músculo(s) identificado(s) na opção a?
    c. Qual(is) músculo(s) do cotovelo puxa(m) a camisa?
    d. Que tipo de contração é realizada pelo(s) músculo(s) identificado(s) na opção c?

4. Para ficar de pé após sentar-se em uma cadeira, um indivíduo empurra os apoios de braços para iniciar o movimento.
    a. Esta é uma atividade de cadeia cinética aberta ou fechada?
    b. Qual movimento do cotovelo é usado?
    c. Qual(is) músculo(s) do cotovelo realiza(m) esse movimento?
    d. Que tipo de contração é realizada?

5. Um indivíduo está atrás de um cortador de grama. Segurando o cabo, ele empurra o cortador para frente.
    a. Qual é a posição do antebraço quando o cabo do cortador é segurado?
    b. À medida que o cortador é empurrado para a frente, qual movimento do cotovelo é usado?
    c. Qual(is) músculo(s) do cotovelo realiza(m) o movimento?
    d. Que tipo de contração é realizada?

Questões sobre exercícios clínicos

1. Um indivíduo apresenta fraqueza nos músculos tríceps braquial e braquiorradial. Qual nervo periférico provavelmente está envolvido?

2. Um indivíduo está deitado no chão para realizar uma flexão colocando as mãos com as palmas voltadas para baixo na altura dos ombros.
    a. Uma flexão é uma atividade de cadeia cinética aberta ou fechada?
    b. Qual movimento do cotovelo ocorre durante o movimento de elevação da flexão?
    c. Qual(is) músculo(s) realiza(m) o movimento de elevação?
    d. Que tipo de contração é realizada?
    e. Qual movimento do cotovelo ocorre durante o movimento de abaixamento da flexão?
    f. Qual(is) músculo(s) realiza(m) o movimento de abaixamento?
    g. Que tipo de contração é realizada?

3. Para exercitar apenas o músculo supinador:
    a. Qual músculo deve ser colocado em desvantagem?
    b. Qual posição do cotovelo colocará esse músculo em desvantagem?

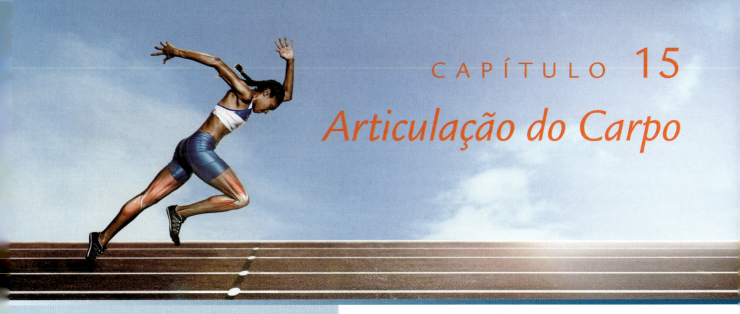

CAPÍTULO 15
Articulação do Carpo

Introdução, 243

Movimentos, 244

Ossos e pontos de referência, 245

Articulações, 246

Ligamentos, 246

Estruturas especiais, 247

Músculos, 248

Resumo da inervação, 252

Patologias comuns, 252

Autoavaliação, 255

Introdução

O complexo do carpo (punho) proporciona a mobilidade e a estabilidade necessárias para que a mão consiga agarrar e manipular objetos. O carpo é a articulação entre o rádio e os ossos carpais. A ulna não se articula diretamente com os ossos carpais. Além disso, a articulação mediocarpal é apresentada como parte do carpo porque os movimentos desta articulação estão associados aos movimentos radiocarpais. Os músculos que produzem o movimento do carpo abrangem os carpos e se inserem nos metacarpos. As articulações carpometacarpais são apresentadas no Capítulo 16. A Figura 15.1 ilustra a relação entre esses três conjuntos de articulações.

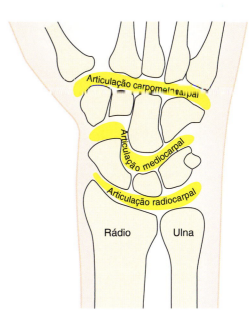

Figura 15.1 Articulações do carpo esquerdo (vista anterior).

Movimentos

Existem dois graus de liberdade no carpo: flexão/extensão e desvio radial/ulnar (Figura 15.2). A pronação e a supinação, movimentos que mudam a orientação da palma da mão de anterior para posterior (e vice-versa) e em qualquer lugar intermediário, ou palma para cima a palma para baixo (e vice-versa) e em qualquer lugar intermediário, ocorrem nas articulações radiulnares proximal e distal do antebraço.

A flexão e a extensão ocorrem dentro de um plano sagital e em torno de um eixo frontal. A amplitude do movimento de flexão vai de 0 a 80 graus e a amplitude do movimento de extensão vai de 0 a 70 graus. A capacidade de flexão é maior que a de extensão devido à angulação da extremidade distal do rádio, em que a face posterior é mais distal que a face anterior. O desvio radial é o movimento lateral da mão (abdução) na articulação radiocarpal, e o desvio ulnar é o movimento medial da mão (adução) na mesma articulação. Ambos os movimentos ocorrem dentro de um plano frontal e em torno de um eixo sagital. A amplitude de movimento do desvio radial vai de 0 a 20 graus, e a amplitude de movimento do desvio ulnar vai de 0 a 30 graus. A quantidade de desvio ulnar é maior que a do desvio radial devido à angulação da extremidade distal do rádio, em que a face lateral é mais distal que a face medial. A circundução do carpo, um movimento circular em forma de cone, é uma combinação dos quatro movimentos. A Tabela 15.1 apresenta a amplitude de movimento da articulação radiocarpal.

Tabela 15.1 Amplitude dos movimentos osteocinemáticos.

Articulação	Flexão	Extensão	Desvio ulnar	Desvio radial
Radiocarpal	0 a 80	0 a 70	0 a 30	0 a 20

A face proximal da articulação radiocarpal – a extremidade distal do rádio – é côncava. A face articular distal é formada pelos ossos carpais na fileira proximal e é convexa. Portanto, aplicam-se as regras côncavo/convexo do movimento artrocinemático. Durante a flexão, os ossos carpais rolam anteriormente e deslizam posteriormente. Durante a extensão, ocorrem movimentos artrocinemáticos opostos. Durante o desvio radial, os ossos carpais rolam lateralmente (em direção ao lado radial) e deslizam medialmente (em direção ao lado ulnar) (Figura 15.3). Durante o desvio ulnar ocorrem movimentos artrocinemáticos opostos (Tabela 15.2).

Como resultado da tensão sobre os ligamentos e a cápsula articular, a sensação final de todos os movimentos do carpo, exceto o desvio radial, é firme. A sensação final do desvio radial é rígida, e resulta do contato ósseo entre o processo estiloide do rádio e o osso escafoide (carpo). A Tabela 15.3 apresenta a classificação do sistema articular e as características artrocinemáticas do carpo.

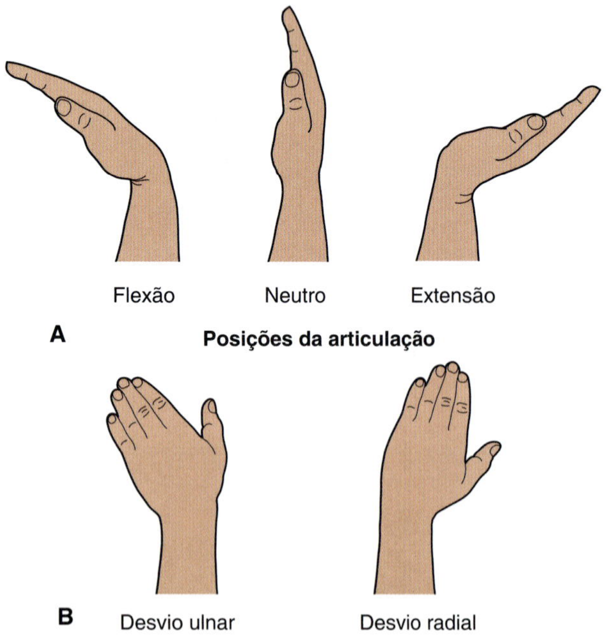

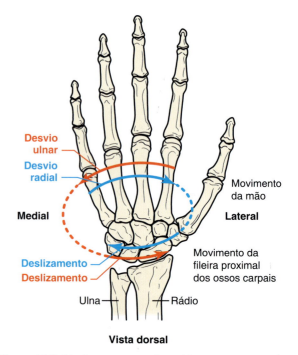

Figura 15.2 A. Movimentos no plano sagital do carpo. **B.** Movimentos no plano frontal do carpo.

Figura 15.3 Movimentos artrocinemáticos que acompanham os desvios radial e ulnar.

Tabela 15.2 Movimentos osteocinemáticos e artrocinemáticos do carpo.

Movimento	Distal*	Girar	Rolar	Deslizar
Flexão	Oposto			
Extensão	Oposto			
Desvio ulnar	Oposto			
Desvio radial	Oposto			

*Movimento da extremidade distal do osso em relação à regra côncavo/convexo.

Tabela 15.3 Classificação do sistema articular e características artrocinemáticas do carpo.

Articulação	Cadeia fechada	Cadeia aberta	Sensação final	Padrão capsular
Radiocarpal	Extensão total, desvio radial	Flexão/extensão neutras	Firme*	Igual em todas as direções

*Exceto o desvio radial, que tem uma sensação final rígida.

Ossos e pontos de referência

Os ossos carpais consistem em duas fileiras de quatro ossos carpais cada e o rádio (Figura 15.4). Os pontos de referência do úmero proximal e do antebraço proximal, apresentados nos Capítulos 13 e 14, não são abordados aqui. Três pontos de referência ósseos do úmero distal e dois do antebraço distal são apresentados novamente aqui devido ao seu papel direto no funcionamento da articulação radiocarpal. Os pontos de referência das extremidades proximais dos ossos metacarpais – ossos da mão – são apresentados porque funcionam como pontos de fixação distal (inserções) para os músculos que produzem os movimentos do carpo. O Capítulo 16 disponibiliza informações adicionais sobre os ossos e os pontos de referência da mão.

Ossos carpais

Fileira proximal (lateral para medial):
Escafoide > semilunar > piramidal > pisiforme

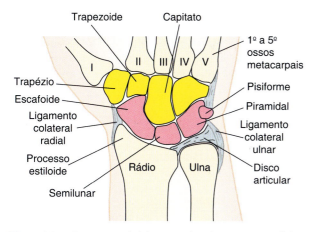

Figura 15.4 Ossos carpais (vista anterior da mão esquerda).

Fileira distal (lateral para medial)
Trapézio > trapezoide > capitato > hamato

Hâmulo do osso hamato
Projeção na face anterior do hamato.

Pontos de referência ósseos do úmero distal

Epicôndilo medial
Face medial da extremidade distal. Imediatamente proximal e medial à tróclea do úmero. Maior e mais proeminente que o epicôndilo lateral (ver Figura 14.7).

Fixação para os músculos pronador redondo, flexor ulnar do carpo, flexor radial do carpo, palmar longo e tendão flexor comum.

Epicôndilo lateral
Face lateral da extremidade distal. Imediatamente proximal e lateral ao capítulo do úmero (ver Figura 14.7).

Fixação para os músculos ancôneo, supinador, extensor radial curto do carpo, extensor ulnar do carpo e tendão extensor comum.

Crista supraepicondilar lateral
Crista que se estende proximalmente a partir do epicôndilo lateral (ver Figura 14.7).

Fixação para os músculos braquiorradial e extensor radial longo do carpo.

Pontos de referência ósseos da ulna e do rádio distais

Processo estiloide da ulna
Protuberância pontiaguda na face posteromedial na extremidade distal (ver Figura 14.8).

Fixação para o ligamento colateral ulnar.

Processo estiloide do rádio

Protuberância arredondada na face posterolateral da extremidade distal (ver Figura 14.9).

Fixação para o ligamento colateral radial.

Pontos de referência ósseos dos ossos metacarpais

Base

Extremidade proximal de cada osso metacarpal (ver Figuras 15.1 e 15.4). Articula-se com a fileira distal dos ossos carpais.

Fixação para os músculos extensor radial longo do carpo (osso metacarpal II), flexor radial do carpo (ossos metacarpais II e III), extensor radial curto do carpo (osso metacarpal III), flexor ulnar do carpo e extensor ulnar do carpo (osso metacarpal V).

Cabeça

Extremidade distal do osso metacarpal.

Articula-se com a falange proximal (ver Figura 15.3).

Articulações

Existem duas articulações primárias dentro do complexo do carpo: (1) a articulação entre o rádio e a fileira proximal dos ossos carpais (*articulação radiocarpal*) e (2) a articulação entre as fileiras proximal e distal dos ossos carpais (*articulação mediocarpal*). Cada um dos oito ossos carpais também se articula com os ossos carpais adjacentes (*articulações intercarpais*). Além disso, a fileira distal dos ossos carpais articula-se com a base dos ossos metacarpais, que são articulações da mão (ver Capítulo 16).

A **articulação radiocarpal** (ver Figura 15.1), uma articulação sinovial, é classificada como uma **articulação bicondilar** biaxial, pois permite flexão/extensão e desvio radial/ulnar. A face proximal da articulação consiste na extremidade distal do rádio e um disco fibrocartilagíneo triangular denominado **disco articular**. A face distal da articulação consiste no escafoide, no semilunar e no piramidal. O disco articular está ligado ao rádio, mas a maior parte do disco está localizada entre o piramidal e a ulna. Assim, o disco articular faz parte da articulação radiocarpal. No fim da amplitude de movimento do desvio ulnar, o deslizamento lateral associado ao giro medial dos ossos carpais no rádio coloca o piramidal em contato com a extremidade distal do rádio. Devido à sua localização anterior ao piramidal, o pisiforme não é considerado parte da articulação.

A **articulação mediocarpal** está localizada entre as duas fileiras de ossos carpais (ver Figuras 15.1 e 15.4). As faces articulares distais da fileira proximal formam uma superfície côncava e as faces proximais da fileira distal formam uma superfície convexa. O capitato articula-se com o semilunar proximalmente e com o escafoide lateralmente. A face proximal do capitato é convexa e se ajusta à concavidade formada pelas faces distais do escafoide, do semilunar e do piramidal. Esta articulação côncava/convexa "trava" a fileira distal dos ossos carpais na fileira proximal.

As **articulações intercarpais** são aquelas entre os ossos carpais adjacentes (ver Figuras 15.1 e 15.4). Como os formatos dos ossos carpais são irregulares, as articulações intercarpais são classificadas como articulações planas não axiais. Os movimentos artrocinemáticos de deslizamento em cada uma dessas articulações contribuem coletivamente para os movimentos do carpo.

As **articulações carpometacarpais (CMC)** são aquelas entre a fileira distal dos ossos carpais e a base de cada osso metacarpal (ver Figuras 15.1 e 15.4). Essas articulações não são consideradas parte do carpo e são apresentadas no Capítulo 16.

Estruturalmente, os ossos carpais formam um arco medial/lateral com uma concavidade anterior (palmar). Os ligamentos que abrangem a face anterior do arco criam o *túnel do carpo*. O nervo mediano e os tendões flexores extrínsecos dos dedos (ver Capítulo 16) passam através do túnel do carpo. Uma função do túnel do carpo é evitar o "encordoamento" dos tendões flexores extrínsecos dos dedos durante a flexão do carpo e dos dedos. O túnel é um espaço pequeno e fechado, deixando então um espaço limitado para inchaço antes que o nervo mediano e os tendões flexores sejam comprimidos.

Ligamentos

Cada uma das quatro faces do carpo é sustentada por um ligamento primário. Além disso, existem numerosos pequenos ligamentos que sustentam as articulações intercarpais.

Cápsula articular

Inclui a articulação radiocarpal e o disco articular. Também envolve a extremidade distal da ulna, embora ela não faça parte da articulação do carpo.

Reforçada pelos ligamentos colaterais radial e ulnar e pelos ligamentos radiocarpais palmar e dorsal.

Ligamento colateral radial

Fixa-se ao processo estiloide do rádio e aos ossos escafoide e trapézio (Figura 15.5; ver Figura 15.4).
Reforça a face lateral da cápsula articular.
Limita o desvio ulnar.

Ligamento colateral ulnar

Fixa-se ao processo estiloide da ulna, como também ao pisiforme e ao piramidal (ver Figuras 15.4 e 15.5).
Reforça a face medial da cápsula articular.
Limita o desvio radial.

Ligamento radiocarpal palmar

Ligamento largo e espesso.
Reforça a face palmar da cápsula. Fixa-se à face anterior do rádio distal e às faces palmares dos ossos carpais proximais e capitato (ver Figura 15.5).
Limita a extensão do carpo.

Ligamento ulnocarpal palmar

Ligamento largo e espesso.
Fixa-se à face anterior da ulna distal e às faces palmares dos ossos carpais proximais (ver Figura 15.5). Alguns especialistas consideram este ligamento parte do ligamento radiocarpal palmar.
Reforça a face palmar da cápsula articular.
Limita a extensão do carpo.

Ligamento radiocarpal dorsal

Fixa-se à face dorsal do rádio distal e às faces dorsais do escafoide, do semilunar e do piramidal (Figura 15.6).
Reforça a face posterior da cápsula articular.
Limita a flexão do carpo.

Ligamento transverso do carpo

Fixa-se ao pisiforme e ao hâmulo do osso hamato medialmente, como também ao escafoide e ao trapézio lateralmente (Figura 15.7).
Contínuo ao retináculo dos músculos flexores.
Forma a face palmar (teto) do túnel do carpo.

Estruturas especiais

Disco articular

Disco fibrocartilagíneo triangular entre a ulna e a fileira proximal dos ossos carpais (ver Figura 15.4). Fixa-se à incisura ulnar do rádio, à base do processo estiloide da ulna, e aos ligamentos radiocarpais palmar e dorsal.
Articula-se com os ossos piramidal e semilunar.
Atua como amortecedor entre a ulna distal, o piramidal e o semilunar.
Estabiliza a articulação radiulnar distal durante os movimentos de supinação/pronação.

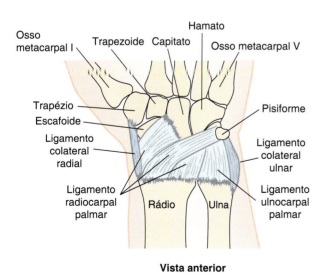

Figura 15.5 Ligamentos da mão (vista anterior da mão esquerda).

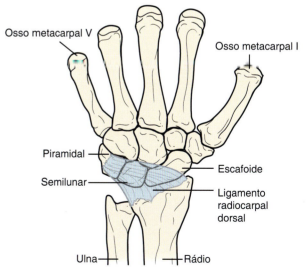

Figura 15.6 Ligamento radiocarpal dorsal (mão esquerda). Observe que alguns ligamentos dorsais foram omitidos.

Aponeurose palmar

Fáscia triangular superficial e espessa localizada na face palmar do carpo (Figura 15.8).
   Cobre os tendões dos músculos extrínsecos.
   Fornece proteção às estruturas do carpo e da mão.
   Inserção distal do músculo palmar longo.

Retináculo dos músculos flexores

Faixa fibrosa horizontal de tecido conjuntivo na face palmar do carpo (Figura 15.9; ver Figura 15.7). A margem distal funde-se com o ligamento transverso do carpo. Fixa-se aos processos estiloides do rádio e da ulna.
   Mantém os tendões flexíveis próximos ao carpo.
   Mantém o arco dos ossos carpais.

Retináculo dos músculos extensores

Faixa fibrosa horizontal de tecido conjuntivo na face dorsal do carpo (Figura 15.10). Fixa-se medialmente ao processo estiloide da ulna, ao pisiforme e ao piramidal, e lateralmente ao processo estiloide do rádio.
   Mantém os tendões extensores próximos ao carpo.

Músculos

Apenas dois músculos do carpo, o flexor ulnar do carpo e o palmar longo, fixam-se às estruturas do carpo. Todos os outros músculos que produzem movimentos no carpo abrangem o carpo desde o úmero até os ossos metacarpais ou as falanges da mão (ver Capítulo 16). Com exceção do músculo extensor radial longo do carpo, as origens dos músculos que produzem os movimentos do carpo são os epicôndilos medial e lateral do úmero. Todos os músculos que produzem o movimento no carpo são multiarticulares.

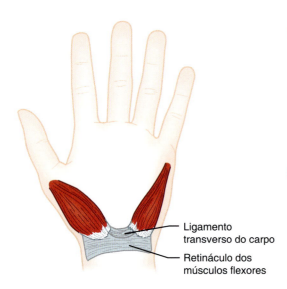

Figura 15.7 Ligamento transverso do carpo e retináculo dos músculos flexores (vista anterior).

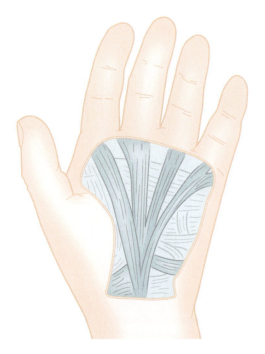

Figura 15.8 Aponeurose palmar (vista anterior).

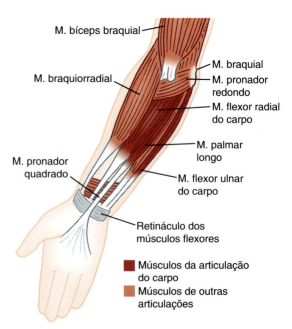

Figura 15.9 Músculos do antebraço (vista anterior).

Os pequenos epicôndilos do úmero não têm área de superfície suficiente para acomodar todas as inserções musculares. Para fornecer fixação para esses músculos, um tendão comum surge de cada epicôndilo do úmero. Servindo como fixação proximal para vários músculos, cada tendão comum se divide em vários músculos. O **tendão flexor comum** insere-se no epicôndilo medial do úmero. O **tendão extensor comum** se liga ao epicôndilo lateral do úmero.

Os músculos do carpo têm principalmente linhas de tração verticais. Os músculos que abrangem a face anterior do carpo produzem a flexão, e os músculos que abrangem a face posterior produzem a extensão do carpo. Não existem músculos que por eles mesmos produzam apenas desvio radial ou ulnar. Os desvios ulnar e radial são produzidos pela ação sinérgica dos músculos que abrangem a face medial ou lateral do carpo. Os dois músculos que abrangem a face medial do carpo produzem desvio ulnar, e os dois músculos que abrangem a face lateral do carpo produzem desvio radial.

Embora os músculos flexores e extensores do carpo abranjam o cotovelo, suas linhas de tração estão extremamente próximas do eixo de movimento da articulação do cotovelo. Com um braço de força tão curto, esses músculos produzem pouca ou nenhuma flexão ou extensão do cotovelo. No entanto, por serem músculos multiarticulares, a posição da articulação do cotovelo pode ser considerada ao se testar o comprimento muscular ou ao se alongarem os músculos do carpo.

Músculo flexor ulnar do carpo

O músculo flexor ulnar do carpo é um músculo superficial na face anteromedial do antebraço (Figura 15.11; ver Figura 15.9). A origem do músculo flexor ulnar do carpo é o epicôndilo medial do úmero através do tendão flexor comum, e a inserção é na base do osso metacarpal V e no pisiforme. É o único músculo do carpo ligado ao osso carpal. O músculo flexor ulnar do carpo produz uma combinação de flexão e desvio ulnar do carpo.

O	Epicôndilo medial do úmero através do tendão flexor comum
I	Pisiforme e base do osso metacarpal V
A	Combinação de flexão e desvio ulnar do carpo
N	Nervo ulnar (C8, T1)

Músculo flexor radial do carpo

O músculo flexor radial do carpo é um músculo superficial na linha média da face anterior do antebraço (Figura 15.12; ver Figura 15.9). A origem do músculo flexor

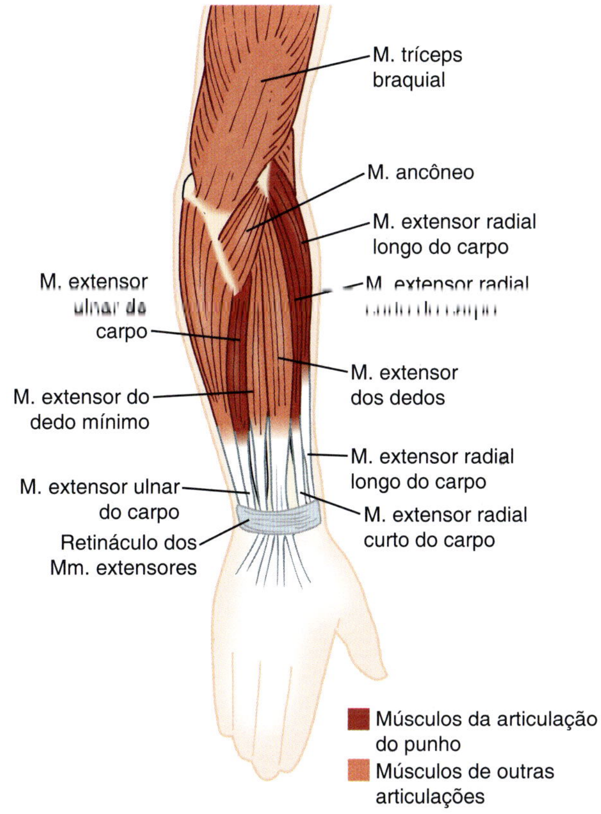

Figura 15.10 Músculos do antebraço (vista posterior).

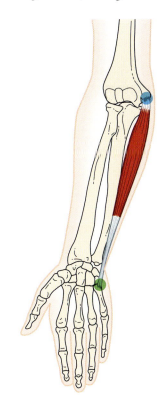

Figura 15.11 Músculo flexor ulnar do carpo (vista anterior).

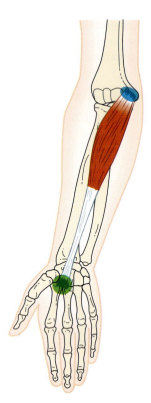

Figura 15.12 Músculo flexor radial do carpo (vista anterior).

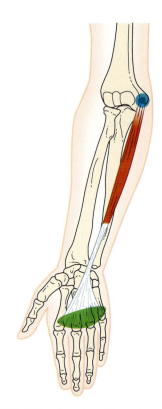

Figura 15.13 Músculo palmar longo (vista anterior).

radial do carpo é o epicôndilo medial do úmero através do tendão flexor comum. Abrangendo na diagonal o antebraço anterior, a inserção é na base dos ossos metacarpais II e III. O músculo flexor radial do carpo produz uma combinação de flexão e desvio radial do carpo.

O	Epicôndilo medial do úmero através do tendão flexor comum
I	Base dos ossos metacarpais II e III
A	Combinação de flexão e desvio radial do carpo
N	Nervo mediano (C6, C7)

Músculo palmar longo

O músculo palmar longo é um músculo superficial na face anterior do antebraço entre os músculos flexor ulnar do carpo e flexor radial do carpo. A origem do músculo palmar longo é o epicôndilo medial do úmero através do tendão flexor comum, e a inserção é na aponeurose palmar (Figura 15.13; ver Figura 15.9). Ele é facilmente identificado na linha média na base do carpo durante a contração. Este músculo é único porque tem apenas uma inserção óssea e não passa sob o retináculo dos músculos flexores. Este músculo está ausente em alguns indivíduos, seja unilateral ou bilateralmente. Como o músculo palmar longo é pequeno, sua ausência não resulta em perda significativa de função. O músculo palmar longo é um flexor do carpo. Devido à sua fixação à aponeurose palmar, o músculo palmar longo pode desempenhar um papel no movimento de fechar a mão em concha.

O	Epicôndilo medial do úmero através do tendão flexor comum
I	Aponeurose palmar
A	Flexão do carpo
N	Nervo mediano (C6, C7)

Músculo extensor radial longo do carpo

O músculo extensor radial longo do carpo é um músculo superficial e o único músculo extensor do carpo que não tem sua origem no epicôndilo lateral do úmero através do tendão extensor comum (Figura 15.14; ver Figura 15.10). O termo *longo* refere-se ao fato de esse músculo se originar proximal ao restante do grupo extensor, daí seu maior comprimento. A origem do músculo extensor radial longo do carpo é imediatamente proximal ao epicôndilo lateral na crista supraepicondilar lateral. Passando ao longo da face posterolateral do antebraço e sob dois tendões dos músculos do polegar e

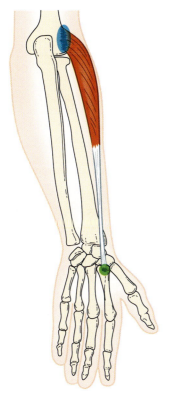

Figura 15.14 Músculo extensor radial longo do carpo (vista posterior).

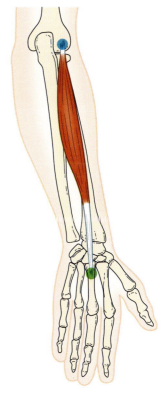

Figura 15.15 Músculo extensor radial curto do carpo (vista posterior).

do retináculo dos músculos extensores, a inserção é na base do osso metacarpal II. O músculo extensor radial longo do carpo produz uma combinação de extensão e desvio radial do carpo.

O	Crista supraepicondilar lateral do úmero
I	Base do osso metacarpal II
A	Combinação de extensão e desvio radial do carpo
N	Nervo radial (C6, C7)

Músculo extensor radial curto do carpo

O músculo extensor radial curto do carpo é medial ao músculo extensor radial longo do carpo (Figura 15.15; ver Figura 15.10). A origem do músculo extensor radial curto do carpo é o epicôndilo lateral do úmero através do tendão extensor comum. Passando ao longo da face posterior do antebraço e sob dois tendões dos músculos do polegar e do retináculo dos músculos extensores, a inserção é na base do osso metacarpal III. O músculo extensor radial curto do carpo estende o carpo e, como sua linha de tração está próxima ao eixo da articulação do carpo para desvio radial, contribui minimamente para esse movimento.

O	Epicôndilo lateral do úmero através do tendão extensor comum
I	Base do osso metacarpal III
A	Extensão do carpo
N	Nervo radial (C6, C7)

Músculo extensor ulnar do carpo

O músculo extensor ulnar do carpo é um músculo superficial na face posterior do antebraço. A origem do músculo extensor ulnar do carpo é o epicôndilo lateral através do tendão extensor comum (Figura 15.16; ver Figura 15.10). Cruzando posteriormente de lateral para medial, passa ao longo do lado medial da parte posterior do antebraço. Abrangendo a face posteromedial do carpo, a inserção é na base do osso metacarpal V. O músculo extensor ulnar do carpo produz uma combinação de extensão e desvio ulnar do carpo.

O	Epicôndilo lateral do úmero através do tendão extensor comum
I	Base do osso metacarpal V
A	Combinação de extensão e desvio ulnar do carpo
N	Nervo radial (C6-C8)

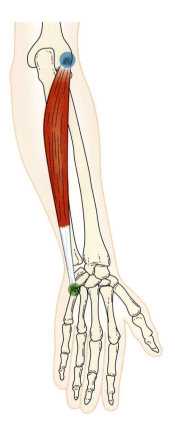

Figura 15.16 Músculo extensor ulnar do carpo (vista posterior).

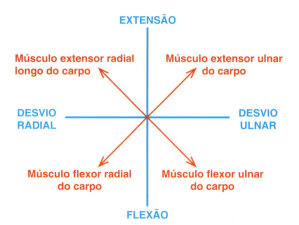

Figura 15.17 A dupla função dos músculos do carpo. Para que o movimento ocorra em um plano cardinal (*linhas azuis*), as ações musculares (*linhas vermelhas com setas indicando a linha de tração*) devem ter seus movimentos indesejados neutralizados.

Resumo da ação muscular

Apenas dois músculos do carpo, os músculos palmar longo e extensor radial curto do carpo, produzem movimentos no plano cardinal. Todos os outros músculos do carpo, agindo de forma independente, produzem combinações de movimentos. Por esta razão, o movimento do plano cardinal requer uma ação sinérgica de pelo menos dois músculos. A flexão requer contração tanto do músculo flexor ulnar do carpo quanto do músculo flexor radial do carpo. O componente de desvio ulnar do músculo flexor ulnar do carpo neutraliza o componente de desvio radial do músculo flexor radial do carpo, e vice-versa. O movimento que permanece é a flexão. A extensão requer contração tanto do músculo extensor ulnar do carpo quanto do músculo extensor radial longo do carpo. Os respectivos componentes dos desvios ulnar e radial desses músculos são neutralizados quando os músculos se contraem simultaneamente, resultando então na extensão no plano cardinal. Os componentes flexores e extensores dos músculos flexor ulnar do carpo e extensor ulnar do carpo neutralizam-se mutuamente, resultando em desvio ulnar. Da mesma forma, os músculos flexor radial do carpo e extensor radial longo do carpo, trabalhando como sinergistas, produzem desvio radial. Estas ações sinérgicas são ilustradas na Figura 15.17.

A Tabela 15.4 apresenta os movimentos e os músculos que produzem esses movimentos no carpo.

Resumo da inervação

O nervo radial inerva os músculos posteriores do carpo. O nervo mediano inerva os músculos anteriores na face lateral (radial) do carpo, e o nervo ulnar inerva os músculos na face medial (ulnar) do carpo. As Tabelas 15.5 e 15.6 apresentam a inervação dos músculos do carpo. Há alguma variação entre as fontes em relação à inervação segmentar.

Patologias comuns

Dois dos ossos mais frequentemente fraturados na articulação do carpo são o escafoide e o rádio. As fraturas podem ocorrer ao se cair sobre o braço estendido. A **fratura de Colles** é uma fratura transversal do rádio distal no nível da metáfise e inclui um deslocamento posterior do fragmento distal. É uma lesão comum em idosos. A **fratura de Smiths** é uma fratura no mesmo local que uma fratura de Colles; entretanto, o fragmento distal é deslocado anteriormente. Uma fratura de Smith geralmente resulta de uma queda sobre o dorso da mão. Uma fratura incompleta do antebraço, conhecida como **fratura "em galho verde"**, geralmente envolve o rádio

Aplicação clínica 15.1

A vantagem de ser destro

A maioria das garrafas, potes e outros recipientes exigem mais força para abrir na primeira vez do que nas vezes subsequentes.

A área da seção transversal do músculo flexor radial do carpo é maior que a área da seção transversal do músculo flexor ulnar do carpo. A área da seção transversal do músculo extensor radial longo do carpo também é maior que a área da seção transversal do músculo extensor ulnar do carpo.

O músculo palmar longo tem uma inserção na linha média do carpo e não contribui para o desvio radial ou ulnar. O músculo extensor radial curto do carpo também tem uma inserção na linha média do carpo e também não contribui para o desvio radial ou ulnar.

Assim, as áreas transversais combinadas dos músculos radiais são maiores do que os músculos ulnares no carpo. Portanto, pode ser gerada uma força maior durante o desvio radial do carpo do que durante o desvio ulnar.

A direção necessária para girar a tampa ao abrir uma garrafa, pote ou outro recipiente é no sentido anti-horário. A capacidade de usar os músculos mais fortes do desvio radial é beneficiada *se você for destro*. Se você for canhoto, pode precisar de um abridor Gilhoolie.*

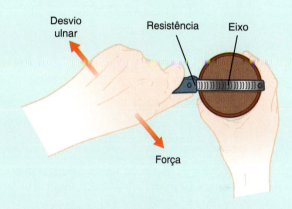

Figura 1 Um abridor Gilhoolie sendo usado por um indivíduo canhoto para abrir a tampa de um pote.

---

*O abridor Gilhoolie é uma ferramenta que atua como uma alavanca de segunda classe (E > R > F) e é usado para agarrar um objeto que deve ser girado. O eixo (E) é o centro da tampa, a resistência (R) é o atrito da tampa ou a tampa na borda do pote ou da garrafa, e a força (F) é o esforço muscular aplicado na alça do Gilhoolie. Um braço de força mais longo que o braço de resistência oferece uma vantagem mecânica, o que facilita a abertura da garrafa ou do frasco.

Tabela 15.4 Movimentos e músculos do carpo.

Movimentos	Músculos
Flexão	Flexor radial do carpo, flexor ulnar do carpo, palmar longo
Extensão	Extensores radiais longo e curto do carpo, extensor ulnar do carpo
Desvio radial	Flexor radial longo do carpo, extensor radial longo do carpo
Desvio ulnar	Flexor ulnar do carpo, extensor ulnar do carpo

Tabela 15.5 Inervação dos músculos do carpo.

Músculo	Nervo	Segmento espinal
Extensor radial longo do carpo	Radial	C6, C7
Extensor radial curto do carpo	Radial	C6, C7
Extensor ulnar do carpo	Radial	C6–C8
Flexor radial do carpo	Mediano	C6, C7
Palmar longo	Mediano	C6, C7
Flexor ulnar do carpo	Ulnar	C8, T1

Tabela 15.6 Inervação segmentar dos músculos do carpo.

Músculo	Nível da medula espinal			
	C6	C7	C8	T1
Extensor radial longo do carpo	X	X		
Extensor radial curto do carpo	X	X		
Extensor ulnar do carpo	X	X	X	
Palmar longo	X	X		
Flexor radial do carpo	X	X		
Flexor ulnar do carpo	X	X	X	X

Aplicação clínica 15.2

Sistema de alavanca no carpo

Com o antebraço supinado e o carpo flexionado, o carpo funciona como uma alavanca de terceira classe durante as contrações concêntricas dos músculos flexores do carpo. Um exemplo desta configuração é o transporte de um prato (Figura 2).

A distância entre o eixo de movimento articular (E) e as inserções musculares (F) é um braço de força relativamente curto. A distância entre o eixo de movimento articular (E) e os centros de massa da mão e do prato combinados (e qualquer alimento no prato) (R) é um braço de resistência relativamente mais longo.

Com um braço de resistência mais longo e um braço de força mais curto, os músculos flexores do carpo (E > F > R – alavanca de terceira classe) são capazes de produzir grandes quantidades de velocidade ou amplitude de movimento, ou ambos, em resposta a um pequeno encurtamento do músculo. Como compensação, os músculos flexores do carpo precisam produzir uma quantidade relativamente maior de força para criar a flexão do carpo. Embora o braço de resistência aumente quando mais peso é mantido na mão, o braço de força dos músculos flexores do carpo permanece constante. Ao segurar um objeto plano na mão, como passar um prato pesado sobre a mesa de jantar, os centros de massa combinados da mão, do prato e da comida é mais distal (Figura 3). Este aumento no braço de resistência exige que os músculos do carpo produzam ainda mais força para manter o carpo em uma posição neutra. Portanto, o esforço necessário para retirar o prato após a retirada do alimento é mais fácil do que estendê-lo ao oferecer o alimento.

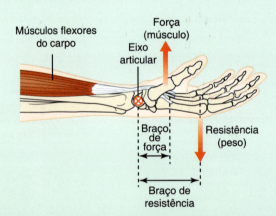

Figura 2 O braço de força é menor que o braço de resistência. É necessária relativamente mais força para criar movimento.

Aplicação clínica 15.2 (continuação)

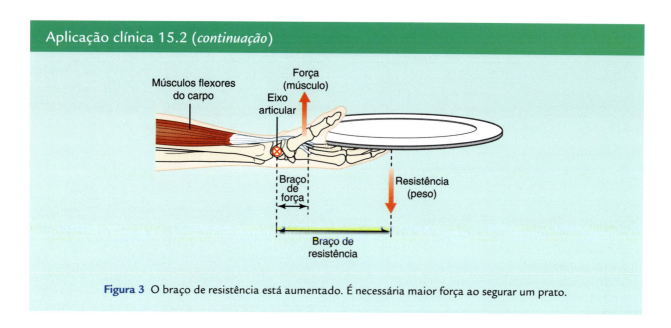

Figura 3 O braço de resistência está aumentado. É necessária maior força ao segurar um prato.

e é mais comum em crianças porque os ossos de uma criança são menos propensos a fraturas do que os ossos de um adulto. O local de uma fratura em galho verde é mais proximal do que o de uma fratura de Colles. Uma **fratura do escafoide** às vezes é acompanhada por danos ao vaso sanguíneo que irriga esse osso. O resultado de uma fratura do escafoide pode ser **necrose avascular** com morte do tecido ósseo.

Um **cisto ganglionar** é um cisto benigno cheio de líquido comumente visto como uma protuberância na face dorsal do carpo. Eles podem aparecer, desaparecer e mudar de tamanho rapidamente. O tratamento só é necessário quando o cisto é doloroso ou interfere na função.

As **entorses de punho** são comuns quando uma pessoa cai com o braço estendido. Na maioria das vezes, a lesão é a hiperextensão do carpo quando a mão atinge o chão primeiro com a palma. Existem muitos pequenos ligamentos no carpo que conectam os ossos carpais. O ligamento que mais frequentemente sofre entorse é o ligamento escafolunar, o ligamento intercarpal interósseo que conecta os ossos escafoide e semilunar.

Autoavaliação

Questões sobre anatomia geral

1. Liste os ossos carpais na articulação radiocarpal em ordem lateral para medial:
   a. Fileira proximal:
   b. Fileira distal:
2. Quais movimentos do carpo ocorrem dentro de:
   a. Um plano sagital em torno de um eixo frontal?
   b. Um plano frontal em torno de um eixo sagital?
3. Descreva a articulação radiocarpal:
   a. Número de eixos de movimento.
   b. Formato da articulação.
4. Qual grupo muscular se insere no epicôndilo medial do úmero?
5. Qual grupo muscular se insere no epicôndilo lateral do úmero?
6. Quais movimentos artrocinemáticos e suas direções ocorrem no carpo durante:
   a. Flexão?
   b. Extensão?
   c. Desvio ulnar?
   d. Desvio radial?
7. Qual(is) estrutura(s) limitam:
   a. Desvio radial?
   b. Desvio ulnar?
8. Por que há mais amplitude de movimento de flexão do carpo do que amplitude de movimento de extensão do carpo?

Autoavaliação (*continuação*)

9. Quais são as sensações finais dos movimentos do carpo?
10. Qual músculo se liga à crista supraepicondilar lateral do úmero?
11. Qual é a função do:
    a. Retináculo dos músculos flexores?
    b. Retináculo dos músculos extensores?

Questões sobre atividade funcional

1. Ao levar o celular à orelha:
    a. Qual é a resistência?
    b. Qual é a força?
    c. Qual movimento do carpo está sendo executado?
    d. Quais músculos estão se contraindo?
    e. Que tipo de contração eles estão realizando?
2. Ao digitar em um teclado de computador convencional:
    a. Qual movimento do carpo a gravidade quer impor?
    b. Quais músculos do carpo se contraem para impedir esse movimento?
    c. Quais movimentos são neutralizados porque esses músculos se contraem simultaneamente?
3. Ao usar um andador com rodas para deambulação:
    a. Qual movimento o andador deseja impor ao carpo?
    b. Quais são as duas tensões impostas nas articulações intercarpais?
4. Ao bater na cabeça de um prego com um martelo:
    a. Qual movimento do carpo está sendo executado?
    b. Quais músculos do carpo realizam esse movimento?
    c. Que tipo de contração esses músculos estão realizando?
5. Ao levantar um martelo em preparação para bater na cabeça de um prego:
    a. Qual movimento do carpo está sendo executado?
    b. Quais músculos do carpo realizam esse movimento?
    c. Que tipo de contração esses músculos estão realizando?

Questões sobre exercícios clínicos

1. Sentado com o antebraço apoiado na coxa, com a palma para cima e segurando um peso na mão, use o carpo para levantar o peso em direção ao teto.
    a. Qual movimento do carpo você está realizando?
    b. Quais músculos estão se contraindo?
    c. Que tipo de contração está sendo realizada?
2. Abaixe lentamente o peso até a posição inicial descrita na Questão 1.
    a. Qual movimento do carpo você está realizando?
    b. Quais músculos estão se contraindo?
    c. Que tipo de contração está sendo realizada?
3. Em pé com o ombro estendido, o braço ao lado do corpo, o cotovelo flexionado e a palma para baixo, segure uma alça de tubo elástico. Para fortalecer os músculos extensores do carpo, você ancoraria a outra extremidade do tubo elástico em um ponto acima ou abaixo do carpo?
4. Ao realizar flexões:
    a. Esta é uma atividade de cadeia cinética aberta ou fechada para o carpo?
    b. Ao levantar o corpo do chão, qual movimento do carpo está sendo realizado?
5. Enquanto está sentado com o antebraço em pronação e a palma da mão apoiada sobre uma mesa:
    a. Quais combinações musculares produzem desvio ulnar?
    b. Para resistir a esse movimento com um elástico, você colocaria o elástico acima do carpo, abaixo do carpo, medialmente ao carpo ou lateralmente ao carpo?
    c. Ainda utilizando o elástico, ao retornar à posição inicial após realizar o desvio ulnar, quais músculos estão se contraindo?
    d. Ainda utilizando o elástico, que tipo de contração está sendo realizada durante o retorno à posição inicial?

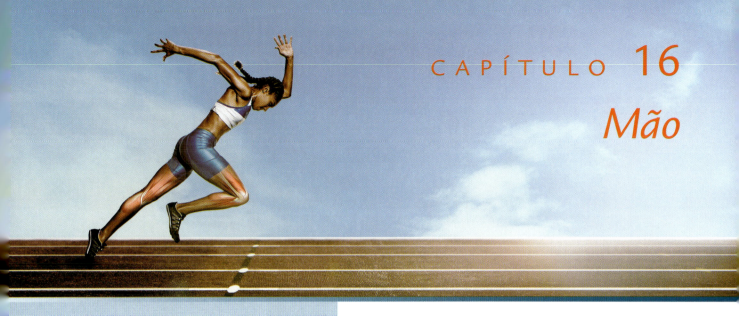

CAPÍTULO 16
Mão

Introdução, 257

Movimentos, 258

Ossos e pontos de referência, 261

Articulações, 263

Arcos, 263

Ligamentos, 264

Estruturas especiais, 264

Músculos, 265

Resumo da inervação, 275

Funções da mão, 275

Patologias comuns, 280

Autoavaliação, 282

Introdução

Dos atos mais simples aos mais complexos, usamos as mãos para realizar um número inesgotável de atividades. Uma função primária da mão é a preensão. **Preensão** é o posicionamento do polegar e dos dedos para agarrar, segurar ou manipular objetos. A capacidade do polegar de realizar oposição aumenta a variedade de preensões e manipulações possíveis. Funções não preênseis também são usadas para manipular o ambiente. Os exemplos de funções não preênseis incluem comunicação, como linguagem de sinais, expressão de emoções, arranhões ou carícias, uso do carpo (punho) como porrete e uso da palma da mão aberta para mover objetos ou empurrar o corpo para cima para ajudar a ficar de pé. As informações sensoriais recebidas da mão são fundamentais para suas funções. As habilidades motoras fornecem os meios para preensão e manipulação. A combinação de funções sensoriais e motoras faz com que a mão seja um aspecto vital da função humana.

A mão é um complexo de múltiplos ossos, ligamentos e músculos, alguns agindo de maneira semelhante e outros agindo de maneira única (Figura 16.1). Aqueles que agem de maneira semelhante produzem os movimentos dos dedos, e aqueles que agem de maneira única produzem os movimentos do polegar. Os movimentos exclusivos do polegar proporcionam o benefício cinesiológico de um polegar opositor, mas os movimentos comuns dos dedos são necessários para tornar o polegar opositor importante. Os princípios da biomecânica e da cinesiologia proporcionam uma compreensão de como as estruturas complexas e os movimentos únicos da mão nos permitem desempenhar funções distintas.

A mão começa nas faces distais dos ossos carpais e é composta pela palma e pelos cinco dedos. A palma é a "base" comum à qual o polegar e os dedos estão presos. Os cinco dedos são denominados *polegar e quatro dedos*. O osso metacarpal I articula-se com o polegar. O osso metacarpal II articula-se com o dedo indicador, que é o

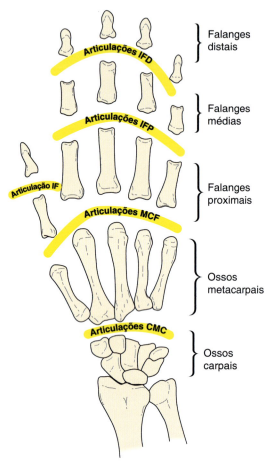

Figura 16.1 Articulações e ossos dos dedos e do polegar (vista anterior).

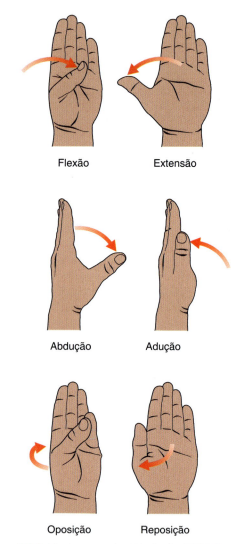

Figura 16.2 Movimentos da articulação CMC do polegar.

segundo dedo. O osso metacarpal III articula-se com o dedo médio, que é o terceiro dedo. O osso metacarpal IV articula-se com o dedo anular, que é o quarto dedo. O osso metacarpal V articula-se com o dedo mínimo, que é o quinto dedo. O polegar é composto por duas falanges, uma proximal e outra distal. Cada um dos demais dedos é composto por três falanges: proximal, média e distal.

Movimentos

Articulação carpometacarpal do polegar

Ao se observarem os movimentos osteocinemáticos do polegar, a posição inicial é com a lateral do polegar apoiada na face anterior do osso metacarpal II. Assim, a ponta do polegar fica voltada medialmente. Esta posição é usada clinicamente e *não é* a posição anatômica.

Os movimentos articulares da articulação carpometacarpal (CMC) do polegar ocorrem dentro de três planos de movimento e em torno de três eixos de movimento. Como resultado dos formatos da superfície e da orientação da articulação CMC, os movimentos de flexão/extensão e de abdução/adução ocorrem em planos diferentes daqueles das outras articulações (Figura 16.2).

A flexão/extensão na articulação CMC do polegar ocorre dentro de um plano frontal (paralelo à palma) e em torno de um eixo sagital. **Flexão** é o movimento do polegar medialmente à palma da mão e em direção ao dedo mínimo. A amplitude do movimento de flexão da CMC do polegar vai de 0 a 15 graus. **Extensão** é o movimento do polegar lateralmente afastando-se da palma e do dedo mínimo. A amplitude do movimento de extensão da CMC do polegar vai de 0 a 20 graus (Tabela 16.1).

Tabela 16.1 Amplitude dos movimentos osteocinemáticos da mão.

Articulação	Flexão	Extensão	Abdução
CMC do polegar	0 a 15	0 a 20	0 a 70
MCF do polegar	0 a 50	0	
IF do polegar	0 a 80	0 a 20	
Segunda à quinta MCF	0 a 90	0 a 45	
Segunda à quinta IFP	0 a 100	0	
Segunda à quinta IFD	0 a 90	0	

A adução/abdução do polegar ocorre dentro de um plano sagital (perpendicular à palma) e em torno de um eixo frontal. **Abdução** é o movimento do polegar para longe da palma. A amplitude do movimento de abdução da CMC do polegar vai de 0 a 70 graus. **Adução** é o movimento do polegar em direção à palma e retornando à posição inicial. A amplitude do movimento de adução da CMC do polegar é de 0 grau porque a adução da articulação CMC do polegar é limitada ao retorno à posição inicial para a abdução da CMC do polegar (ver Tabela 16.1).

Oposição é um movimento no qual as pontas do polegar e do dedo mínimo se movem uma em direção à outra usando uma combinação de flexão e abdução. **Reposição** é um movimento no qual as pontas do polegar e do dedo mínimo se afastam uma da outra usando uma combinação de extensão e adução (ver Figura 16.2). As combinações de flexão/abdução e extensão/adução mais o formato da articulação CMC produzem uma "rotação". O conceito de amplitude de movimento não é usado para medir a oposição. Em vez disso, a distância entre as pontas do polegar e do dedo mínimo é medida em polegadas ou centímetros. Por exemplo, a oposição pode ser registrada como uma oposição total quando as pontas do polegar e do dedo mínimo se tocam, ou medida em polegadas ou centímetros quando a ponta do polegar não consegue alcançar a ponta do dedo mínimo (quinto dedo). Alternativamente, a oposição é medida determinando-se qual ponta de dedo (segundo ao quarto dedo) pode ser tocada pela ponta do polegar.

O movimento de oposição/reposição ocorre dentro de um plano horizontal e em torno de um eixo vertical. Embora seja um movimento planar, a oposição/reposição não é considerada um grau de liberdade. A rotação na articulação CMC do polegar é um movimento passivo, não voluntário. Este tipo de movimento é denominado **movimento acessório**. Um movimento acessório é resultado das características da forma e da orientação da face articular e dos movimentos criados pela contração ativa dos músculos que produzem movimentos diferentes do movimento acessório. Nesse caso, a rotação que é um componente de oposição não é um movimento voluntário, mas é um movimento acessório criado pelas faces articulares em sela da articulação CMC do polegar e pela contração simultânea dos músculos oponentes, flexores e abdutores do polegar. Não existem músculos rotadores CMC específicos do polegar.

A articulação CMC do polegar é uma articulação em selar (Figura 16.3). A face proximal da articulação, o osso trapézio, é côncava no plano sagital e convexa no plano frontal. A face distal da articulação, a base do osso metacarpal I, é côncava no plano frontal e convexa no plano sagital, e cada face realiza seus movimentos artrocinemáticos de acordo com a regra côncavo/convexo. De acordo com a regra côncavo/convexo, o rolamento o deslizamento de uma face articular côncava ocorrem na mesma direção.

Durante a flexão, a face côncava do osso metacarpal rola e desliza medialmente sobre a face convexa do osso trapézio (Tabela 16.2). Durante a extensão, a superfície côncava do osso metacarpal rola e desliza lateralmente sobre a face convexa do osso trapézio. Fiel ao termo

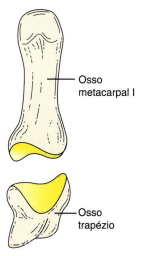

Figura 16.3 O formato em sela da articulação CMC do polegar.

Tabela 16.2 Movimentos osteocinemáticos e artrocinemáticos das articulações MCF e IF.

Movimento	Distal*	Girar	Rolar	Deslizar
Flexão	Mesmo		X	X
Extensão	Mesmo		X	X
Abdução	Mesmo		X	X
Adução	Mesmo		X	X

*Movimento da extremidade distal do osso em relação à regra côncavo/convexo.
A articulação MCF do polegar e todas as articulações IF permitem apenas flexão/extensão.
As articulações MCF dos quatro dedos permitem flexão/extensão e abdução/adução.

articulação selar, a artrocinemática da flexão/extensão é muito parecida com a de um indivíduo que está andando a cavalo e cai (rola) para a direita e desliza para a direita enquanto rola (cai) para fora da sela. Por outro lado, se a pessoa cair (rolar) para a esquerda, ocorrerá o deslizamento para a esquerda.

Durante a abdução/adução, o polegar se move dentro de um plano sagital e em torno de um eixo frontal. Durante a abdução, a base convexa do osso metacarpal I rola anteriormente sobre a face côncava do osso trapézio e desliza na direção posterior. À medida que o polegar se move posteriormente dentro de um plano sagital durante a adução, a base convexa do osso metacarpal I rola posteriormente sobre a face côncava do osso trapézio e desliza na direção anterior. De acordo com a regra côncavo/convexo, o rolamento e o deslizamento de uma face convexa ocorrem em direções opostas. Fiel ao termo articulação selar, a artrocinemática de abdução/adução é muito parecida com a de um indivíduo que está andando a cavalo e cai (rola) para trás e desliza anteriormente. Desta forma, a face côncava anterior/posterior da sela evita que o indivíduo role para trás para fora da sela.

A rotação da articulação CMC do polegar durante a oposição é produzida pela interação do rolamento com o deslizamento durante a combinação dos movimentos de flexão e abdução. As combinações artrocinemáticas de movimentos durante a oposição são rolar nas direções anterior e medial e deslizar nas direções posterior e medial simultaneamente. A rotação durante a reposição é produzida pela interação do rolamento com o deslizamento durante a combinação dos movimentos de extensão e adução. As combinações artrocinemáticas de movimentos durante a reposição são rolar nas direções posterior e lateral e deslizar nas direções anterior e lateral simultaneamente. Essas combinações únicas de movimentos artrocinemáticos que produzem o movimento acessório de rotação ocorrem apenas na articulação selar.

Articulações carpometacarpais dos dedos

As articulações CMC dos dedos (dedos 2 a 5) permitem apenas movimentos mínimos. Os movimentos de deslizamento ocorrem entre os ossos carpais e metacarpais e entre as bases dos ossos metacarpais adjacentes aos quatro dedos (Figura 16.4). O resultado é relativamente mais estabilidade do que mobilidade. A segunda e a terceira articulações CMC têm mobilidade mínima. A quarta CMC permite um pouco mais de movimento. A quinta articulação CMC é a mais móvel dos dedos porque seu formato mais condiloide permite uma pequena oposição do dedo mínimo. O movimento articular da CMC não é mensurável.

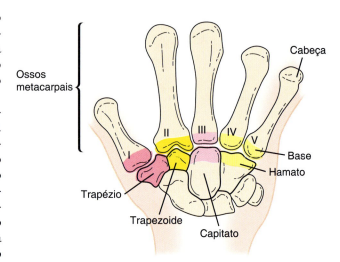

Figura 16.4 Articulações CMC do polegar e dos dedos (vista posterior). Observe as articulações CMC específicas.

Articulações metacarpofalângicas

A articulação metacarpofalângica (MCF) do polegar é uma articulação uniaxial em dobradiça que permite apenas o movimento osteocinemático de flexão/extensão. O movimento ocorre dentro de um plano frontal e em torno de um eixo sagital. Durante a flexão, os movimentos artrocinemáticos de rolamento e deslizamento ocorrem na direção medial à medida que a base côncava da primeira falange se move sobre a extremidade distal convexa do osso metacarpal I (ver Tabela 16.2). A amplitude de movimento da articulação MCF do polegar vai de 0 a 50 graus de flexão e é de 0 grau de extensão (ver Tabela 16.1).

As articulações MCF dos quatro dedos (do segundo ao quinto dedos) são articulações bicondilares biaxiais que permitem o movimento osteocinemático em dois planos. A flexão/extensão ocorre dentro de um plano sagital e em torno de um eixo frontal (Figura 16.5). A amplitude do movimento de flexão/extensão da MCF vai de 0 a 90 graus e de 0 a 45 graus, respectivamente (ver Tabela 16.1). A abdução/adução ocorre dentro de um plano frontal e em torno de um eixo sagital. O dedo médio é o ponto de referência para abdução/adução. O movimento para longe do dedo médio é denominado *abdução* e o movimento em direção ao dedo médio é denominado *adução*. A abdução dos dedos nas articulações MCF ocorre lateralmente para o dedo indicador à medida que ele se afasta do dedo médio e medialmente para os dedos anular e mínimo à medida que se afastam do dedo médio. O dedo médio abduz em ambas as direções porque os movimentos medial e lateral são deslocamentos afastados da linha média da mão. As amplitudes do movimento de abdução e adução não são medidas para as articulações MCF dos dedos.

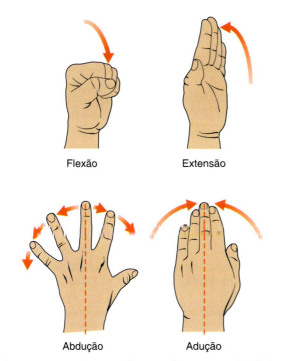

Figura 16.5 Movimentos das articulações MCF dos dedos.

Todas as articulações MCF possuem articulações côncavas/convexas. As bases das falanges proximais são côncavas e as extremidades distais dos ossos metacarpais são convexas; assim, os movimentos artrocinemáticos são semelhantes em cada articulação. Durante a flexão, as falanges rolam e deslizam na mesma direção anteriormente. Durante a extensão, o rolamento e o deslizamento ocorrem posteriormente. Durante a abdução, as falanges rolam e deslizam na mesma direção. A base do dedo indicador rola e desliza lateralmente e as bases dos dedos anular e mínimo rolam e deslizam medialmente durante a abdução. Os movimentos artrocinemáticos do dedo médio seguem o dedo indicador quando o dedo médio é abduzido lateralmente e os dedos anular e mínimo quando o dedo médio é abduzido medialmente. Os movimentos opostos ocorrem durante a adução (ver Tabela 16.2).

Articulações interfalângicas

Todas as articulações interfalângicas (IF) são articulações uniaxiais que permitem apenas os movimentos osteocinemáticos de flexão/extensão. As bases das falanges mais distais são côncavas e as extremidades distais das falanges mais proximais são convexas. O polegar (primeiro dedo) tem apenas uma articulação IF. A articulação IF do polegar é a articulação das falanges proximal e distal, não havendo falange média para o polegar. Cada um dos demais dedos tem duas articulações IF: (1) uma articulação interfalângica proximal (IFP), a articulação das falanges proximal e média de cada dedo; e (2) uma articulação interfalângica distal (IFD), a articulação das falanges média e distal de cada dedo.

A flexão/extensão da articulação IF do polegar ocorre dentro de um plano frontal e em torno de um eixo sagital. A amplitude do movimento de flexão da articulação IF do polegar vai de 0 a 80 graus, e a amplitude do movimento de extensão vai de 0 a 20 graus (ver Tabela 16.1). A flexão/extensão das articulações IF dos quatro dedos ocorre dentro de um plano sagital e em torno de um eixo frontal. Como a extremidade proximal de cada falange é côncava e a extremidade distal é convexa, durante a flexão a falange mais distal rola e desliza anteriormente sobre a falange mais proximal (ver Tabela 16.2). Os movimentos artrocinemáticos opostos ocorrem durante a extensão. Esses movimentos artrocinemáticos ocorrem nas articulações IFP e IFD dos dedos (ver Tabela 16.2). Por exemplo, a base da falange média rola e desliza anteriormente na extremidade distal da falange proximal durante a flexão e posteriormente na extremidade distal da falange proximal durante a extensão. A amplitude do movimento das articulações IFP dos quatro dedos vai de 0 a 100 graus de flexão e é de 0 grau de extensão. A amplitude do movimento das articulações IFD dos quatro dedos vai de 0 a 90 graus de flexão e é de 0 grau de extensão (ver Tabela 16.1).

Ossos e pontos de referência

A mão consiste em 19 ossos: cinco ossos metacarpais, cinco falanges proximais, cinco falanges distais, mas apenas quatro falanges médias (ver Figura 16.1). O polegar possui apenas duas falanges: uma falange proximal e uma falange distal. Cada dedo tem três falanges: proximal, média e distal. Não há pontos de referência significativos nesses ossos além das extremidades ósseas. Quando a mão está fechada, as cabeças dos ossos metacarpais e das falanges se destacam claramente e são chamadas de **nós dos dedos**.

Marcos ósseos das faces distais dos ossos carpais

Face articular em sela no trapézio para a articulação CMC do polegar.

Forma plana no trapézio (dedo indicador), no capitato (dedo médio) e no hamato (dedos anular e mínimo).

Fixações para:

M. flexor curto do polegar (trapézio).
M. abdutor curto do polegar (escafoide e trapézio).
M. opositor do polegar (trapézio).
M. adutor do polegar (capitato).

M. flexor do dedo mínimo (hamato).
M. abdutor do dedo mínimo (pisiforme).
M. opositor do dedo mínimo (hamato).

Fixação para vários pequenos ligamentos das articulações CMC do polegar e de todos os quatro dedos.

Marcos ósseos dos ossos metacarpais

Base
Extremidade proximal larga do osso. Face articular em sela para a articulação CMC do polegar.
Face articular côncava para as articulações CMC dos quatro dedos.
Fixações para:
Mm. oponente do polegar e abdutor longo do polegar (osso metacarpal I).
Mm. flexor radial do carpo e extensor radial longo do carpo (osso metacarpal II).
Mm. flexor radial do carpo, extensor radial curto do carpo e adutor do polegar (osso metacarpal III).
Mm. flexor ulnar do carpo e extensor ulnar do carpo (osso metacarpal V).
Fixação para a cápsula e para múltiplos pequenos ligamentos das articulações CMC de todos os cinco dedos.

Cabeça
Ampla face articular convexa na extremidade distal do osso para todos os cinco dedos.
Articula-se com a extremidade proximal da falange proximal.
Fixação para a cápsula e para os ligamentos colaterais das articulações MCF.

Corpo
Área do osso entre a base e a cabeça. Ligeiramente côncava anteriormente.
Fixações para:
Mm. interósseos dorsais (osso metacarpal I).
Mm. interósseos dorsais e palmares (osso metacarpal II).
Mm. interósseos dorsais (osso metacarpal III).
Mm. interósseos dorsais e palmares (osso metacarpal IV).
Mm. interósseos dorsais e palmares (osso metacarpal V).

Marcos ósseos das falanges proximais

Base da falange
Extremidade proximal larga do osso.
Articula-se com a extremidade distal dos ossos metacarpais.
Fixações para:
Mm. extensor curto do polegar, flexor curto do polegar, abdutor curto do polegar e adutor do polegar (primeira falange proximal).

Mm. flexor do dedo mínimo e abdutor do dedo mínimo (quinta falange proximal).
Mm. interósseos dorsais (da primeira à quinta falange proximal).
Mm. interósseos palmares (segunda, quarta e quinta falanges proximais).
Fixação para a cápsula e para múltiplos pequenos ligamentos das articulações MCF de todos os cinco dedos.

Cabeça da falange
Face articular convexa na extremidade distal do osso para todos os cinco dedos.
Articula-se com a extremidade proximal da falange média.
Fixação para a cápsula, para os ligamentos colaterais e para o capuz extensor das articulações IF dos quatro dedos.

Corpo da falange
Área do osso entre a base e a cabeça da falange.

Marcos ósseos das falanges média e distal

Base da falange
Extremidade proximal do osso. Sem falange média no polegar.
Fixações para:
Mm. flexor longo do polegar e extensor longo do polegar na falange distal do polegar.
M. flexor profundo dos dedos na falange distal dos respectivos quatro dedos.
M. extensor dos dedos na falange distal dos respectivos quatro dedos.
M. extensor do indicador na falange distal do dedo indicador.
M. extensor do dedo mínimo na falange distal do dedo mínimo.
Cápsula e múltiplos pequenos ligamentos da articulação IF do polegar, articulações IFP de todos os quatro dedos e capuz extensor das articulações IF do polegar e IFP de todos os quatro dedos.

Cabeça da falange
Extremidade distal do osso. Formato convexo.
Fixação para a cápsula e para os ligamentos colaterais, capuz extensor da articulação IF do polegar e articulações IFP e IFD dos dedos.

Corpo da falange
Área do osso entre a base e a cabeça da falange. Afunila ligeiramente de proximal para distal.
Fixações para:
M. flexor superficial dos dedos na falange média dos respectivos quatro dedos.

Articulações

Articulações carpometacarpais

As cinco articulações CMC são as articulações entre (1) os ossos metacarpal I (polegar) e trapézio, (2) os ossos metacarpal II (dedo indicador) e trapezoide, (3) os ossos metacarpal III (dedo médio) e capitato, (4) os ossos metacarpal IV (dedo anular) e hamato, e (5) os ossos metacarpal V (dedo mínimo) e hamato (ver Figura 16.4). A articulação CMC do polegar é uma articulação sinovial selar que permite 2 graus de liberdade e um movimento acessório de rotação durante a oposição/reposição. As articulações CMC dos quatro dedos são articulações sinoviais não axiais planas. A quinta articulação CMC é a mais móvel dos dedos porque seu formato é mais condiloide do que o das articulações CMC dos outros três dedos. Esta ligeira diferença na forma permite uma pequena oposição do dedo mínimo, embora consideravelmente menor que a do polegar.

Articulações metacarpofalângicas

A articulação MCF do polegar é uma articulação sinovial uniaxial e permite apenas 1 grau de liberdade. As articulações MCF dos quatro dedos são articulações sinoviais biaxiais e permitem 2 graus de liberdade. Um movimento acessório de rotação pode ocorrer nos quatro dedos durante a preensão.

Articulações interfalângicas

As nove articulações IF são todas uniaxiais e sinoviais, e permitem apenas 1 grau de liberdade.

Arcos

Quando a mão está relaxada, a palma assume uma posição em concha, resultado da estrutura óssea e do suporte ligamentar. Três arcos e a leve concavidade anterior dos ossos metacarpais proporcionam uma posição em concha (Figura 16.6). Um arco é definido como duas pernas curvas. Cada perna tem uma base e uma parte superior curva. A parte do arco que é o ápice é chamada de *pedra angular*. A pedra angular é a estrutura que é comprimida pelo peso das duas pernas do arco empurrando uma em direção à outra no ápice, mantendo a forma do arco ao "travar" as duas pernas juntas.

Os três arcos da mão são o arco transverso proximal, o arco transverso distal e o arco longitudinal. O **arco transverso proximal** é formado pelas bases dos ossos metacarpais e carpais. O ligamento transverso do carpo conecta as duas pernas do arco, e a pedra angular do arco é o capitato. Formado pelo ligamento e pelos ossos, o *túnel do carpo* serve como passagem para o nervo mediano do antebraço até a mão e para os tendões dos músculos flexores profundo e superficial dos dedos, flexor radial do carpo e flexor longo do polegar (Figura 16.7). O **arco transverso distal** é formado pelas cabeças dos ossos metacarpais. As pernas do arco são as cabeças os ossos metacarpais I (polegar), IV (dedo anular) e V (dedo mínimo), e a pedra angular são as cabeças ossos metacarpais II (dedo indicador) e III (dedo médio). O **arco longitudinal** é formado pelos ossos carpais articulando-se com as bases dos ossos metacarpais II e III, com os próprios ossos metacarpais II e III, e com as bases das segunda e terceira falanges proximais. As pernas são as extremidades proximais dos ossos metacarpais e as extremidades proximais das falanges proximais, e a pedra angular são as cabeças dos ossos metacarpais II e III. Portanto, as cabeças dos ossos metacarpais II e III servem como pedra angular tanto para o arco transverso distal quanto para o arco longitudinal. Proximalmente, a base do arco longitudinal é muito estável porque sua perna proximal envolve as articulações

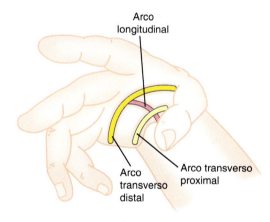

Figura 16.6 Os três arcos palmares.

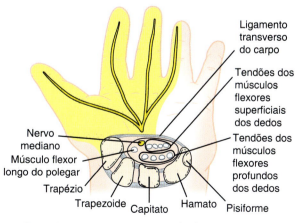

Figura 16.7 Estruturas e conteúdo do túnel do carpo.

CMC. Distalmente, o arco longitudinal é móvel devido ao movimento de flexão/extensão das articulações MCF. Os arcos e a concavidade anterior dos ossos metacarpais criam a concha da palma e a capacidade da mão para realizar vários tipos de preensão.

A sensação final para todas as articulações MCF e IF é firme (Tabela 16.3).

Ligamentos

Os ligamentos da mão e suas funções estão inextricavelmente interligados com os do carpo. Portanto, os ligamentos do carpo (Capítulo 15) que contribuem para a estrutura e função da mão são apresentados novamente em combinação com os ligamentos da mão.

Carpo

Ligamento transverso do carpo
Fixa-se ao pisiforme e ao hâmulo do osso hamato medialmente e ao escafoide e trapézio lateralmente (ver Figuras 15.7 e 16.7).
A margem proximal se funde com a margem distal do retináculo dos músculos flexores.
Forma a face palmar (teto) do túnel do carpo.

Ligamento carpal palmar
Proximal e superficial ao ligamento transverso do carpo.
Fixa-se aos processos estiloides do rádio e da ulna.

Mão

Existem numerosos ligamentos ao redor das articulações CMC, MCF e IF. Apenas algumas estruturas são apresentadas aqui.

Cápsula articular
Abrange cada articulação CMC, MCF e IF.
Reforçada nas faces palmar e dorsal por múltiplos ligamentos CMC e intermetacarpais.

Ligamentos colaterais
Reforçam a cápsula em cada articulação.
Faces anterior e posterior da articulação CMC do polegar.
Faces medial (ulnar) e lateral (radial) de cada articulação CMC de cada um dos quatro dedos.

Faces anterior e posterior da articulação IF do polegar.
Faces medial (ulnar) e lateral (radial) das articulações IFP e IFD de cada um dos quatro dedos.

Ligamentos intercarpais
Fixam-se à base do osso metacarpal de cada um dos quatro dedos.
Mantém a estabilidade da face proximal dos ossos metacarpais.

Ligamentos metacarpais transversos profundos
Fixam-se às cabeças dos ossos metacarpais de cada um dos quatro dedos.
Limitam a separação das cabeças dos ossos metacarpais durante a abdução/adução das articulações MCF de cada um dos quatro dedos.

Estruturas especiais

As estruturas especiais da mão e suas funções estão inextricavelmente interligadas com as do carpo. Portanto, as estruturas especiais do carpo (Capítulo 15) que contribuem para a função da mão são apresentadas novamente em combinação com as estruturas especiais da mão.

Carpo

Aponeurose palmar
Fáscia superficial, espessa e triangular localizada na face anterior do carpo (ver Figura 15.8).
Cobre os tendões dos músculos extrínsecos.
Fornece proteção às estruturas do carpo e da mão.
Inserção distal do músculo palmar longo.

Retináculo dos músculos flexores
Faixa fibrosa horizontal de tecido conjuntivo na face anterior do carpo (ver Figuras 15.7 e 15.9). A margem distal se funde com a margem proximal do ligamento transverso do carpo.
Fixa-se aos processos estiloides do rádio e da ulna.
Mantém os tendões dos músculos flexores próximos ao carpo para evitar "encordoamento do arco".

Retináculo dos músculos extensores
Faixa fibrosa horizontal de tecido conjuntivo na face posterior do carpo (Figura 16.8).

Tabela 16.3 Classificação do sistema articular e características artrocinemáticas da mão.				
Articulação	**Cadeia fechada**	**Cadeia aberta**	**Sensação final**	**Padrão capsular**
Metacarpofalângica	Flexão máxima	Flexão leve	Firme	Flexão > extensão
Interfalângica	Extensão máxima	Flexão leve	Firme	Flexão > extensão

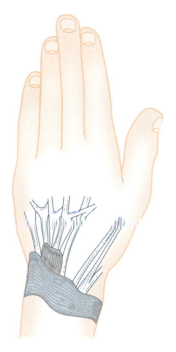

Figura 16.8 Retináculo dos músculos extensores (vista posterior).

Fixa-se medialmente ao processo estiloide da ulna, ao pisiforme e ao piramidal, e lateralmente ao processo estiloide do rádio.

Mantém os tendões dos músculos extensores próximos ao carpo para evitar "encordoamento do arco".

Túnel do carpo

Formado pelo arco transverso proximal e pelo ligamento transverso do carpo (ver Figura 16.7).

Passagem para o nervo mediano e para nove tendões dos músculos flexores extrínsecos dos dedos.

Evita o "encordoamento do arco" dos tendões dos músculos flexores extrínsecos dos dedos durante a flexão do carpo e dos dedos.

Mão

Expansão dos músculos extensores (capuz)

Aponeurose pequena, triangular e plana. Cobre o dorso e a face lateral das articulações MCF e a face dorsal das articulações IFP e IFD de todos os quatro dedos (Figura 16.9).

Mais larga proximalmente sobre as articulações MCF, estreitando-se em uma estrutura semelhante a um ligamento distalmente.

Fixa-se à base das falanges distais.

Mantém a posição dos tendões do músculo extensor dos dedos na linha média das articulações MCF, IFP e IFD.

Fixação para os tendões dos músculos extensores dos dedos, lumbricais e interósseos.

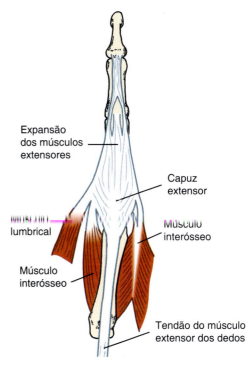

Figura 16.9 A expansão dos músculos extensores possibilita pontos de fixação na falange média e/ou distal para vários músculos (vista posterior).

Bainhas dos tendões dos músculos flexores

Oito bainhas tendíneas nas faces palmares das falanges de cada um dos quatro dedos.

Espaço interdigital

Espaço entre o polegar e o indicador coberto por pele.

Torna-se largo com extensão e abdução do polegar.

Abrange os tecidos moles subjacentes.

Músculos

Dois tipos de músculos criam os movimentos da mão: (1) músculos extrínsecos e (2) músculos intrínsecos. Os músculos extrínsecos têm origem proximal ao carpo e inserção na mão. Eles têm ventres musculares de tamanho médio no antebraço. Seus ventres musculares terminam em tendões no antebraço, e abrangem o carpo e as articulações do polegar e dos dedos. A Tabela 16.4 apresenta os músculos extrínsecos da mão. Os nomes dos músculos indicam sua função.

Os músculos intrínsecos têm origem e inserção no carpo e na mão. Esses músculos são responsáveis pelo controle motor fino da mão e pelos movimentos de precisão. Os nomes dos músculos indicam sua função. Os músculos intrínsecos podem ser divididos em músculos

Tabela 16.4 Músculos extrínsecos da mão.	
Anterior	**Posterior**
Flexor superficial dos dedos (quatro tendões)	Abdutor longo do polegar
	Extensor curto do polegar
Flexor profundo dos dedos (quatro tendões)	Extensor longo do polegar
	Extensor dos dedos
Flexor longo do polegar	Extensor do indicador
	Extensor do dedo mínimo

tenares, hipotenares e palmares profundos. Eles têm ventres musculares relativamente pequenos devido à quantidade de espaço disponível na mão. Os tendões dos músculos intrínsecos são relativamente curtos, e necessitam percorrer apenas distâncias curtas. A Tabela 16.5 apresenta os músculos intrínsecos da mão.

Músculos extrínsecos

Músculo flexor superficial dos dedos

O músculo flexor superficial dos dedos fica profundo aos músculos flexor do carpo e palmar longo (Figura 16.10). A origem ampla do bipenado músculo flexor superficial dos dedos é o tendão comum dos músculos flexores no epicôndilo medial do úmero, o processo coronoide da ulna e a tuberosidade do rádio. Dividindo-se em quatro tendões e abrangendo o carpo anteriormente, os tendões passam abaixo do retináculo dos músculos flexores e através do túnel do carpo. Nas falanges médias, cada tendão divide-se em duas partes e se insere nas faces medial e lateral da falange média de cada dedo (Figuras 16.11 e 16.12). O músculo flexor superficial dos dedos flexiona as articulações IFP e MCF de todos os quatro dedos, e também flexiona o carpo.

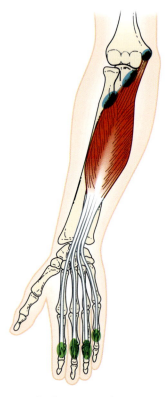

Figura 16.10 Músculo flexor superficial dos dedos (vista anterior da mão direita).

O	Tendão comum dos músculos flexores no epicôndilo medial, processo coronoide e rádio
I	Laterais da falange média dos quatro dedos
A	Flexão das articulações IFP e MCF; flexão do carpo
N	Nervo mediano (C7, C8, T1)

Músculo flexor profundo dos dedos

O músculo flexor profundo dos dedos fica profundo ao músculo flexor superficial dos dedos, e atravessa o antebraço e a mão com o músculo flexor superficial dos dedos (Figura 16.13; ver Figura 16.12). A origem do músculo flexor profundo dos dedos em forma de tira são as faces anterior e medial da ulna desde o processo coronoide por aproximadamente três quartos do comprimento da ulna. Mantendo sua posição profundamente aos tendões do músculo flexor superficial dos dedos, ele atravessa o carpo, passando então abaixo do retináculo dos músculos flexores e através do túnel do carpo. No local onde o tendão do músculo flexor superficial dos dedos se divide em duas partes em sua inserção distal, o tendão do músculo flexor profundo dos dedos

Tabela 16.5 Músculos intrínsecos da mão.	
Músculo	**Grupo muscular**
Flexor curto do polegar	Tenar
Abdutor curto do polegar	Tenar
Oponente do polegar	Tenar
Flexor do dedo mínimo	Hipotenar
Oponente do dedo mínimo	Hipotenar
Abdutor do dedo mínimo	Hipotenar
Adutor do polegar	Palmar profundo
Interósseos dorsais	Palmar profundo
Interósseos palmares	Palmar profundo
Lumbricais	Palmar profundo

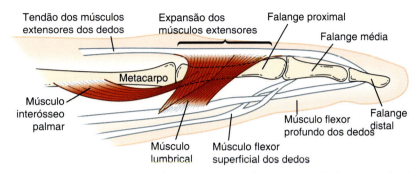

Figura 16.11 Vista lateral de um dedo mostrando a relação entre os tendões do músculo flexor superficial dos dedos e do músculo flexor profundo dos dedos, e entre os dois tendões flexores e o tendão dos músculos extensores dos dedos.

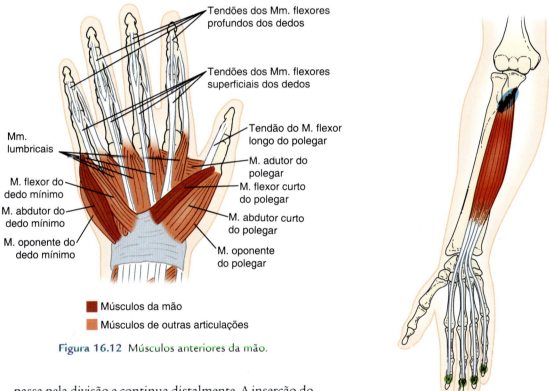

Figura 16.12 Músculos anteriores da mão.

Figura 16.13 Músculo flexor profundo dos dedos (vista anterior da mão direita).

passa pela divisão e continua distalmente. A inserção do músculo flexor profundo dos dedos é na base da falange distal de cada um dos quatro dedos (ver Figuras 16.11 e 16.12). O músculo flexor profundo dos dedos flexiona as articulações IFD, IFP e MCF de cada um dos quatro dedos, e também flexiona o carpo. Este é o único músculo que flexiona as articulações IFD.

O	Processo coronoide e três quartos proximais da ulna
I	Falange distal dos quatro dedos
A	Flexiona todas as três articulações dos dedos (IFD, IFP e MCF); flexão do carpo
N	Nervos mediano e ulnar (C8, T1)

Músculo flexor longo do polegar

O músculo flexor longo do polegar é um músculo profundo. A origem do músculo flexor longo do polegar é a face anterior do rádio e a membrana interóssea do antebraço. O tendão atravessa o carpo, passando então abaixo do retináculo dos músculos flexores e através do túnel do carpo. A inserção é na base da falange distal do polegar (Figura 16.14; ver Figura 16.12). O músculo flexor longo do polegar flexiona as articulações CMC, MCF e IF do polegar.

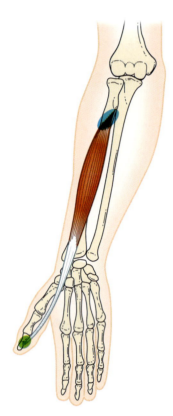

Figura 16.14 Músculo flexor longo do polegar (vista anterior).

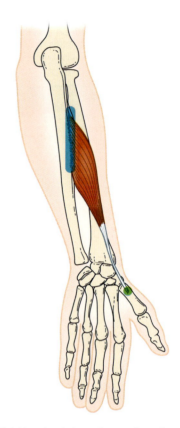

Figura 16.15 Músculo abdutor longo do polegar (vista posterior).

O	Rádio, face anterior do rádio, membrana interóssea do antebraço
I	Falange distal do polegar
A	Flexiona CMC, MCF e IF do polegar
N	Nervo mediano (C8, T1)

Músculo abdutor longo do polegar

O músculo abdutor longo do polegar é um músculo profundo em forma de leque localizado na parte posterior do antebraço (Figuras 16.15 e 16.16). A origem do músculo abdutor longo do polegar é o rádio imediatamente distal ao músculo supinador, a membrana interóssea do antebraço e a parte média da ulna. Tornando-se superficial imediatamente proximal para abranger o carpo, o tendão passa abaixo do retináculo dos músculos extensores. A inserção é na face radial da base do osso metacarpal I (polegar). O músculo abdutor longo do polegar abduz o polegar e estende as articulações CMC e MCF do polegar.

O	Partes médias posteriores do rádio, ulna e membrana interóssea do antebraço
I	Base do osso metacarpal I (polegar)

A	Abduz a articulação CMC do polegar; estende as articulações CMC e MCF do polegar
N	Nervo radial (C6, C7)

Músculo extensor curto do polegar

O músculo extensor curto do polegar é um músculo profundo na parte posterior do antebraço (Figura 16.17; ver Figura 16.16). A origem do músculo extensor curto do polegar é a face distal posterior do rádio e a membrana interóssea do antebraço. Abrangendo o carpo medialmente ao tendão do músculo abdutor longo do polegar, a inserção é na face posterior da base da falange proximal do polegar. O músculo extensor curto do polegar estende as articulações MCF e CMC do polegar.

O	Rádio distal posterior e membrana interóssea do antebraço
I	Base da falange proximal do polegar
A	Estende as articulações MCF e CMC do polegar
N	Nervo radial (C6, C7)

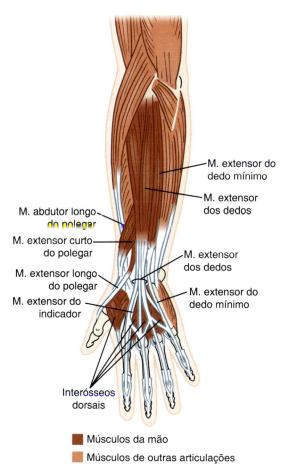

Figura 16.16 Músculos posteriores da mão.

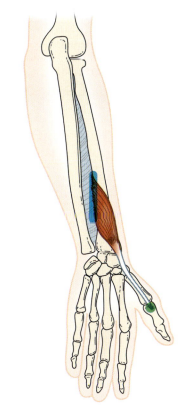

Figura 16.17 Músculo extensor curto do polegar (vista posterior).

Músculo extensor longo do polegar

O músculo extensor longo do polegar é um músculo profundo em forma de leque na parte posterior do antebraço. A origem do músculo extensor longo do polegar é o terço médio da ulna e a membrana interóssea do antebraço (Figura 16.18; ver Figura 16.16). Tornando-se superficial, o tendão atravessa o carpo e passa abaixo do retináculo dos músculos extensores. A inserção é na face posterior da base da falange distal do polegar. O músculo extensor longo do polegar estende as articulações CMC, MCF e IF do polegar.

O	Partes médias posteriores da ulna e membrana interóssea do antebraço
I	Base da falange distal do polegar
A	Estende as articulações CMC, MCF e IF do polegar
N	Nervo radial (C6-C8)

Ao estender o polegar, forma-se uma depressão entre os três tendões. Essa depressão é chamada de **tabaqueira anatômica** (Figura 16.19). Os tendões dos músculos

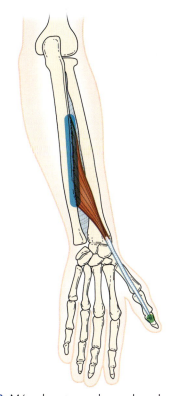

Figura 16.18 Músculo extensor longo do polegar (vista posterior).

abdutor longo do polegar e extensor curto do polegar formam a margem lateral, e o músculo extensor longo do polegar forma a margem medial.

Músculo extensor dos dedos

O músculo extensor dos dedos é um músculo superficial na parte posterior do antebraço e da mão (Figura 16.20; ver Figura 16.16). A origem do músculo extensor dos dedos é o epicôndilo lateral do úmero através do tendão comum dos músculos extensores. O tendão distal atravessa o carpo, passando abaixo do retináculo dos músculos extensores, e se divide em quatro tendões. A inserção ocorre nas falanges distais de todos os quatro dedos através da expansão dos músculos extensores (ver Figuras 16.9 e 16.11). O músculo extensor dos dedos estende as articulações MCF, IFP e IFD de cada um dos quatro dedos e do carpo. Bandas interconectadas unem os quatro tendões dos músculos extensores dos dedos, que limita a amplitude do movimento de extensão independente dos dedos.

O	Epicôndilo lateral do úmero através do tendão comum dos músculos extensores
I	Base da falange distal do segundo (indicador) ao quinto dedo (mínimo)
A	Estende as articulações MCF, IFP e IFD dos quatro dedos; estende o carpo
N	Nervo radial (C6-C8)

Músculo extensor do indicador

O músculo extensor do indicador é um músculo profundo. A origem do músculo extensor do indicador é a face distal posterior da ulna e a membrana interóssea do antebraço (Figura 16.21; ver Figura 16.16). Abrangendo

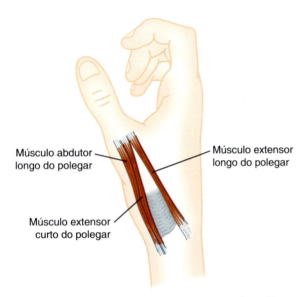

Figura 16.19 Tabaqueira anatômica (vista lateral).

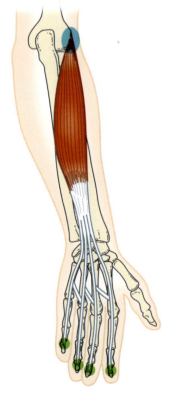

Figura 16.20 Músculo extensor dos dedos (vista posterior).

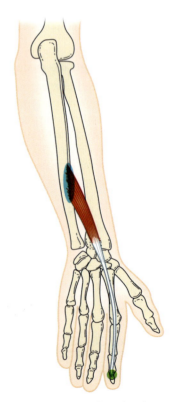

Figura 16.21 Músculo extensor do indicador (vista posterior).

o carpo, o tendão passa abaixo do retináculo dos músculos extensores medialmente ao tendão do músculo extensor dos dedos. A inserção é na expansão do músculo extensor do dedo indicador com o músculo extensor dos dedos. O músculo extensor do indicador estende as articulações MCF, IFP e IFD do dedo indicador.

O	Ulna distal e membrana interóssea do antebraço
I	Base da falange distal do dedo indicador
A	Estende as articulações MCF, IFP e IFD do dedo indicador
N	Nervo radial (C6-C8)

Músculo extensor do dedo mínimo

O músculo extensor do dedo mínimo é um músculo estreito e profundo aos músculos extensor dos dedos e extensor ulnar do carpo (Figura 16.22; ver Figura 16.16). A origem do músculo extensor do dedo mínimo é o epicôndilo lateral do úmero através do tendão comum dos músculos extensores. O tendão distal atravessa o carpo passando abaixo do retináculo dos músculos extensores. A inserção é na base da falange distal do quarto dedo através da expansão dos músculos extensores. O músculo extensor do dedo mínimo estende as articulações MCF, IFP e IFD do dedo mínimo, permitindo a extensão isolada do dedo mínimo.

O	Epicôndilo lateral do úmero através do tendão comum dos músculos extensores
I	Base da falange distal do dedo mínimo
A	Estende as articulações MCF, IFP e IFD do dedo mínimo
N	Nervo radial (C6-C8)

Músculos intrínsecos

Os músculos intrínsecos são agrupados nos músculos tenares, hipotenares e palmares profundos (ver Tabela 16.5).

Músculos intrínsecos: eminência tenar

Os ventres dos músculos flexor curto do polegar, abdutor curto do polegar e oponente do polegar formam a eminência tenar (ver Tabela 16.5).

Músculo flexor curto do polegar

O músculo flexor curto do polegar é um músculo relativamente superficial. A origem do músculo flexor curto do polegar é o osso trapézio e o retináculo dos músculos flexores, e a inserção é na base da falange proximal do polegar (Figura 16.23; ver Figura 16.12). O músculo flexor curto do polegar flexiona as articulações CMC e MCF do polegar.

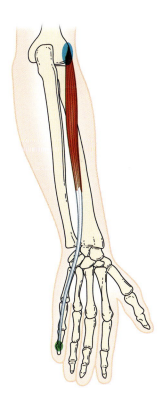

Figura 16.22 Músculo extensor do dedo mínimo (vista posterior).

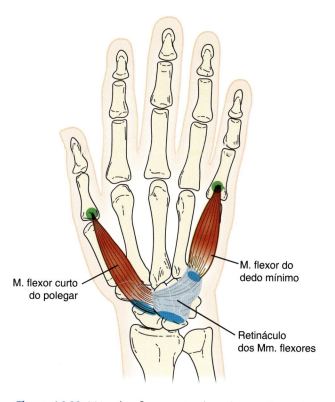

Figura 16.23 Músculos flexor curto do polegar e flexor do dedo mínimo (vista anterior).

O	Osso trapézio e retináculo dos músculos flexores
I	Falange proximal do polegar
A	Flexiona as articulações CMC e MCF do polegar
N	Nervo mediano (C6, C7)

Músculo abdutor curto do polegar

O músculo abdutor curto do polegar é lateral ao músculo flexor curto do polegar. As origens do músculo abdutor curto do polegar são o retináculo dos músculos flexores, os ossos escafoide e trapézio; e a inserção é na base da falange proximal do polegar (Figura 16.24; ver Figura 16.12). O músculo abdutor curto do polegar abduz a articulação CMC do polegar e flexiona o polegar nas articulações CMC e MCF.

O	Escafoide, trapézio e retináculo dos músculos flexores
I	Falange proximal do polegar
A	Abduz a articulação CMC do polegar, flexiona as articulações CMC e MCF do polegar
N	Nervo mediano (C6, C7)

Músculo oponente do polegar

O músculo oponente do polegar se localiza profundamente ao músculo abdutor curto do polegar. As origens do músculo oponente do polegar são o trapézio e o retináculo dos músculos flexores, e a inserção é em toda a face lateral do primeiro osso metacarpal (polegar) (Figura 16.25; ver Figura 16.12). O músculo oponente do polegar produz oposição do polegar.

O	Trapézio e retináculo dos músculos flexores
I	Primeiro metacarpo
A	Oposição do polegar (articulação CMC)
N	Nervo mediano (C6, C7)

Músculos intrínsecos: eminência hipotenar

Os ventres dos músculos flexor do dedo mínimo, abdutor do dedo mínimo e oponente do dedo mínimo formam a eminência hipotenar (ver Tabela 16.5).

Músculo flexor do dedo mínimo

A origem do músculo flexor do dedo mínimo é o hâmulo do osso hamato e o retináculo dos músculos flexores, e a inserção é na base da falange proximal do dedo mínimo (ver Figuras 16.12 e 16.23). O músculo flexor do dedo mínimo flexiona a articulação MCF do dedo mínimo.

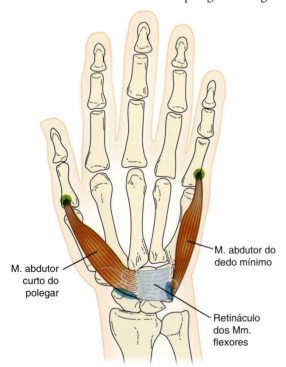

Figura 16.24 Músculos abdutor curto do polegar e abdutor do dedo mínimo (vista anterior).

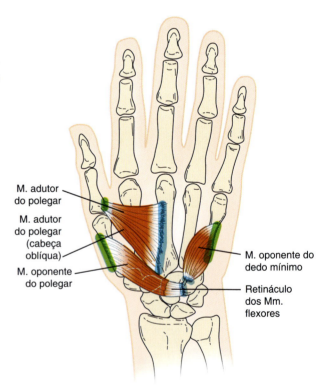

Figura 16.25 Músculos oponente do polegar, adutor do polegar e oponente do dedo mínimo (vista anterior). As inserções da cabeça oblíqua do músculo adutor do polegar nas bases dos ossos metacarpais II e III, e no capitato, não podem ser vistas, pois estão localizadas mais profundamente que o músculo oponente do polegar.

O	Hamato e retináculo dos músculos flexores
I	Base da falange proximal do dedo mínimo
A	Flexiona a articulação MCF do dedo mínimo
N	Nervo ulnar (C8, T1)

Músculo abdutor do dedo mínimo

O músculo abdutor do dedo mínimo é superficial imediatamente medial ao músculo flexor do dedo mínimo na margem ulnar da eminência hipotenar. As origens do músculo abdutor do dedo mínimo são o pisiforme e o tendão do músculo flexor ulnar do carpo, e a inserção é na base da falange proximal do dedo mínimo (ver Figuras 16.12 e 16.24). O músculo abdutor do dedo mínimo abduz a articulação MCF do dedo mínimo.

O	Pisiforme e tendão do músculo flexor ulnar do carpo
I	Falange proximal do dedo mínimo
A	Abduz a articulação MCF do dedo mínimo
N	Nervo ulnar (C8, T1)

Músculo oponente do dedo mínimo

O músculo oponente do dedo mínimo é profundo aos outros músculos hipotenares. As origens do músculo oponente do dedo mínimo são o hâmulo do osso hamato e o retináculo dos músculos flexores, e a inserção é na margem ulnar do osso metacarpal V (ver Figuras 16.12 e 16.25). O músculo oponente do dedo mínimo produz oposição. Esta ação ocorre na articulação CMC.

O	Hâmulo do osso hamato e retináculo dos músculos flexores
I	Margem ulnar do osso metacarpal V
A	Oposição do dedo mínimo (articulação CMC)
N	Nervo ulnar (C8, T1)

Músculos intrínsecos: grupo palmar profundo

Os músculos palmares profundos estão entre os músculos tenares e hipotenares (ver Tabela 16.5). Este grupo consiste nos músculos adutor do polegar, três interósseos dorsais, quatro interósseos palmares e lumbricais.

Músculo adutor do polegar

O músculo adutor do polegar em forma de leque possui duas cabeças: oblíqua e transversa. As origens da cabeça oblíqua são o capitato e as bases dos ossos metacarpais II e III. A origem da cabeça transversa são os dois terços distais da face palmar do osso metacarpal III. As fibras das duas cabeças se unem. A inserção é no lado ulnar da base da falange proximal do polegar (ver Figuras 16.12 e 16.25). O músculo adutor do polegar aduz o polegar.

O	Cabeça oblíqua: capitato, bases dos ossos metacarpais II e III
	Cabeça transversa: dois terços distais da face palmar do terceiro osso metacarpal
I	Lado ulnar da base da falange proximal do polegar
A	Aduz o polegar (articulação CMC)
N	Nervo ulnar (C8, T1)

Músculos interósseos dorsais

Existem quatro músculos interósseos dorsais. As origens de cada músculo interósseo dorsal são os corpos de dois ossos metacarpais adjacentes (Figura 16.26; ver Figura 16.16). O primeiro músculo interósseo dorsal insere-se na face lateral da base da falange proximal do dedo indicador. O segundo e o terceiro músculos interósseos dorsais inserem-se nas faces lateral e medial da base da falange proximal do dedo médio, respectivamente. O quarto músculo interósseo dorsal insere-se na face

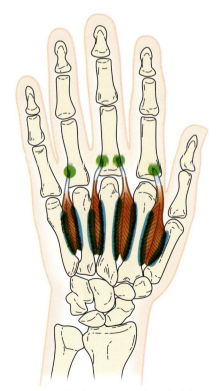

Figura 16.26 Músculos interósseos dorsais (vista posterior). Dois músculos interósseos inseridos no dedo médio e nenhuma inserção no dedo mínimo.

lateral da base da falange proximal do dedo anular. Os músculos interósseos dorsais abduzem os dedos indicador, médio e anular nas articulações MCF. Os dois músculos interósseos dorsais com inserção no dedo médio produzem abdução do dedo médio medial e lateralmente.

O	Ossos metacarpais adjacentes
I	Base das falanges proximais dos dedos indicador, médio e anular
A	Abduz os dedos na articulação MCF
N	Nervo ulnar (C8, T1)

Músculos interósseos palmares

Existem três músculos interósseos palmares (Figura 16.27). As origens dos músculos interósseos palmares são as faces palmares dos ossos metacarpais II, IV e V. Não há origem de um músculo interósseo palmar no osso metacarpal III (dedo médio). As inserções dos músculos interósseos palmares são nas bases das falanges proximais na face medial do dedo indicador e na face lateral dos dedos anular e mínimo, respectivamente. Os músculos interósseos palmares aduzem (movimento em direção ao dedo médio) os dedos indicador, anular e mínimo. Não há necessidade de um músculo interósseo palmar para produzir o movimento de adução do dedo médio porque o dedo médio tem um músculo interósseo dorsal para movê-lo em qualquer direção.

O	Ossos metacarpais II, IV e V
I	Base da falange proximal dos dedos indicador, anular e mínimo
A	Aduz os dedos indicador, anular e mínimo na articulação MCF
N	Nervo ulnar (C8, T1)

Músculos lumbricais

Existem quatro músculos lumbricais. Músculos profundos, os lumbricais não possuem inserções ósseas, fixando-se apenas aos tendões. As origens dos músculos lumbricais são os quatro tendões do músculo flexor profundo dos dedos. Abrangendo as articulações MCF de cada um dos quatro dedos anteriormente, as inserções são na face lateral da expansão dos músculos extensores de cada um dos quatro dedos (Figuras 16.28 e 16.29; ver Figura 16.12). Os músculos lumbricais simultaneamente flexionam as articulações MCF e estendem as articulações IFP e IFD de cada um dos quatro dedos.

| O | Tendões do músculo flexor profundo dos dedos |
| I | Face lateral da expansão dos músculos extensores dos quatro dedos |

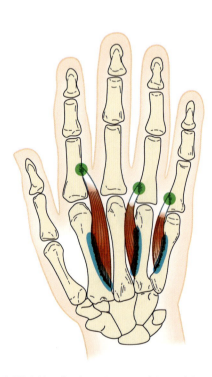

Figura 16.27 Músculos interósseos palmares (vista anterior). O dedo médio não tem inserções.

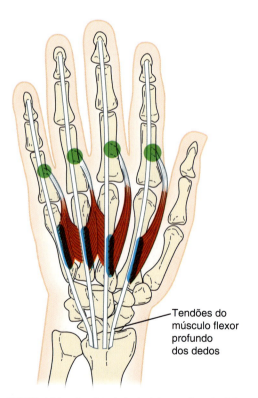

Figura 16.28 Músculos lumbricais (vista palmar). A inserção distal nos tendões do músculo extensor dos dedos não pode ser vista nesta visualização.

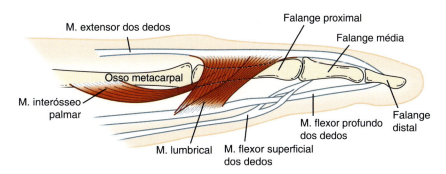

Figura 16.29 Músculos lumbricais (vista lateral).

A	Simultâneas flexão da articulação MCF e extensão das articulações IFP e IFD de cada um dos quatro dedos
N	Primeiro e segundo músculos lumbricais: nervo mediano (C8, T1) Terceiro e quarto músculos lumbricais: nervo ulnar (C8, T1)

Resumo da ação muscular

Os músculos extrínsecos têm origem proximal ao carpo e inserções distais ao carpo (ver Tabela 16.4). Esses músculos produzem os movimentos do carpo e também das mãos. Os músculos intrínsecos têm origem nos ossos carpais ou distal ao carpo e inserções distais ao carpo. Eles não produzem os movimentos do carpo (ver Tabela 16.5). Os nomes dos músculos indicam suas funções. As Figuras 16.12 e 16.16 ilustram as relações anatômicas entre os músculos.

As ações dos músculos do polegar diferem das ações dos músculos dos dedos devido à diferença de 90 graus na orientação entre o polegar e os dedos. De importância significativa são os movimentos de oposição/reposição do polegar, que são produzidos por combinações de abdução/flexão e adução/extensão da articulação CMC do polegar, respectivamente. A rotação que ocorre na articulação CMC do polegar é resultado de um movimento acessório imposto pelas formas da superfície da articulação selar CMC do polegar.

As combinações de movimentos dos dedos produzem a variedade de funções necessárias para manipular objetos no ambiente usando o controle motor fino.

Resumo da inervação

Os músculos extensores, tanto extrínsecos quanto intrínsecos, são inervados pelo nervo radial. Com exceção do músculo flexor profundo dos dedos, os músculos flexores extrínsecos e intrínsecos são inervados pelo nervo mediano. O músculo flexor profundo dos dedos é inervado pelos nervos mediano (dedos indicador e médio) e ulnar (dedos anular e mínimo). Os outros músculos intrínsecos são inervados por uma mistura dos nervos mediano e ulnar. Os músculos tenares são inervados pelo nervo mediano, e o nervo ulnar inerva os músculos hipotenares e palmares profundos. As funções sensoriais da mão são inervadas pelos nervos mediano, ulnar e radial. As Tabelas 16.6 e 16.7 e a Figura 16.30 apresentam as inervações motora e sensorial da mão.

Funções da mão

As funções da mão são agarrar, manipular e soltar objetos. Colocar a mão na posição necessária para essas funções depende do cíngulo do membro superior (Capítulo 12), do ombro (Capítulo 13), do cotovelo e do antebraço (Capítulo 14), e do carpo (Capítulo 15). A sensação é importante para o funcionamento da mão. Sem sensação intacta, pistas adicionais, tais como pistas visuais, são necessárias para um funcionamento intencional. As características de um objeto, tais como forma, tamanho, peso e finalidade, determinam o tipo de preensão a ser usado.

A **posição funcional** da mão é quando o carpo está levemente estendido, as articulações MCF e IF estão levemente flexionadas e o polegar está abduzido (Figura 16.31). Nesta posição, os músculos flexores extrínsecos da mão estão na sua relação ideal comprimento-tensão e os músculos intrínsecos estão em uma posição preparada para realizar uma variedade de movimentos de preensão. À medida que os músculos flexores extrínsecos encurtam durante a contração, a extensão do carpo mantém a melhor relação comprimento-tensão possível para esses músculos.

Preensão

A variedade de maneiras pelas quais a preensão é realizada ocorre pelo uso de dois tipos de *preensão*:

Tabela 16.6 Inervação dos músculos da mão.

Músculo	Nervo	Segmento espinal
Extensor dos dedos	Radial	C6–C8
Extensor do indicador	Radial	C6–C8
Extensor do dedo mínimo	Radial	C6–C8
Extensor longo do polegar	Radial	C6–C8
Extensor curto do polegar	Radial	C6, C7
Abdutor longo do polegar	Radial	C6, C7
Flexor superficial dos dedos	Mediano	C7–T1
Flexor profundo dos dedos – dedos indicador e médio	Mediano	C8, T1
Flexor profundo dos dedos – dedos anular e mínimo	Ulnar	C8, T1
Flexor longo do polegar	Mediano	C8, T1
Flexor curto do polegar	Mediano	C6, C7
Abdutor curto do polegar	Mediano	C6, C7
Oponente do polegar	Mediano	C6, C7
Lumbricais – dedos indicador e médio	Mediano	C8, T1
Lumbricais – dedos anular e mínimo	Ulnar	C8, T1
Flexor do dedo mínimo	Ulnar	C8, T1
Abdutor do dedo mínimo	Ulnar	C8, T1
Oponente do dedo mínimo	Ulnar	C8, T1
Adutor do polegar	Ulnar	C8, T1
Interósseos dorsais e palmares	Ulnar	C8, T1

Tabela 16.7 Inervação segmentar da mão.

Músculo	Nível da medula espinal			
	C6	C7	C8	T1
Extensor dos dedos	X	X	X	
Extensor do indicador	X	X	X	
Extensor do dedo mínimo	X	X	X	
Extensor longo do polegar	X	X	X	
Extensor curto do polegar	X	X		
Abdutor longo do polegar	X	X		
Abdutor curto do polegar	X	X		
Flexor curto do polegar	X	X		
Oponente do polegar	X	X		
Flexor superficial dos dedos		X	X	X
Flexor profundo dos dedos			X	X
Flexor longo do polegar			X	X
Lumbricais			X	X
Flexor do dedo mínimo			X	X
Abdutor do dedo mínimo			X	X
Oponente do dedo mínimo			X	X
Adutor do polegar			X	X
Interósseos dorsais e palmares			X	X

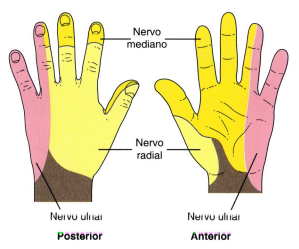

Figura 16.30 Inervação sensorial da mão. A inervação motora segue um padrão semelhante.

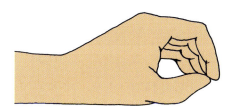

Figura 16.31 Posição funcional do carpo e da mão.

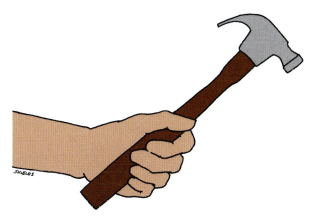

Figura 16.32 Preensão de força.

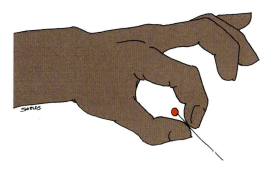

Figura 16.33 Preensão de precisão.

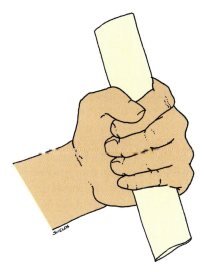

Figura 16.34 Preensão cilíndrica.

(1) preensão de força e (2) preensão de precisão. Uma **preensão de força** é usada para segurar um objeto com firmeza, como segurar um martelo (Figura 16.32). Uma preensão de força normalmente envolve contrações isométricas e, portanto, ocorre um mínimo ou nenhum movimento entre a mão e o objeto que está sendo segurado. Uma **preensão de precisão** é segurar um objeto de uma maneira que permita movimentos precisos para manipulação, como segurar um alfinete ou enfiar a linha em uma agulha (Figura 16.33). Além disso, o uso mecânico da insuficiência passiva dos músculos flexores e extensores extrínsecos dos dedos proporciona uma maneira única de agarrar e soltar. Este mecanismo é denominado *tenodese*.

Preensões de força

Uma preensão forte geralmente envolve flexionar os dedos ao redor do objeto em uma direção e o polegar na direção oposta. As forças opostas mantêm o objeto firmemente em contato com a palma ou os dedos. Os músculos flexores extrínsecos dos dedos seguram o objeto. Os músculos extensores do carpo e extensores extrínsecos dos dedos mantêm a posição do carpo. O polegar está em certa oposição e os músculos adutores do polegar geram a força necessária para manter o objeto no lugar.

Existem três preensões de força, que são denominadas: (1) cilíndrica, (2) esférica e (3) em gancho.

Uma **preensão cilíndrica** (Figura 16.34) consiste em todos os quatro dedos flexionados em torno de um objeto em uma direção e o polegar em oposição. O objeto geralmente está em ângulo reto com o antebraço. Dependendo do tamanho do objeto, o polegar e os dedos podem se sobrepor. Por exemplo, ao segurar o cabo de um martelo ou de uma raquete de tênis, os dedos e o polegar se sobrepõem.

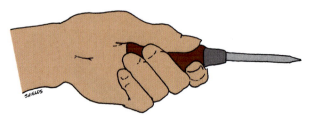

Figura 16.35 Variação da preensão cilíndrica.

Flexionar os dedos em torno de um cabo, como o cabo de uma chave de fenda ou de uma faca pequena, é uma variação da preensão cilíndrica (Figura 16.35). Os dedos flexionam-se ao redor do cabo de forma gradativa. As articulações MCF e IF das articulações do dedo mínimo flexionam-se mais, e a quantidade de flexão diminui sequencialmente para os dedos anular, médio e indicador. O polegar fica paralelo ao cabo ou em oposição ao redor do cabo. O carpo apresenta um leve desvio ulnar e o antebraço está em qualquer parte da amplitude do movimento de pronação/supinação. Esta variação de uma preensão cilíndrica permite um uso vigoroso, porém mais controlado, da ferramenta. Posicionar o polegar ao longo do cabo da chave de fenda permite um controle motor mais preciso do que quando o polegar está em oposição ao cabo, o que permite uma preensão mais forte.

Uma **preensão esférica** consiste em todos os dedos e o polegar abduzidos em torno de um objeto. A abertura dos dedos e do polegar depende do tamanho do objeto (Figura 16.36). A palma da mão pode não estar envolvida. As atividades que envolvem uma preensão esférica em que a palma da mão não está envolvida incluem segurar uma maçaneta ou uma jarra de vidro pela parte superior. Uma atividade em que a palma da mão está envolvida ao se usar uma preensão esférica é segurar e lançar uma bola de *softball* de 40 cm.

Uma **preensão em gancho** consiste em todos os quatro dedos flexionados em torno de um objeto em forma de gancho e não inclui abdução ou oposição do polegar (Figura 16.37). As articulações MCF dos dedos são estendidas e as articulações IFP e IFD dos dedos são flexionadas. Um exemplo de gancho é segurar uma alça, como a alça de uma mala, carroça ou balde.

Preensões de precisão

As **preensões de precisão** usam o controle motor fino dos dedos para agarrar, manipular e soltar objetos e são necessárias para segurar objetos entre as pontas dos dedos e o polegar. O *input* sensorial é relativamente mais importante ao se usar uma preensão de precisão do que ao se usar uma preensão de força. O polegar pode ser posicionado em abdução ou oposição. Tais objetos são geralmente pequenos ou frágeis. A palma não está

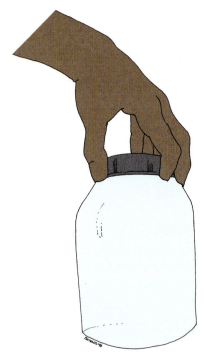

Figura 16.36 Preensão esférica.

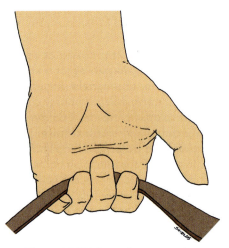

Figura 16.37 Preensão em gancho.

envolvida. As articulações proximais do membro proporcionam estabilidade.

Existem quatro tipos de preensão de precisão. Os tipos de preensão podem incluir múltiplas configurações dos dedos. Os tipos de preensão de precisão são: (1) polpa a polpa, incluindo pinça e pinças trípodes; (2) ponta a ponta, incluindo a preensão em pinça; (3) preensão lateral, também denominada *preensão polpa a lateral*, incluindo a preensão lado a lado; e (4) lumbrical.

Uma **preensão polpa a polpa** é a colocação da polpa do polegar em contato com a polpa de um ou dois dedos. Quando uma preensão polpa a polpa envolve o polegar e um dedo, geralmente o dedo indicador, ela é chamada de **pinça** (Figura 16.38). Quando uma preensão polpa a polpa envolve o polegar e dois dedos, geralmente os dedos indicador e médio, ela é chamada de **preensão trípode** (Figura 16.39). O termo pinça trípode deriva de como os três dentes do *mandril* de uma broca seguram a broca no lugar. Segurar uma caneta ou um lápis é um exemplo dessa preensão. Esta é a preensão de precisão mais comum, e ela permite tanto a preensão quanto a manipulação motora fina.

Uma **preensão ponta a ponta**, ou preensão em pinça ponta a ponta, é a colocação da ponta do polegar em contato com a ponta de um dedo, geralmente o dedo indicador (ver Figura 16.33). Essa preensão é usada para pegar pequenos objetos, tais como uma moeda ou um alfinete.

Uma **preensão polpa a lateral**, também chamada de *preensão lateral*, faz com que a polpa do polegar estendido pressione um objeto contra o lado radial do dedo indicador (Figura 16.40). Esta é uma preensão relativamente mais forte do que as preensões polpa a polpa e ponta a ponta. Esta preensão não requer oposição do polegar.

A **preensão lado a lado** é uma variação da preensão polpa a lateral, e consiste na adução de um dedo e abdução do dedo adjacente (Figura 16.41). Um exemplo é a adução do dedo indicador e a abdução do dedo médio. Esta é uma preensão fraca e não permite muita precisão.

Os objetos podem ser segurados com uma preensão lado a lado, o que não inclui o polegar, enquanto outro objeto é segurado com uma preensão que inclui o polegar, como uma preensão em pinça. Por exemplo, um lápis que não está em uso no momento pode ser segurado de um lado para o outro enquanto uma caneta é usada em uma preensão trípode.

Uma **preensão lumbrical** consiste em flexionar as articulações MCF e estender as articulações IFP e IFD dos dedos. O polegar fornece a força oposta para segurar um objeto, como um prato (Figura 16.42). A função dos músculos lumbricais é a flexão das articulações MCF e a extensão simultânea das articulações IF dos dedos. Daí o termo preensão lumbrical.

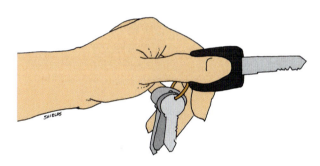

Figura 16.40 Preensão lateral.

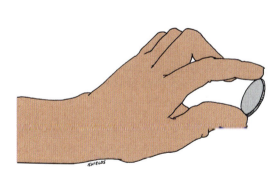

Figura 16.38 Preensão em pinça.

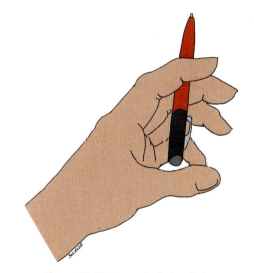

Figura 16.41 Preensão lado a lado.

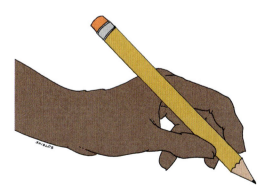

Figura 16.39 Preensão tridigital (trípode).

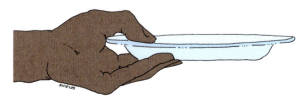

Figura 16.42 Preensão lumbrical.

Tenodese

Tenodese é o fechamento dos dedos por meio da ação dos tendões, e não da contração muscular. Algum grau de abertura e fechamento da mão pode ser alcançado usando-se a insuficiência passiva dos músculos flexores e extensores dos dedos. Esses músculos multiarticulares abrangem a articulação radiocarpal, as articulações MCF, as articulações IFP e algumas articulações IFD. Ao apoiar o antebraço pronado sobre uma mesa com o carpo na borda da mesa, a flexão do carpo faz com que os dedos estendam-se passivamente (abertura da mão) como resultado da insuficiência passiva dos músculos extensores dos dedos (ver Figura 6.16A). Ao apoiar o antebraço pronado sobre uma mesa com o carpo na borda da mesa, a extensão do carpo faz com que os dedos flexionem-se passivamente (fechamento da mão) como resultado da insuficiência passiva dos músculos flexores dos dedos (ver Figura 6.16B).

Patologias comuns

A **síndrome do túnel do carpo** é a sensação de dor, dormência e fraqueza na mão causada pela compressão do nervo mediano dentro do túnel do carpo. Movimentos repetitivos do carpo, como digitar no computador ou usar o *mouse* do computador, são a causa mais comum, embora alguns sintomas transitórios possam ocorrer durante a gravidez. Os sinais e os sintomas incluem fraqueza dos músculos tenares do polegar e dos dois primeiros músculos lumbricais e dor, dormência e formigamento na distribuição nervosa sensorial do nervo mediano na mão. Os sintomas geralmente se tornam mais aparentes à noite. Bater no túnel do carpo pode produzir ou agravar os sintomas. O manejo conservador inclui a imobilização do carpo para reduzir a irritação que causa a inflamação ou evitar o(s) movimento(s) repetitivo(s) que causa(m) a síndrome. O tratamento cirúrgico envolve o corte de algumas, mas não todas, as fibras do ligamento transverso do carpo para aliviar a compressão. Embora isso possa aliviar os sintomas, a fraqueza geralmente permanece.

A **doença de De Quervain** é uma tenossinovite – estreitamento ou inflamação nas bainhas dos tendões. Especificamente, a doença de De Quervain afeta os tendões dos músculos extensor curto do polegar e abdutor longo do polegar. Os sintomas incluem dor no lado radial do carpo. Flexionar os dedos sobre o polegar flexionado e depois mover o carpo em direção ao desvio ulnar

provoca dor e é considerado um teste positivo. Deve-se ter cuidado ao realizar este teste porque ele muitas vezes causa algum desconforto no carpo normal.

A **contratura de Dupuytren** é a contratura da aponeurose palmar e é acompanhada por um espessamento nodular. Os sinais incluem a incapacidade de estender as articulações MCF e IFP dos dedos anular e mínimo como resultado da contratura da aponeurose palmar.

A **tenossinovite estenosante,** ou **dedo em gatilho,** é o desenvolvimento de nódulos nas bainhas tendíneas dos músculos flexores dos dedos. Os nódulos, ou o inchaço que os acompanha, restringem os tendões à medida que eles deslizam dentro da bainha. Um nódulo pode passar para uma bainha quando um dedo flexiona, mas é impedido de deslizar durante a extensão do dedo. O dedo envolvido pode ficar "travado" em uma posição flexionada e deve ser estendido manualmente. Os tendões dos músculos flexores dos dedos médio e anular são os mais comumente envolvidos quando há uma tenossinovite estenosante.

O **polegar do esquiador**, uma lesão comum na mão entre atletas, é uma ruptura aguda do ligamento colateral ulnar do polegar. A maioria das lesões do ligamento colateral ulnar ocorre como resultado de uma queda sobre o braço estendido. O **polegar do guarda-caça** é um termo que se refere a uma entorse desse mesmo ligamento. É desenvolvido por guarda-caça ingleses como resultado de torções repetitivas do pescoço de animais pequenos.

Deriva ulnar, deformidade em pescoço de cisne e deformidade em *boutonnière* (botoeira) são deformidades típicas das mãos em indivíduos com artrite reumatoide. A deriva ulnar é o desvio ulnar das articulações MCF dos dedos. A deformidade em pescoço de cisne é caracterizada por flexão da articulação MCF, hiperextensão da articulação IFP e flexão da articulação IFD. A **deformidade em *boutonnière* (botoeira)** é caracterizada por deformidades na direção oposta à deformidade em pescoço de cisne. Ela consiste na extensão da articulação MCF, na flexão da articulação IFP e na extensão da articulação IFD. O **dedo em martelo** é a perda da ação dos músculos extensor dos dedos e extensor do dedo mínimo como resultado da interrupção do mecanismo extensor da articulação IFD. A interrupção pode ser causada por uma ruptura do tendão ou por uma fratura por avulsão na inserção do tendão do músculo na base da falange distal. Independentemente da causa, a falange distal permanece em posição flexionada e não pode ser estendida.

Aplicação clínica 16.1

Uma tarefa: múltiplas preensões

Ao apertar um parafuso para manter as coisas unidas, podem ser usados quatro tipos de preensão – três de precisão e uma de força.

Primeiro, um indivíduo deve retirar o parafuso da bancada. Isto requer uma preensão precisa de ponta a ponta (ver Figura 16.38). As pontas do polegar e do indicador são colocadas ao redor do parafuso. Agarrar a cabeça do parafuso é mais fácil porque tem ela um maior diâmetro. As pontas do polegar e do indicador seguram a cabeça do parafuso, permitindo então a manipulação (agarrar e levantar) do parafuso.

Segundo, o indivíduo deve posicionar a extremidade do parafuso no lugar certo da peça de trabalho. Isto requer uma preensão trípode para manipular o parafuso (ver Figura 16.39). Como o parafuso é leve e a porca gira facilmente, não é necessária uma preensão de força para segurar o parafuso.

Terceiro, o indivíduo deve começar a girar o parafuso em sua porca. A partir de uma preensão trípode, o polegar e os dedos giram a cabeça do parafuso no sentido horário. À medida que a cabeça do parafuso gira, não é mais possível manter a preensão trípode, que se transforma então em uma preensão lateral (ver Figura 16.40). Uma preensão lateral é mais rápida do que uma preensão trípode para girar o parafuso assim que as roscas estiverem engatadas. Isso é benéfico porque, uma vez que o parafuso tenha sido inicialmente rosqueado na porca usando-se uma preensão trípode, a manipulação precisa não é tão necessária quanto a velocidade que uma preensão lateral permite.

Finalmente, para terminar de rosquear e apertar o parafuso, é necessária uma preensão cilíndrica para segurar e girar a chave Allen (um dispositivo tipo chave rosqueadora que tem uma configuração sextavada, em vez de uma configuração em fenda, na ponta) (ver Figura 16.31).

Quando for necessário um torque maior para apertar o parafuso, uma chave-inglesa pode ser usada. O torque gerado pela aplicação de uma força na extremidade da chave é significativamente maior do que o torque gerado pela aplicação de uma força na haste de uma chave Allen. Isso ocorre porque a vantagem mecânica de uma chave-inglesa (o braço de força é o comprimento da chave e o braço de resistência é o diâmetro do parafuso) é maior que a vantagem mecânica de uma chave Allen (o braço de força é o diâmetro da alça da chave Allen e o braço de resistência é o diâmetro do parafuso). O uso de uma chave-inglesa muda a configuração do trabalho de um controle motor de precisão da mão para um controle motor de força da mão, do antebraço, do cotovelo e do ombro.

Aplicação clínica 16.2

Posição funcional da mão

Quando a imobilização do carpo for necessária, uma tala pode ser utilizada para manter a posição funcional da mão. Um tipo de tala é a "*cock-up*" (Figura 1).

A tala mantém o carpo em extensão, preservando então a relação ideal comprimento-tensão dos músculos flexores extrínsecos da mão, apesar de o carpo não se mover. Embora o carpo não se mova, algumas funções de preensão da mão podem ser mantidas.

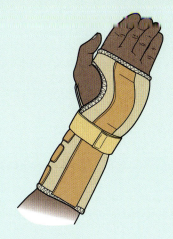

Figura 1 Tala carpal "*cock-up*".

Aplicação clínica 16.3

Acomodações para indivíduos com preensão lateral prejudicada

A preensão lateral é normalmente usada ao girar uma chave em uma fechadura, como uma chave de ignição de um automóvel ou fechadura de porta, casa ou apartamento. Certas condições inflamatórias ou degenerativas que afetam a articulação CMC do polegar, como artrite reumatoide ou osteoartrite, podem limitar ou impedir a preensão lateral. Um indivíduo com essa deficiência pode ter dificuldade em realizar a preensão lateral.

Colocar um bloco ou um cilindro sobre o cabo de uma chave expande seu diâmetro, o que alonga o braço de força da chave e, assim, diminui a força necessária para girar a chave na fechadura. Esta adaptação altera o tipo de preensão necessária de preensão lateral para uma preensão cilíndrica.

Alternativamente, o uso de uma fechadura digital por senha torna desnecessário o uso de uma chave.

Autoavaliação

Questões sobre anatomia geral

1. Quais movimentos do polegar e dos dedos e em quais articulações esses movimentos ocorrem dentro de:
   a. Um plano frontal e em torno de um eixo sagital?
   b. Um plano sagital e em torno de um eixo frontal?
   c. Um plano horizontal e em torno de um eixo vertical?

2. A oposição do polegar é uma combinação de quais movimentos?

3. Qual é a finalidade do retináculo dos músculos flexores e do retináculo dos músculos extensores?

4. Qual estrutura transforma os ossos carpais em um túnel?

5. Quais tendões e nervos passam pelo túnel do carpo?

6. Em relação aos músculos da mão:
   a. Qual é a definição de músculo extrínseco?
   b. Liste os músculos extrínsecos da mão.
   c. Qual é a definição de músculo intrínseco?
   d. Liste os músculos intrínsecos da mão por grupo muscular.

7. Quais tendões de quais músculos formam a "tabaqueira anatômica"?

8. a. Qual músculo intrínseco da mão não se fixa ao osso?
   b. A quais dois tendões ele se fixa?
   c. Que ação(ões) é(são) produzida(s) pela contração desse músculo?

9. Qual é a forma das:
   a. Faces articulares distais das articulações MCF dos dedos?
   b. Faces articulares proximais das articulações MCF dos dedos?

10. O rolamento e o deslizamento das faces articulares distais das articulações MCF dos dedos ocorrem na mesma direção ou em direção oposta durante:
    a. Flexão/extensão da MCF?
    b. Abdução/adução da MCF?

11. Qual articulação do polegar é uma articulação selar?

Questões sobre atividade funcional

Identifique o tipo de preensão de força ou de precisão usada nas seguintes atividades:

1. Segurar o cabo de uma frigideira.

2. Puxar um carrinho vermelho.

3. Virar as páginas de um livro.

4. Fechar um botão.

5. Segurar uma chave de fenda.

6. Segurar cartas de um baralho.

7. Segurar uma grande maçã verde.

8. Segurar um haltere.

9. Inserir um cartão de crédito em uma máquina de leitura.

Autoavaliação (*continuação*)

Questões sobre exercícios clínicos

1. Quais articulações, movimentos articulares e músculos estão envolvidos nas seguintes atividades?
   a. Afastar os dedos enquanto mantém a extensão
      dos dedos.
   b. Juntar os dedos novamente mantendo a extensão
      dos dedos.
   c. Levantar o polegar em direção ao teto quando o
      antebraço está supinado e o polegar apoiado no
      osso metacarpal II.
   d. Tocar a ponta do polegar na ponta do dedo míni-
      mo.
   e. Flexionar as articulações MCF enquanto mantém
      a extensão da articulação IF.
   f. Mover o polegar pela palma da mão quando o
      polegar está apoiado no osso metacarpal II antes
      de começar a se mover.

2. Descreva a posição em que os músculos flexores
   extrínsecos dos dedos são ativamente insuficientes.

3. Descreva a posição em que os músculos flexores
   extrínsecos dos dedos são passivamente insuficientes.

PARTE 4

Cinesiologia Clínica e Anatomia dos Membros Inferiores

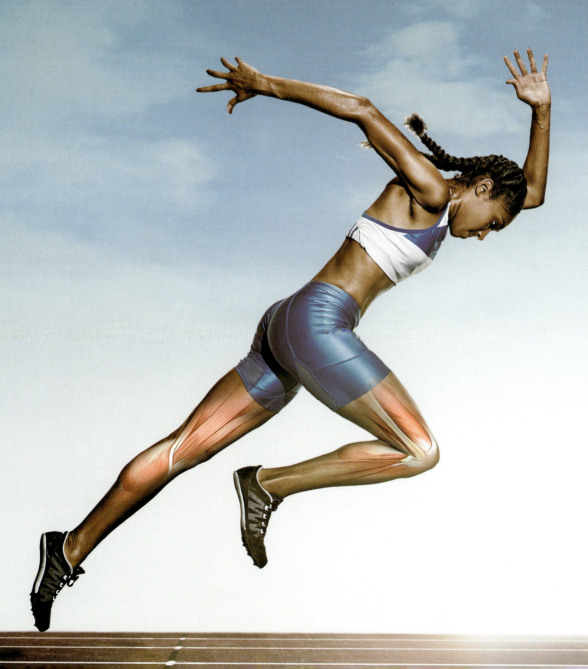

CAPÍTULO 17
Articulação do Quadril

Introdução, 287

Movimentos, 288

Ossos e pontos de referência, 288

Articulações, 292

Ligamentos, 293

Estruturas especiais, 294

Músculos, 294

Resumo da inervação, 304

Patologias comuns, 305

Autoavaliação, 308

Introdução

Os segmentos do membro inferior incluem a coxa (fêmur e patela), a perna (tíbia e fíbula) e o pé (ossos tarsais, metatarsais e falanges) (Figura 17.1).

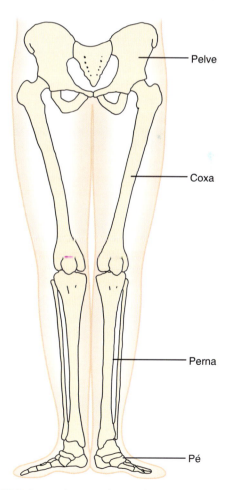

Figura 17.1 Ossos dos membros inferiores (vista anterior). Esta visão não é na posição anatômica.

A Tabela 17.1 apresenta os ossos do membro inferior. As articulações do membro inferior são as articulações do quadril, do joelho, do tornozelo (talocrural), intertarsais (talocalcânea, talocalcaneonavicular, calcaneocubóidea, cuneonavicular, intercuneiforme) tarsometatarsais, metatarsofalângicas (MTF) e interfalângicas (interfalângica proximal [IFP] e interfalângica distal [IFD]).

O membro inferior é uma cadeia cinética: uma cadeia cinética aberta quando o pé está livre para se mover e uma cadeia cinética fechada quando o pé está fixo. As atividades dos membros inferiores requerem mobilidade, estabilidade, ou uma combinação de ambas. A aplicação do conceito de cadeias cinéticas auxilia na avaliação dos movimentos realizados pelo quadril durante as atividades. Por exemplo, durante a marcha, o membro inferior é uma cadeia cinética aberta quando está na fase de balanço e uma cadeia cinética fechada quando está na fase de sustentação. Ao se avaliar o movimento dos membros inferiores, o tipo de cadeia cinética envolvida auxilia na identificação dos músculos implicados, dos tipos de contrações musculares e da interação das demandas de mobilidade articular com a estabilidade articular.

A função de uma articulação é afetada pelas estruturas desse segmento e pelas funções dos segmentos adjacentes. Portanto, algumas estruturas e tecidos de segmentos adjacentes são incluídos para esclarecer completamente a articulação em consideração. Neste capítulo, o quadril, as estruturas da pelve e o joelho são abordados na medida em que afetam a função do quadril. A cinesiologia da pelve é apresentada no Capítulo 10. A cinesiologia do joelho é apresentada no Capítulo 18.

Movimentos

O fêmur se move sobre a pelve durante as atividades de cadeia cinética aberta, e a pelve se move sobre o fêmur durante as atividades de cadeia cinética fechada. A Figura 17.2 apresenta os movimentos osteocinemáticos do quadril em configuração de cadeia cinética aberta. A flexão/extensão ocorre dentro de um plano sagital em torno de um eixo frontal. A abdução e a adução ocorrem dentro de um plano frontal em torno de um eixo sagital. As rotações, tanto a medial quanto a lateral, ocorrem dentro de um plano horizontal em torno de um eixo vertical. A Tabela 17.2 apresenta a amplitude de cada movimento osteocinemático do quadril.

A configuração anatômica côncava/convexa do quadril determina os movimentos artrocinemáticos que ocorrem dentro da articulação (Figura 17.3). Ao se realizar flexão/extensão, o movimento artrocinemático primário é o giro. A Tabela 17.3 apresenta os movimentos osteocinemáticos e artrocinemáticos do quadril. Durante a abdução, à medida que a extremidade distal do fêmur se move lateralmente, a cabeça do fêmur rola superiormente e desliza inferiormente. Durante a adução, à medida que a extremidade distal do fêmur se move medialmente, a cabeça do fêmur rola inferiormente e desliza superiormente. Durante a rotação medial, à medida que o fêmur gira medialmente, a cabeça do fêmur rola anteriormente e desliza posteriormente. Durante a rotação lateral, à medida que o fêmur gira lateralmente, a cabeça do fêmur rola posteriormente e desliza anteriormente.

Ossos e pontos de referência

A articulação do quadril situa-se entre o côncavo acetábulo e a convexa cabeça do fêmur. Uma revisão dos pontos de referência da pelve é apresentada nas

Tabela 17.1 Ossos da pelve e dos membros inferiores.		
Região	**Ossos**	**Ossos individuais**
Pelve	Osso do quadril	Ílio, ísquio, púbis
	Sacro	
	Cóccix	
Coxa	Fêmur	
	Patela	
Perna	Tíbia	
	Fíbula	
Pé	Ossos tarsais (7)	Calcâneo, tálus, cuboide, navicular, cuneiformes (3)
	Ossos metatarsais (5)	
	Falanges (14)	Do primeiro ao quinto proximais (5), médios (4), distais (5)

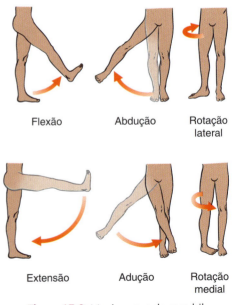

Figura 17.2 Movimentos do quadril.

Tabela 17.2 Amplitude dos movimentos osteocinemáticos.

Articulação	Flexão	Extensão	Abdução	Adução	Rotação medial	Rotação lateral
Quadril	0 a 120	0 a 15	0 a 45	0 a 25	0 a 45	0 a 45

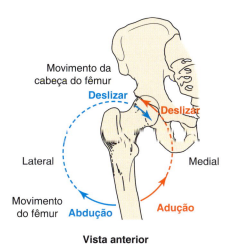

Figura 17.3 Movimento artrocinemático na articulação do quadril. A face articular convexa se move na direção oposta do fêmur durante a abdução/adução do quadril.

Figuras 17.4 e 17.5. Embora não façam parte da articulação do quadril, a patela e a tíbia proximal são ossos que afetam os músculos que abrangem o quadril. A patela, um osso sesamoide dentro do tendão do músculo quadríceps femoral, proporciona uma vantagem biomecânica para o músculo quadríceps femoral aumentando o braço de alavanca. As partes proximais da tíbia e da fíbula servem como pontos de inserção para os músculos que abrangem o quadril e o joelho.

O **fêmur** é o osso mais longo, mais forte e mais pesado do corpo. A cartilagem articular cobre as extremidades proximal e distal do osso. Além da articulação proximal com o acetábulo, a extremidade distal do osso articula-se com a tíbia, formando então a articulação do joelho. A articulação da patela e do fêmur, denominada *articulação patelofemoral*, não é uma articulação sinovial verdadeira. A cabeça, o colo e os côndilos do fêmur são compostos de osso esponjoso. Os arcos trabeculares reforçam a cabeça e o colo do fêmur para suportar o peso do corpo durante atividades verticais. Os pontos de referência do fêmur são descritos a seguir e apresentados na Figura 17.6.

A orientação da cabeça e do colo do fêmur em relação à diáfise afeta o posicionamento da cabeça do fêmur dentro do acetábulo e o alinhamento do membro inferior. O **ângulo de inclinação** é o ângulo entre o corpo e o colo do fêmur em um plano frontal (Figura 17.7). Em um adulto, o ângulo de inclinação é de aproximadamente 125 graus. Na ocasião do nascimento, o ângulo é de aproximadamente 150 graus e pode chegar a 170 graus. As tensões no quadril resultantes da sustentação de peso e das posturas eretas contribuem para uma diminuição do ângulo de inclinação ao longo do tempo. A **torção femoral** é o ângulo entre o corpo e o colo do fêmur no plano horizontal. Tanto no adulto quanto na criança, a quantidade de torção é tal que a cabeça e o colo do fêmur giram anteriormente no corpo do fêmur por aproximadamente 15 graus. A Figura 17.8, uma vista superior do fêmur, apresenta a torção da cabeça e do colo do fêmur em relação aos côndilos do fêmur.

Pontos de referência do osso do quadril

Acetábulo

Face articular proximal côncava (em forma de xícara ou cavidade) do quadril. Estrutura sólida formada pela fusão de três ossos pélvicos: ílio, ísquio e púbis. Parte do osso do quadril.

Tabela 17.3 Movimentos osteocinemáticos e artrocinemáticos.

Movimento	Distal*	Rodar	Rolar	Deslizar
Flexão	Anterior e superior	Posterior	Mínimo, se houver	Mínimo, se houver
Extensão	Posterior e superior	Anterior	Mínimo, se houver	Mínimo, se houver
Abdução	Lateral	Mínimo, se houver	Superior	Inferior
Adução	Medial	Mínimo, se houver	Inferior	Superior
Rotação medial	Medial	Mínimo, se houver	Anterior	Posterior
Rotação lateral	Lateral	Mínimo, se houver	Posterior	Anterior

*Direção do movimento da extremidade distal do fêmur em relação à regra côncavo/convexo.

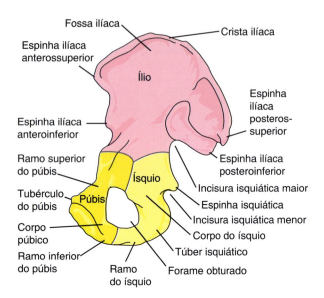

Figura 17.4 Osso do quadril direito (vista medial).

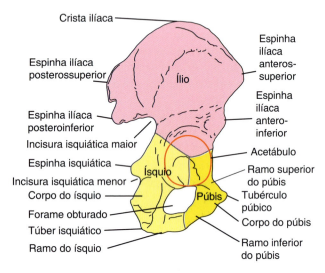

Figura 17.5 Osso do quadril direito (vista lateral).

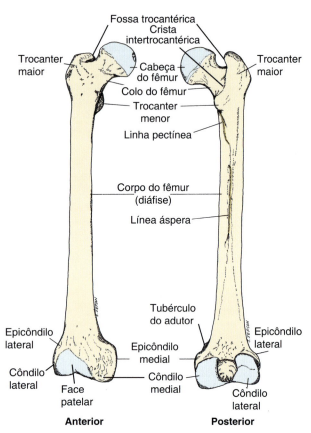

Figura 17.6 Fêmur direito.

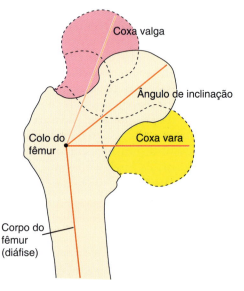

Figura 17.7 O ângulo de inclinação é normalmente de cerca de 125 graus. Coxa valga é um ângulo maior que 125 graus e coxa vara é um ângulo menor que 125 graus.

Lábio do acetábulo
Margem fibrocartilagínea fixada ao acetábulo. Muitas vezes chamado simplesmente de *labrum*.
Aumenta a profundidade do acetábulo.
Fornece uma cobertura adicional para a cabeça do fêmur.
Aumenta a estabilidade da articulação e limita a mobilidade articular.

Incisura do acetábulo
Entalhe no centro do acetábulo.
Inserção do ligamento da cabeça do fêmur.

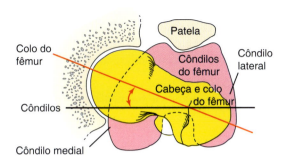

Ângulo de torção – anteversão normal

A

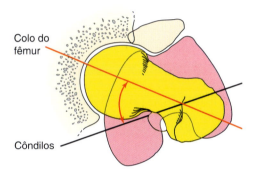

Anteversão excessiva

B

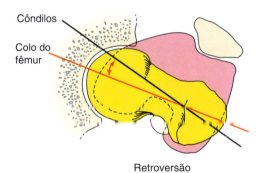

Retroversão

C

Figura 17.8 Vista superior. **A.** A torção femoral normalmente faz com que a cabeça e o colo do fêmur sejam girados anteriormente em relação ao corpo do fêmur por aproximadamente 15 graus. **B.** Um aumento neste ângulo é denominado *anteversão*. **C.** Uma diminuição neste ângulo é chamada de *retroversão*.

Pontos de referência do fêmur

Cabeça do fêmur
Extremidade proximal. Em forma de bola. Coberta por cartilagem articular.
Articula-se com o acetábulo.

Colo do fêmur
Parte estreita localizada entre a cabeça e os trocanteres.

Trocanter maior
Grande projeção lateral entre o colo e e o corpo do fêmur.
Inserção para os músculos glúteos médio e mínimo e para os mais profundos rotadores.

Trocanter menor
Pequena projeção medial e posterior, logo distal ao trocanter maior.
Inserção para o músculo iliopsoas.

Fossa trocantérica
Face medial do trocanter maior.

Crista intertrocantérica
Crista lisa posterior entre os trocanteres maior e menor.
Inserção para o músculo quadrado femoral.

Corpo do fêmur (diáfise)
Parte longa e cilíndrica entre o trocanter maior e os côndilos. Ligeiramente convexa anteriormente.

Côndilo medial
Extremidade distal medial aumentada. Face distal convexa coberta por cartilagem articular.
Articula-se com a face articular superior da tíbia medial (platô medial).

Côndilo lateral
Extremidade distal lateral aumentada. Face distal convexa coberta por cartilagem articular.
Articula-se com a face articular superior da tíbia lateral (platô lateral)

Epicôndilo medial
Projeção ligeiramente proximal ao côndilo medial.

Epicôndilo lateral
Projeção ligeiramente proximal ao côndilo lateral.

Tubérculo do adutor
Pequena projeção proximal ao epicôndilo medial.
Inserção para uma parte do músculo adutor magno.

Linha áspera
Crista longitudinal proeminente ao longo do terço médio da parte posterior do corpo do fêmur.
Inserção para o músculo adutor longo, uma parte do músculo adutor magno, uma parte do músculo adutor curto e a cabeça curta do músculo bíceps femoral.

Linha pectínea
Pequena crista descendo diagonalmente do trocanter menor em direção à linha áspera.
Inserção do músculo pectíneo e uma parte do músculoadutor curto.

Face patelar (sulco femoropatelar)
Anterior entre os côndilos medial e lateral.
Articula-se com a face posterior da patela.

Fóvea da cabeça do fêmur
Centro da cabeça do fêmur.
Inserção do ligamento da cabeça do fêmur.
Pequenos vasos circulatórios entram na cabeça do fêmur neste local.

Pontos de referência da tíbia

A tíbia é discutida com mais detalhes no Capítulo 18. Alguns pontos de referência são relevantes para os movimentos do quadril (Figura 17.9).

Côndilo medial
Alargamento da extremidade proximal medial. Face superior côncava.

Côndilo lateral
Alargamento da extremidade proximal lateral. Face superior côncava.

Platô medial
Face articular superior côncava e rasa do côndilo medial. Coberto por cartilagem articular.
Articula-se com o côndilo medial do fêmur.

Platô lateral
Face articular superior côncava e rasa do côndilo lateral. Coberto por cartilagem articular.
Articula-se com o côndilo lateral do fêmur.

Tuberosidade da tíbia
Projeção proximal da linha média anterior.
Inserção para o ligamento da patela.

Ponto de referência da fíbula

Cabeça da fíbula
Extremidade proximal ampliada (Figura 17.10). Lateral à tíbia.
Inserção para o músculo bíceps femoral.

Articulações

A articulação do quadril é a articulação da cabeça do fêmur com o acetábulo. Uma articulação sinovial esférica, o quadril tem 3 graus de liberdade. O acetábulo côncavo é a face articular proximal da articulação do quadril. A cabeça do fêmur convexa é a face articular distal da articulação do quadril. A significativa cobertura da face articular da cabeça do fêmur pelo acetábulo e pelo lábio cria uma articulação estável. O aumento na estabilidade resulta em relativamente menos mobilidade. As atividades de sustentação de peso do quadril se beneficiam de uma articulação que apresenta maior estabilidade resultante de sua estrutura óssea.

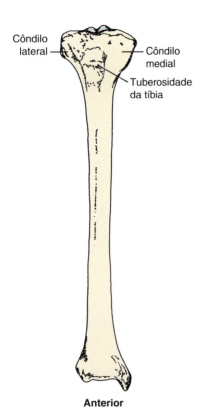

Figura 17.9 Tíbia direita (vista anterior).

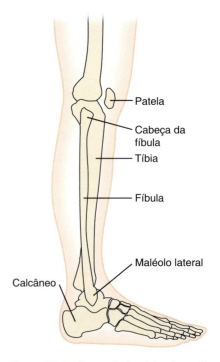

Figura 17.10 Perna direita (vista lateral).

Ligamentos

Os movimentos do quadril são limitados pela cápsula articular e seus três ligamentos de reforço. A configuração desses ligamentos limita a extensão do quadril e permite a flexão total do quadril. Os ligamentos ficam frouxos quando o quadril está em flexão (cadeia aberta), tornando-se tensos à medida que a articulação do quadril se move em extensão (cadeia fechada). A sensação final da flexão do quadril é suave. Todas as outras extremidades ficam firmes porque a cápsula e os ligamentos de reforço ficam tensos. A Tabela 17.4 apresenta a classificação do sistema articular e as características artrocinemáticas do quadril.

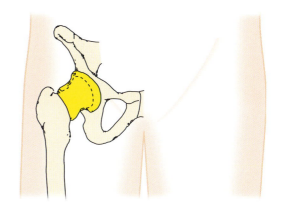

Figura 17.11 Cápsula articular do quadril (vista anterior).

Ligamento da cabeça do fêmur

Fixado proximalmente a ambos os lados da incisura do acetábulo. Fixa-se distalmente na fóvea da cabeça do fêmur.

O local onde o ligamento se fixa à cabeça do fêmur não faz parte da face articular. Um pequeno vaso sanguíneo na cabeça do fêmur acompanha o ligamento.

Cápsula articular

Forte, espessa e fibrosa, recobre a articulação em uma manga cilíndrica.

Fixa-se proximalmente ao lábio ósseo do acetábulo e distalmente ao colo do fêmur. Envolve a maior parte da parte proximal do colo do fêmur (Figura 17.11).

Reforçada por três ligamentos: iliofemoral, pubofemoral, isquiofemoral (Figura 17.12).

Ligamento iliofemoral (ligamento de Bigelow)

Abrange o quadril em espiral.

Divide-se em duas partes, que se fixam distalmente à linha intertrocantérica do fêmur. Assemelha-se a um Y invertido; portanto, muitas vezes é chamado de *ligamento Y*.

Fixa-se proximalmente à espinha ilíaca anteroinferior (EIAI).

Reforça a cápsula anteriormente.
Limita a extensão do quadril.
Resiste às forças que causam luxação anterior do fêmur.

Ligamento pubofemoral

Abrange o quadril inferiormente em espiral. Fixa-se medialmente à parte anterior e medial do limbo do acetábulo e ao ramo superior do púbis. Passa inferior e posteriormente. Fixa-se lateralmente à face posterior do colo do fêmur.

Reforça a cápsula inferiormente.
Limita a extensão e a abdução do quadril.

Ligamento isquiofemoral

Abrange o quadril posterior e superiormente em espiral. Fixa-se medialmente à parte isquiática do acetábulo. Passa lateral e superiormente. Fixa-se lateralmente às faces superior e anterior do colo do fêmur.

Limita a extensão do quadril e a rotação medial.

Em pé, com os quadris anteriores aos ombros e aos joelhos, a linha de gravidade é posterior ao eixo de flexão/extensão da articulação do quadril, e os três ligamentos ficam tensos. Usando essa postura, um indivíduo pode ficar em pé sem precisar usar a musculatura extensora do quadril. Esta posição é descrita como apoiada ou "pendurada" nos ligamentos. Os pacientes que apresentam paraplegia após uma lesão medular utilizam essa manobra para manter a extensão do quadril enquanto estão em pé (Figura 17.13).

Tabela 17.4 Classificação do sistema articular e características artrocinemáticas.				
Articulação	Cadeia fechada	Cadeia aberta	Sensação final	Padrão capsular
Quadril	Extensão completa e rotação medial	Flexão de 30 graus Abdução de 30 graus Ligeira rotação lateral	Flexão: suave (aproximação) Todos os outros movimentos: firmes (cápsula e ligamentos)	Flexão > rotação medial > abdução

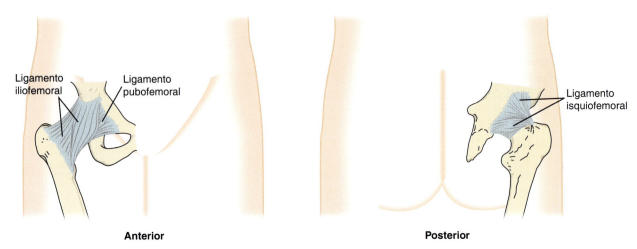

Figura 17.12 A cápsula articular do quadril é reforçada por três ligamentos: os ligamentos iliofemoral, pubofemoral e isquiofemoral.

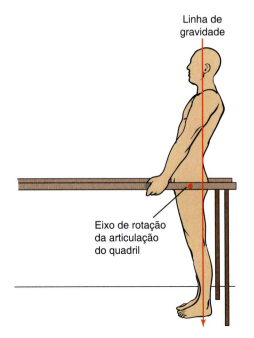

Figura 17.13 Posição para manter a extensão do quadril sem usar extensores do quadril.

Estruturas especiais

Trato iliotibial (IT)

Faixa longa e espessa de fáscia. Superficial na lateral da coxa.

Fixa-se proximalmente à parte anterior da crista ilíaca e distalmente ao côndilo lateral da tíbia.

Inserção do músculo tensor da fáscia lata e de algumas fibras do músculo glúteo máximo.

Hiato dos adutores

Lacuna ou abertura na inserção distal do músculo adutor magno entre a linha áspera e o tubérculo do adutor.

Passagem para artéria e veia femorais.

Local no qual artéria e veia femorais são renomeadas como artéria e veia poplíteas.

Pata anserina ("de ganso")

Face anterior do côndilo medial da tíbia.

Inserção para os músculos sartório, grácil e semitendíneo.

Músculos

O quadril é envolvido por músculos uniarticulares e multiarticulares (Tabela 17.5). Os músculos uniarticulares fixam-se à pelve e ao fêmur. Os músculos multiarticulares abrangem o quadril e o joelho, e se fixam na pelve e na tíbia ou na pelve e na fíbula. A insuficiência ativa e a insuficiência passiva afetam o funcionamento dos músculos multiarticulares.

A função dos músculos que envolvem o quadril, sejam eles uniarticulares ou multiarticulares, é descrita em relação ao movimento do fêmur no acetábulo (cadeia cinética aberta). Esses músculos também desempenham um papel significativo na movimentação e na estabilização da pelve no fêmur (cadeia cinética fechada). Durante as atividades de cadeia cinética fechada dos membros inferiores, os músculos do quadril controlam a posição e o movimento pélvicos porque o membro inferior está estabilizado. Por exemplo, os músculos abdutores do quadril

Tabela 17.5 Músculos por localização e tipo.		
Grupo muscular	Músculos uniarticulares	Músculos multiarticulares
Anterior	Iliopsoas	Reto femoral Sartório
Medial	Pectíneo Adutor magno Adutor longo Adutor curto	Grácil
Posterior	Glúteo máximo Rotadores profundos (6)	Semimembranáceo Semitendíneo Bíceps femoral (cabeça longa)
Lateral	Glúteo médio Glúteo mínimo	Tensor da fáscia lata

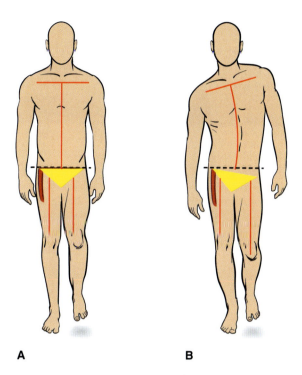

Figura 17.14 Vista anterior. **A.** Os abdutores do quadril direito se contraem para estabilizar a pelve quando a perna esquerda é levantada. **B.** Os abdutores do quadril direito estão fracos e o lado esquerdo da pelve cai (sem compensação) *ou* ocorre uma flexão lateral do tronco para a direita (compensatória).

produzem estabilização pélvica durante a posição em pé unipodal. Ao se ficar em pé sobre um dos membros inferiores, os músculos abdutores do quadril se contraem para evitar que o lado oposto (sem suporte) da pelve caia (inclinação da pelve lateral) (Figura 17.14). A inclinação da pelve lateral é marcada pelo lado da pelve que cai ou está mais baixo. Os músculos abdutores do quadril se contraem para manter uma posição da pelve relativamente nivelada. A fraqueza ou a perda desses músculos resulta em uma inclinação da pelve lateral para o lado sem apoio. Por exemplo, quando os músculos abdutores do quadril direito estão fracos, enquanto estamos sobre o membro inferior direito, apenas o lado esquerdo da pelve se move inferiormente (cai), surgindo uma inclinação da pelve lateral esquerda (ver Capítulo 10).

Músculo iliopsoas

O músculo iliopsoas, muitas vezes chamado apenas de *psoas*, são dois músculos (ilíaco e psoas maior) com inserções proximais separadas e uma inserção distal comum (Figuras 17.15, 17.16 e 17.17). O músculo ilíaco é um músculo de formato triangular com uma linha de tração principalmente vertical. Sua origem é a fossa ilíaca. O músculo psoas maior é um músculo fusiforme. A origem do músculo psoas maior são os processos transversos, corpos e discos intervertebrais das vértebras T XII-L V. Os dois músculos unem-se e a inserção comum é o trocanter menor do fêmur. O músculo iliopsoas é um flexor do quadril em uma cadeia cinética aberta. Devido à sua inserção nas vértebras, o músculo psoas maior flexiona o tronco quando o fêmur está estabilizado (cadeia cinética fechada).

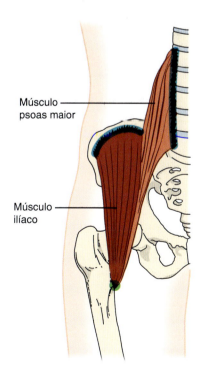

Figura 17.15 Músculo iliopsoas (vista anterior).

296 PARTE 4 Cinesiologia Clínica e Anatomia dos Membros Inferiores

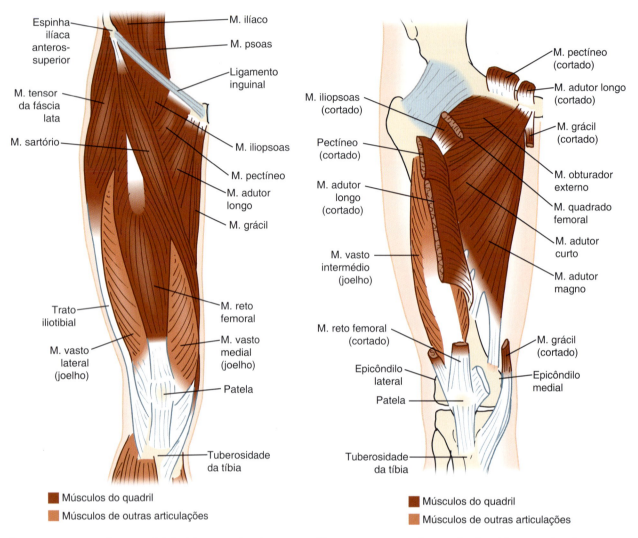

Figura 17.16 Músculos superficiais (vista anterior da perna direita).

Figura 17.17 Músculos profundos (vista anterior da perna direita).

O	Músculo ilíaco: fossa ilíaca
	Músculo psoas maior: processos transversos, corpos e discos intervertebrais das vértebras T XII-L V
I	Trocanter menor
A	Flexão do quadril
N	Músculo ilíaco: nervo femoral (L2, L3)
	Músculo psoas maior: ramos ventrais de L1–L3

Músculo reto femoral

O músculo reto femoral, um músculo fusiforme que faz parte do grupo muscular do quadríceps femoral, atravessa o quadril anteriormente (Figura 17.18; ver Figura 17.16). A origem é a EIAI e a inserção é a tuberosidade da tíbia. Descende pela parte anterior da coxa com uma linha de tração quase vertical, é unido pelos três músculos vastos. Os quatro músculos se fundem no tendão do músculo quadríceps femoral, que se liga à margem proximal da patela. O ligamento da patela liga a margem distal da patela à tuberosidade da tíbia. O músculo reto femoral flexiona o quadril e estende o joelho.

O	EIAI
I	Tuberosidade da tíbia via ligamento da patela
A	Flexão de quadril e extensão de joelho
N	Nervo femoral (L2–L4)

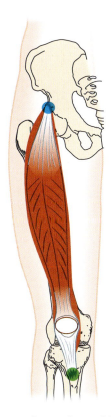

Figura 17.18 Músculo reto femoral (vista anterior).

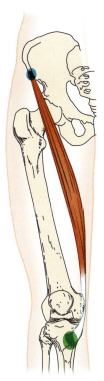

Figura 17.19 Músculo sartório (vista anterior).

Músculo sartório

O músculo sartório é um músculo multiarticular (Figuras 17.19 e 17.20; ver Figura 17.16). A origem do músculo sartório é a espinha ilíaca anterossuperior (EIAS). Descendo diagonalmente, ele atravessa a parte anterior da coxa de lateral a medial, e o ventre do músculo envolve posteriormente o côndilo medial do fêmur. O tendão então se curva para frente em direção à inserção, ao côndilo anteromedial da tíbia e à pata anserina. A pata anserina é o local comum de inserção dos músculos grácil, sartório e semitendíneo. Devido à sua linha diagonal de tração, o músculo sartório flexiona, abduz e gira lateralmente o quadril e flexiona o joelho. Esses movimentos ocorrem simultaneamente ao colocar um dos pés no joelho oposto para cruzar as pernas.

O	EIAS
I	Face anteromedial do côndilo medial da tíbia (pata anserina)
A	Flexão, abdução e rotação lateral do quadril, flexão do joelho
N	Nervo femoral (L2, L3)

Músculo pectíneo

De formato quadrangular, o músculo pectíneo está localizado medial ao músculo iliopsoas e lateral ao músculo adutor longo. A origem do músculo pectíneo é o ramo superior do púbis e a inserção é a linha pectínea do fêmur (Figura 17.21; ver Figuras 17.16 e 17.17), e apresenta uma linha diagonal de tração. Por abranger a articulação do quadril anterior e medialmente, o músculo pectíneo flexiona e aduz o quadril.

O	Ramo superior do púbis
I	Linha pectínea do fêmur
A	Flexão e adução do quadril
N	Nervo femoral (L2, L3)

Músculo adutor longo

O músculo adutor longo, que tem formato de leque, é o mais superficial dos três músculos adutores uniarticulares. A origem do músculo adutor longo é a face anterior do púbis próximo ao tubérculo, e a inserção é o terço médio da linha áspera do fêmur com uma linha diagonal de tração (Figura 17.22A; ver Figura 17.20). Por ser superficial, seu tendão é facilmente palpável na região anteromedial da região inguinal. O músculo adutor longo produz adução do quadril.

298 PARTE 4 Cinesiologia Clínica e Anatomia dos Membros Inferiores

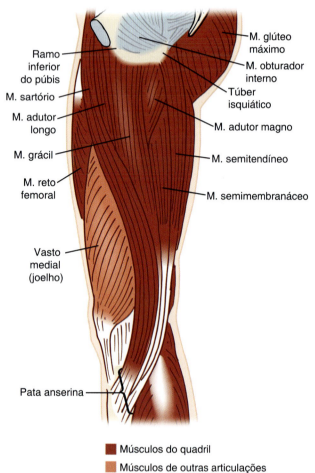

Figura 17.20 Músculos superficiais (vista medial da perna direita).

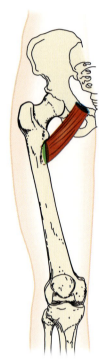

Figura 17.21 Músculo pectíneo (vista anterior). Observe que a inserção distal está na parte posterior do fêmur.

O	Ramo inferior do púbis
I	Linha pectínea e linha áspera proximal
A	Adução do quadril
N	Nervo obturatório (L2, L3)

Músculo adutor magno

O músculo adutor magno, que tem formato triangular, é o maior e mais profundo dos três adutores uniarticulares (Figura 17.23; ver Figuras 17.17, 17.20 e 17.22C). A origem do músculo adutor magno é o túber isquiático, o ramo do ísquio e o ramo inferior do púbis. Suas fibras se espalham no sentido descendente e lateral com uma linha diagonal de tração, e a inserção é toda a extensão da linha áspera e do tubérculo do adutor. Este músculo compreende a maior parte da face medial da coxa. Existe uma interrupção do músculo, que é denominada *hiato dos adutores*. O músculo adutor magno produz adução do quadril.

O	Parte anterior do púbis
I	Terço médio da linha áspera
A	Adução do quadril
N	Nervo obturatório (L2–L4)

Músculo adutor curto

O músculo adutor curto, também em formato de leque, é mais curto que os outros músculos adutores uniarticulares (ver Figuras 17.17 e 17.22B). Situa-se profundamente ao músculo adutor longo, mas superficialmente ao músculo adutor magno. A origem do músculo adutor curto é o ramo inferior do púbis, e a inserção é a linha pectínea e a linha áspera proximal ao músculo adutor longo, com uma linha diagonal de tração. O músculo adutor curto produz adução do quadril.

O	Túber isquiática, ramo inferior do púbis, ramo do ísquio
I	Toda a extensão da linha áspera e do tubérculo do adutor
A	Adução do quadril
N	Nervos obturatório e isquiático (L2–L4)

Aplicação clínica 17.1

Posicionamento para elevação da perna reta

Ao se realizar uma elevação com a perna esticada na posição supina, os músculos flexores do quadril elevam o membro inferior, com o joelho estendido, contra a gravidade. Sendo mais leves que o membro inferior, a pelve e a coluna lombar podem mover-se antes que o membro inferior se mova quando os músculos flexores do quadril se contraem. Para o desempenho correto de uma elevação da perna reta, a pelve e a coluna lombar devem ser estabilizadas para evitar que os músculos flexores do quadril causem uma inclinação da pelve anterior e uma lordose lombar antes que o membro inferior comece a subir (Figura 1). A estabilização da pelve e da coluna lombar é alcançada por: (1) contração dos músculos do abdome, e (2) flexão oposta do quadril e do joelho de forma que o pé fique na superfície de apoio próximo às nádegas. Ambas as ações estabilizam a pelve e a coluna lombar, evitando assim a inclinação da pelve anterior e a lordose lombar, que são causadas pelas forças exercidas pelos músculos flexores do quadril na pelve e na coluna lombar.

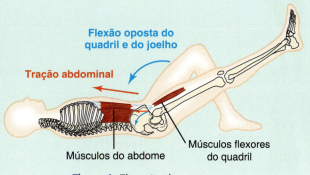

Figura 1 Elevação da perna reta.

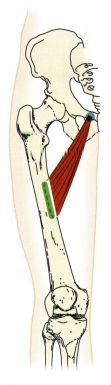 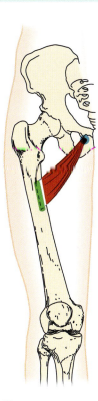 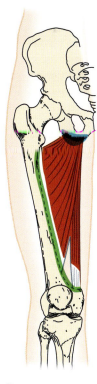

A Músculo adutor longo **B** Músculo adutor curto **C** Músculo adutor magno

Figura 17.22 Três músculos adutores (vista anterior). Observe que as inserções distais estão na parte posterior do fêmur.

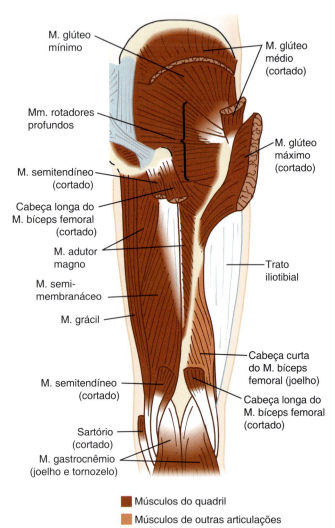

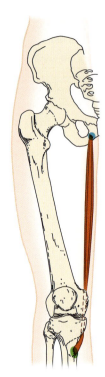

Figura 17.24 Músculo grácil (vista anterior). Observe que ele passa atrás do joelho, mas se fixa anteriormente.

O	Sínfise púbica e ramo inferior do púbis
I	Face anterior do côndilo medial da tíbia (pata anserina)
A	Adução do quadril, flexão do joelho
N	Nervo obturatório (L2, L3)

Músculo glúteo máximo

O músculo glúteo máximo é um músculo quadrilátero grande, espesso, uniarticular, localizado superficialmente na nádega posterior (Figuras 17.25 e 17.26; ver Figuras 17.20 e 17.23). A origem é a parte posterior do sacro, o cóccix e o ílio. Descendo diagonal e lateralmente com uma linha diagonal de tração, a inserção é o fêmur posterior distal ao trocanter maior. Algumas fibras também se ligam ao trato iliotibial. O músculo glúteo máximo estende e gira lateralmente o quadril.

O	Parte posterior do sacro, cóccix, ílio
I	Fêmur posterior distal ao trocanter maior e algumas fibras ao trato iliotibial
A	Extensão e rotação lateral do quadril
N	Nervo glúteo inferior (L5–S2)

Figura 17.23 Músculos profundos (vista posterior da perna direita).

Músculo grácil

O músculo grácil, um músculo fusiforme, é o único adutor do quadril que é um músculo multiarticular (Figura 17.24; ver Figuras 17.16 e 17.20). A origem é a sínfise púbica e o ramo inferior do púbis. O músculo desce pela coxa medial e superficialmente com uma linha diagonal de tração, atravessa o joelho posteriormente e se curva ao redor do côndilo medial para se inserir na parte anterior do côndilo medial da tíbia, a pata anserina. A pata anserina é o local comum de inserção dos músculos grácil, sartório e semitendíneo. O músculo grácil aduz o quadril e flexiona o joelho.

Músculo glúteo médio

O músculo glúteo médio, um músculo triangular superficial, abrange o quadril lateralmente. A origem é a face externa do ílio (Figuras 17.27 e 17.28; ver Figuras 17.23 e 17.26), a inserção é a face lateral do trocanter maior, e tem uma linha de tração principalmente vertical. O músculo glúteo médio abduz o quadril. As fibras anteriores giram medialmente o quadril.

O	Face externa do ílio
I	Face lateral do trocanter maior
A	Abdução e rotação medial do quadril
N	Nervo glúteo superior (L4–S1)

Músculo glúteo mínimo

O músculo glúteo mínimo, um músculo triangular que é o menor e mais profundo dos três músculos glúteos, é profundo e inferior ao músculo glúteo médio no ílio lateral (Figura 17.29; ver Figura 17.23). A origem é a parte média do ílio, próximo à incisura isquiática na margem posterior, quase até a margem anterior perto da EIAS. A inserção é a face anterior do trocanter maior. Devido à sua localização lateral e à sua linha diagonal de tração, o músculo glúteo mínimo abduz e gira medialmente o quadril.

O	Face lateral do ílio
I	Face anterior do trocanter maior
A	Abdução e rotação medial do quadril
N	Nervo glúteo superior (L4–S1)

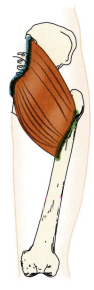

Figura 17.25 Músculo glúteo máximo (vista posterior).

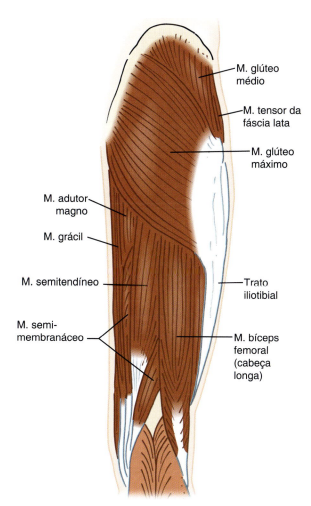

Figura 17.26 Músculos superficiais (vista posterior da perna direita).

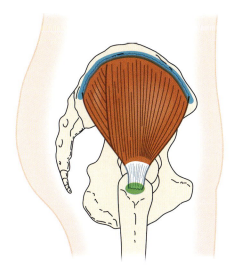

Figura 17.27 Músculo glúteo médio (vista lateral).

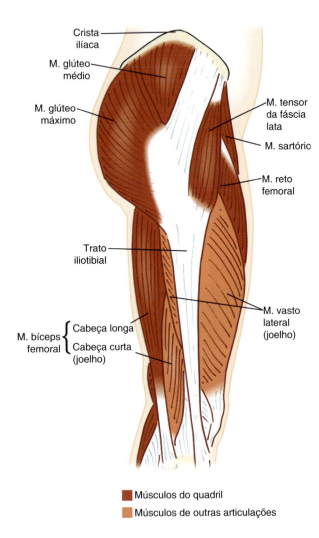

Figura 17.28 Músculos superficiais (vista lateral da perna direita).

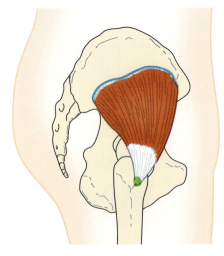

Figura 17.29 Músculo glúteo mínimo (vista lateral).

Músculos rotadores profundos

Existem seis músculos pequenos, profundos, principalmente posteriores, que abrangem a articulação do quadril no sentido horizontal. A Tabela 17.6 lista as origens, as inserções e a inervação dos músculos rotadores profundos. Eles trabalham em conjunto para produzir a rotação lateral do quadril. Como um grupo, eles são chamados de **músculos rotadores profundos** (Figura 17.30; ver Figura 17.23). O encurtamento adaptativo do músculo piriforme, um dos músculos rotadores profundos, pode comprimir o nervo isquiático, fazendo com que a dor se irradie para a parte posterior da perna (ver Figura 5.31 no Capítulo 5).

O	Parte anterior do sacro, ísquio, púbis
I	Área do trocanter maior
A	Rotação lateral do quadril
N	Ver Tabela 17.6

Músculos isquiotibiais

Três músculos, conhecidos coletivamente como *isquiotibiais*, cobrem a região femoral posterior. Os três músculos fusiformes isquiotibiais são os músculos semimembranáceo, semitendíneo e bíceps femoral (Figura 17.31; ver Figura 17.26).

Com exceção da cabeça curta do músculo bíceps femoral, o local de origem comum aos isquiotibiais é o túber isquiático. A origem da cabeça curta do músculo bíceps femoral é o lábio lateral da linha áspera. Os três músculos isquiotibiais têm uma linha vertical de tração e, com exceção da cabeça curta do músculo bíceps femoral, abrangem o quadril posteriormente e produzem extensão do quadril. Os três músculos isquiotibiais flexionam o joelho.

Músculo semimembranáceo

O músculo semimembranáceo está localizado na face medial da coxa profundamente ao músculo semitendíneo (ver

> ### Aplicação clínica 17.2
>
> **Posição de alongamento do músculo piriforme**
> O músculo piriforme gira o quadril lateralmente. Quando o quadril é flexionado a 90 graus ou mais, entretanto, sua linha de tração se desloca para frente do eixo de movimento de rotação do quadril. O resultado é que o músculo piriforme produz então uma rotação medial. Assim, o músculo piriforme pode ser alongado colocando-se o quadril flexionado em rotação lateral. O músculo piriforme é o único rotador lateral profundo que funciona dessa maneira.

Tabela 17.6 Músculos rotadores profundos.

Músculo	Inserção proximal	Inserção distal	Inervação
Obturador externo	Face externa dos dois terços inferiores do forame obturado	Fossa trocantérica	Nervo obturatório
Obturador interno	Face interna da maior parte do forame obturado	Face medial do trocanter maior	Nervo para o músculo obturador interno
Quadrado femoral	Túber isquiático	Crista intertrocantérica	Nervo para o músculo quadrado femoral
Piriforme	Parte anterior do sacro	Face medial do trocanter maior	L5–S2
Gêmeo superior	Espinha isquiática	Face medial do trocanter maior	Nervo para o músculo obturador interno
Gêmeo inferior	Túber isquiático	Face medial do trocanter maior	Nervo para o músculo quadrado femoral

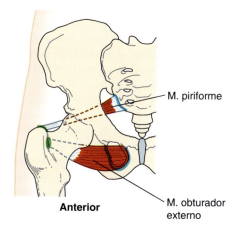

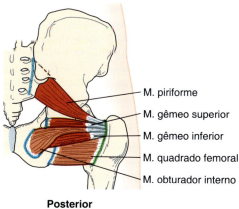

Figura 17.30 Músculos rotadores profundos.

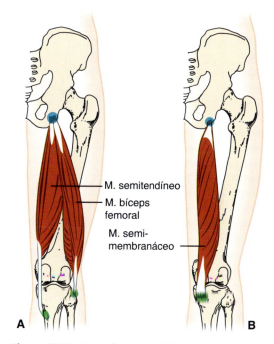

Figura 17.31 Músculos isquiotibiais (vista posterior).

O	Túber isquiático
I	Face posterior do côndilo medial da tíbia
A	Extensão do quadril, flexão do joelho
N	Nervo isquiático – nervo tibial (L5–S2)

Figuras 17.20, 17.23, 17.26 e 17.31). A origem do do músculo semimembranáceo é o local de origem comum dos isquiotibiais: o túber isquiático. A inserção é a face posterior do côndilo medial da tíbia. O músculo semimembranáceo produz extensão do quadril e flexiona o joelho.

Músculo semitendíneo

O semitendíneo está localizado na face medial da coxa superficialmente ao músculo semimembranáceo. A origem do músculo semitendíneo é o local de origem comum dos isquiotibiais: o túber isquiático. Seu tendão longo atravessa o joelho posteriormente e depois envolve anteriormente o côndilo medial da tíbia. A inserção é a face anterior do côndilo medial da tíbia: a pata anserina. A pata anserina é o local comum de inserção dos músculos grácil, sartório e semitendíneo (ver Figuras 17.20, 17.23, 17.26 e 17.31). O músculo semitendíneo estende o quadril e flexiona o joelho.

O	Túber isquiático
I	Face anteromedial do côndilo medial da tíbia (pata anserina)
A	Extensão do quadril, flexão do joelho
N	Nervo isquiático – nervo tibial (L5–S2)

Músculo bíceps femoral

O músculo bíceps femoral tem duas cabeças que abrangem a região femoral posterolateral. A origem da cabeça longa do músculo bíceps femoral é o local de origem comum dos isquiotibiais: o túber isquiático (ver Figuras 17.23, 17.26, 17.28 e 17.31). A origem da cabeça curta é o lábio lateral da linha áspera do fêmur. A inserção é a face lateral da cabeça da fíbula. Além disso, há uma inserção no côndilo lateral da tíbia através de uma pequena parte de tendão. A cabeça longa produz extensão do quadril e as duas cabeças flexionam o joelho.

O	Cabeça longa: túber isquiático
	Cabeça curta: lábio lateral da linha áspera
I	Cabeça da fíbula, côndilo lateral da tíbia
A	Cabeça longa: extensão do quadril, flexão do joelho
	Cabeça curta: flexão do joelho
N	Cabeça longa: nervo isquiático – nervo tibial (L5–S2)
	Cabeça curta: nervo fibular comum (L5–S2)

Músculo tensor da fáscia lata

O músculo tensor da fáscia lata é um músculo fusiforme curto na face anterolateral da coxa que possui uma linha vertical de tração. A origem é a EIAS (Figura 17.32; ver Figuras 17.16, 17.23, 17.26 e 17.28). A inserção é o trato IT. O trato IT se insere no côndilo lateral da tíbia. O músculo tensor da fáscia lata flexiona e abduz o quadril.

O	EIAS
I	Trato iliotibial até o côndilo lateral da tíbia
A	Flexão e abdução do quadril
N	Nervo glúteo superior (L4–S1)

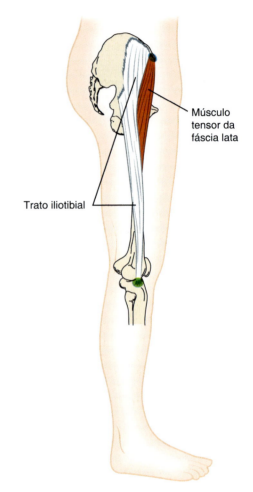

Figura 17.32 Músculo tensor da fáscia lata (vista lateral). O músculo se liga ao trato iliotibial.

Resumo da ação muscular

Na Tabela 17.5, os músculos do quadril estão organizados em quatro grupos com base em sua localização. A Tabela 17.7 apresenta uma visão geral dos principais movimentos dos músculos do quadril. Posteriormente, os músculos isquiotibiais e glúteo máximo são extensores do quadril. Lateralmente, os músculos glúteos médio e mínimo são abdutores do quadril. Anteriormente, os músculos iliopsoas e reto femoral são flexores do quadril. Medialmente, os músculos adutores magno, longo e curto aduzem o quadril. Os músculos isquiotibiais, reto femoral, grácil e sartório são músculos multiarticulares do quadril e do joelho.

Resumo da inervação

Geralmente, existem padrões tanto para os nervos periféricos (Tabela 17.8) quanto para a inervação do segmento espinal (Tabela 17.9). Os músculos flexores do quadril

Tabela 17.7 Movimentos e músculos.

Movimento	Músculo
Combinação de flexão e abdução	Tensor da fáscia lata
Combinação de flexão, abdução e rotação lateral	Sartório
Flexão	Reto femoral, iliopsoas, pectíneo
Extensão	Glúteo máximo, semitendíneo, semimembranáceo, bíceps femoral (cabeça longa)
Abdução	Glúteo médio, glúteo mínimo
Adução	Pectíneo, adutor longo, adutor curto, adutor magno, grácil
Rotação medial	Glúteo mínimo
Rotação lateral	Glúteo máximo, rotadores profundos

localizados anteriormente ao quadril e à coxa são inervados pelo nervo femoral. Os músculos adutores do quadril localizados medialmente ao quadril e à coxa são inervados pelo nervo obturatório. Os músculos abdutores do quadril, localizados lateralmente ao quadril e à coxa, são inervados pelo nervo glúteo superior. Os músculos extensores do quadril, localizados posteriormente ao quadril e à coxa, são inervados por mais de um nervo. O músculo glúteo máximo é inervado pelo nervo glúteo inferior. Os músculos isquiotibiais são inervados pelo nervo tibial do nervo isquiático. Os músculos rotadores profundos não possuem um padrão de inervação (Tabela 17.6).

Patologias comuns

O quadril é local de muitas doenças ortopédicas que se iniciam em diferentes idades e podem continuar ao longo da vida. A **displasia do quadril** é a condição em que a cabeça do fêmur desliza superiormente sem um

Tabela 17.8 Inervação dos músculos.

Músculo	Nervo	Segmento espinal
Iliopsoas		
Músculo psoas	Ramos anteriores	L1, L2
Músculo ilíaco	Femoral	L2, L3
Reto femoral	Femoral	L2–L4
Sartório	Femoral	L2, L3
Pectíneo	Femoral	L2, L3
Grácil	Obturador	L2, L3
Adutor longo	Obturador	L2–L4
Adutor curto	Obturador	L2, L3
Adutor magno	Obturador/isquiático – nervo tibial	L2–L4
Glúteo máximo	Glúteo inferior	L5–S2
Glúteo médio	Glúteo superior	L4–S1
Glúteo mínimo	Glúteo superior	L4–S1
Tensor da fáscia lata	Glúteo superior	L4–S1
Semitendíneo	Isquiático – nervo tibial	L5–S2
Semimembranáceo	Isquiático – nervo tibial	L5–S2
Bíceps femoral (cabeça longa)	Isquiático – nervo tibial	L5–S2
Obturador externo	Obturatório	L3, L4
Obturador interno	Nervo para o músculo obturador interno	L5, S1
Gêmeo superior	Nervo para o músculo obturador interno	L5–S2
Quadrado femoral	Nervo para o músculo quadrado femoral	L5, S1
Gêmeo inferior	Nervo para o músculo quadrado femoral	L4–S1
Piriforme	Ramos anteriores	L5–S2

Tabela 17.9 Inervação segmentar.

Músculo	Nível da medula espinal						
	L1	L2	L3	L4	L5	S1	S2
Iliopsoas	X	X	X				
Sartório		X	X				
Grácil		X	X				
Reto femoral		X	X	X			
Pectíneo		X	X				
Adutor longo		X	X	X			
Adutor curto		X	X				
Adutor magno		X	X	X			
Tensor da fáscia lata				X	X	X	
Glúteo máximo					X	X	X
Glúteo médio				X	X	X	
Glúteo mínimo				X	X	X	
Semitendíneo					X	X	X
Semimembranáceo					X	X	X
Bíceps femoral (cabeça longa)					X	X	X
Rotadores profundos			X	X	X	X	X

Aplicação clínica 17.3

Fraqueza do abdutor do quadril

Quando ocorre uma inclinação da pelve lateral excessiva durante a caminhada (marcha), o indivíduo apresenta **marcha do glúteo médio**, também chamada de **marcha de Trendelenburg**. Um indivíduo com esse desvio de marcha pode reagir a essa fraqueza ou perda do músculo abdutor de duas maneiras. A **marcha descompensada do glúteo médio** ocorre quando o indivíduo não faz nada e o lado da pelve sobre o membro inferior sem apoio cai significativamente. Quando isso ocorre, o indivíduo pode ter dificuldade para levantar o pé o suficiente para evitar tropeçar à medida que a perna oscilante avança.

A **marcha compensada do glúteo médio** ocorre quando o indivíduo se inclina para o lado de apoio unipodal de modo que a "queda" pélvica no lado sem apoio não ocorra e não afete a capacidade de avançar a perna de balanço (ver Figura 17.13). Ao inclinar-se sobre a perna de apoio, o centro de massa do corpo se aproxima do eixo de movimento (articulação do quadril), reduzindo então o braço de resistência. O braço de força permanece o mesmo, mas a força necessária para se contrapor à resistência diminui, o que significa que os músculos glúteo médio e glúteo mínimo não precisam exercer tanta força.

deslocamento total do quadril. A **luxação congênita do quadril** ocorre quando um acetábulo incomumente raso não cobre adequadamente a cabeça do fêmur. Sem cobertura total da face superior, a cabeça face pode se deslocar superiormente. A cápsula articular permanece intacta, embora esticada. Essas condições são comuns em bebês com um tônus muscular anormal, como espinha bífida e paralisia cerebral.

A **doença de Legg-Calvé-Perthes**, ou **coxa plana**, é a condição na qual a cabeça do fêmur sofre necrose. Geralmente, se apresenta em crianças entre 5 e 10 anos. Durante um período de 2 a 4 anos, a cabeça do fêmur morre, revasculariza-se e remodela-se.

O **deslizamento da epífise femoral** é uma condição na qual a epífise proximal do fêmur "desliza" de sua posição normal. Essa condição geralmente ocorre durante os anos em que as crianças apresentam taxas maiores de crescimento ósseo.

Quando o ângulo de inclinação em um adulto varia em relação ao patamar de 125 graus, os termos *coxa valga* e *coxa vara* são usados para descrever a posição do corpo em relação ao colo do fêmur. **Coxa valga** representa um ângulo de inclinação superior a 125 graus (ver Figura 17.7). **Coxa vara** representa um ângulo de inclinação inferior a 125 graus. Quando o ângulo é diferente do normal, há consequências em relação aos tipos de forças aplicadas sobre o colo do fêmur, ao suporte de peso nas faces articulares do quadril, à artrocinemática do quadril, à postura e à função do quadril durante as atividades. Nos casos de coxa valga, a orientação do colo e do corpo do fêmur está mais alinhada na orientação vertical, e relativamente mais força de compressão é imposta através da articulação durante as posturas eretas e a marcha. Com a coxa vara, a orientação da cabeça e do colo do fêmur fica mais próxima da perpendicular, e relativamente mais forças de flexão e cisalhamento são impostas ao colo do fêmur. As condições de coxa valga e coxa vara têm um efeito significativo no alinhamento do joelho e na sustentação de peso através do joelho.

Tanto nos casos de coxa valga quanto de coxa vara, a orientação e a congruência das faces articulares se alteram. Essas reconfigurações mudam onde ocorre a sustentação de peso nas faces articulares do quadril. Quando a quantidade de suporte de carga da face articular diminui, a carga por área (kg/m^2) aumenta. Como resultado, há maior "desgaste" nas faces articulares utilizadas. A reconfiguração da articulação também altera a artrocinemática articular, especialmente as funções de rolamento e deslizamento.

Torção femoral é a quantidade de "torção" entre a cabeça/colo do fêmur e o corpo do fêmur. **Anteversão** é a posição em que a linha traçada através da cabeça/colo do fêmur coloca a cabeça do fêmur anterior ao trocânter maior. A quantidade normal de anteversão é um ângulo de 15 graus quando comparado com a linha traçada através dos côndilos do fêmur (ver Figura 17.8A). Quando a cabeça do fêmur está corretamente orientada dentro do acetábulo e com esse ângulo de torção, o corpo do fêmur parece estar girado ligeiramente medial. Quando ocorre uma **anteversão excessiva** (ângulo de torção maior que 15 graus), a quantidade de rotação medial da cabeça e do colo do fêmur no corpo do fêmur aumenta (ver Figura 17.8B). A **retroversão** ocorre quando o ângulo de torção é inferior a 15 graus e a orientação das duas linhas parece mais próxima do mesmo plano. Quando ocorre uma **retroversão excessiva** (ângulo de torção inferior a 15 graus), a quantidade de rotação lateral do colo no corpo do fêmur aumenta (ver Figura 17.8C).

> ### Aplicação clínica 17.4
>
> #### Uso de bengala no lado oposto
> Um dispositivo auxiliar, como uma bengala, é frequentemente usado para aliviar a dor no quadril, compensar a fraqueza dos abdutores do quadril, ou ambos. Embora possa parecer lógico usar a bengala do mesmo lado do quadril dolorido, o posicionamento correto é na mão oposta (Figura 2). A bengala é avançada juntamente com o membro inferior envolvido. Desta forma, é criada uma base de apoio mais ampla e o suporte de peso é transferido do membro inferior envolvido para a bengala.
>
> Ao se transferir parte do peso para a bengala durante o apoio do membro inferior envolvido, a necessidade de força dos abdutores fracos do quadril é reduzida. Isto pode limitar a inclinação lateral da pelve no lado do membro inferior em balanço. Os abdutores do quadril não são obrigados a se contrair com tanta força, o que diminui a força compressiva através do quadril envolvido.
>
>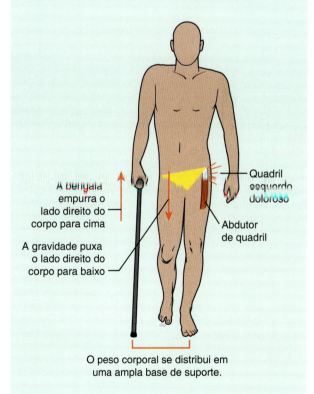
>
> Figura 2 Dispositivo auxiliar usado no lado oposto.

Osteoartrite é a degeneração da cartilagem articular do quadril, geralmente resultante de traumatismo ou desgaste e comumente observada mais tarde na vida. As opções de tratamento incluem a substituição total da articulação.

As **fraturas de quadril** são predominantemente fraturas intertrocantéricas e fraturas do colo do fêmur. Nos idosos, as fraturas estão frequentemente associadas à osteoporose (diminuição da densidade óssea). Traumas de alto impacto, como acidentes automobilísticos, podem causar fraturas femorais em indivíduos mais jovens.

A **síndrome do trato iliotibial** (IT) é uma lesão por uso excessivo que causa uma dor lateral no joelho. Frequentemente uma queixa de corredores e ciclistas, acredita-se que a síndrome do trato IT resulte do atrito repetido à medida que ela desliza sobre o epicôndilo lateral do fêmur durante o movimento do joelho.

Muitas bolsas fornecem um acolchoamento que reduz a fricção entre os músculos e os ossos na área do trocanter maior. A **bursite trocantérica** é uma inflamação da bolsa que circunda o trocanter maior. Esse tipo de bursite, que pode ocorrer por trauma agudo ou uso excessivo, também é uma queixa de corredores, ciclistas ou indivíduos com discrepância no comprimento das pernas.

A **distensão dos isquiotibiais**, também chamada de *distensão dos músculos posteriores da coxa*, é um problema muscular comum e recorrente que pode resultar da sobrecarga muscular ou da tentativa de contrair um músculo muito rapidamente. Esta é uma lesão comum sofrida por velocistas e indivíduos que praticam esportes que exigem explosões de velocidade ou aceleração rápida, como futebol, atletismo, beisebol e rúgbi.

A **contusão do quadril** é um hematoma grave causado por um trauma direto na crista ilíaca da pelve. No entanto, o termo *contusão do quadril* não se aplica a essa lesão, uma vez que a carga mecânica não incide sobre a região do quadril como um todo, mas especificamente na parte óssea da crista. O contato de um objeto rígido com a crista ilíaca, como o impacto na pelve pelo capacete de um adversário durante uma disputa ou um chute que atinge o jogador no rúgbi, é uma causa comum.

Autoavaliação

Questões sobre anatomia geral

1. Liste os ossos que compõem:
   a. Osso do quadril.
   b. Articulação do quadril.
   c. Incisura isquiática maior.

2. Forneça as seguintes informações sobre a articulação do quadril:
   a. Número de eixos.
   b. Formato da articulação.
   c. Quais movimentos osteocinemáticos ocorrem no quadril.

3. Em relação ao quadril:
   a. A flexão/extensão ocorre em qual plano e em torno de qual eixo?
   b. A abdução/adução ocorre em qual plano e em torno de qual eixo?
   c. A rotação ocorre em qual plano e em torno de qual eixo?

4. Qual ligamento é conhecido como *ligamento Y*? Por quê?

5. Quando se diz que um indivíduo está "pendurado no ligamento Y":
   a. Qual é a posição do quadril em relação aos ombros?
   b. Onde está a linha de gravidade em relação ao eixo de movimento da articulação do quadril para flexão/extensão?
   c. Fraqueza de quais músculos está associada a esta postura?
   d. Qual movimento osteocinemático resulta do efeito da gravidade na posição?

6. Qual é a direção dos ligamentos do quadril à medida que passam da inserção pélvica para a inserção femoral:
   a. Vertical, horizontal ou espiral?
   b. Qual é o efeito do movimento do quadril nesses ligamentos?

7. Quais músculos multiarticulares do quadril se fixam distalmente ao joelho?

8. Quais músculos atuam como um par de forças para evitar que a pelve caia ao se levantar o pé esquerdo do chão?

9. Qual é o principal movimento artrocinemático que acompanha a flexão/extensão do quadril?

10. Qual é a sensação final dos movimentos do quadril de:
    a. Flexão?
    b. Extensão?

CAPÍTULO 17 Articulação do Quadril 309

Autoavaliação (*continuação*)

Questões sobre atividade funcional

1. Um indivíduo está sentado em um banquinho com os quadris e os joelhos flexionados. Qual é o efeito desta posição sobre os músculos do quadril necessários para se levantar e ficar em pé?

2. Apoiando o peso na perna esquerda, mova a perna direita das seguintes maneiras. Identifique os movimentos do quadril direito.
   a. Subir no meio-fio.
   b. Entrar no carro.
   c. Montar uma bicicleta que tenha uma barra entre o guidão e o assento (bicicleta de menino).

3. Um indivíduo está deitado em decúbito dorsal sobre uma mesa com os joelhos dobrados e os pés apoiados na mesa.
   a. Qual é a posição da pelve quando uma mão fechada com a palma para baixo pode ser colocada entre a superfície da mesa e a coluna lombar?
   b. Quais músculos do quadril encurtados adaptativamente contribuem para esta posição?
   c. Qual é a posição da pelve quando uma mão fechada com a palma para baixo não pode ser colocada entre a superfície da mesa e a coluna lombar?

4. Um indivíduo sem fraqueza muscular fica em decúbito ventral sobre uma mesa com o joelho direito flexionado de forma que a perna fique na posição vertical. Levantando o membro inferior direito da mesa e mantendo a pelve plana:
   a. Qual movimento do quadril é realizado?
   b. Que tipo de contração muscular está sendo realizada?
   c. A incapacidade de elevar o membro inferior muito longe da mesa resultaria provavelmente de qual(is) músculo(s) e que tipo(s) de insuficiência(s) para cada músculo?

5. Um indivíduo deitado sobre o lado direito com quadril e joelho estendidos eleva o membro inferior esquerdo em direção ao teto.

   a. Qual movimento da articulação do quadril está sendo realizado?
   b. Cite os músculos específicos que produzem esse movimento da articulação do quadril.
   c. Que tipo de contração esses músculos estão realizando?

6. O indivíduo da questão 5 é reposicionado com o quadril esquerdo em aproximadamente 30 graus de flexão. Que outro(s) músculo(s) do quadril contribui(em) agora para os músculos que realizam as atividades da Questão 5?

7. Da posição final da Questão 5 (membro inferior no ar), o indivíduo abaixa a perna.
   a. Qual movimento da articulação do quadril está sendo realizado?
   b. Cite os músculos específicos que produzem esse movimento da articulação do quadril.
   c. Que tipo de contração esses músculos estão realizando?

Questões sobre exercícios clínicos

1. Qual posição do quadril acompanha:
   a. Inclinação da pelve anterior.
   b. Inclinação da pelve posterior.
   c. Inclinação da pelve lateral direita.
   d. Elevação da pelve esquerda.
   e. Rotação da pelve direita.

2. Que músculo(s) do quadril deve(m) ser fortalecido(s) para preparar o indivíduo para assumir a posição de pé após estar sentado?

3. Um indivíduo sem uma fraqueza muscular fica em decúbito ventral sobre uma mesa com o joelho flexionado e realiza uma extensão de quadril. A incapacidade de realizar este movimento provavelmente resultaria de qual(is) músculo(s)?

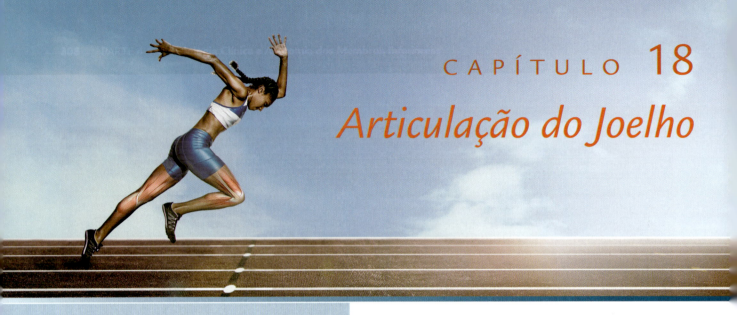

CAPÍTULO 18
Articulação do Joelho

Introdução, 310

Movimentos, 311

Ossos e pontos de referência, 313

Estruturas especiais, 315

Articulações, 316

Ligamentos, 318

Músculos, 319

Resumo da inervação muscular, 324

Patologias comuns, 324

Autoavaliação, 327

Introdução

O joelho, a maior articulação do corpo, é uma articulação sinovial. A estrutura esquelética do joelho proporciona mobilidade, e os ligamentos e os músculos proporcionam estabilidade. A maior amplitude de movimento do joelho, flexão e extensão, ocorre dentro de um plano sagital em torno de um eixo frontal (Figura 18.1). Os músculos que produzem flexão/extensão, em combinação com dois ligamentos articulares internos, fornecem um suporte anteroposterior (AP) para a articulação. O movimento mínimo ocorre dentro dos planos frontal e horizontal, e a maior parte do suporte nesses dois planos é fornecida e limitada por ligamentos e fibrocartilagem. Sujeito a altos níveis de estresse em todos os três planos de movimento durante as atividades da vida diária e o atletismo, o joelho é uma das articulações mais frequentemente lesionadas no corpo humano.

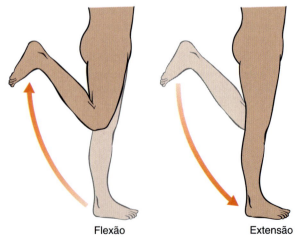

Figura 18.1 Movimentos do joelho (vista lateral).

Movimentos

Os movimentos osteocinemáticos do joelho ocorrem dentro de dois planos e em torno de dois eixos de movimento. A amplitude do movimento de flexão/extensão que ocorre dentro de um plano sagital e em torno de um eixo frontal é significativamente maior do que a de rotação (ver Figura 18.1). A amplitude do movimento de flexão do joelho vai de 0 a 135 graus. A amplitude do movimento de extensão do joelho vai de 0 a 10 graus. A amplitude do movimento de rotação medial e lateral do joelho vai de 0 a 15 graus.

O movimento dentro de um plano frontal, abdução/adução, é limitado pelos ligamentos colaterais e, portanto, não é considerado um movimento osteocinemático (Tabela 18.1). A abdução/adução mínima ocorre apenas quando o joelho está em uma posição aberta. A sensação final da flexão do joelho é suave e a extensão é firme. A maior limitação à extensão do joelho resulta dos ligamentos colaterais e da cápsula posterior (Tabela 18.2).

As inserções dos ligamentos colaterais medial e lateral são deslocadas posterior e superiormente em relação ao eixo articular do joelho, tornando-se tensas com a extensão do joelho (posição fechada) e frouxas com a flexão. Assim, a posição compactada fechada do joelho é de extensão total, e a posição compactada aberta é considerada maior em aproximadamente 25 graus de flexão (ver Tabela 18.2).

Além de proteger o tendão do músculo quadríceps femoral do desgaste à medida que atravessa o joelho, a patela aumenta o ângulo de tração das quatro partes do músculo quadrícep femoral sobre a tuberosidade da tíbia por meio do aumento do braço de alavanca (Figura 18.2). A espessura AP da patela faz com que o tendão do músculo quadríceps femoral se fixe na tuberosidade da tíbia em um ângulo maior que zero. Sem a existência de uma patela, o tendão do músculo quadríceps femoral tracionaria a tuberosidade da tíbia na direção diretamente vertical e as quatro partes do músculo quadríceps femoral criariam pouco ou nenhum torque para a extensão do joelho. A existência da patela cria uma linha de tração no tendão do músculo quadríceps femoral que produz um torque de extensão do joelho quando as quatro partes do músculo quadríceps femoral se contraem. Agindo como uma polia (uma alavanca de primeira classe que muda a direção da tração), a existência da patela move a linha de tração das quatro partes do músculo quadríceps femoral (força) para mais longe do eixo de movimento da articulação do joelho (ver Capítulo 2).

Todos os movimentos artrocinemáticos – rolar, girar e deslizar – ocorrem durante o movimento do joelho (Figura 18.3). Como uma articulação côncava/convexa, as regras côncavo/convexo se aplicam à flexão/extensão, com rotação e deslizamento ocorrendo simultaneamente (Tabela 18.3).

As dimensões AP dos côndilos do fêmur são significativamente maiores que as das faces articulares superiores da tíbia (platôs tibiais) e, sem a combinação de rolamento e deslizamento, ocorreria rapidamente uma falta de contato superficial entre o fêmur e a tíbia. Em uma configuração de cadeia cinética fechada, os côndilos do fêmur rolam sobre os platôs tibiais. Seguindo a regra côncavo/convexo, durante a extensão, quando o fêmur proximal se move anteriormente, os côndilos do

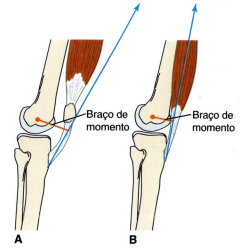

Figura 18.2 O braço de momento do músculo quadríceps femoral é (**A**) maior com patela do que (**B**) sem patela (vista lateral).

Tabela 18.1 Amplitude dos movimentos osteocinemáticos.

Articulação	Flexão	Extensão	Abdução	Adução	Rotação medial	Rotação lateral
Joelho	0 a 135	0 a 10	Mínima	Mínima	0 a 15	0 a 15

Tabela 18.2 Classificação do sistema articular e características artrocinemáticas.

Articulação	Cadeia fechada	Cadeia aberta	Sensação final	Padrão capsular
Joelho	Tibiofemoral: extensão total com rotação lateral tibial Patelofemoral: flexão completa	Tibiofemoral: flexão de 25 graus Patelofemoral: flexão de 10 a 20 graus	Flexão: suave (aproximação) Extensão: firme	Flexão > extensão

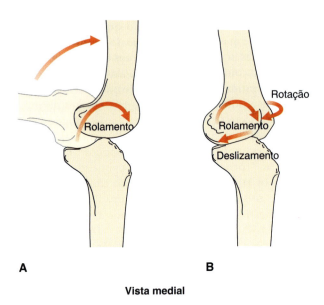

Vista medial

Figura 18.3 Movimentos artrocinemáticos das faces articulares do joelho em configuração de cadeia cinética fechada na extensão do joelho em que o fêmur se move sobre a tíbia (vista medial). **A.** O simples rolamento do fêmur faria com que ele rolasse para fora da tíbia à medida que o joelho se estende. **B.** O movimento normal do joelho demonstra uma combinação de rolamento, deslizamento (posterior) e rotação (medial) durante os últimos 20 graus de extensão.

fêmur convexos rolam anteriormente e deslizam na direção oposta posteriormente. Durante a flexão, quando o fêmur proximal se move posteriormente, os côndilos do fêmur convexos rolam posteriormente e deslizam na direção oposta anteriormente.

Embora classificada como uma articulação em dobradiça, a rotação medial e lateral é limitada. Durante a extensão terminal, a rotação lateral da tíbia sobre o fêmur (cadeia cinética aberta) e, inversamente, a rotação medial do fêmur sobre a tíbia (cadeia cinética fechada) são produzidas pela artrocinemática resultante das diferenças nos tamanhos dos dois côndilos do fêmur e não por ativação muscular (Figura 18.4).

Conforme descrito, a dimensão AP do côndilo medial do fêmur é maior que a do côndilo lateral do fêmur (ver Figura 18.4). Acomodar essa diferença na dimensão AP exige que o côndilo medial role mais rápido que o côndilo lateral. A diferença na taxa de rotação condilar cria a rotação da tíbia sobre o fêmur (cadeia cinética aberta). Esse movimento, denominado **mecanismo de fixação em parafuso**, é observado durante a extensão terminal, quando o movimento mais rápido do côndilo medial do fêmur produz rotação tibial lateral. O mecanismo de parafuso move o joelho para uma posição compactada fechada como resultado de movimentos artrocinemáticos.

Tabela 18.3 Movimentos osteocinemáticos e artrocinemáticos.

Cadeia cinética aberta (tíbia no fêmur)

Movimento	Distal*	Rodar	Rolar	Deslizar
Flexão	Posterior e superior	Mínimo, se houver	Posterior	Posterior
Extensão	Anterior e inferior	Mínimo, se houver	Anterior	Anterior
Rotação medial	Medial	Medial	Nenhum	Face articular superior medial posterior da tíbia (platô tibial medial posterior)
Rotação lateral	Lateral	Lateral ("em parafuso")	Nenhum	Face articular superior lateral posterior da tíbia (platô tibial lateral posterior) ("em parafuso")

Cadeia cinética fechada (fêmur na tíbia)

Movimento	Distal**	Rodar	Rolar	Deslizar
Flexão	Posterior e inferior	Mínimo, se houver	Posterior	Anterior
Extensão	Anterior e superior	Mínimo, se houver	Anterior	Posterior
Rotação medial	Medial	Medial ("em parafuso")	Nenhum	Côndilo medial posterior do fêmur ("em parafuso")
Rotação lateral	Lateral	Lateral	Nenhum	Côndilo lateral posterior do fêmur

*Direção do movimento da extremidade proximal da tíbia em relação à regra côncavo/convexo.
**Direção do movimento da extremidade distal do fêmur em relação à regra côncavo/convexo.

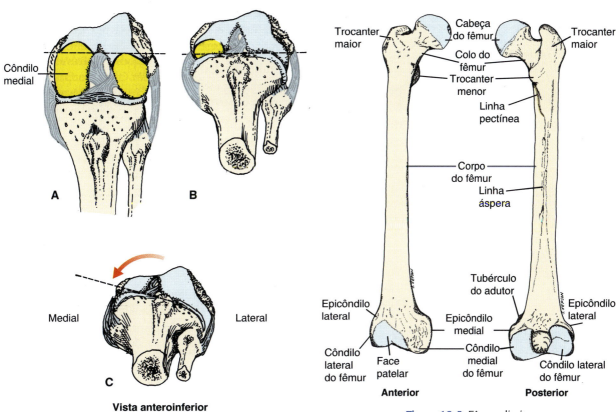

Figura 18.4 Movimento em parafuso do joelho esquerdo. Na posição de sustentação de peso (configuração de cadeia cinética fechada), o fêmur gira medialmente sobre a tíbia à medida que o joelho se move nos últimos graus de extensão.

Figura 18.5 Fêmur direito.

Ao iniciar a flexão para sair da posição compactada, a rotação medial da tíbia sobre o fêmur (cadeia cinética aberta) ou a rotação lateral do fêmur sobre a tíbia (cadeia cinética fechada) é produzida pela contração do músculo poplíteo para "destravar" o joelho.

Quando em uma configuração de cadeia cinética aberta com o joelho flexionado, a contração dos músculos isquiotibiais mediais produz uma rotação medial da tíbia sobre o fêmur, e a contração dos músculos isquiotibiais laterais produz uma rotação lateral da tíbia sobre o fêmur.

Ossos e pontos de referência

As faces articulares da articulação do joelho são a extremidade distal convexa do fêmur e a extremidade proximal côncava da tíbia. Incluída no *design* funcional do joelho, está a articulação da patela e do fêmur. Os ossos associados à estrutura esquelética do joelho e às inserções musculares e ligamentares do joelho incluem o fêmur (Figura 18.5), a tíbia (Figura 18.6), a patela (Figura 18.7), a fíbula (Figura 18.8) e o calcâneo (ver Figura 18.8).

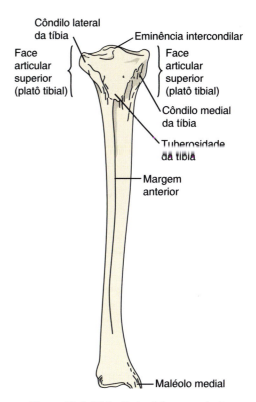

Figura 18.6 Tíbia direita (vista anterior).

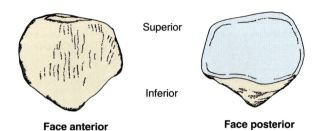

Figura 18.7 Patela.

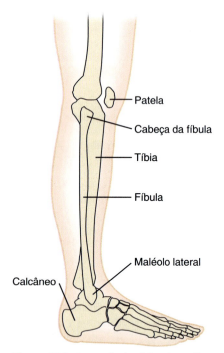

Figura 18.8 Perna direita (vista lateral).

Pontos de referência do fêmur

Cabeça do fêmur
Extremidade proximal. Em formato de bola. Coberta por cartilagem articular (ver Figura 18.5).
Articula-se com o acetábulo.

Colo do fêmur
Parte estreita entre a cabeça e os trocanteres.

Trocanter maior
Grande projeção lateral entre o colo e o corpo do fêmur.
Fixação para os músculos glúteos médio e mínimo e para os músculos rotadores mais profundos do quadril.

Trocanter menor
Pequena projeção medial e posterior, imediatamente distal ao trocanter maior.
Fixação para o músculo iliopsoas.

Corpo do fêmur (diáfise)
Parte longa e cilíndrica entre o trocanter maior e os côndilos. Ligeiramente convexa anteriormente.

Côndilo medial
Extremidade medial distal ampliada. Face distal convexa coberta por cartilagem articular.
Articula-se com o platô tibial medial.

Côndilo lateral
Extremidade distal e lateral ampliada. Face distal convexa coberta por cartilagem articular.
Articula-se com o platô tibial lateral.

Epicôndilo medial
Projeção ligeiramente proximal ao côndilo medial.

Epicôndilo lateral
Projeção ligeiramente proximal ao côndilo lateral.

Linha supracondilar lateral
Pequena crista lateral proximal ao epicôndilo lateral.
Fixação para o músculo plantar.

Tubérculo do adutor
Pequena projeção proximal ao epicôndilo medial.
Fixação para uma parte do músculo adutor magno.

Linha áspera
Crista longitudinal proeminente ao longo do terço médio posterior do corpo do fêmur.
Fixação para os músculos do quadril: adutor longo, uma parte do adutor magno, uma parte do adutor curto e músculos do joelho; cabeça curta do bíceps femoral, vasto medial, vasto lateral.

Linha pectínea
Uma pequena crista que desce diagonalmente do trocanter distal ao trocanter menor em direção à linha áspera.
Fixação para o músculo pectíneo e para uma parte do músculo adutor curto.

Fossa intercondilar
Fossa na face distal do fêmur entre os côndilos medial e lateral.

Face patelar (sulco patelofemoral)
Anterior entre os côndilos medial e lateral.
Articula-se com a face articular posterior da patela.

Pontos de referência da tíbia

Côndilo medial
Ampliação da extremidade proximal medial. Face superior côncava (ver Figura 18.6).
Fixação para os músculos semitendíneo, sartório e grácil (pata anserina) (Figura 18.9).

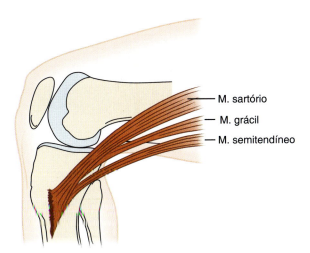

Figura 18.9 Três inserções musculares da pata anserina (vista medial).

Côndilo lateral
Ampliação da extremidade proximal lateral. Face superior côncava.

Face articular superior medial (platô medial)
Face superior côncava e rasa do côndilo medial. Coberto com cartilagem articular.
Articula-se com o côndilo medial do fêmur.

Face articular superior lateral (platô lateral)
Face superior côncava e rasa do côndilo lateral. Coberto com cartilagem articular.
Articula-se com o côndilo lateral do fêmur.

Tuberosidade da tíbia
Projeção proximal da linha média anterior. Fixação para o ligamento da patela.

Margem anterior
Crista subcutânea anterior.

Maléolo medial
Extremidade distal ampliada. Face medial do tornozelo.

Eminência intercondilar
Proeminência pontiaguda no ponto médio da face proximal dos côndilos da tíbia. Estende-se superiormente em direção à fossa intercondilar do fêmur.

Pontos de referência da fíbula

Cabeça da fíbula
Extremidade proximal ampliada (ver Figura 18.8). Lateral à tíbia.
Fixação para o músculo bíceps femoral.

Maléolo lateral
Extremidade distal ampliada. Face lateral do tornozelo. Mais distal e posterior ao maléolo medial.

Ponto de referência da patela
Osso sesamoide triangular dentro do tendão do músculo quadríceps femoral (ver Figura 18.7). Margem superior ampla. Parte distal um pouco pontiaguda.

Face articular posterior
Coberta com cartilagem articular. Articula-se com a face patelar na extremidade distal anterior do fêmur como uma articulação em sela (selar).

Ponto de referência do calcâneo

Tuberosidade do calcâneo
Projeção na face posteroinferior (ver Figura 18.8). Fixação para os músculos gastrocnêmio, sóleo e plantar.

Estruturas especiais

Meniscos (menisco medial e menisco lateral)

Meia-lua ("crescente"), discos de fibrocartilagem em forma de cunha. Face proximal dos platôs tibiais (Figura 18.10).
O menisco medial também se liga ao ligamento colateral tibial.
Aprofunda a concavidade dos platôs tibiais e absorve choques.

Pata anserina ("de ganso")

Face anteromedial do côndilo medial da tíbia (ver Figura 18.9).
Local comum de inserção para os músculos sartório, grácil e semitendíneo.

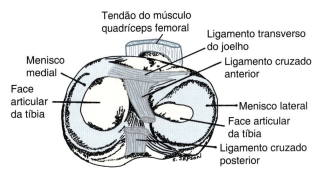

Figura 18.10 Joelho direito (vista superior).

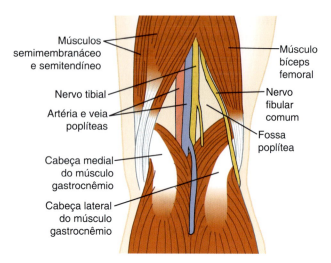

Figura 18.11 Limites musculares da fossa poplítea direita (vista posterior).

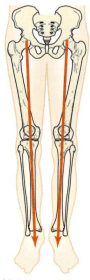

Alinhamento normal do membro inferior

Figura 18.12 Alinhamento normal do membro inferior.

Fossa poplítea (espaço)

Área em formato de diamante situada posterior ao joelho (Figura 18.11). O limite medial superior é formado pelos músculos semimembranáceo e semitendíneo. O limite lateral superior é o músculo bíceps femoral. Os limites inferiores são as cabeças medial e lateral do músculo gastrocnêmio.

Passagem para os nervos tibial e fibular comum, e para artéria e veia poplíteas.

Local para palpação do pulso poplíteo.

Articulações

Como uma grande articulação sinovial, o joelho é a articulação entre a extremidade distal convexa do fêmur e a extremidade proximal côncava da tíbia. Tanto a face medial quanto a lateral do joelho são um par de faces côncavas/convexas. A artrocinemática do joelho é regida pela regra côncavo/convexo.

O alinhamento normal do membro inferior é apresentado na Figura 18.12. No alinhamento normal, a linha de gravidade em cada membro inferior passa pelo centro do joelho. Quando em pé, as grandes faces articulares dispersam as forças de compressão (diminuindo a pressão).

O tamanho e a forma dos platôs tibiais medial e lateral são semelhantes em dimensão e concavidade, mas têm uma área superficial menor do que a dos côndilos do fêmur convexos. O tamanho e a forma dos côndilos medial e lateral do fêmur são semelhantes, mas não idênticos. Eles são semelhantes porque são convexos e a dimensão AP é maior que a dimensão proximal-distal (altura). A dimensão AP do côndilo medial do fêmur é maior que a do côndilo lateral do fêmur e, portanto, a circunferência geral do côndilo medial do fêmur é maior. Essa diferença afeta os movimentos artrocinemáticos e osteocinemáticos do joelho.

No interior do joelho, estão dois meniscos, o menisco medial e o menisco lateral, que têm duas funções principais. Primeiro, eles contribuem para a congruência das faces articulares, aumentando a profundidade da concavidade dos platôs tibiais. Segundo, eles absorvem as forças compressivas através do joelho. Uma vista superior apresenta os meniscos em forma de crescente (ver Figura 18.10). Vistos no plano horizontal, os meniscos têm formato de cunha, com a margem externa mais espessa que a interna. Cada menisco tem um corno anterior e um corno posterior, que são as extremidades anterior e posterior da cartilagem e que se fixam aos platôs tibiais. O menisco medial também se liga ao ligamento colateral tibial. A forma em crescente dos meniscos acomoda o formato variável dos côndilos do fêmur à medida que eles rolam e deslizam sobre os platôs tibiais.

Por ser uma articulação côncava/convexa relativamente rasa, a estrutura óssea permite uma grande mobilidade articular, mas não contribui significativamente para a estabilidade articular. Quase toda a estabilidade articular é fornecida pelos ligamentos e pelos músculos que abrangem o joelho. Os ligamentos cruzados proporcionam estabilidade dentro de um plano sagital. Os ligamentos colaterais proporcionam estabilidade dentro de um plano frontal. Juntamente com o ligamento colateral tibial, os músculos grácil, sartório e semitendíneo (músculos da pata anserina) contribuem para a estabilidade medial. Os ligamentos cruzados são unidos pelos músculos gastrocnêmio e isquiotibiais para proporcionar uma estabilidade posterior, e pelo músculo quadríceps femoral para proporcionar uma estabilidade anterior. O trato iliotibial (IT) e o ligamento colateral fibular contribuem para a estabilidade lateral do joelho.

Embora não faça parte do joelho, a cartilagem articular patelofemoral contribui significativamente para a função do joelho (Figura 18.13). A cartilagem articular patelofemoral é semelhante a uma articulação em sela (selar). A face medial-lateral da fossa intercondilar é côncava, e a sua face proximal-distal é convexa. A face articular posterior da patela é correspondentemente convexa e côncava, respectivamente.

O fêmur e a tíbia não estão em uma linha perpendicular exata. O ângulo que descreve a diferença na orientação do fêmur e da tíbia é o **ângulo Q**. O ângulo Q é medido colocando-se o indivíduo em decúbito dorsal com o joelho estendido, o que permite o relaxamento total do músculo quadríceps femoral. Duas linhas são desenhadas. A primeira vai da espinha ilíaca anterossuperior (EIAS) até o ponto médio da patela. A segunda vai da tuberosidade da tíbia até o ponto médio da patela. A linha da tuberosidade da tíbia até o ponto médio da patela é estendida proximalmente, criando um ângulo (ângulo Q) entre a linha estendida e a linha da EIAS até a patela (Figura 18.14). Este ângulo também pode ser medido por meio de raios X. A faixa normal do ângulo Q é de 13 a 19 graus. Um fator que contribui para o ângulo Q é o tamanho maior do côndilo medial do fêmur. Outro fator é a largura da pelve, que altera a distância do acetábulo em relação à linha média. O ângulo Q tende a ser maior nas mulheres porque geralmente a pelve feminina é mais larga. Quanto maior o ângulo Q, maior será o estresse entre a margem lateral da patela e a face medial do côndilo lateral do fêmur. Um ângulo Q aumentado causa um aumento do potencial de deslocamento lateral da patela e um estresse anormal na cartilagem que cobre essas faces articulares.

A patela, um osso sesamoide, serve para proteger o tendão do músculo quadríceps femoral à medida que se estende pela face anterior da fossa intercondilar do fêmur e para alterar o ângulo de tração do tendão do músculo quadríceps femoral na tuberosidade da tíbia (ver Figura 18.2). A face posterior da patela, a parte que se articula com a fossa intercondilar do fêmur, é coberta por cartilagem articular. Embora o termo *ligamento da patela* seja oficialmente aplicado ao tecido mole que conecta a patela à tuberosidade da tíbia, esse tecido mole faz parte do tendão do músculo quadríceps femoral e não é um ligamento.

Numerosas bolsas (bursas) circundam os tendões que abrangem o joelho, com a maior cobrindo a patela (bolsa subcutânea pré-patelar). As bolsas reduzem o atrito entre tendões, ossos e outras estruturas. A Tabela 18.4 lista as bolsas do joelho e sua localização (Figura 18.15).

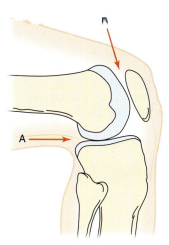

Figura 18.13 **A.** Articulação do joelho. **B.** Cartilagem articular patelofemoral (vista lateral).

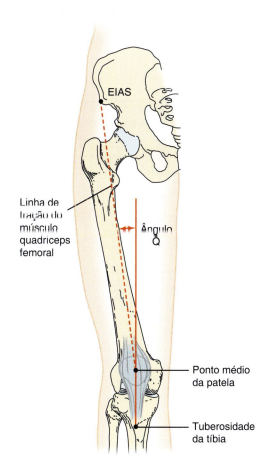

Figura 18.14 Ângulo Q do joelho (vista anterior).

PARTE 4 Cinesiologia Clínica e Anatomia dos Membros Inferiores

Tabela 18.4 Bolsas.

Nome	Localização
Anterior	
Subcutânea pré-patelar	Entre a patela e a pele
Infrapatelar profunda	Entre a tíbia proximal e o ligamento da patela
Subcutânea infrapatelar	Entre a tuberosidade da tíbia e a pele
Suprapatelar*	Entre o fêmur distal e o tendão do músculo quadríceps femoral
Posterior	
Subtendínea lateral do músculo gastrocnêmio*	Entre a cabeça lateral do músculo gastrocnêmio e a cápsula articular
Subtendínea do músculo bíceps femoral	Entre o ligamento colateral fibular e o tendão do músculo bíceps femoral
Recesso poplíteo*	Entre o tendão do músculo poplíteo e o côndilo lateral do fêmur
Subtendínea medial do músculo gastrocnêmio*	Entre a cabeça medial do músculo gastrocnêmio e a cápsula articular
Do músculo semimembranáceo	Entre o tendão do músculo semimembranáceo e a tíbia
Lateral	
Iliotibial	Profundamente ao trato iliotibial na inserção distal
Ligamento colateral fibular	Profundamente ao ligamento colateral fibular próximo ao osso
Medial	
Anserina	Profundamente aos tendões dos músculos sartório, grácil e semitendíneo

*Comunica-se com a articulação do joelho.

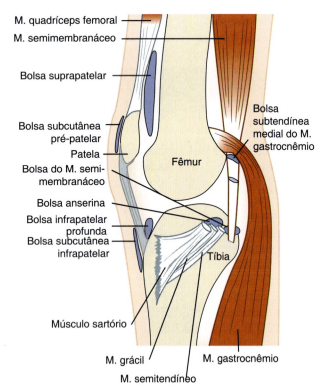

Figura 18.15 Bolsas ao redor da articulação do joelho (vista medial).

Ligamentos

Os ligamentos significativos são os dois ligamentos colaterais e os dois ligamentos cruzados. Um pequeno número de pequenos ligamentos nomeados que reforçam a cápsula não estão listados aqui. A integração da estrutura ligamentar com o movimento artrocinemático permite uma quantidade significativa de flexão/extensão do joelho sem perder o contato da face articular entre o fêmur e a tíbia.

Cápsula articular

Abrange a articulação (mas não a patela). Cercada e reforçada por tendões dos músculos circundantes e ligamentos colaterais. Revestida com membrana sinovial.

Ligamento colateral tibial (medial; LCM)

Plano e amplo. Fixa-se aos côndilos mediais do fêmur e da tíbia (Figura 18.16). Fixa-se também posterior e superiormente ao eixo do movimento articular. Algumas fibras se ligam ao menisco medial.
Estabiliza a face medial da articulação (plano frontal).

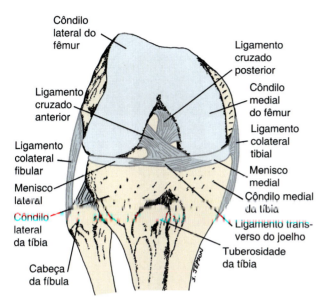

Figura 18.16 Joelho direito em flexão (vista anterior).

Ligamento colateral fibular (lateral; LCL)

Redondo, semelhante a um cordão. Fixa-se ao côndilo lateral do fêmur e à cabeça da fíbula (ver Figura 18.16). Fixa-se posterior e superiormente ao eixo do movimento articular.

Estabiliza a face lateral da articulação (plano frontal).

Ligamento cruzado anterior (LCA)

Intracapsular (dentro do joelho). Nomeado devido ao local de fixação à tíbia. Fixa-se da face anterior da tíbia na fossa intercondilar medial ao menisco medial. Ascende obliquamente para se fixar na face posterior do côndilo lateral do fêmur (Figura 18.17; ver Figura 18.16).

Mantém a estabilidade AP (evita o deslocamento do plano sagital) da tíbia anteriormente sobre o fêmur (fêmur posteriormente sobre a tíbia).

Fica tenso durante a extensão, limitando então a hiperextensão.

Ligamento cruzado posterior (LCP)

Intracapsular (dentro do joelho). Nomeado devido ao local de fixação à tíbia. Fixa-se à tíbia posterior na fossa intercondilar. Ascende obliquamente para se fixar na face anterior do côndilo medial do fêmur (ver Figuras 18.16 e 18.17).

Mantém a estabilidade posteroanterior (evita o deslocamento do plano sagital) da tíbia posteriormente sobre o fêmur (fêmur anteriormente sobre a tíbia).

Músculos

Os 12 músculos que abrangem o joelho são uma combinação de músculos uniarticulares e multiarticulares. Dos 12 músculos, quatro são uniarticulares e oito são multiarticulares (Tabela 18.5). Dois músculos multiarticulares abrangem o joelho e o tornozelo: os músculos gastrocnêmio e plantar. Seis músculos multiarticulares abrangem o quadril e o joelho: os três músculos isquiotibiais (Figuras 18.18 e 18.19), os músculos reto femoral (Figura 18.20), sartório e grácil (Figuras 18.21 e 18.22). O músculo bíceps femoral apresenta uma situação única. Sua cabeça longa abrange duas articulações (quadril e joelho), e sua cabeça curta abrange apenas uma articulação (joelho). Como a cabeça longa abrange duas articulações, o músculo bíceps femoral é considerado um músculo multiarticular. Os seis músculos que

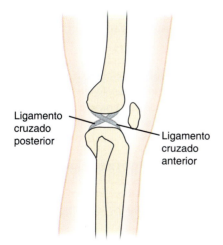

Figura 18.17 Os ligamentos cruzados são nomeados devido à sua fixação na tíbia (vista lateral).

Tabela 18.5 Músculos por localização e tipo.

Localização	Músculos uniarticulares	Músculos multiarticulares
Anterior	Vasto lateral Vasto medial Vasto intermédio	Reto femoral
Posterior	Bíceps femoral (a cabeça curta abrange uma articulação, mas o músculo é considerado um músculo de duas articulações) Poplíteo	Bíceps femoral (cabeça longa) Semimembranáceo Semitendíneo Sartório Grácil Gastrocnêmio Plantar

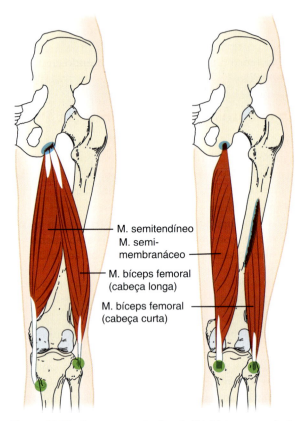

Figura 18.18 Grupo muscular isquiotibial (vista posterior).

abrangem o quadril e o joelho são descritos no Capítulo 17. As tabelas OIAN são repetidas aqui devido à sua importância para a função do joelho. O músculo tensor da fáscia lata (TFL), muitas vezes considerado um músculo multiarticular que abrange tanto o quadril quanto o joelho, não está incluído na contagem. A inserção do TFL é no trato IT. Embora o trato IT abranja o joelho, o TFL não é considerado um *músculo* que atravessa o joelho e não contribui para o movimento do joelho.

Os quatro músculos uniarticulares que abrangem apenas o joelho são os três músculos vastos e o músculo poplíteo. Os três músculos vastos, juntamente com o músculo reto femoral, constituem o músculo quadríceps femoral. No total, o movimento do joelho é produzido por oito músculos multiarticulares e quatro músculos uniarticulares.

Músculos isquiotibiais

Contraindo-se juntos, os músculos isquiotibiais medial e lateral, que têm uma linha de tração quase vertical, produzem flexão do joelho e extensão do quadril. Quando os músculos semitendíneo e semimembranáceo, que são os isquiotibiais mediais, se contraem em uma configuração de cadeia cinética aberta, eles produzem uma rotação medial da tíbia sobre o fêmur. Em uma

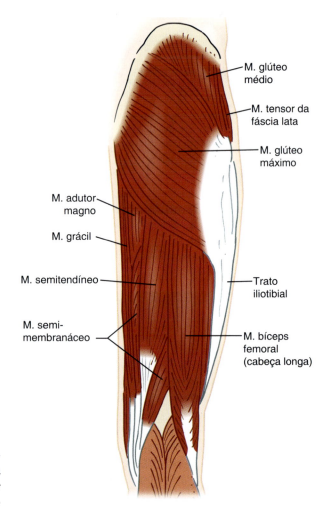

Figura 18.19 Músculos superficiais posteriores (membro inferior direito).

configuração de cadeia cinética fechada, eles contribuem para a rotação lateral do fêmur sobre a tíbia. Quando o músculo bíceps femoral, o isquiotibial lateral, se contrai em uma configuração de cadeia cinética aberta, produz uma rotação lateral da tíbia sobre o fêmur. Em configuração de cadeia cinética fechada, produz uma rotação medial do fêmur sobre a tíbia. Ambos os movimentos são adicionais à ação de flexão do joelho. A rotação do joelho durante a flexão/extensão é resultado da ativação muscular e da anatomia esquelética do joelho. As Figuras 18.18 e 18.19 ilustram os músculos isquiotibiais.

Músculo semimembranáceo

O	Túber isquiático
I	Face posterior do côndilo medial da tíbia
A	Extensão do quadril, flexão do joelho
N	Nervo isquiático – nervo tibial (L5–S2)

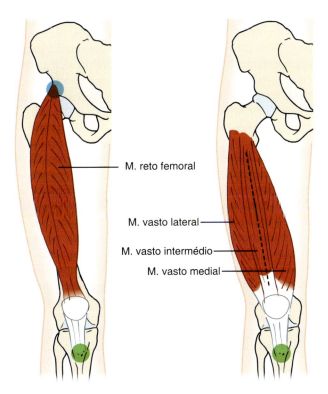

Figura 18.20 Grupo muscular quadríceps (vista anterior). Os três músculos vastos se localizam profundamente ao reto femoral. Os músculos vasto medial e lateral fixam-se proximalmente na parte posterior do fêmur, mas se unem aos outros dois músculos para abranger o joelho anteriormente.

Músculo semitendíneo

O	Túber isquiático
I	Face anteromedial do côndilo medial da tíbia (pata anserina)
A	Extensão do quadril, flexão do joelho
N	Nervo isquiático – nervo tibial (L5–S2)

Músculo bíceps femoral

O	Cabeça longa: túber isquiático Cabeça curta: lábio lateral da linha áspera
I	Cabeça longa: face lateral da cabeça da fíbula Cabeça curta: face lateral da cabeça da fíbula
A	Cabeça longa: extensão do quadril, flexão do joelho Cabeça curta: flexão do joelho

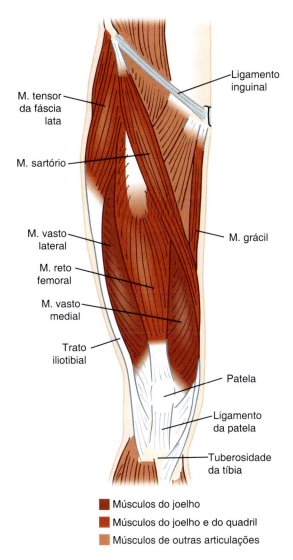

Figura 18.21 Músculos anteriores do joelho (vista superficial).

N	Cabeça longa: nervo isquiático – nervo tibial (L5–S2) Cabeça curta: nervo fibular comum (L5–S2)

Músculo sartório

O	EIAS
I	Face anteromedial do côndilo medial da tíbia (pata anserina)
A	Flexão, abdução e rotação lateral do quadril, flexão do joelho
N	Nervo femoral (L2, L3)

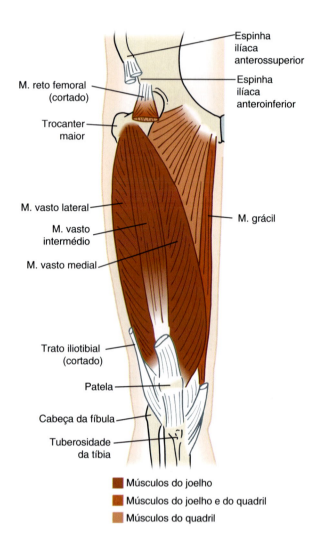

Figura 18.22 Músculos anteriores do joelho (vista profunda).

Músculo grácil

O	Sínfise púbica e ramo inferior do púbis
I	Face anterior do côndilo medial da tíbia (pata anserina)
A	Adução do quadril, flexão do joelho
N	Nervo obturatório (L2, L3)

Músculo quadríceps femoral

Três músculos vastos uniarticulares – o lateral, o medial e o intermédio (ver Figuras 18.20, 18.21 e 18.22) – unem-se à cinta multiarticular do músculo reto femoral para formar o grupo do músculo quadríceps femoral que tem uma linha vertical de tensão. O músculo quadríceps femoral termina como tendão do músculo quadríceps femoral. Envolvendo a patela, o tendão se insere na tuberosidade da tíbia. A inserção é na tuberosidade da tíbia através do ligamento da patela. Alguns especialistas definem a parte do tendão proximal à patela como tendão do músculo quadríceps femoral, e a parte entre a patela e a tuberosidade da tíbia como ligamento da patela. Todos os três músculos vastos estendem o joelho. O músculo reto femoral flexiona o quadril e estende o joelho.

Músculo vasto lateral

O vasto lateral é um músculo unipenado superficial localizado lateralmente ao músculo reto femoral. O músculo vasto lateral unipenado une-se ao músculo vasto medial também unipenado, e a direção das fibras musculares dos dois músculos parece formar um V, desenvolvendo então essencialmente um músculo bipenado. A origem é a face lateral da linha áspera. "Envolvendo" o fêmur lateralmente à medida que ele desce, a inserção é na tuberosidade da tíbia através do ligamento da patela.

O	Linha áspera
I	Tuberosidade da tíbia através do ligamento da patela
A	Extensão do joelho
N	Nervo femoral (L2–L4)

Músculo vasto medial

O vasto medial é um músculo unipenado superficial localizado medialmente ao músculo reto femoral. O músculo vasto medial unipenado une-se ao músculo vasto lateral unipenado, e a direção das fibras musculares dos dois músculos parece formar um V, desenvolvendo então essencialmente um músculo bipenado. A origem é a face medial da linha áspera. "Envolvendo" o fêmur medialmente à medida que ele desce, a inserção é na tuberosidade tibial através do ligamento da patela.

O	Linha áspera
I	Tuberosidade da tíbia através do ligamento da patela
A	Extensão do joelho
N	Nervo femoral (L2–L4)

Músculo vasto intermédio

Um músculo em cinta, o músculo vasto intermédio está localizado entre os músculos vastos lateral e medial e profundamente ao músculo reto femoral. A origem é a face anterior do fêmur. Descendo verticalmente pelo fêmur, as fibras dos músculos vasto lateral e vasto medial se misturam com o vasto intermédio ao longo do comprimento do músculo. A inserção é na tuberosidade da tíbia através do ligamento da patela.

O	Face anterior do fêmur
I	Tuberosidade da tíbia através do ligamento da patela
A	Extensão do joelho
N	Nervo femoral (L2-L4)

Músculo reto femoral

O	EIAS
I	Tuberosidade da tíbia através do ligamento da patela
A	Flexão de quadril, extensão de joelho
N	Nervo femoral (L2-L4)

Músculo gastrocnêmio

O gastrocnêmio é um músculo multiarticular superficial com duas cabeças (Figura 18.23). Cada cabeça é bipenada e o ventre do músculo é bipenado. O músculo gastrocnêmio abrange o joelho e o tornozelo. Embora produza movimento em ambas as articulações, o músculo não se fixa à tíbia. As origens das duas cabeças são as faces posteriores dos côndilos medial e lateral do fêmur e as duas cabeças descem pela perna com uma resultante linha vertical de tração. O tendão une-se ao tendão do músculo sóleo, formando então o tendão do calcâneo (tendão de Aquiles). A inserção é no calcâneo posterior através do tendão do calcâneo. O músculo gastrocnêmio flexiona o joelho e realiza a flexão plantar do tornozelo.

O	Côndilos posteromediais e laterais do fêmur
I	Calcâneo posterior através do tendão do calcâneo (tendão de Aquiles)
A	Flexão do joelho, flexão plantar do tornozelo
N	Nervo tibial (S1, S2)

Músculo poplíteo

O poplíteo é um músculo uniarticular em forma de leque localizado posteriormente ao joelho na fossa poplítea e profundamente às duas cabeças do músculo gastrocnêmio (Figura 18.24). A origem é a face lateral do côndilo lateral do fêmur. Descendo e abrangendo o joelho em um ângulo oblíquo, a inserção é na face medial da tíbia proximal posterior. O músculo poplíteo gira medialmente o joelho. A rotação do joelho ocorre devido à linha oblíqua de tração do músculo. Esta rotação "destrava" o joelho quando a flexão é iniciada.

O	Face posterior do côndilo lateral do fêmur
I	Face posterior do côndilo medial da tíbia
A	Rotação medial da tíbia sobre o fêmur durante o início da flexão do joelho
N	Nervo tibial (L4-S1)

Músculo plantar

O plantar é um pequeno músculo fusiforme que abrange a face posterior do joelho e o tornozelo com uma linha de tração mais vertical do que horizontal. A origem é a

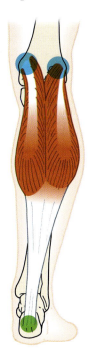

Figura 18.23 Músculo gastrocnêmio (vista posterior).

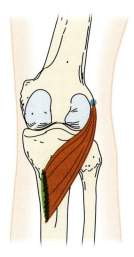

Figura 18.24 Músculo poplíteo (vista posterior).

parte inferior da linha supracondilar lateral do fêmur. Descendo obliquamente entre os músculos gastrocnêmio e sóleo ao longo da margem medial do tendão do calcâneo, a inserção é na face posterior do calcâneo. Este músculo está ausente em aproximadamente 10% da população. O efeito do músculo plantar no movimento do joelho e do tornozelo é mínimo, se houver. No entanto, considera-se que ele flexione o joelho e realize a flexão plantar do tornozelo.

O	Parte inferior da linha supracondilar lateral do fêmur
I	Face posterior do calcâneo
A	Flexão do joelho, flexão plantar do tornozelo
N	Nervo tibial (S1, S2)

Resumo da ação muscular

A Tabela 18.6 apresenta os músculos que produzem os movimentos do joelho.

Resumo da inervação muscular

O nervo femoral inerva o grupo do músculo quadríceps femoral e o nervo isquiático inerva o grupo de músculos isquiotibiais. As raízes nervosas do nervo femoral saem da medula espinal em um nível mais alto do que o nervo isquiático. Os músculos poplíteo e gastrocnêmio recebem inervação do nervo tibial. A Tabela 18.7 apresenta a inervação dos músculos e a Tabela 18.8 apresenta a inervação segmentar da musculatura do joelho.

A inervação dos músculos multiarticulares que abrangem o quadril e o joelho – músculos sartório, grácil e tensor da fáscia lata – é apresentadas no Capítulo 17, nas Tabelas 17.8 e 17.9).

Patologias comuns

A estabilidade do joelho é proporcionada quase inteiramente por estruturas de tecidos moles, que são frequentemente expostas a tensões graves durante as atividades de vida diária e o atletismo. Como tal, o joelho é uma das articulações mais comumente lesionadas.

O desalinhamento de qualquer articulação do membro inferior pode ser congênito ou adquirido. As causas do desalinhamento adquirido incluem traumatismo e estresse decorrentes de atividades de movimentos repetitivos. Os desalinhamentos colocam forças de compressão maiores nas estruturas esqueléticas em padrões diferentes do suporte de peso normal. As pressões a longo prazo podem causar alterações ou degeneração dos meniscos e da cartilagem articular, como também degeneração das faces ósseas articuladas. Os sinais incluem aumento das articulações, inchaço e perda de amplitude de movimento. Os sintomas primários incluem dor e perda de função, como uma diminuição da capacidade

Tabela 18.6 Movimentos e músculos.

Movimento	Músculo
Extensão	**Grupo do M. quadríceps femoral**
	Reto femoral
	Vasto medial
	Vasto intermédio
	Vasto lateral
Flexão	**Grupo dos Mm. isquiotibiais**
	Semimembranáceo
	Semitendíneo
	Bíceps femoral
	Poplíteo
	Gastrocnêmio
	Plantar
Rotação medial (da tíbia – cadeia cinética aberta)	Semimembranáceo
	Semitendíneo
	Poplíteo (também gira o fêmur sobre a tíbia em cadeia cinética fechada)
Rotação lateral (da tíbia – cadeia cinética aberta)	Bíceps femoral (cabeças longa e curta)

Tabela 18.7 Inervação dos músculos.

Músculo	Nervo	Segmento espinal
Quadríceps femoral		
Reto femoral	Femoral	L2–L4
Vasto lateral	Femoral	L2–L4
Vasto intermédio	Femoral	L2–L4
Vasto medial	Femoral	L2–L4
Isquiotibiais		
Semimembranáceo	Isquiático (nervo tibial)	L5–S2
Semitendíneo		L5–S2
Bíceps femoral – cabeça longa	Isquiático (nervo tibial)	S1–S3
Bíceps femoral – cabeça curta	Isquiático (nervo fibular comum)	L5–S2
Outros		
Poplíteo	Tibial	L4–S1
Gastrocnêmio	Tibial	S1, S2
Plantar	Tibial	S1, S2

Tabela 18.8 Inervação segmentar.

Músculo	\multicolumn{7}{c	}{Nível da medula espinal}
	L2	L3	L4	L5	S1	S2	S3
Reto femoral	X	X	X				
Vasto lateral	X	X	X				
Vasto intermédio	X	X	X				
Vasto medial	X	X	X				
Poplíteo			X	X	X		
Semitendíneo				X	X	X	
Semimembranáceo				X	X	X	
Bíceps femoral					X	X	X
Gastrocnêmio					X	X	
Plantar					X	X	

Aplicação clínica 18.1

Alinhamento postural

Os músculos multiarticulares proporcionam relativamente mais mobilidade do que estabilidade. A maioria dos músculos que abrangem o joelho são músculos multiarticulares. Há relativamente pouca congruência articular entre os côndilos do fêmur e os platôs tibiais. Assim, os músculos e a estrutura óssea contribuem pouco para a estabilidade do joelho.

As principais três maneiras de melhorar a estabilidade do joelho durante a posição em pé são:
1. Aumento da congruência articular dos meniscos.
2. Aumento da estabilidade ligamentar em dois planos: dentro de um plano sagital pelo LCA e LCP e dentro de um plano frontal pelo LCM e LCL.
3. A linha de gravidade passa imediatamente anterior ao eixo de flexão e extensão da articulação do joelho, criando um momento de extensão no joelho. Como o joelho tem esse momento de extensão imposto, a cápsula posterior e os ligamentos cruzados limitam a hiperextensão.

de subir escadas. A substituição parcial ou total da articulação pode aliviar os sinais e os sintomas.

Genuvalgo (latim: "joelho torto") é o desalinhamento do membro inferior em que os joelhos tendem a se tocar enquanto os tornozelos estão separados (Figura 18.25A). Um traumatismo, como a dilaceração do LCM, rompendo a face medial do joelho pode contribuir para a ocorrência de genuvalgo. Um ângulo Q relativamente grande pode contribuir para o genuvalgo, ou um genuvalgo excessivo pode aumentar o ângulo Q. **Genuvaro** (perna arqueada) é o desalinhamento oposto ao genuvalgo, no qual os segmentos distais são posicionados mais medialmente que o normal (ver Figura 18.25B). Os tornozelos tendem a se tocar enquanto os joelhos estão separados. O desalinhamento em uma articulação geralmente afeta o alinhamento em outras articulações da cadeia cinética. Assim, a coxa vara é frequentemente observada em conjunto com o genuvalgo, e a coxa valga pode ser observada em conjunto com o genuvaro. A posição do calcâneo também pode ser afetada. **Genu recurvado** (joelho posterior) é a extensão do joelho superior a 5 graus de extensão.

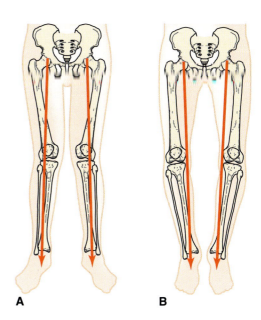

Figura 18.25 **A.** Genuvalgo. **B.** Genuvaro.

A **tendinite patelar**, ou joelho do saltador, é caracterizada pela sensibilidade do ligamento da patela entre a parte distal da patela e a tuberosidade da tíbia. Frequentemente observada em jogadores de basquete, saltadores em altura e corredores de barreira, a tendinite patelar resulta de estresse por uso excessivo ou sobrecarga de impacto repentino associada a saltos e aterrissagens.

A **doença de Osgood-Schlatter** é uma inflamação da placa de crescimento epifisária da tuberosidade da tíbia. Ocorre durante "surtos" de crescimento e é exacerbada por tensões impostas por altos níveis de atividade do joelho. O sinal primário é a ampliação da tuberosidade da tíbia e o sintoma principal é a dor. O descanso normalmente alivia os sintomas.

A **síndrome da dor patelofemoral** refere-se à dor difusa na região genicular anterior de causas não especificadas. Não existe um acordo universal sobre terminologia e causalidade. As várias causas sugeridas incluem desalinhamento, aumento do ângulo Q e fraqueza muscular ou encurtamento adaptativo.

A **condromalacia patelar** é o amolecimento e degeneração da cartilagem articular na face posterior da patela. O caminho anormal da patela dentro da face patelar do fêmur faz com que a cartilagem articular da patela fique inflamada, levando à degeneração. Um fator que contribui é um ângulo Q aumentado, o que altera a relação entre a patela e a face patelar do fêmur.

A **bursite pré-patelar** (joelho de empregada doméstica) é uma inflamação das bolsas subcutâneas pré-patelares. Uma reclamação frequente dos colocadores de carpete, ocorre quando repetidas forças de compressão e cisalhamento são exercidas sobre a patela. O principal sinal da bursite pré-patelar é o inchaço localizado na bolsa e o principal sintoma é a dor.

Várias combinações de rupturas de ligamentos (cruzados e colaterais) e meniscos são lesões comuns no joelho sofridas durante as atividades da vida diária e o atletismo. A **tríade terrível,** ou tríade infeliz, é uma lesão no joelho causada por um único golpe no joelho quando em uma cadeia cinética fechada envolvendo rupturas dos LCA e LCM e do menisco medial. O golpe é mais frequentemente aquele que atinge a face posterolateral da tíbia quando o membro inferior está em uma configuração de cadeia cinética fechada. A imposição de tal força empurra a extremidade proximal da tíbia medial (estressando o LCM) e anteriormente (estressando o LCA). O menisco medial também é rompido porque as fibras do LCM se ligam ao menisco medial. O sinal primário é a instabilidade articular e o sintoma principal é a dor. É frequentemente necessário o reparo cirúrgico das três estruturas afetadas para restaurar a estabilidade articular.

Aplicação clínica 18.2

Osteoartrite patelofemoral

Dor articular generalizada é um sintoma de osteoartrite (OA). No joelho, a OA pode ocorrer entre os côndilos do fêmur e os platôs tibiais ou entre a patela e a fossa intercondilar do fêmur. A dor geralmente leva o indivíduo a reduzir a atividade, e a diminuição da atividade resulta em fraqueza muscular.

A pressão repetida ou prolongada na patela resultante de atividades como agachar ou ajoelhar comprime a patela contra o fêmur. As forças compressivas aumentam à medida que o joelho é flexionado além de 30 graus. Esta compressão pode resultar em desgaste ou destruição da face posterior da patela. A dor resultante pode levar a uma diminuição do uso e subsequente fraqueza do músculo quadríceps femoral.

Os exercícios de fortalecimento do músculo quadríceps femoral devem evitar, ao máximo possível, forças compressivas entre a patela e o fêmur. Mais adiante, é apresentada uma progressão de exercícios para fortalecer o músculo quadríceps femoral quando existe OA patelofemoral:

1. Exercícios isométricos progressivos de fixação do músculo quadríceps femoral com o joelho em extensão total, aumentando gradativamente a força de contração.
2. Exercícios isotônicos, concêntricos e excêntricos, através de uma amplitude de movimento limitada aos últimos 20 graus de extensão do joelho (exercícios de extensão do joelho em arco curto), aumentando gradativamente a força de contração por meio de uma resistência externa.
3. Aumentar progressivamente a amplitude de movimento em que os exercícios são realizados para corresponder às exigências das atividades do indivíduo.

Autoavaliação

Questões sobre anatomia geral

1. A articulação do joelho se move:
   a. Dentro de quantos planos de movimento?
   b. Nomeie os planos, os eixos, os movimentos e suas respectivas amplitudes.

Plano	Eixo	Movimento	ADM

2. Indique qual parte do joelho é:
   a. Convexa:
   b. Côncava:

3. Como é medido o ângulo Q?

4. Por que a ação do músculo poplíteo é frequentemente descrita como "desbloqueio" da articulação?

5. Quais músculos compõem a pata anserina?

6. Qual grupo muscular auxilia o ligamento cruzado anterior na prevenção do deslocamento anterior excessivo da tíbia sob o fêmur?

7. Qual ligamento colateral tem fibras ligadas a um menisco?

8. Em que direção:
   a. A tíbia gira sobre o fêmur durante uma atividade de cadeia cinética aberta?
   b. O fêmur gira sobre a tíbia durante uma atividade de cadeia cinética fechada?

9. Durante a extensão do joelho em configuração de cadeia cinética fechada, em que direção o fêmur desliza?

10. Quais são as inserções do ligamento cruzado posterior?

Questões sobre atividade funcional

1. Que tipo de contração o músculo quadríceps femoral realiza quando um indivíduo se abaixa e fica sentado?

2. Quando o quadril de um indivíduo está estendido, a incapacidade de realizar a flexão completa do joelho pode demonstrar que tipo de insuficiência de:
   a. Isquiotibiais?
   b. Músculo quadríceps femoral?

3. Ao subir escadas, o indivíduo passa para o próximo degrau mais alto:
   a. Usando qual grupo muscular do joelho?
   b. Realizando qual tipo de contração?

4. Ao descer escadas, o indivíduo passa para o próximo degrau inferior:
   a. Usando qual grupo muscular do joelho?
   b. Realizando qual tipo de contração?

Questões sobre exercícios clínicos

1. Quando um indivíduo realiza uma elevação com a perna esticada:
   a. Quais músculos estão sendo alongados?
   b. Eles estão sendo alongados em uma ou em duas articulações?
   c. Que tipo de contração o músculo quadríceps femoral realiza quando a perna é levantada da superfície de apoio?
   d. Quais músculos levantam a perna da superfície de apoio?

2. Ao se realizarem exercícios passivos de amplitude de movimento do joelho, qual é a sensação final normal para:
   a. Flexão?
   b. Extensão?

3. Quando um indivíduo tem um ângulo Q grande, mover a patela em qual direção diminuirá a compressão entre a patela e o côndilo do fêmur?

4. Um jogador de futebol é abordado por trás e pela lateral. Quais ligamentos e meniscos do joelho têm maior probabilidade de serem lesionados quando o membro inferior está em uma configuração de cadeia cinética fechada?

5. Para o jogador de futebol da Questão 4, quais grupos musculares devem ser fortalecidos para proteger o joelho após uma lesão?

6. Um jogador de futebol de elite de 12 anos é diagnosticado com a doença de Osgood-Schlatter.
   a. Qual estrutura óssea do joelho está envolvida?
   b. Qual é o sintoma principal?
   c. Qual é o sinal primário?

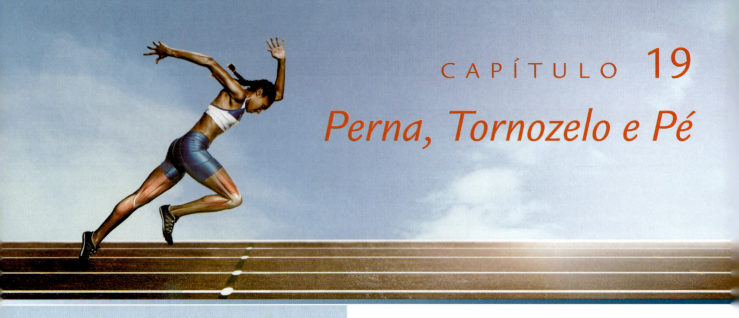

CAPÍTULO 19
Perna, Tornozelo e Pé

Introdução, 328

Movimentos, 328

Ossos e pontos de referência, 331

Articulações, 334

Arcos do pé, 336

Ligamentos, 337

Estruturas especiais, 339

Músculos, 339

Resumo da inervação, 351

Patologias comuns, 351

Autoavaliação, 354

Introdução

Ao ficar em pé ou caminhar, a perna, o tornozelo e o pé proporcionam estabilidade e mobilidade sobre as quais todo o corpo repousa e se move. A perna, o tornozelo e o pé desempenham três funções principais fornecendo: (1) transmissão de forças do corpo para uma superfície de apoio e de uma superfície de apoio para o corpo, (2) uma base de apoio, e (3) a capacidade de acomodar uma variedade de superfícies de suporte. Essas três funções contribuem para um desempenho bem-sucedido nas atividades da vida diária.

A perna, a parte do membro inferior entre o joelho e o tornozelo, consiste na tíbia e na fíbula, que são unidas por uma membrana interóssea (Figura 19.1). A articulação do tornozelo consiste no tálus, na tíbia e na fíbula (Figura 19.2). O alinhamento normal do pé é definido como **plantígrado**, a posição em que a face plantar do pé fica perpendicular à perna quando se está em pé.

O pé apresenta três partes: retropé, mediopé e antepé (Figura 19.3). O retropé consiste no tálus e no calcâneo. O mediopé consiste nos ossos navicular, cuboide e três cuneiformes. O antepé consiste em cinco ossos metatarsais e todas as falanges (Figura 19.4).

Movimentos

Os movimentos do tornozelo e do pé ocorrem tanto em configurações de cadeia cinética aberta quanto de cadeia cinética fechada. A orientação das faces articulares do tornozelo e do pé cria eixos oblíquos de movimento. Os anatomistas utilizam os planos cardeais da posição anatômica como referência para as definições dos movimentos do tornozelo. Os médicos usam os eixos oblíquos de movimento como referência para as definições dos movimentos do tornozelo. As definições usadas aqui são aquelas aplicadas pelos médicos (Figura 19.5).

CAPÍTULO 19 Perna, Tornozelo e Pé 329

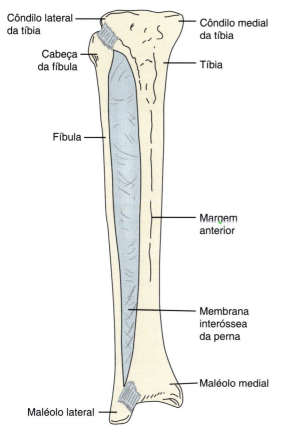

Figura 19.1 Ossos da perna e membrana interóssea da perna (vista anterior).

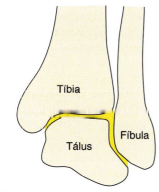

Figura 19.2 Articulação talocrural (vista posterior).

A articulação do tornozelo (talocrural) tem um grau de liberdade – movimento dentro de um plano sagital e em torno de um eixo frontal. **Dorsiflexão** é o movimento do tornozelo durante o qual a face dorsal do pé se move em direção à face anterior da perna. Quando o tornozelo está em dorsiflexão, os dedos apontam para cima. **Flexão plantar** é o movimento do tornozelo durante o qual a face dorsal do pé *se afasta* da superfície anterior da perna. Quando o tornozelo está em flexão

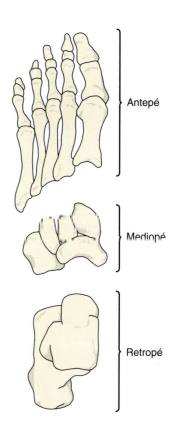

Figura 19.3 Partes funcionais do pé (vista superior).

plantar, a face plantar do pé se move inferiormente e os dedos apontam para baixo. A amplitude do movimento de dorsiflexão do tornozelo vai de 0 a 20 graus, e a amplitude do movimento de flexão plantar do tornozelo vai de 0 a 50 graus (Tabela 19.1).

Durante a dorsiflexão em uma configuração de cadeia cinética aberta, a face superior convexa do tálus rola anteriormente e desliza posteriormente. Durante a flexão plantar em uma configuração de cadeia aberta, a face superior convexa do tálus rola posteriormente e desliza anteriormente na face inferior côncava da tíbia (Figura 19.6; Tabela 19.2). Durante a dorsiflexão em uma configuração de cadeia cinética fechada, a face distal côncava da tíbia rola e desliza anteriormente. O rolamento e o deslizamento são posteriores durante a flexão plantar em uma configuração de cadeia cinética fechada.

Inversão é a elevação da margem medial do pé de modo que a face plantar do antepé fique voltada medialmente. **Eversão** é a elevação da margem lateral do pé de modo que a face plantar do antepé fique voltada lateralmente. A inversão/eversão ocorre dentro de um plano frontal e em torno de um eixo sagital na articulação talocalcânea. A amplitude do movimento de inversão vai de 0 a 35 graus e a da eversão vai de 0 a 15 graus

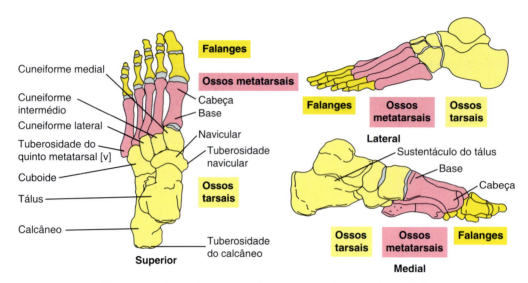

Figura 19.4 Ossos do pé esquerdo (vistas superior, lateral e medial).

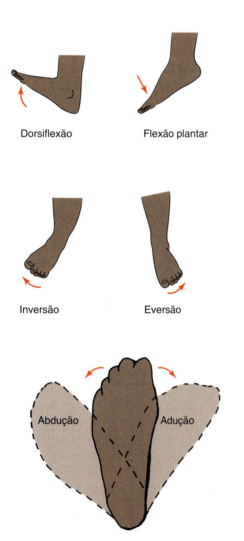

Figura 19.5 Movimentos da articulação do tornozelo e dos pés.

(ver Tabela 19.1). **Abdução** é o movimento do antepé para longe da linha média do corpo. **Adução** é o movimento do antepé em direção à linha média do corpo. A abdução/adução ocorre dentro de um plano horizontal e em torno de um eixo vertical. Um movimento mínimo ocorre nas articulações intertarsais. O movimento que ocorre é principalmente o deslizamento.

Em uma configuração de cadeia cinética aberta, o ângulo do eixo de movimento da articulação talocrural faz com que o pé abduza durante a dorsiflexão e aduza durante a flexão plantar (Figura 19.7A, B). Em uma configuração de cadeia cinética fechada, o ângulo do eixo de movimento da articulação talocrural faz com que a perna gire medialmente no pé durante a dorsiflexão e gire lateralmente durante a flexão plantar. Essas rotações ocorrem por duas razões: (1) a forma e a orientação dos ossos do tornozelo criam um eixo plano não cardinal de movimento articular, e (2) ocorre um leve movimento nas articulações tibiofibulares como deslocamentos acessórios. Pequenos movimentos artrocinemáticos de rolamento e deslizamento na articulação tibiofibular proximal permitem o bom funcionamento da articulação talocrural.

Dois movimentos, *supinação* e *pronação*, são definidos como movimentos triplanares, e não como movimentos do plano cardeal. Essas movimentações ocorrem em torno de eixos oblíquos nas articulações talocalcânea (Figura 19.8) e transversa do tarso (Figura 19.9), que não podem ser separadas funcionalmente. **Supinação** é o movimento triplanar que é uma combinação de inversão, adução e flexão plantar. **Pronação** é o movimento triplanar que é uma combinação de eversão, abdução e dorsiflexão. Os movimentos combinados destas articulações permitem que o pé se adapte a superfícies irregulares, como as encontradas quando se caminha em

Tabela 19.1 Amplitude dos movimentos osteocinemáticos.

Articulação	Dorsiflexão	Flexão plantar	Inversão	Eversão	Flexão	Extensão
Talocrural (tornozelo)	0 a 20	0 a 50				
Talocalcânea/transversa do tarso			0 a 35	0 a 15		
MTF do hálux, o primeiro dedo					0 a 45	0 a 70
MTF dos quatro dedos menores					0 a 40	0 a 40
IF do hálux					0 a 90	*
IFP dos quatro dedos menores					0 a 35	*
IFD dos quatro dedos menores					0 a 60	*

*Não relatada (AAOS).

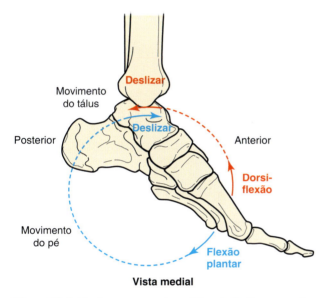

Figura 19.6 Movimento artrocinemático de deslizamento durante dorsiflexão e flexão plantar.

terrenos desnivelados. O movimento nas articulações intertarsais que contribui para a supinação/pronação é mínimo.

Os movimentos entre os sete pequenos ossos do pé – tálus, calcâneo, navicular, cuboide e três cuneiformes – são mínimos. A movimentação que ocorre é a de deslizamento. O mesmo se aplica às articulações tarsometatarsais e intermetatarsais. Esses deslocamentos são necessários para que o pé se adapte a uma variedade de superfícies, o que proporciona movimentos suaves das articulações durante a caminhada.

As **articulações metatarsofalângicas (MTF)** apresentam movimento em dois planos (Figura 19.10). A flexão/extensão ocorre dentro de um plano sagital em torno de um eixo frontal (Figura 19.11). A abdução/adução ocorre dentro de um plano horizontal em torno de um eixo vertical. A articulação MTF do hálux é a que tem maior mobilidade, com 0 a 45 graus de flexão e 0 a 70 graus de extensão. Da segunda à quinta articulação MTF, a mobilidade é menor, com 0 a 40 graus de flexão e extensão (ver Tabela 19.1). O ponto anatômico de referência para abdução e adução é o segundo dedo do pé. O segundo dedo do pé abduz em ambas as direções, mas aduz apenas como movimento de retorno da abdução. Durante a extensão da articulação MTF, a superfície falangeana côncava rola superiormente e desliza inferiormente sobre a cabeça convexa do osso metatarsal. A combinação oposta de movimentos artrocinemáticos ocorre durante a flexão da MTF. Esses movimentos artrocinemáticos ocorrem em cada uma das cinco articulações MTF. As **articulações interfalângicas (IF)** permitem apenas flexão/extensão, com o movimento ocorrendo dentro de um plano sagital e em torno de um eixo frontal. O movimento da articulação IF não é medido.

Ossos e pontos de referência

Pontos de referência ósseos da tíbia

Os pontos de referência da tíbia e da fíbula são apresentados na Figura 19.1.

Tabela 19.2 Movimentos e músculos osteocinemáticos.

Movimento	Distal*	Girar	Rolar	Deslizar
Dorsiflexão	Superior e anterior		Anterior	Posterior
Flexão plantar	Inferior e posterior		Posterior	Anterior

*Direção do movimento da extremidade distal do tálus em relação à regra côncavo/convexo.

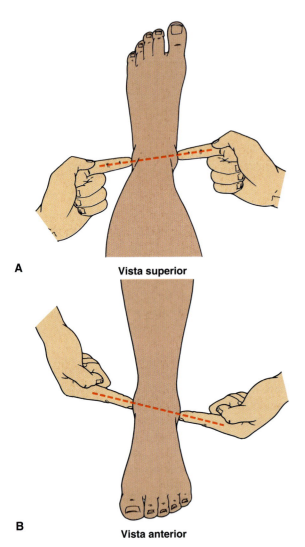

Figura 19.7 Eixo triplanar de movimento da articulação talocrural esquerda. **A.** Vista superior. **B.** Vista anterior.

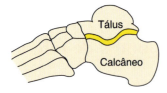

Figura 19.8 Articulação talocalcânea (vista lateral).

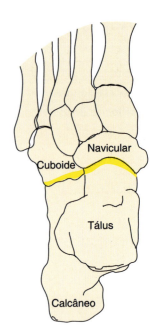

Figura 19.9 Articulação tarsal transversa (vista superior).

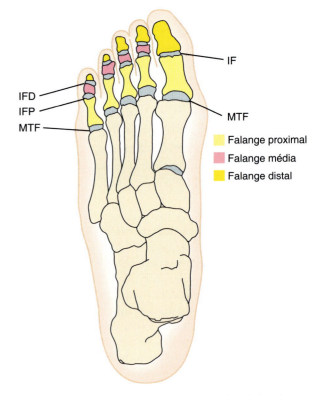

Figura 19.10 Articulações interfalângicas dos dedos dos pés (vista superior).

Côndilo medial
Alargamento da extremidade proximal medial. Face superior côncava.
Fixação (face anteromedial) para os músculos semitendíneo, sartório e grácil.

Côndilo lateral
Alargamento da extremidade proximal lateral. Face superior côncava.

Face articular superior medial (platô medial)
Face superior côncava e rasa do côndilo medial. Coberto com cartilagem articular.
Articula-se com o côndilo medial do fêmur.

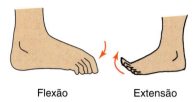

Flexão   Extensão

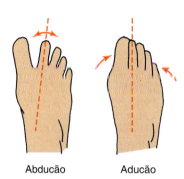

Abdução   Adução

Figura 19.11 Movimentos dos dedos dos pés.

Face articular superior lateral (platô lateral)
Face superior côncava e rasa do côndilo lateral. Coberto com cartilagem articular.
Articula-se com o côndilo lateral do fêmur.

Tuberosidade da tíbia
Projeção proximal da linha média anterior.
Fixação para o tendão patelar.

Margem anterior
Crista subcutânea longitudinal anterior acentuada.

Maléolo medial
Extremidade distal alargada. Face medial do tornozelo.

Eminência intercondilar
Proeminência pontiaguda no ponto médio da face proximal dos côndilos da tíbia. Estende-se superiormente em direção à fossa intercondilar do fêmur.

Pontos de referência ósseos da fíbula

Cabeça da fíbula
Extremidade proximal alargada. Lateral à tíbia.
Fixação para o músculo bíceps femoral.

Maléolo lateral
Extremidade distal alargada. Face lateral do tornozelo. Mais distal e posterior ao maléolo medial.

Ossos e pontos de referência do pé

Os ossos e pontos de referência do pé – sete ossos tarsais, cinco ossos metatarsais e 14 falanges – estão ilustrados na Figura 19.4. Os três ossos cuneiformes são numerados de 1 a 3, sendo o número 1 o cuneiforme medial, o número 2 o cuneiforme intermédio e o número 3 o cuneiforme lateral. Os cinco ossos metatarsais são numerados de I a V, sendo o número I o mais medial e o número V o mais lateral.

Calcâneo
Maior e mais posterior osso tarsal.
Articula-se com o tálus (articulação talocalcânea) e o cuboide (como parte da articulação transversa do tarso).

Tuberosidade do calcâneo
Projeção na face posteroinferior.
Fixação para o tendão do calcâneo (tendão de Aquiles) e para o tendão comum dos músculos gastrocnêmio, sóleo e plantar.

Sustentáculo do tálus
Projeção calcânea medial e proximal.
Apoia a face medial do tálus.
Polia fixa que muda a direção da linha de tração dos tendões dos músculos flexor longo do hálux e tibial posterior.

Tálus
Segundo maior osso tarsal.
Articula-se com a tíbia proximalmente e com o calcâneo distalmente.
Pedra angular da parte medial do arco longitudinal.

Navicular
Face medial do pé distal à face anterior do tálus, proximal aos três ossos cuneiformes.
Articula-se com o tálus, os três cuneiformes e o cuboide.
Fixação para o músculo tibial posterior.

Tuberosidade do osso navicular
Projeção medial a partir do osso navicular. Palpado na margem medial do pé.

Cuboide
Face lateral do pé (ver Figura 19.4). Distal ao calcâneo, proximal aos ossos metatarsais IV e V.
Pedra angular da parte lateral do arco longitudinal.
Articula-se com o calcâneo, o cuneiforme lateral e os ossos metatarsais IV e V.
Fixação para o músculo tibial posterior.

Cuneiformes
Em número de três: (1) medial (o maior), (2) intermédio, (3) lateral (ver Figura 19.4).
Articula-se com o navicular proximalmente, com os ossos metatarsais distalmente e com o cuboide medialmente. Em linha com os ossos metatarsais.
O cuneiforme intermédio é a pedra angular do arco transverso.
O cuneiforme medial é o ponto de fixação dos músculos tibial anterior e fibular longo.

Ossos metatarsais
O antepé tem cinco ossos metatarsais (ver Figura 19.4).

Base
Extremidade proximal de cada osso metatarsal.

Cabeça
Extremidade distal de cada osso metatarsal.

Osso metatarsal I
Osso metatarsal mais curto e mais espesso. Mais mediano.
Articula-se com o cuneiforme medial, osso metatarsal II e falange proximal do hálux.
Fixação para os músculos tibial anterior e fibular longo.

Osso metatarsal II
Osso metatarsal mais longo.
Articula-se com o cuneiforme intermédio, ossos metatarsais I e III e falange proximal do segundo dedo do pé.

Osso metatarsal III
Articula-se com o cuneiforme lateral, ossos metatarsais II e IV e falange proximal do terceiro dedo do pé.

Osso metatarsal IV
Articula-se com o os ossos metatarsais III e V, cuboide e falange proximal do quarto dedo do pé.

Osso metatarsal V
Osso metatarsal mais curto. Mais lateral.
Articula-se com o osso metatarsal IV, o cuboide e a falange proximal do quinto dedo do pé.

Tuberosidade do quinto metatarsal
Tuberosidade proeminente na face lateral da base.
Fixação para os músculos fibular curto e terceiro.

Falanges
14 falanges: duas no hálux (primeiro dedo) do pé e três em cada um do segundo ao quinto dedo do pé.
Fixação para os músculos extrínsecos e intrínsecos do pé.

Base
Extremidade proximal de cada falange.

Cabeça
Extremidade distal de cada falange.

Articulações

Existem inúmeras articulações e, portanto, estruturas articulares na perna, no tornozelo e no pé. Dentre essas articulações, estão duas tibiofibulares (proximal e distal); uma talocrural (tálus/tíbia/fíbula – tornozelo); uma talocalcânea (tálus/calcâneo); uma transversa do tarso; 10 intertarsais adicionais (entre tálus, calcâneo, navicular, cuboide e cuneiformes); cinco tarsometatarsais; oito intermetatarsais; cinco MTF; e nove articulações IF.

Articulações tibiofibulares

A tíbia, o maior dos dois ossos da perna, é o osso que sustenta o peso da perna. De formato triangular, a margem anterior da tíbia está localizada anteriormente. Proximalmente, a longa e fina fíbula está alinhada com a face posterior da tíbia e forma um ângulo ligeiramente anterior à articulação tibiofibular distal (Figura 19.12). Na articulação tibiofibular proximal, a face posterolateral da tíbia articula-se com a face medial da cabeça da fíbula (Figura 19.13). Esta articulação é uma articulação do plano sinovial com ligamentos de reforço, permitindo movimentos mínimos. Distalmente, a tíbia côncava e a fíbula convexa formam uma sindesmose. Um tecido fibroso separa os ossos e os ligamentos que reforçam a articulação. A estabilidade do tornozelo depende de uma união forte nesta articulação. Os ligamentos da articulação tibiofibular distal permitem um leve movimento para acomodar a movimentação da articulação talocrural.

Uma forte *membrana interóssea da perna* abrange o espaço entre as articulações tibiofibulares proximal e distal (ver Figura 19.1). Essa membrana interóssea mantém a relação posicional entre a tíbia e a fíbula à medida que as forças são transmitidas através da articulação talocrural da perna passando pelo pé e indo até o chão e vice-versa. A membrana também fornece uma grande área de superfície para fixações musculares.

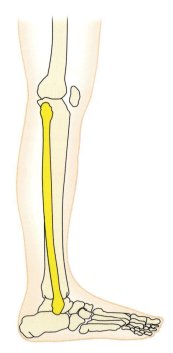

Figura 19.12 Angulação da fíbula (vista lateral da perna direita). De posterior na parte proximal a anterior distalmente.

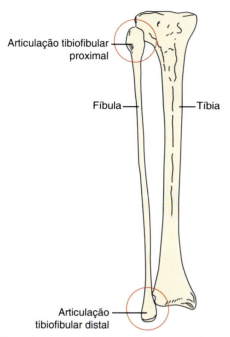

Figura 19.13 As duas articulações tibiofibulares (vista anterior).

Articulação talocrural

A articulação talocrural (tornozelo) tem configuração em dobradiça uniaxial e consiste na articulação do tálus com as extremidades distais da tíbia e da fíbula. Este tipo de estrutura é denominada *articulação de encaixe* (ver Figura 19.2). A extremidade distal da tíbia tem formato de entalhe, formando então as partes superior e medial da fenda. A fíbula é a parte lateral da fenda. Esta fenda é o local no qual o tálus se encaixa. A articulação talocrural suporta peso. A articulação entre a fíbula e o tálus não suporta peso, mas serve para impedir o deslocamento lateral do tálus dentro do encaixe.

A orientação do eixo de movimento articular que passa pelos maléolos medial e lateral não está dentro de um plano cardeal (ver Figura 19.7). O maléolo lateral é mais distal e posterior que o maléolo medial, criando um eixo oblíquo de movimento articular. A orientação triplanar é de 8 graus em relação ao plano horizontal, de 82 graus em relação ao plano sagital e de 20 a 30 graus em relação ao plano frontal. Ao realizar a dorsiflexão do tornozelo, o dorso do pé se move para cima e para fora (abdução). Ao realizar a flexão plantar do tornozelo, a face plantar do pé se move para baixo e para dentro (adução).

A Tabela 19.3 apresenta a sensação final da dorsiflexão e da flexão plantar. A sensação final firme da dorsiflexão resulta da tensão na cápsula articular e no tendão do calcâneo (tendão de Aquiles). A sensação final firme da flexão plantar resulta da cápsula articular e da parte anterior da tíbia. A posição compacta é no final da amplitude do movimento de dorsiflexão completa. A posição aberta é de 10 graus de flexão plantar.

Articulação talocalcânea

A **articulação talocalcânea (subtalar)** é a articulação entre a face distal do tálus e a face proximal do calcâneo. Parte do retropé, a articulação talocalcânea é uma articulação do plano sinovial (ver Figura 19.8). Inversão/eversão, componentes dos movimentos triplanares de supinação/pronação, ocorrem na articulação talocalcânea.

Articulação transversa do tarso

A **articulação transversa do tarso (mediopé)** consiste nas faces anteriores do tálus e do calcâneo articulando-se com as faces posteriores do navicular e do cuboide, respectivamente (ver Figura 19.9). Esta articulação serve como demarcação entre o retropé e o mediopé.

O mediopé inclui as demais articulações intertarsais: **talocalcaneonavicular, calcaneocubóidea, cuneonavicular, cuboideonavicular, intercuneiformes** e **cuneocubóidea**. Todas elas são articulações do plano sinovial. O movimento é limitado às movimentações artrocinemáticas de rolar e deslizar. Embora esses movimentos artrocinemáticos sejam mínimos, eles proporcionam a mobilidade do pé necessária para acomodar-se a várias superfícies de apoio. Numerosos pequenos ligamentos sustentam a intrincada estrutura do mediopé.

Articulações metatarsofalângicas (MTF)

Parte do antepé, as cinco articulações sinoviais MTF são aquelas entre as cabeças convexas dos ossos metatarsais e as bases côncavas das cinco falanges proximais (ver Figura 19.10). Essas articulações bicondilares podem realizar flexão, extensão, abdução e adução (ver Figura 19.11). A primeira articulação MTF é a que tem maior mobilidade.

Articulações interfalângicas (IF)

Existem nove articulações IF. Estas são articulações côncavas/convexas (ver Figura 19.10). Elas realizam apenas

Tabela 19.3 Classificação do sistema articular e características artrocinemáticas.

Articulação	Cadeia fechada	Cadeia aberta	Sensação final	Padrão capsular
Talocrural (tornozelo)	Dorsiflexão completa	10 graus de flexão plantar	Firme para todos os movimentos	Flexão plantar > dorsiflexão

flexão/extensão. O primeiro dedo do pé (hálux) possui apenas uma articulação IF. Cada um dos outros dedos tem uma articulação interfalângica proximal (IFP) entre a falange proximal e a média e uma articulação interfalângica distal (IFD) entre a falange média e a distal. A regra côncavo/convexo aplica-se à flexão/extensão das articulações IF.

Arcos do pé

A estabilidade é criada pelo arranjo estrutural dos ossos que forma três arcos: (1) parte medial do arco longitudinal (2) parte lateral do arco longitudinal e (3) arcos transversos distal e proximal (Figuras 19.14 e 19.15). Um arco é definido como duas "pernas" curvas. Cada perna tem uma base e uma parte superior curva. A parte do arco que é o ápice é chamada de *pedra angular*. A pedra angular é a estrutura que é comprimida pelo peso das duas pernas do arco empurrando uma em direção à outra no ápice e mantendo a forma do arco ao "travar" as duas pernas juntas.

Os arcos do pé são sustentados principalmente por ligamentos e pela fáscia (Figura 19.16). O suporte muscular ocorre apenas quando os músculos estão se contraindo. Os músculos de inversão/eversão são o principal suporte muscular dos arcos. Os músculos tibial posterior, flexor longo do hálux e flexor longo dos dedos abrangem o tornozelo posteriormente e passam sob o sustentáculo do tálus do calcâneo. Eles se fixam no mediopé e no antepé, e apoiam a parte medial do arco longitudinal quando ativados. O músculo fibular longo abrange a face plantar do pé do lado lateral ao medial, apoiando a parte lateral do arco longitudinal e o arco transverso quando ativado. Os músculos intrínsecos da superfície plantar fornecem mais suporte ao arco do que os músculos extrínsecos devido à sua linha horizontal de tração.

Durante as atividades de sustentação de peso, os principais pontos de sustentação são o calcâneo e as cabeças dos ossos metatarsais I e V (Figura 19.17). Entre estes três pontos, encontram-se um arco longitudinal (ver Figura 19.14) e dois arcos transversos (distal e proximal) (ver Figura 19.15).

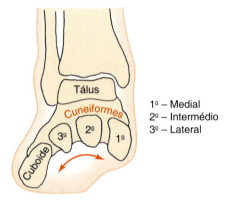

Figura 19.15 Arco transverso distal do pé (vista frontal).

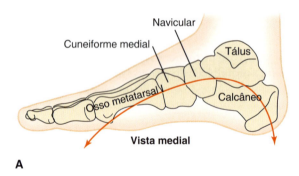

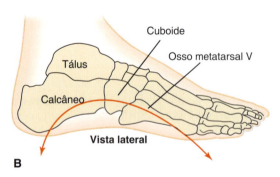

Figura 19.14 As duas partes do arco longitudinal do pé direito. **A.** Parte medial do arco longitudinal do pé. **B.** Parte lateral do arco longitudinal do pé.

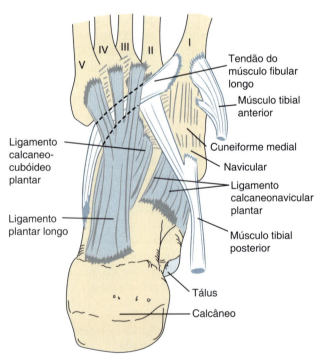

Figura 19.16 Estruturas de sustentação do pé direito e arcos (vista plantar).

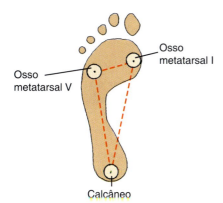

Figura 19.17 As principais superfícies de sustentação de peso do pé direito (vista plantar).

A **parte medial do arco longitudinal**, a margem medial do pé, é formada pelo calcâneo como base da parte posterior da perna e pelas cabeças dos três primeiros ossos metatarsais como base da parte anterior da perna. O tálus, o navicular e os três cuneiformes formam as partes curvas das pernas (ver Figura 19.14A). O tálus, localizado no topo do arco, é a pedra angular, e recebe o peso do corpo à medida que este é transmitido para baixo para a face de apoio. A parte medial do arco longitudinal é relativamente alta e a sustentação de peso normalmente não achata o arco.

A **parte medial do arco longitudinal**, a margem lateral do pé, é formada pelo calcâneo como base da parte posterior da perna e pelas cabeças dos ossos metatarsais IV e V como base da parte anterior da perna. O cuboide é a parte curva do arco e a pedra angular (ver Figura 19.14B). A parte lateral do arco longitudinal é rasa e a sustentação de peso normalmente achata o arco para que fique em contato com a superfície de apoio.

O **arco transverso,** situado lado a lado (lateral a medial), é formado pelo cuboide e pelo cuneiforme lateral como base da perna lateral e pelo cuneiforme medial como base da perna medial. O cuneiforme intermédio é a parte curva do arco e a pedra angular (ver Figura 19.15). O arco transverso é relativamente raso e a sustentação de peso normalmente achata o arco de modo que ele passa a ficar em contato com a superfície de apoio.

Ligamentos

Articulações tibiofibulares

Os ligamentos das articulações tibiofibulares estão ilustrados na Figura 19.18 (ver Figura 19.1).

Cápsula (articulação proximal)
Envolve a articulação tibiofibular proximal. Reforçada por ligamentos anteriores e posteriores.

Aplicação clínica 19.1

Papel da aponeurose plantar no suporte do arco longitudinal do pé

Ao ficar na ponta dos pés, o tornozelo fica em flexão plantar e as articulações MTF estão estendidas. A flexão plantar do tornozelo é causada pela contração dos músculos flexores plantares, e a extensão da MTF é causada pela necessidade de manter contato do pé com a superfície de apoio. A flexão plantar e a extensão MTF dos dedos dos pés aumentam a tensão da aponeurose plantar. Isto é conhecido como "efeito molinete" (Figura 1), um termo de navegação que descreve um mecanismo de guincho no qual a corda é enrolada em torno de um tambor.

O aumento da tensão da aponeurose plantar aumenta a altura das duas partes do arco longitudinal, e a sustentação de peso nesta posição "trava" os ossos do arco em alavancas rígidas, necessárias para a estabilidade durante o apoio terminal e as fases pré-balanço da marcha.

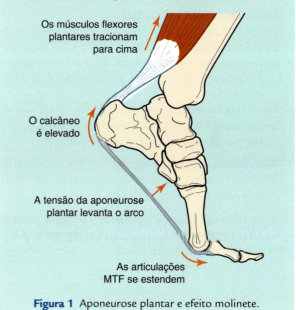

Figura 1 Aponeurose plantar e efeito molinete.

Ligamento talofibular anterior (articulação distal)
Banda plana. Duas partes. Desce lateralmente da tíbia até a fíbula e horizontalmente da fíbula até o tálus (ver Figura 19.18).

Ligamento talofibular posterior (articulação distal)
Banda grossa. Duas partes. Desce lateralmente da tíbia até a fíbula e horizontalmente da fíbula até o tálus (ver Figura 19.18).

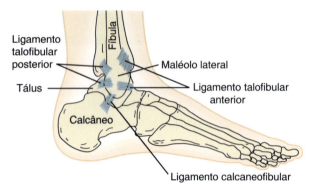

Figura 19.18 Ligamentos do tornozelo lateral direito. As três partes do ligamento colateral lateral.

Ligamento calcaneofibular
Banda plana. Desce posteriormente da fíbula até o calcâneo (ver Figura 19.18).

Ligamentos do pé e do tornozelo

Cápsula (talocrural)
Cápsula fina envolvendo a articulação talocrural. Reforçada por ligamentos colaterais.

Ligamento colateral medial
Também chamado de ligamento deltoide do tornozelo. Quatro partes.
Fixa-se proximalmente à ponta do maléolo medial e distalmente ao navicular, ao calcâneo e ao tálus (Figura 19.19).
Apoia o lado medial do tornozelo.
Segura o calcâneo e o navicular contra o tálus.
Mantém a parte medial do arco longitudinal.

Parte tibionavicular do ligamento colateral medial
As fibras anteriores descem anteriormente do maléolo medial ao navicular.

Parte tibiocalcânea do ligamento colateral medial
As fibras médias descem verticalmente do maléolo medial até o sustentáculo do tálus do calcâneo.

Parte tibiotalar posterior
As fibras posteriores descem posteriormente ao ligamento colateral medial a partir do maléolo medial até o tálus.

Parte tibiotalar anterior do ligamento colateral medial
Parcialmente profunda à parte tibionavicular. Desce anteriormente do maléolo medial até o tálus.

Ligamento colateral lateral
Lateral do tornozelo. Fixado proximalmente à fíbula distal e distalmente ao tálus e ao calcâneo. Três fixações distais separadas (ver Figura 19.18).

Ligamento talofibular anterior do ligamento colateral lateral
Fibras anteriores fracas do ligamento colateral lateral. Duas partes. A parte proximal desce anterior e lateralmente da tíbia até o maléolo lateral. A parte distal passa horizontalmente do maléolo lateral ao tálus.

Ligamento talofibular posterior do ligamento colateral lateral
Fortes fibras posteriores do ligamento colateral lateral. Duas partes. A parte proximal desce diagonalmente da tíbia ao maléolo lateral. A parte distal passa horizontalmente do maléolo lateral ao tálus.

Ligamento calcaneofibular do ligamento colateral lateral
Fibras longas, verticais e médias do ligamento colateral lateral. Entre os ligamentos talofibulares posterior e anterior. Maléolo lateral ao calcâneo.

Ligamento calcaneonavicular plantar
Fixa-se proximalmente ao calcâneo e distalmente ao navicular. Curto e largo (Figura 19.20).
Mantém a parte medial do arco longitudinal.

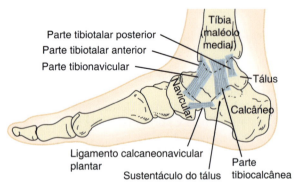

Figura 19.19 Ligamentos do tornozelo direito medial. As quatro partes do ligamento colateral medial. As linhas pontilhadas mostram o contorno do tálus sob os ligamentos.

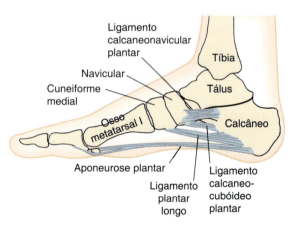

Figura 19.20 Estruturas de suporte do pé direito e dos arcos (vista medial).

Ligamento plantar longo
Superficial e lateral. Fixa-se proximalmente (posteriormente) ao calcâneo e distalmente (anteriormente) ao cuboide e às bases dos ossos metatarsais III a V (ver Figuras 19.16 e 19.20).
Mantém a parte lateral do arco longitudinal.

Ligamento calcaneocubóideo plantar
Ligamento plantar profundo a longo e lateral.
Fixa-se proximalmente (posteriormente) ao calcâneo e distalmente (anteriormente) ao cuboide (ver Figuras 19.16 e 19.20).

Estruturas especiais

Aponeurose plantar

Fixa-se proximalmente (posteriormente) à face plantar anterior do calcâneo e distalmente (anteriormente) às falanges proximais (Figura 19.21).
Apoia ambas as partes dos arcos longitudinais.
Mantém a relação estrutural do retropé com o antepé.
Aumenta a estabilidade do pé e dos arcos durante a sustentação do peso.

Pata anserina ("pata de ganso")

Face anteromedial do côndilo medial da tíbia. Local comum de inserção dos músculos sartório, grácil e semitendíneo.

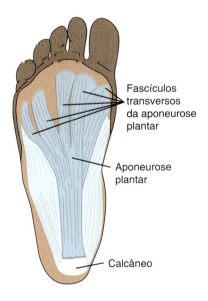

Figura 19.21 Aponeurose plantar (vista plantar).

Músculos

Os músculos da perna, do tornozelo e do pé são uma combinação de músculos uniarticulares e multiarticulares. Existem 12 músculos extrínsecos, que têm sua origem nas estruturas da coxa ou da perna e suas inserções nas estruturas do pé (Tabela 19.4). A ativação desses músculos cria movimentos no joelho, no tornozelo e no pé dependendo das articulações que abrangem. Existem 12 músculos intrínsecos, que têm origem e inserção nas estruturas do pé (Tabela 19.5).

A maioria dos músculos do tornozelo e do pé tem estrutura fusiforme ou peniforme. Os músculos peniformes geram níveis relativamente altos de força porque a angulação das fibras musculares proporciona maior número de fibras dentro de um espaço anatomicamente limitado (ver Capítulo 6). Numerosos pequenos músculos do pé apresentam linhas de tração que indicam o potencial para realizar movimentos específicos. O tamanho desses músculos, entretanto, limita sua capacidade de contribuir em qualquer grau significativo.

Os músculos extrínsecos da perna estão agrupados e localizados em quatro compartimentos anatômicos. Separados por uma fáscia espessa, os quatro compartimentos são: (1) posterior superficial, (2) posterior profundo, (3) anterior e (4) compartimentos laterais (ver Tabela 19.4). Os músculos dentro de cada compartimento têm funções comuns. Os músculos extrínsecos possuem linhas verticais de tração na perna. Alguns deles têm sua linha de tração alterada por estruturas do pé que atuam como polias fixas (ver Capítulo 2). Os músculos extensores dos dedos dos pés que abrangem o tornozelo anteriormente também contribuem para a dorsiflexão. Os músculos flexores dos dedos dos pés que abrangem o tornozelo posteriormente também contribuem para a flexão plantar. A Tabela 19.6 apresenta os movimentos osteocinemáticos dos músculos extrínsecos do tornozelo.

Os músculos intrínsecos da face plantar do pé estão dispostos em quatro camadas (ver Tabela 19.5). A primeira camada muscular situa-se profundamente à aponeurose plantar (Figura 19.22; ver Figura 19.21). A segunda camada contém dois músculos intrínsecos e os tendões de dois músculos extrínsecos (músculos flexor longo dos dedos e flexor longo do hálux) (Figura 19.23). A terceira camada contém as duas cabeças do músculo flexor curto do hálux medialmente, as duas cabeças do músculo adutor do hálux no meio e o músculo flexor do dedo mínimo lateralmente (Figura 19.24). A quarta e mais profunda camada contém os músculos interósseos. Os músculos interósseos estão localizados entre os ossos metatarsais nos lados plantar e dorsal do pé (Figura 19.25). Os músculos intrínsecos no dorso do pé estão localizados profundamente ou adjacentes aos seus músculos extrínsecos correspondentes (Figura 19.26).

Tabela 19.4 Movimentos osteocinemáticos dos músculos extrínsecos.

Músculo	Articulações	Movimentos
Grupo posterior superficial		
Gastrocnêmio	Talocrural	Flexão plantar
	Joelho	Flexão
Sóleo	Talocrural	Flexão plantar
Plantar	Talocrural	Flexão plantar
	Joelho	Flexão
Grupo posterior profundo		
Tibial posterior	Talocrural	Flexão plantar
	Talocalcânea, transversa do tarso	Inversão
Flexor longo dos dedos	MTF e IF dos quatro dedos menores	Flexão
	Talocrural	Flexão plantar
	Talocalcânea, transversa do tarso	Inversão
Flexor longo do hálux	MTF e IF do hálux	Flexão
	Talocrural	Flexão plantar
	Talocalcânea, transversa do tarso	Inversão
Grupo anterior		
Tibial anterior	Talocrural	Dorsiflexão
	Talocalcânea, transversa do tarso	Inversão
Extensor longo do hálux	MTF e IF do hálux	Extensão
	Talocrural	Dorsiflexão
	Talocalcânea, transversa do tarso	Inversão
Extensor longo dos dedos	Talocrural	Dorsiflexão
	MTF e IF dos quatro dedos menores	Extensão
Grupo lateral		
Fibular longo	Talocalcânea, transversa do tarso	Eversão
	Talocrural	Flexão plantar
Fibular curto	Talocalcânea, transversa do tarso	Eversão
	Talocrural	Flexão plantar
Fibular terceiro	Talocalcânea, transversa do tarso	Eversão
	Talocrural	Dorsiflexão

Tabela 19.5 Movimentos osteocinemáticos dos músculos intrínsecos.

Músculo	Movimentos
Face plantar	
Primeira camada (mais superficial)	
Abdutor do hálux	Abdução, flexão da MTF do hálux
Flexor curto dos dedos	Flexão das IFPs dos quatro dedos menores
Abdutor do dedo mínimo	Flexão, abdução da MTF do quinto dedo do pé
Segunda camada	
Quadrado plantar	Muda a linha de tração do músculo flexor longo dos dedos
Lumbricais	Flexão das MTFs com extensão das IFs
Terceira camada	
Flexor curto do hálux	Flexão da MTF do hálux
Adutor do hálux	Adução e flexão do hálux
Flexor do dedo mínimo	Flexão da MTF do quinto dedo do pé

(continua)

Tabela 19.5 Movimentos osteocinemáticos dos músculos intrínsecos. (*Continuação*)

Músculo	Movimentos
Quarta camada (mais profunda)	
Interósseos dorsais	Abdução do segundo ao quarto dedo do pé
Interósseos plantares	Adução do terceiro ao quinto dedo do pé
Face dorsal	
Extensor curto dos dedos	Extensão das IFPs do segundo ao quarto dedo do pé
Extensor curto do hálux	Extensão da MTF do hálux

Tabela 19.6 Movimentos osteocinemáticos dos músculos extrínsecos do tornozelo.

Movimento	Músculo
Flexão plantar	Gastrocnêmio, sóleo
Dorsiflexão	Tibial anterior, extensor longo do hálux, extensor longo dos dedos
Inversão	Tibial anterior, tibial posterior
Eversão	Fibular longo, fibular curto
Flexão do segundo ao quinto dedo do pé	Flexor longo dos dedos
Flexão do hálux	Flexor longo do hálux
Extensão do segundo ao quinto dedo do pé	Extensor longo dos dedos
Extensão do hálux	Extensor longo do hálux
Flexão plantar do tornozelo com flexão do joelho	Gastrocnêmio Plantar (mínima)
Dorsiflexão e eversão do tornozelo	Fibular terceiro (mínima)

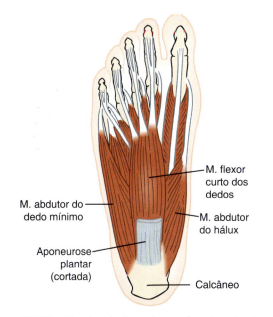

Figura 19.22 Músculos da face plantar do pé – primeira camada (superficial) (vista plantar).

A inserção é no calcâneo posterior através do tendão do calcâneo. O músculo gastrocnêmio flexiona o joelho e realiza a flexão plantar do tornozelo.

O	Côndilos posteromedial e lateral do fêmur
I	Calcâneo posterior através do tendão do calcâneo
A	Flexão do joelho, flexão plantar do tornozelo
N	Nervo tibial (S1, S2)

Grupo posterior superficial

O grupo posterior superficial inclui os músculos gastrocnêmio, sóleo e plantar.

Músculo gastrocnêmio

O músculo gastrocnêmio é um músculo multiarticular superficial que abrange tanto o joelho quanto o tornozelo (Figuras 19.27, 19.28, 19.29 e 19.30). Cada uma de suas cabeças é peniforme e o ventre do músculo também é peniforme. Embora produza movimento em ambas as articulações, o músculo não se fixa à tíbia. As origens das duas cabeças são as faces posteriores dos côndilos medial e lateral do fêmur. Descendo verticalmente pela perna, seu tendão une-se ao tendão do músculo sóleo, formando o tendão do calcâneo (tendão de Aquiles).

Músculo sóleo

O músculo sóleo é um músculo grande, achatado e uniarticular localizado profundamente ao músculo gastrocnêmio (Figuras 19.31 e 19.32; ver Figuras 19.28, 19.29 e 19.30). A origem é a membrana interóssea da perna posterior, a tíbia e a fíbula. Descendo pela parte

342   PARTE 4   Cinesiologia Clínica e Anatomia dos Membros Inferiores

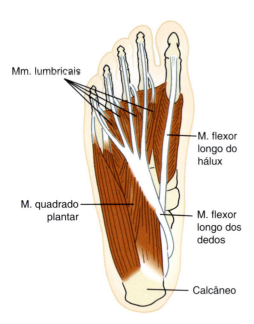

Figura 19.23 Músculos da face plantar do pé – segunda camada (vista plantar).

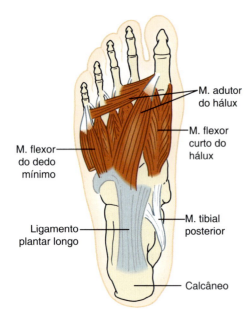

Figura 19.24 Músculos da face plantar do pé – terceira camada (vista plantar).

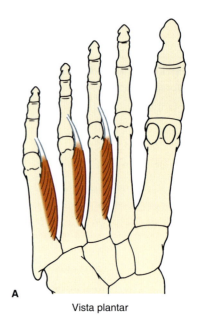

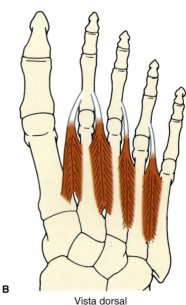

Figura 19.25 Músculos da face plantar do pé direito – quarta camada (mais profunda). **A.** Músculos interósseos plantares. **B.** Músculos interósseos dorsais.

O	Membrana interóssea da perna posterior, tíbia, fíbula
I	Calcâneo posterior através do tendão do calcâneo
A	Flexão plantar do tornozelo
N	Nervo tibial (S1, S2)

posterior da perna, ele se funde com o músculo gastrocnêmio para formar o tendão do calcâneo, e tem o calcâneo posterior como sua inserção. Abrangendo o tornozelo na linha média, o músculo sóleo realiza a flexão plantar do tornozelo. Como uma combinação, os músculos gastrocnêmio e sóleo são chamados de músculo *tríceps sural* ("panturrilha de três cabeças").

Músculo plantar

O músculo plantar é um músculo fusiforme pequeno, profundo, com ventre curto e tendão longo, e abrange as faces

CAPÍTULO 19 **Perna, Tornozelo e Pé** 343

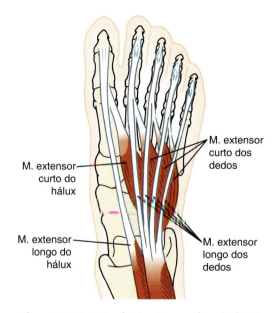

Figura 19.26 Músculos intrínsecos dorsais do pé.

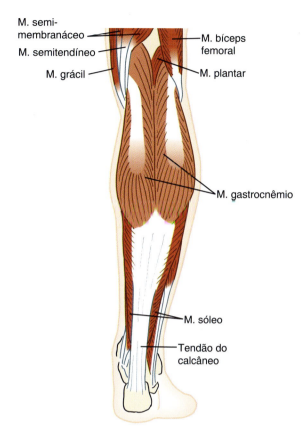

Figura 19.28 Músculos da parte posterior da perna, camada superficial (vista posterior da perna direita).

plantar flexiona o joelho e realiza a flexão plantar do tornozelo. Devido ao pequeno tamanho do músculo plantar, o efeito é, na melhor das hipóteses, mínimo.

O	Parte inferior da linha supracondilar lateral do fêmur
I	Face posterior do calcâneo através do tendão do calcâneo
A	Flexão do joelho, flexão plantar do tornozelo
N	Nervo tibial (S1, S2)

Grupo posterior profundo

O grupo posterior profundo inclui os músculos tibial posterior, flexor longo do hálux e flexor longo dos dedos.

Músculo tibial posterior

O músculo tibial posterior é o músculo posterior mais profundo. A origem é a membrana interóssea da perna e as partes adjacentes da tíbia e da fíbula (Figura 19.33; ver Figuras 19.16 e 19.32). Descendo pela perna posteriormente e circulando sob o maléolo medial, as inserções são no navicular e, por meio de expansões fibrosas,

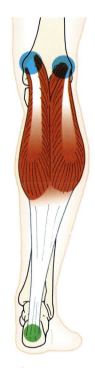

Figura 19.27 Músculo gastrocnêmio (vista posterior).

posterior do joelho e do tornozelo (ver Figuras 19.28, 19.29 e 19.31). A origem é a parte inferior da linha supracondilar lateral do fêmur. Seu tendão longo desce obliquamente entre os músculos gastrocnêmio e sóleo. Combinando-se com a margem medial do tendão do calcâneo, a inserção é na face posterior do calcâneo. Este músculo está ausente em aproximadamente 10% da população. O músculo

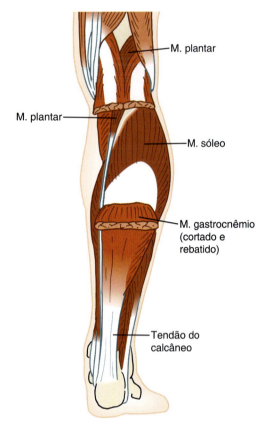

Figura 19.29 Camada média do grupo posterior. A parte intermediária do músculo gastrocnêmio foi removida.

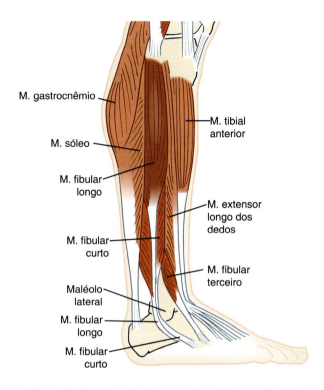

Figura 19.30 Músculos do grupo lateral (perna direita).

até o cuboide, os três cuneiformes, o sustentáculo do tálus do calcâneo e as bases dos ossos metatarsais II a IV. O músculo tibial posterior inverte o pé e realiza a flexão plantar do tornozelo.

O	Membrana interóssea da perna, tíbia e fíbula adjacentes
I	Navicular e a maioria dos tarsos e metatarsos
A	Flexão plantar do tornozelo, inversão do pé
N	Nervo tibial (L5, S1)

Músculo flexor longo do hálux

A origem do músculo flexor longo do hálux é a fíbula posterior e a membrana interóssea da perna (Figura 19.34; ver Figuras 19.23 e 19.32). Descendo posteriormente pela perna, passa por um sulco no tálus posterior. Passando sob o sustentáculo do tálus do calcâneo, continua anteriormente ao longo da face plantar medial do pé e depois através das duas cabeças do músculo flexor curto do hálux. A inserção é na base da falange distal do hálux. O músculo flexor longo do hálux flexiona o hálux, inverte o pé e realiza a flexão plantar do tornozelo.

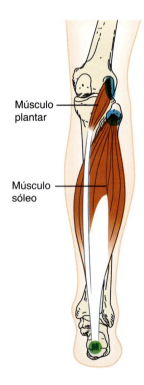

Figura 19.31 Músculos sóleo e plantar (vista posterior).

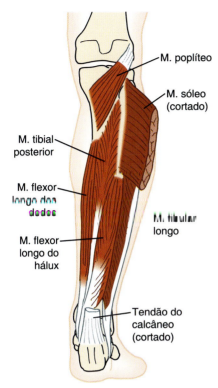

Figura 19.32 Camada profunda do grupo posterior.

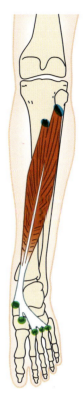

Figura 19.33 Músculo tibial posterior (vista posterior). O pé está em flexão plantar extrema.

Músculo flexor longo dos dedos

A origem do músculo flexor longo dos dedos é a tíbia posterior (Figura 19.35; ver Figuras 19.23 e 19.32). Descendo posteriormente pela perna, ele passa sob o maléolo medial. Também passa anteriormente ao longo da face plantar do pé através de uma divisão no tendão do músculo flexor curto dos dedos, dividindo-se em quatro tendões. O músculo quadrado plantar se liga ao tendão do músculo flexor longo dos dedos e altera sua linha de tração. Insere-se na falange distal do segundo ao quinto dedo do pé. O músculo flexor longo dos dedos flexiona as articulações MTF e IF dos quatro dedos menores, inverte o pé e realiza a flexão plantar do tornozelo.

O	Parte posterior da tíbia
I	Falange distal dos quatro dedos menores
A	Flexão plantar do tornozelo, inversão do pé, flexão das articulações MTF e IF dos quatro dedos menores
N	Nervo tibial (L5, S1)

As relações anatômicas entre os músculos posteriores profundos são complexas. Eles se cruzam e se entrelaçam desde suas inserções proximais até as distais (Figura 19.36).

Aplicação clínica 19.1

Impacto biomecânico do uso de sapatos de salto alto

Ficar em pé com sapatos de salto alto faz com que o pé fique posicionado em flexão plantar e os músculos gastrocnêmio e sóleo assumam uma posição encurtada. Pessoas que quase sempre usam sapatos de salto alto podem desenvolver encurtamento adaptativo dos músculos flexores plantares.

Os efeitos adicionais de ficar em pé com sapatos de salto alto incluem aumento da pressão sobre as cabeças dos ossos metatarsais e extensão forçada das articulações MTF.

Elevar o centro de massa do corpo e movê-lo anteriormente dentro de uma pequena base de apoio aumentam o potencial de quedas.

O	Parte posterior da fíbula, membrana interóssea da perna
I	Face plantar na base da falange distal do hálux
A	Flexão plantar do tornozelo, inversão do pé, flexão do hálux
N	Nervo tibial (L5-S2)

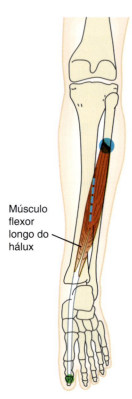

Figura 19.34 Músculo flexor longo do hálux (vista posterior). O pé está em flexão plantar extrema. A linha pontilhada indica a fixação ao longo da membrana interóssea da perna.

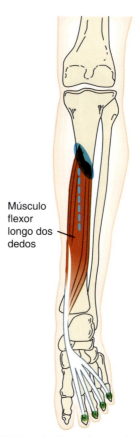

Figura 19.35 Músculo flexor longo dos dedos (vista posterior). O pé está em flexão plantar extrema. A linha pontilhada indica a fixação ao longo da tíbia.

A Tabela 19.7 apresenta esta relação mutável. Em sua origem, o músculo tibial posterior é o músculo médio. Onde eles circundam o maléolo medial, o músculo flexor longo dos dedos é o músculo médio. Em suas inserções, o músculo flexor longo do hálux é o músculo médio. A inserção o músculo flexor longo dos dedos está no lado oposto do pé à sua origem.

Grupo anterior

O grupo de músculos anteriores inclui os músculos tibial anterior, extensor longo do hálux e extensor longo dos dedos.

Músculo tibial anterior

A origem do músculo tibial anterior, um músculo superficial, são as faces proximal lateral e anterior da tíbia e da membrana interóssea da perna (Figura 19.37). Descendo pela perna, o tendão longo cruza o tornozelo medialmente. As inserções são o cuneiforme medial e a base do osso metatarsal I (Figura 19.38; ver Figuras 19.14, 19.16 e 19.30). Imediatamente proximal ao tornozelo, o músculo tibial anterior é medial ao músculo extensor longo do hálux. O ventre muscular do músculo tibial anterior compreende a maior parte da massa da perna lateral anterior. O músculo tibial anterior faz a dorsiflexão do tornozelo e a inversão do pé.

O	Tíbia lateral proximal, membrana interóssea da perna
I	Cuneiforme medial, osso metatarsal I
A	Dorsiflexão do tornozelo, inversão do pé
N	Nervo fibular profundo (L4-S1)

Músculo extensor longo do hálux

O músculo extensor longo do hálux é um músculo fino situado profundamente entre os músculos tibial anterior e extensor longo dos dedos (Figura 19.39). A origem do músculo extensor longo do hálux é a fíbula anterior proximal e a membrana interóssea da perna. Seu tendão longo cruza a perna medialmente e a inserção é no dorso da base da falange distal do hálux (ver Figuras 19.26 e 19.38). Imediatamente proximal ao tornozelo, o músculo extensor longo do hálux está entre os músculos

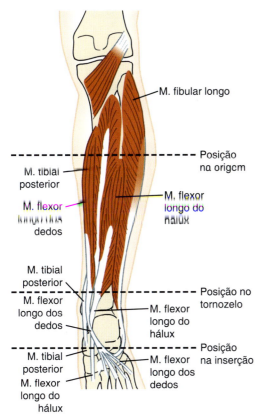

Figura 19.36 Da origem à inserção, as mudanças de posição dos músculos flexor longo dos dedos, tibial posterior e flexor longo do hálux (vista posterior da perna, vista plantar do pé).

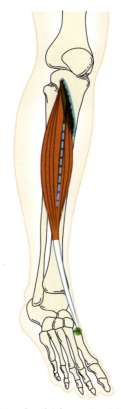

Figura 19.37 Músculo tibial anterior (vista anterolateral). A linha pontilhada indica a fixação ao longo da membrana interóssea.

Tabela 19.7 Relação entre os tendões do grupo muscular posterior profundo à medida que descem pela perna.			
Localização	**Relação**		
Origem (medial para lateral)	M. flexor longo dos dedos (FLD)	M. tibial posterior (TP)	M. flexor longo do hálux (FLH)
Maléolo medial (superior para inferior)	TP	FLD	FHL
Inserção (medial para lateral)	TP	FLH	FLD

O	Fíbula anterior proximal, membrana interóssea da perna
I	Dorso da base da falange distal do hálux
A	Dorsiflexão do tornozelo, inversão do pé, extensão das articulações MTF e IF do hálux
N	Nervo fibular profundo (L4-S1)

Músculo extensor longo dos dedos

O músculo extensor longo dos dedos é o mais lateral dos músculos anteriores (Figura 19.40). A origem do músculo extensor longo dos dedos é a fíbula anterior proximal, a membrana interóssea da perna e o côndilo lateral da tíbia. Descendo pela perna, o tendão se divide em quatro partes distais ao tornozelo. As inserções são na falange distal dos quatro dedos menores (ver Figuras 19.26, 19.30 e 19.38). Imediatamente proximal ao tornozelo, o músculo extensor longo dos dedos é lateral ao músculo extensor longo do hálux. O músculo extensor longo dos dedos estende as articulações MTF e IF dos quatro dedos menores e dorsiflexiona o tornozelo.

tibial anterior (medialmente) e extensor longo dos dedos (lateralmente). O músculo extensor longo do hálux estende as articulações MTF e IF do hálux, inverte o pé e dorsiflexiona o tornozelo.

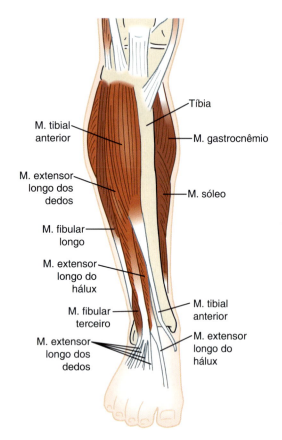

Figura 19.38 Músculos do grupo anterior direito (vista anterior).

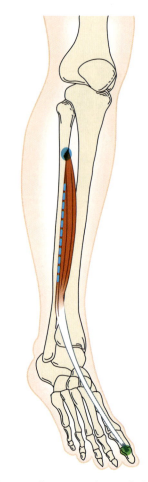

Figura 19.39 Músculo extensor longo do hálux (vista anterolateral). A linha pontilhada indica fixação ao longo da membrana interóssea da perna.

O	Fíbula anterior proximal, membrana interóssea da perna, côndilo lateral anterior da tíbia
I	Dorso da falange distal dos quatro dedos menores
A	Dorsiflexão do tornozelo, extensão das articulações MTF e IF dos quatro dedos menores
N	Nervo fibular profundo (L4-S1)

Grupo lateral

O grupo lateral inclui os músculos fibular longo, fibular curto e fibular terceiro. O termo "fíbula", em vez de "perônio", é mais comumente utilizado. Ambos os termos continuam a ser usados, no entanto.

Músculo fibular longo

O músculo fibular longo é o mais superficial dos músculos fibulares (Figura 19.41). A origem do músculo fibular longo é a cabeça da fíbula e a membrana interóssea da perna. Descendo pela parte lateral da perna, ele faz uma volta atrás do maléolo lateral adjacente ao músculo fibular curto, cruzando a face plantar do pé obliquamente de lateral para medial. As inserções são na face plantar do osso metatarsal I e no cuneiforme medial (ver Figuras 19.30, 19.32 e 19.38). O músculo fibular longo é um eversor do tornozelo e um flexor plantar. Passando sob o pé, o músculo fibular longo fornece suporte à parte lateral do arco longitudinal e ao arco transverso do pé quando ativado.

Em combinação, os músculos fibular longo e tibial anterior são chamados de *estribo do pé*. O músculo fibular longo desce pela perna posterior e lateralmente e passa sob o pé de lateral para medial. O músculo tibial anterior desce pela perna anterior e lateralmente e cruza até a face medial do pé. As inserções de ambos os músculos são no osso metatarsal I e no cuneiforme medial formando um U, ou estribo (ver Figuras 19.16, 19.37 e 19.41).

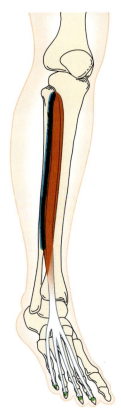

Figura 19.40 Músculo extensor longo dos dedos (vista anterolateral).

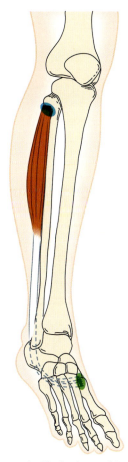

Figura 19.41 Músculo fibular longo (vista anterolateral). As linhas pontilhadas indicam a localização na face plantar.

O	Cabeça da fíbula, membrana interóssea da perna
I	Face plantar do cuneiforme medial e osso metatarsal I
A	Flexão plantar do tornozelo, eversão do pé
N	Nervo fibular superficial (L4-S1)

Músculo fibular curto

O músculo fibular curto, menor e mais curto, é profundo ao músculo fibular longo (Figura 19.42; ver Figura 19.30). A origem do músculo fibular curto é a face lateral média da fíbula. Descendo pela perna, ele faz uma volta atrás do maléolo lateral antes de passar anteriormente. A inserção é na face lateral da tuberosidade da base do quinto metatarsal. O músculo fibular curto everte o pé e realiza a flexão plantar do tornozelo.

O	Fíbula lateral média
I	Face lateral da tuberosidade do quinto metatarsal
A	Flexão plantar do tornozelo, eversão do pé
N	Nervo fibular superficial (L4-S1)

Músculo fibular terceiro

O músculo fibular terceiro, não presente em todas as pessoas, é difícil de identificar e muitas vezes confundido com parte do músculo extensor longo dos dedos (ver Figuras 19.38, 19.40 e 19.42). A origem do músculo fibular terceiro é a face medial da fíbula distal e a membrana interóssea da perna. Ele abrange o tornozelo anteriormente e a inserção é na face dorsal da base do osso metatarsal V, próximo ao músculo fibular curto. O músculo fibular terceiro dorsiflexiona o tornozelo e everte o pé. Contudo, devido ao seu pequeno tamanho, a sua contribuição para estes movimentos é, na melhor das hipóteses, mínima.

O	Fíbula medial distal, membrana interóssea da perna
I	Face dorsal da tuberosidade do quinto metatarsal
A	Dorsiflexão do tornozelo, eversão do pé
N	Nervo fibular profundo (L4-S1)

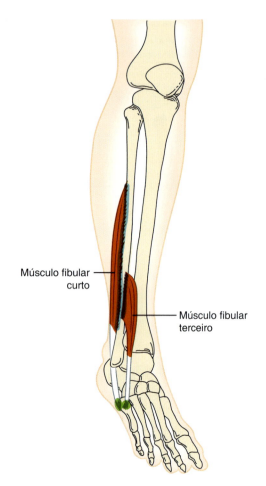

Figura 19.42 Músculos fibulares curto e terceiro (vista anterolateral).

Músculos intrínsecos

Com exceção de quatro músculos – os músculos lumbricais e quadrado plantar na segunda camada e interósseos dorsal e plantar na quarta camada –, os nomes dos músculos intrínsecos indicam suas ações (ver Figura 19.23). Os movimentos osteocinemáticos produzidos pelos músculos intrínsecos são apresentados na Tabela 19.5.

Os músculos intrínsecos da face plantar do pé estão dispostos em quatro camadas. A primeira camada muscular plantar é profunda à aponeurose plantar (ver Figuras 19.21 e 19.22). O músculo flexor curto dos dedos está na linha média, e seus tendões passam do segundo ao quinto dedo do pé (ver Figura 19.22). No lado medial, está o músculo abdutor do hálux e no lado lateral está o músculo abdutor do dedo mínimo (ver Figura 19.22). A segunda camada possui dois músculos intrínsecos e os tendões de dois músculos extrínsecos (músculos flexor longo dos dedos e flexor longo do hálux) (ver Figuras 19.16 e 19.23).

A segunda camada muscular plantar inclui os músculos quadrado plantar e lumbricais (ver Figura 19.23). O músculo quadrado plantar passa pelo calcâneo anteriormente (para frente) ao longo do pé. Sua inserção é no tendão do músculo flexor longo dos dedos, imediatamente antes de o músculo flexor longo dos dedos se dividir nos quatro tendões que se inserem do segundo ao quinto dedo do pé. A contração do músculo quadrado plantar altera a linha de tração do músculo flexor do segundo dedo do pé, tornando-o mais reto. O tendão do músculo flexor longo do hálux também está nesta camada. Quatro músculos lumbricais originam-se nos tendões do músculo flexor longo dos dedos (ver Figura 19.23). Passando ao longo do lado medial dos quatro dedos menores, suas inserções são na face dorsal dos quatro tendões do músculo extensor longo dos dedos.

A terceira camada muscular plantar inclui as duas cabeças do músculo flexor curto do hálux medialmente, as duas cabeças do músculo adutor do hálux no meio, e o músculo flexor do dedo mínimo lateralmente (ver Figura 19.24).

A quarta e mais profunda camada muscular plantar inclui os músculos interósseos. Eles estão entre os ossos metatarsais nas faces plantar e dorsal (ver Figura 19.25). A contração dos músculos interósseos dorsais resulta na abdução do segundo ao quarto dedo do pé (longe do eixo do segundo dedo), na flexão das articulações MTF e na extensão das articulações IF proximais e distais. A contração dos músculos interósseos plantares resulta na adução do terceiro ao quinto dedo (em direção ao eixo do segundo dedo), na flexão das articulações MTF e na extensão das articulações IF. O movimento das articulações IF é geralmente mínimo.

Os músculos intrínsecos no dorso do pé são profundos ou adjacentes aos músculos extrínsecos correspondentes (ver Figura 19.26). O músculo extensor curto do hálux está imediatamente lateral ao tendão do músculo extensor longo do hálux. Profundamente ao músculo extensor longo dos dedos, estão os quatro tendões do músculo extensor curto dos dedos. A inserção do primeiro tendão é na face dorsal da falange proximal do hálux. As inserções dos tendões restantes são nas faces laterais dos tendões do músculo extensor longo dos dedos.

Resumo da ação muscular

Os músculos da perna, do tornozelo e do pé são divididos em grupos de acordo com sua localização (ver Tabelas 19.4, 19.5 e 19.6). Os músculos posteriores possuem grupos superficiais e profundos, e os músculos anteriores e laterais não são divididos em grupos superficiais e profundos. A maioria dos músculos extrínsecos são músculos multiarticulares que abrangem o tornozelo e as articulações do pé. Os músculos gastrocnêmio e plantar são músculos multiarticulares que abrangem o joelho e o tornozelo. Os músculos extrínsecos que se inserem no antepé ou nos dedos dos pés fornecem apenas uma geração mínima de força para os movimentos do tornozelo. Os músculos intrínsecos são organizados por camadas. Eles só fornecem suporte para os arcos quando estão se contraindo.

nervo fibular profundo. Os músculos intrínsecos do pé são inervados pelos nervos plantares medial e lateral. A Tabela 19.8 apresenta a inervação dos músculos da perna e do pé. A Tabela 19.9 apresenta as inervações segmentares da perna, do tornozelo e do pé. A Tabela 19.10 apresenta a inervação dos músculos intrínsecos do pé.

Resumo da inervação

A inervação segmentar dos músculos da perna, do tornozelo e do pé surge dos níveis lombares inferiores e sacrais. Os músculos posteriores da perna são inervados pelo nervo tibial e os músculos anteriores pelo nervo fibular profundo. Dois músculos laterais, os fibulares longo e curto, são inervados pelo nervo fibular superficial, e um, o músculo fibular terceiro, é inervado pelo

Patologias comuns

As deformidades da perna e do pé podem ser causadas por anormalidades estruturais dos ossos ou perda da integridade ligamentar, ou uma combinação de ambos. Tais alterações podem contribuir para lesões, ou as lesões podem contribuir para alterações estruturais ou ligamentares.

Tabela 19.8 Inervação dos músculos.		
Músculo	**Nervo**	**Segmento espinal**
Gastrocnêmio	Tibial	S1, S2
Sóleo	Tibial	S1, S2
Plantar	Tibial	L4–S1
Tibial posterior	Tibial	L5, S1
Flexor longo dos dedos	Tibial	L5, S1
Flexor longo do hálux	Tibial	L5–S2
Fibular longo	Fibular superficial	L4–S1
Fibular curto	Fibular superficial	L4–S1
Fibular terceiro	Fibular profundo	L4–S1
Extensor longo dos dedos	Fibular profundo	L4–S1
Extensor curto dos dedos	Fibular profundo	L5, S1
Extensor longo do hálux	Fibular profundo	L4–S1
Extensor curto do hálux	Fibular profundo	L5, S1
Tibial anterior	Fibular profundo	L4–S1
Abdutor do hálux	Plantar medial (tibial)	L4–S2
Flexor curto do hálux	Plantar medial (tibial)	L4–S2
Flexor curto dos dedos	Plantar medial (tibial)	L4–S2
Lumbricais (medial 1)	Plantar medial (tibial)	L4, L5
Lumbricais (lateral 3)	Plantar lateral (tibial)	S1–S3
Abdutor do dedo mínimo	Plantar lateral (tibial)	S1–S3
Quadrado plantar	Plantar lateral (tibial)	S1–S3
Adutor do hálux	Plantar lateral (tibial)	S1–S3
Flexor do dedo mínimo	Plantar lateral (tibial)	S1–S3
Interósseos dorsais	Plantar lateral (tibial)	S1–S3
Interósseos plantares	Plantar lateral (tibial)	S1–S3

Tabela 19.9 Inervação segmentar.

Músculo	Nível da medula espinal				
	L4	L5	S1	S2	S3
Gastrocnêmio			X	X	
Sóleo			X	X	
Plantar	X	X	X		
Tibial posterior		X	X		
Flexor longo dos dedos		X	X		
Flexor longo do hálux		X	X	X	
Fibular longo	X	X	X		
Fibular curto	X	X	X		
Fibular terceiro	X	X	X		
Extensor longo dos dedos	X	X	X		
Extensor curto dos dedos		X	X		
Extensor longo do hálux	X	X	X		
Extensor curto do hálux		X	X		
Tibial anterior	X	X	X		
Abdutor do hálux	X	X	X	X	
Flexor curto do hálux	X	X	X	X	
Flexor curto dos dedos	X	X	X	X	
Lumbricais	X	X	X	X	X
Abdutor do dedo mínimo			X	X	X
Quadrado plantar			X	X	X
Adutor do hálux			X	X	X
Flexor do dedo mínimo			X	X	X
Interósseos dorsais			X	X	X
Interósseos plantares			X	X	X

Tabela 19.10 Inervação dos músculos intrínsecos.

Músculo	Nervo
Face dorsal	
Extensor curto dos dedos	Fibular profundo
Extensor curto do hálux	Fibular profundo
Face plantar	
Abdutor do hálux	Tibial
Flexor curto dos dedos	Tibial
Abdutor do dedo mínimo	Tibial
Quadrado plantar	Tibial
Lumbricais	Tibial
Flexor curto do hálux	Tibial
Adutor do hálux	Tibial
Flexor do dedo mínimo	Tibial
Interósseos dorsais	Tibial
Interósseos plantares	Tibial

Canelite é um termo geral dado à dor induzida pelo exercício ao longo da face medial da tíbia. Mais comumente, a inflamação do periósteo da tíbia causa dor. A inflamação pode ser resultado de microfraturas por estresse. As dores nas tíbias são resultantes de lesões por uso excessivo da prática de corrida em superfícies duras ou na ponta dos pés ou da prática de esportes que envolvem saltos repetitivos.

As **entorses de tornozelo** são lesões comuns. O ligamento colateral lateral é o mais frequentemente lesionado quando ocorre uma entorse de tornozelo. As entorses laterais, ou de inversão, ocorrem quando o pé pousa em uma posição de flexão plantar e invertida. À medida que o peso é transferido para o tornozelo quando ele está nesta posição, uma ou mais partes do ligamento colateral lateral podem ser alongadas ou rompidas, ou separadas da inserção óssea. As entorses de tornozelo são classificadas por graus, que são definidos pela quantidade de dano ao ligamento, desde uma ruptura mínima (entorse de primeiro grau) até uma ruptura completa (entorse de terceiro grau). Uma **fratura por avulsão** é a fratura da inserção de um ligamento. A tração do ligamento separa parte de sua inserção óssea do resto do osso.

A **tendinite do calcâneo (tendão de Aquiles)** é uma inflamação do tendão do calcâneo que causa uma dor imediatamente proximal à inserção do tendão no calcâneo. Uma **ruptura do tendão do calcâneo** é a ruptura completa do tendão, o que resulta em dor e em perda do movimento de flexão plantar.

Uma **fratura no tornozelo** geralmente ocorre quando um indivíduo tropeça ou cai de uma certa altura sobre um ou ambos os pés. Comumente, o maléolo lateral é quebrado. Uma **fratura bimaleolar** envolve ambos os maléolos. Uma **fratura trimaleolar** envolve os maléolos e o lábio posterior da extremidade distal da tíbia.

Valgo do calcâneo é a posição na qual a face distal do calcâneo é orientada lateralmente (Figura 19.43). À medida que o grau de valgo do calcâneo aumenta, a parte medial do arco longitudinal é reduzida e o ligamento colateral medial se alonga e pode romper. **Varo** do calcâneo é a posição na qual a face distal do calcâneo é orientada medialmente. O ligamento colateral lateral é alongado e pode romper.

Pé equino ("pata de cavalo") é a posição em que o retropé é fixado em flexão plantar. Um **pé calcâneo** é aquele que é fixado em dorsiflexão.

Pé cavo (arco alto) e **pé plano** (pé chato) referem-se às posições da parte medial do arco longitudinal.

Hálux valgo ocorre quando o hálux desenvolve uma deformidade em valgo (extremidade distal orientada lateralmente).

Hálux rígido é uma condição degenerativa da primeira articulação MTF associada a dor e diminuição da amplitude de movimento.

Em cada uma das deformidades a seguir envolvendo os quatro dedos laterais, todas as articulações MTF estão estendidas. **Dedo do pé em martelo** é a posição em que a articulação IFP é flexionada e a articulação IFD é estendida. O **dedo em taco de golfe** é a posição oposta, na qual a articulação IFP é estendida e a articulação IFD é flexionada. **Dedo do pé em garra** é a posição em que as articulações IFP e IFD estão flexionadas.

Metatarsalgia é um termo geral que se refere à dor nas cabeças dos ossos metatarsais. O indivíduo muitas vezes descreve a dor como um hematoma ou "como andar sobre pedras". A dor geralmente se agrava com o aumento da atividade.

O **neuroma de Morton** é causado por uma pressão anormal nos nervos digitais plantares, comumente no espaço entre os ossos metatarsais III e IV. A pressão faz com que as terminações nervosas aumentem, ficando comprimidas entre as cabeças dos ossos metatarsais. A dor e a dormência na área dos dedos dos pés aumentam com a atividade durante a sustentação de peso.

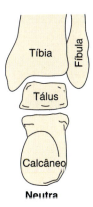

Neutra

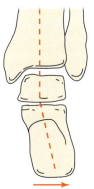

Valgo do calcâneo

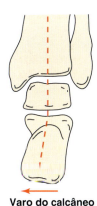

Varo do calcâneo

Vista posterior

Figura 19.43 Posições do calcâneo.

O *turf toe* é causado pela hiperextensão forçada da articulação MTF do hálux. É comumente observado em jogadores de rúgbi, beisebol e futebol.

A **fasciite plantar** é uma lesão por uso excessivo que resulta em dor na aponeurose plantar, geralmente se apresentando no calcanhar. A dor no calcanhar usualmente está localizada no ponto onde a aponeurose se fixa à face plantar do calcâneo, e ela aumenta com a sustentação do peso.

Autoavaliação

Questões sobre anatomia geral

1. Em relação à articulação talocrural:
   a. Identifique a resistência, o eixo e a força envolvidos ao balançar para frente em pé.
   b. De que classe de alavanca é a articulação?
2. Ainda em relação à articulação talocrural:
   a. Indique o número de eixos de movimento.
   b. Identifique o formato da articulação.
   c. Indique qual(is) movimento(s) pode(m) ocorrer.
3. Quais ossos compõem:
   a. A articulação talocrural?
   b. A articulação talocalcânea?
   c. A articulação transversa do tarso?
4. Em qual(is) articulação(ões):
   a. Ocorre inversão/eversão?
   b. Ocorre dorsiflexão/flexão plantar?
5. Quais são as funções da membrana interóssea entre a tíbia e a fíbula?
6. Liste os ligamentos na face medial do tornozelo.
7. Liste os ligamentos na face lateral do tornozelo.
8. Em relação aos arcos dos pés:
   a. Liste os ossos da parte medial do arco longitudinal.
   b. Qual osso é a pedra angular da parte medial do arco longitudinal?
   c. Liste os ossos da parte lateral do arco longitudinal.
   d. Qual osso é a pedra angular da parte lateral do arco longitudinal?
   e. Qual tecido mole fornece a maior parte do suporte para ambas as partes do arco longitudinal?
   f. Liste os ossos do arco transverso.
   g. Qual osso é a pedra angular do arco transverso?
9. Quais tendões dos músculos passam posteriormente ao maléolo medial?
10. Os movimentos triplanares de supinação e pronação consistem em quais movimentos dos planos cardeais?

Questões sobre atividade funcional

1. Identifique a principal ação ou posição articular do tornozelo nas seguintes atividades:
   a. Empurrar o pé no pedal do acelerador enquanto dirige.
   b. Usar salto alto.
   c. Subir uma encosta íngreme.
   d. Descer uma encosta íngreme.
   e. Caminhar sobre os calcanhares.
   f. Sair do chão ao saltar, pular com ambos os pés fora do solo com um pé fora do solo de cada vez.

Questões sobre exercícios clínicos

1. Um indivíduo está em pé com o pé esquerdo a 60 centímetros da parede e o pé direito a 30 centímetros da parede. As mãos são colocadas na parede na altura dos ombros (Figura 19.44). Mantendo o joelho esquerdo estendido e o pé direito em contato com o chão, o indivíduo transfere o peso para o pé direito, permitindo então a flexão do joelho direito.

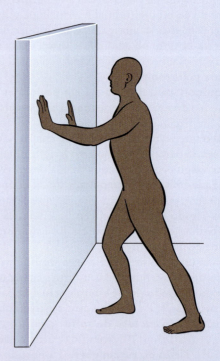

Figura 19.44 Posição inicial.

Em relação ao joelho e ao tornozelo esquerdos:
   a. Quais posições ou movimentos conjuntos estão ocorrendo?
   b. Quais músculos se tornam passivamente insuficientes e inibem movimentos adicionais quando nesta posição?
   c. Por quê?

Autoavaliação (*continuação*)

2. Ao subir escadas, em relação ao tornozelo do pé que avança para o degrau seguinte (o pé principal):
   a. Qual é a posição do tornozelo?
   b. Qual músculo está ativo?
   c. Que tipo de contração está sendo realizada por esse músculo?

3. Ao subir escadas, em relação ao tornozelo do pé de apoio (pé seguinte):
   a. Qual é a posição do tornozelo?
   b. Qual músculo está ativo?
   c. Que tipo de contração está sendo realizada por esse músculo?

4. Um indivíduo senta-se no chão com o joelho estendido. Uma faixa elástica é passada ao redor da face dorsal do mediopé direito com o tornozelo direito em flexão plantar. Ambas as extremidades do elástico estão ancoradas, como, por exemplo, ao redor da perna de uma mesa pesada. Com uma leve tensão no elástico, o indivíduo realiza três ações.
   a. O indivíduo move o pé direito em direção ao joelho direito.
      i. Qual movimento está sendo executado?
      ii. Qual(is) músculo(s) realiza(m) esse movimento?
      iii. Que tipo de contração este(s) músculo(s) está(ão) realizando?
   b. O indivíduo mantém a posição recém-adquirida.
      i. Qual posição está sendo mantida?
      ii. Qual(is) músculo(s) realiza(m) essa ação?
      iii. Que tipo de contração este(s) músculo(s) está(ão) realizando?
   c. O indivíduo controla o retorno do pé direito à posição original.
      i. Qual movimento está sendo executado?
      ii. Qual(is) músculo(s) realiza(m) esse movimento?
      iii. Que tipo de contração este(s) músculo(s) está(ão) realizando?

PARTE 5

Cinesiologia Clínica e Anatomia do Corpo

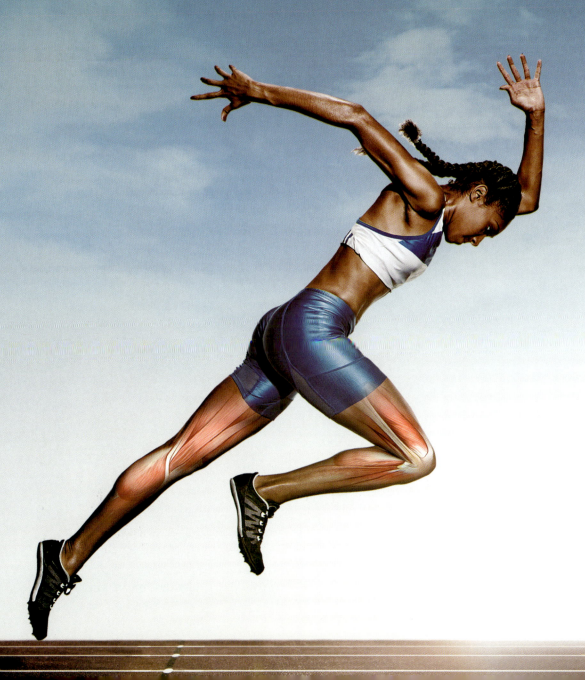

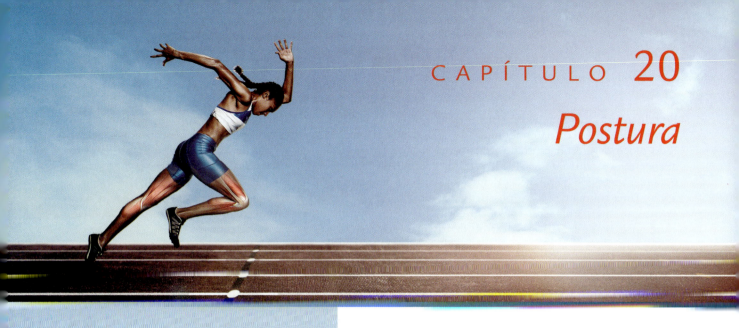

CAPÍTULO 20
Postura

Introdução, 359

Alinhamento vertebral, 360

Ferramentas e métodos de observação, 361

Postura ereta, 362

Posturas horizontais, 366

Desvios posturais comuns, 367

Autoavaliação, 368

Introdução

Conscientemente ou não, a postura é uma das primeiras observações que fazemos sobre as outras pessoas. Isto é verdade tanto para o público como para os profissionais da saúde e do movimento em um ambiente clínico. O alinhamento adequado em todas as posições deve ser considerado devido aos efeitos sobre o corpo, incluindo a realização de atividades e a manutenção do centro de gravidade dentro da sua base de apoio.

Uma boa postura – o alinhamento adequado dos segmentos do corpo – fornece suporte ao funcionamento, evitando um estresse excessivo sobre ossos, cartilagens, ligamentos, músculos e tendões, e diminuindo as necessidades energéticas. A postura é construída a partir da superfície de apoio para cima. Portanto, a posição das articulações distais afeta a posição das articulações mais proximais. A postura é a soma de múltiplas partes, e reforça o fato de que os profissionais da saúde e do movimento devem abordar o indivíduo em sua totalidade, e não apenas realizar um diagnóstico relacionado a uma única articulação, ou mesmo a uma adaptação frente ao modo de enfrentar a gravidade.

Posturas estáticas, como em pé, sentado e deitado, são o ponto de partida para observar a postura, mas não traduzem o ponto fundamental da funcionalidade. A atividade imposta à postura estática se beneficia, e pode alterar, o alinhamento adequado. Os indivíduos compensam a mudança postural ativando os músculos para manter o alinhamento durante a execução das atividades (conscientemente ou não). A ativação muscular adicional mantém a melhor adaptação postural possível, mas também pode aumentar o estresse colocado sobre articulações, ligamentos, cápsulas e músculos, aumentando assim o gasto energético.

Por exemplo, os segmentos do corpo podem ser comparados a uma torre de blocos de madeira. Ao empilhar blocos, colocar um diretamente sobre o outro garante que a coluna permaneça relativamente estável.

Empilhar os blocos fora do centro em relação uns aos outros pode interferir na estabilidade da coluna. Nem todo bloco deve estar centrado exatamente no bloco abaixo, mas o centro de gravidade total da coluna em qualquer nível deve permanecer dentro de sua base de apoio. Uma coluna de blocos possui apenas uma base estrutural para permanecer em pé. O corpo humano, entretanto, tem o benefício da estrutura articular, dos ligamentos, das cápsulas e da atividade muscular para manter o alinhamento e o centro de gravidade do corpo dentro de sua base de apoio. Sem o alinhamento adequado, articulações, ligamentos, cápsulas e músculos ficam comprometidos.

Alinhamento vertebral

No nascimento, toda a coluna vertebral é fletida, cifótica e côncava anteriormente (Figura 20.1). À medida que a criança cresce, ela desenvolve o controle da musculatura e adquire mobilidade, e a forma das curvaturas vertebrais muda. Por exemplo, entre 2 e 4 meses de vida, um bebê deitado em decúbito ventral inicia o levantamento da cabeça, deflagrando então o desenvolvimento de uma curvatura lordótica cervical. À medida que a criança atinge uma postura ereta, a coluna vertebral torna-se uma pilha de vértebras, e são desenvolvidas curvaturas adicionais.

As curvaturas torácica e sacral são côncavas anteriormente, e as curvaturas cervical e lombar são convexas anteriormente (Figura 20.2). O ponto de referência-padrão é usar a parte anterior para identificar o formato da curvatura. As curvaturas anteriormente côncavas são denominadas *cifoses*, e as curvaturas anteriormente convexas são denominadas *lordoses*. As curvaturas maiores que o alinhamento não patológico (normal) são denominadas *hipercifose* e *hiperlordose*, respectivamente. Consulte o Capítulo 9 para conhecer uma discussão mais detalhada sobre as curvaturas vertebrais.

Quando uma ou mais curvaturas vertebrais aumentam ou diminuem significativamente em relação ao que é considerado um bom alinhamento, as tensões sobre ossos, ligamentos, articulações e músculos aumentam. Pode ocorrer comprometimento da função e dor. Por exemplo, a "oscilação para trás", um aumento da curvatura lombar (lordose), intensifica a compressão nas estruturas posteriores e a tração nas estruturas anteriores das vértebras lombares. As "costas retas", uma diminuição da curvatura lombar, aumenta a compressão sobre as estruturas anteriores e a tração sobre as estruturas posteriores das vértebras lombares. Uma alteração na

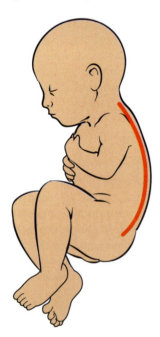

Figura 20.1 Curvatura primária de um recém-nascido (vista lateral).

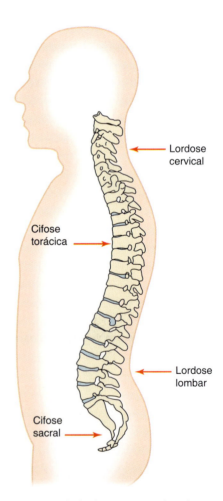

Figura 20.2 As quatro principais curvaturas da coluna vertebral (vista lateral).

curvatura em uma parte da coluna vertebral pode resultar em alterações compensatórias em outras partes. Por exemplo, um aumento na cifose torácica pode causar uma compensação por meio do aumento da lordose cervical para manter uma posição voltada para a frente.

A Aplicação clínica 20.1 apresenta o conceito de desenvolvimento de curvaturas vertebrais compensatórias.

A posição da pelve influencia o alinhamento de toda a coluna vertebral, mas especialmente o da região lombar. A posição pélvica neutra ocorre quando as cristas ilíacas estão niveladas no mesmo plano horizontal e as espinhas ilíacas anterossuperiores (EIASs) estão no mesmo plano frontal da sínfise púbica. Quando a pelve está em posição neutra, a lordose lombar apresenta uma curvatura normal. Quando a pelve se inclina excessivamente para frente, a lordose lombar normal também aumenta excessivamente (hiperlordose). Quando a pelve se inclina posteriormente, a lordose lombar diminui, fazendo a retificação ("costas retas"). Consulte a Figura 10.11, que ilustra essas posições. A postura de "costas retas" não é considerada uma cifose lombar porque, embora a curvatura não exista mais, ela não se tornou cifótica. Estes são exemplos de uma estrutura anatômica inferior, a pelve (base), que influencia o alinhamento das estruturas superiores, a coluna lombar.

A posição ereta estática é a posição em que a postura deve ser observada. Ficar ereto sem se mexer é uma postura estática, diferente de uma leve oscilação postural. A **oscilação postural**, que ocorre dentro de um plano sagital, surge quando um indivíduo oscila anterior e posteriormente, e é causada pelo movimento que ocorre nos tornozelos. Esta oscilação é o resultado de ligeiros deslocamentos constantes e subsequentes correções do centro de gravidade dentro da base de apoio.

Ferramentas e métodos de observação

A observação na postura ortostática é realizada com mais precisão usando-se um fio de prumo ou uma grade de postura como ponto de referência. A postura não patológica (ideal) é definida por segmentos corporais, articulações e pontos de referência específicos alinhados ao fio de prumo. Um fio de prumo é um barbante ou uma corda suspensa no teto com um peso preso na extremidade inferior e representa uma linha vertical verdadeira. A corda pesada fica pendurada em uma linha reta vertical. Um fio de prumo deve ser posicionado entre o indivíduo em pé e a pessoa que observa a postura.

Aplicação clínica 20.1

Desenvolvimento de curvaturas vertebrais compensatórias

Estresses sobre as curvas da coluna vertebral podem fazer com que a forma normal das curvaturas mude. Ao trabalhar em um computador, a capacidade de visualizar a tela confortavelmente pode causar esse tipo de alteração. Os indivíduos muitas vezes empurram a cabeça para frente, aumentando a curvatura cifótica da região torácica na tentativa de aproximar os olhos da tela para ler letras pequenas ou ver melhor as imagens. Quando isso ocorre, o pescoço se estende para manter a orientação dos olhos para frente, em vez de para baixo. A postura anterior por longos períodos frente ao computador leva ao aumento da lordose cervical e da cifose torácica. Da mesma forma, a hiperlordose cervical e a hipercifose torácica podem resultar do uso da área de leitura dos óculos bifocais para ler a tela do computador.

A escoliose (curvatura lateral da coluna vertebral) é um patológico desvio tridimensional. Quando uma curvatura lateral se desenvolve em uma região vertebral, uma curvatura compensatória pode se desenvolver em outra região vertebral para manter a orientação da cabeça e dos olhos em um plano horizontal. A direção de uma curvatura escoliótica é nomeada pelo lado em que existe a convexidade. Por exemplo, um indivíduo com curvatura lateral na região torácica com convexidade para a esquerda apresenta uma escoliose esquerda. Para compensar, pode ocorrer uma escoliose lombar direita, mantendo, assim, os ombros nivelados e a cabeça na linha média. A primeira curvatura a se desenvolver – neste caso a curvatura torácica – é chamada de **curvatura primária**. A curvatura compensatória é denominada **curvatura secundária**. Uma curvatura escoliótica pode ser *funcional* ou *fixa*. A **curvatura funcional** não é uma curvatura permanente. Ela pode mudar, aumentando ou diminuindo, como resultado de muita atividade ou fadiga. O alinhamento pode ser melhorado com tratamento. A **curvatura fixa** é uma curvatura permanente porque as alterações nos ossos e nos tecidos moles não permitem o retorno ao alinhamento normal durante o movimento. Em muitos casos, uma curvatura primária pode ser uma curvatura fixa, enquanto a curvatura secundária compensatória é uma curvatura funcional.

O fio de prumo deve estar próximo do indivíduo, mas não tão próximo que a oscilação postural provoque contato entre o indivíduo e o fio de prumo. Como a postura é observada da base para cima, o fio de prumo deve ser posicionado em relação aos pés do indivíduo, que são a base da postura. O alinhamento postural é observado usando-se o fio de prumo para comparar o alinhamento existente entre os segmentos corporais com os alinhamentos esperados. Uma grade postural é semelhante a um papel quadriculado, mas os quadrados da grade são maiores. O alinhamento postural é observado usando-se os quadrados da grade postural para comparar o alinhamento existente entre os segmentos corporais em relação aos alinhamentos esperados.

Em todas as observações, o indivíduo deve estar em sua postura normal relaxada. As observações iniciais são de todo o corpo, o que proporciona uma impressão geral. A observação subsequente começa na base da postura, os pés, e continua subindo até a cabeça. A palpação de pontos de referência, como as EIASs, as cristas ilíacas, as espinhas ilíacas posterossuperiores (EIPSs) e as escápulas, pode ser útil para verificar a simetria. Devem ser removidas as roupas que obstruam a observação.

Postura ereta

A contração muscular é a principal responsável pela manutenção da posição ereta tanto nas posturas estáticas quanto nas dinâmicas. A postura ereta estática, como a posição ortostática, é mantida pelos músculos extensores, que são denominados **músculos antigravitacionais** (Figura 20.3). Estes músculos são ativados conforme necessário para manter a postura ereta estática. Os músculos flexores plantares e flexores dorsais do tornozelo controlam a oscilação postural.

Postura ortostática

Ficar em pé é uma atividade de configuração de cadeia cinética fechada que requer uma ativação muscular para manter o alinhamento adequado.

Aplicação clínica 20.2

Oscilação postural

O eixo em torno do qual ocorre a oscilação postural é o eixo de movimento da articulação talocrural. Um indivíduo oscila para frente e para trás à medida que pequenas mudanças na posição do centro de gravidade do corpo ocorrem naturalmente. Antes que a posição do centro de gravidade do corpo ultrapasse a base de apoio, ocorrem correções musculares para manter o centro de gravidade dentro da base de apoio.

As correções musculares ocorrem em uma configuração de cadeia cinética fechada. Com o pé estabilizado em uma superfície de apoio, os músculos flexores plantares interrompem a oscilação para frente. Contraindo-se concentricamente, eles movem a perna posteriormente, mantendo, assim, o centro de gravidade dentro da base de apoio. Os músculos flexores dorsais se contraem para neutralizar a oscilação posterior. Com o pé estabilizado na superfície de apoio, os músculos flexores dorsais interrompem a oscilação posterior. Contraindo-se concentricamente, eles movem a perna anteriormente, mantendo, assim, o centro de gravidade dentro da base de apoio.

Essas ações se alternam e mantêm a postura ereta durante a oscilação.

Caso não ocorram essas correções da oscilação postural, o indivíduo cairá, a menos que uma nova base de apoio seja estabelecida sob o centro de gravidade dando passos para frente ou para trás. Os músculos flexores plantares evitam a necessidade de estender uma nova base de apoio anteriormente, e os músculos flexores dorsais evitam a necessidade de estender uma nova base de apoio posteriormente (Figura 1).

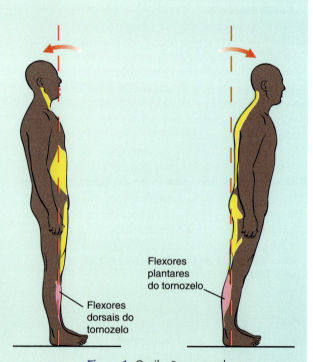

Figura 1 Oscilação postural.

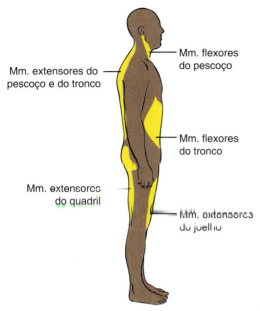

Figura 20.3 Músculos antigravitacionais (vista lateral).

Vista lateral

Quando visto de lado – uma vista lateral –, um indivíduo está alinhado de forma que o fio de prumo fique posicionado ao seu lado ligeiramente anterior ao maléolo lateral (Figura 20.4). Ambas as vistas laterais devem ser observadas, pois as diferenças no alinhamento postural podem ser mais perceptíveis de um lado em comparação ao outro.

De uma vista lateral, a relação entre o fio de prumo e os pontos de referência específicos é listada a seguir.

Tornozelo
Articulação talocrural em posição neutra. Ligeiramente anterior ao maléolo lateral.

Joelho
Joelho estendido. Ligeiramente posterior à patela (ligeiramente anterior ao eixo articular).

Quadril
Quadril estendido. Através do trocanter maior (ligeiramente posterior ao eixo articular).

Coluna lombar
Através dos corpos vertebrais.

Coluna torácica
Anterior aos corpos vertebrais.

Ombros
Através da ponta do acrômio.

Cabeça
Através do lóbulo da orelha.

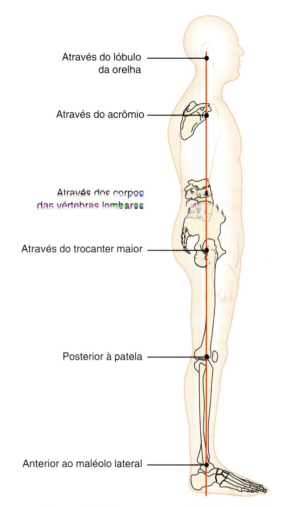

Figura 20.4 Postura ortostática (vista lateral).

Vista anterior

Quando visto de frente – uma vista anterior –, um indivíduo está alinhado de forma que o fio de prumo fique posicionado à sua frente, equidistante entre os pés, com os calcanhares separados por 7 a 10 centímetros e os dedos dos pés separados por 10 a 15 centímetros. Nesta posição o corpo fica dividido em duas partes iguais (Figura 20.5).

De uma vista anterior, a relação entre o fio de prumo e os pontos de referência específicos é listada a seguir.

Tornozelos/pés
Dedos apontados ligeiramente para os lados. Dedos dos pés separados por 10 a 15 centímetros. Calcanhares com 7 a 10 centímetros de distância. Arco medial intacto. Equidistância entre os hálux.

Joelhos
No mesmo plano horizontal. Patela nivelada. Ligeiramente separados. Equidistância entre os joelhos.

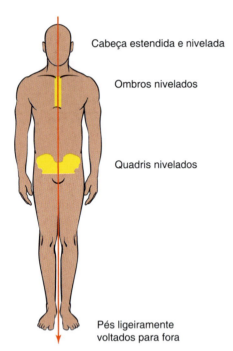

Figura 20.5 Postura ortostática (vista anterior).

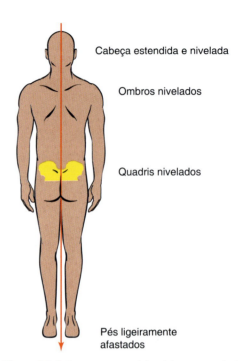

Figura 20.6 Postura ortostática (vista posterior).

Pelve
EIASs no mesmo plano horizontal. Cristas ilíacas no mesmo plano horizontal. Equidistância entre as EIASs.

Esterno
Linha média através do processo xifoide e do ângulo do esterno.

Ombros
Nivelados. Não elevados ou abaixados. Espaço igual entre braços e tronco.

Cabeça
Linha média (sem flexão ou rotação lateral). Através do ponto médio da mandíbula. Olhos nivelados e para frente. Equidistância entre os olhos.

Vista posterior

Quando visto de costas – uma vista posterior –, o indivíduo está alinhado de forma que o fio de prumo fique posicionado atrás, equidistante entre os pés, com os calcanhares separados por 7 a 10 centímetros. Nesta posição, o corpo fica dividido em duas partes iguais (Figura 20.6).

Em uma vista posterior, a relação entre o fio de prumo e os pontos de referência específicos é listada a seguir.

Tornozelos/pés
Calcanhares separados por 7 a 10 centímetros. Calcâneo vertical. Sem varo ou valgo. Equidistância entre os calcanhares.

Joelhos
Ligeiramente separados. No mesmo plano horizontal. Equidistância entre os joelhos.

Pelve
EIPSs no mesmo plano horizontal. Cristas ilíacas no mesmo plano horizontal. Equidistância entre as EIPSs.

Processos espinhosos
Através de todos os processos espinhosos das vértebras. Sem rotação. Sem curvatura lateral/tridimensional (escoliose).

Ombros
Nivelados. Não elevados ou abaixados.

Escápulas
Equidistantes da coluna vertebral. Orientação vertical das margens mediais. Ângulos inferiores no mesmo plano horizontal.

Cabeça
Linha média (sem flexão ou rotação lateral).

Postura sentada

Sentar-se é uma posição frequentemente assumida por longos períodos, mas pode não ser uma postura estática. Enquanto o indivíduo está sentado, ocorrem pequenas alterações no alinhamento postural, o que muda as tensões sobre os discos intervertebrais. Mudanças significativas no alinhamento postural enquanto estamos sentados podem evitar um estresse contínuo sobre determinadas estruturas. Pequenas mudanças no alinhamento postural, entretanto, geralmente não evitam os problemas associados a uma postura completamente estática. A superfície de apoio sobre a qual um indivíduo se senta influencia o alinhamento postural. A posição e o suporte aos membros inferiores também contribuem para o alinhamento postural sentado. A flexão e a extensão da coluna vertebral quando estamos sentados transferem o peso para as partes anterior e posterior das vertebras, alterando então a pressão sobre os discos intervertebrais. Quando um indivíduo se inclina para frente, a pressão anterior sobre os discos aumenta. Alcançar a frente para pegar um objeto aumenta ainda mais a pressão anterior sobre os discos. A pressão sobre os discos intervertebrais eleva-se à medida que o peso do objeto ou o comprimento do braço de alavanca aumenta. A Figura 20.7 ilustra a pressão sobre os discos em diversas posições.

Quando a curvatura lombar diminui, como acontece frequentemente quando se está sentado com as costas sem apoio (Figura 20.8A), a pressão sobre os discos intervertebrais e sobre os ligamentos posteriores aumenta. Por outro lado, a pressão sobre as estruturas ósseas posteriores diminui. Sentar-se ereto aumenta a curvatura lombar, o que exerce menos pressão sobre os discos intervertebrais e ligamentos posteriores (Figura 20.8B). A pressão sobre as estruturas ósseas posteriores aumenta. Uma cadeira com um assento ligeiramente inclinado anteriormente, como um banco com apoio para o joelho (Figura 20.9), inclina ligeiramente a pelve para a frente. Isto resulta na manutenção de uma lordose lombar adequada.

A postura sentada é observada com o indivíduo sentado de forma que os pés estejam apoiados, as pernas verticais, as coxas horizontais ao chão e apoiadas em uma superfície firme de assento e as mãos apoiadas nas coxas. Isso estabelece uma base de apoio adequada para a observação do alinhamento entre cabeça, pescoço e tronco. Este alinhamento deve ser simétrico com a cabeça e o pescoço na linha média e no nível dos ombros.

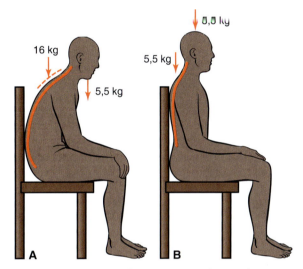

Figura 20.8 A postura afeta a pressão sobre os discos intervertebrais. **A.** Postura desleixada. **B.** Postura ereta.

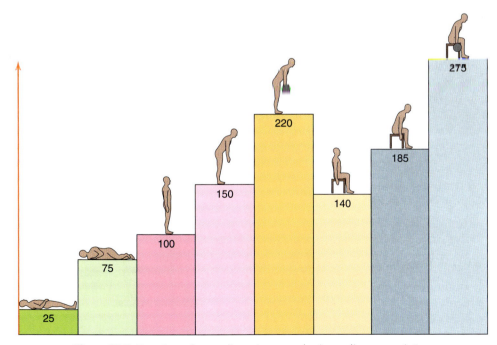

Figura 20.7 Pressões sobre os discos intervertebrais em diversas posições.

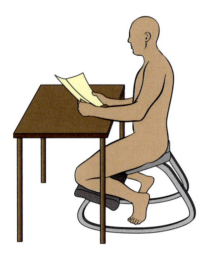

Figura 20.9 A postura em um banco com apoio para os joelhos reduz a pressão sobre os discos intervertebrais.

Posturas horizontais

Os objetivos de posicionar indivíduos em posturas horizontais – decúbito dorsal, decúbito lateral e decúbito ventral – são evitar ou aliviar o estresse, como uma pressão a longo prazo sobre as proeminências ósseas, e fornecer ao indivíduo acessos visual e físico ao ambiente. A firmeza ou a suavidade das superfícies de apoio influencia o alinhamento. O equipamento de posicionamento é usado para dar suporte ao indivíduo e, ao mesmo tempo, atender suas necessidades físicas.

Postura em decúbito dorsal

A menor quantidade de pressão sobre os discos intervertebrais ocorre quando você está deitado em decúbito dorsal (ver Figura 20.7). A posição supina remove as forças compressivas de sustentação de peso das vértebras e dos discos intervertebrais, reduzindo a ativação muscular necessária para manter a postura. Quando em posição supina, o alinhamento não patológico apresenta-se com a cabeça e o pescoço na linha média, uma linha através do cíngulo do membro superior paralela a uma linha através das EIASs e quadris em rotação e abdução/adução neutras. A quantidade de flexão do joelho e a inclinação da pelve dependem da rigidez da superfície de apoio e podem ser ajustadas com o equipamento de posicionamento.

Aplicação clínica 20.3

Postura sentada de frente para o computador

O adequado alinhamento postural sentado em estações de trabalho na frente de um computador inclui:

1. Pés apoiados em uma superfície de apoio (chão ou escabelo). Pernas verticais e coxas paralelas ao chão.
2. Posição neutra da pelve.
3. Curvaturas vertebrais normais.
4. Antebraços paralelos e totalmente apoiados na superfície de trabalho (apoios de braços de mesa ou de cadeira).
5. Carpos (punhos) ligeiramente estendidos.
6. Ombros relaxados e braços próximos ao corpo.
7. Cabeça voltada para frente.

O equipamento de escritório necessário para alcançar essas posições inclui:

1. Estações de trabalho com altura ajustável.
2. Cadeiras ajustáveis, incluindo ajustes de altura do assento, de inclinação do assento e do encosto e de altura do apoio de braço, e com apoio lombar.
3. Suporte de altura ajustável para monitores de computador com a parte superior do monitor na altura dos olhos quando sentado em uma postura ereta.

Sentar-se com o alinhamento postural adequado e com o suporte de equipamentos adequados evita um estresse excessivo sobre ossos, cartilagens, ligamentos e músculos e tendões, diminuindo, assim, as necessidades de energia e a fadiga (Figura 2).

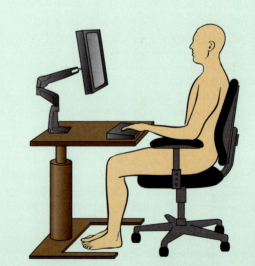

Figura 2 Postura sentada de frente para o computador.

Postura em decúbito lateral

Quando em decúbito lateral, o alinhamento entre cabeça, pescoço, tronco e pelve apresenta desvios significativos em comparação com o das posturas ereta e supina. As superfícies de apoio nas quais o indivíduo está deitado influenciam a postura da cabeça, do pescoço, do tronco e da pelve.

Em decúbito lateral, a parte mais baixa dos membros inferiores está estendida e a parte de cima está flexionada no quadril e no joelho. A extremidade superior dos membros inferiores deve ser apoiada para evitar a compressão da parte inferior, para manter a pelve em rotação neutra, e para manter abdução/adução e rotação neutras do quadril. A extremidade superior dos membros superiores deve ser apoiada para manter o alinhamento do cíngulo do membro superior. O suporte às extremidades superiores e aos membros inferiores evita a rotação do tronco. A rotação do tronco, quando desejada, pode ser criada pela quantidade de suporte fornecido às extremidades superior e inferior dos membros inferiores. A rotação da parte superior do tronco sobre a pelve pode ser anterior ou posterior.

Postura em decúbito ventral

Uma posição em decúbito ventral (pronação) apresenta desafios para a manutenção da patência das vias respiratórias e para o acesso ao ambiente circundante. Quando estamos deitados em decúbito ventral, o alinhamento entre cabeça e pescoço e a manutenção das vias respiratórias (nariz e boca) são as principais preocupações. As superfícies de apoio com recortes para o rosto são construídas para manter a posição média da cabeça e do pescoço e ao mesmo tempo proporcionar um posicionamento para facilitar a respiração. A colocação de travesseiros também é utilizada para alterar o alinhamento. Embora nem sempre confortável, o posicionamento em decúbito ventral é necessário na presença de determinadas lesões ou patologias.

O alinhamento na posição prona é semelhante ao alinhamento na posição supina. A cabeça deve ser posicionada em um recorte na superfície ou pode ser virada para qualquer um dos lados. A frente do rosto não deve entrar em contato com a mesa. O alinhamento entre tronco e membros na posição prona é feito com os ombros paralelos à pelve, a coluna vertebral reta e o alinhamento neutro dos membros superiores e inferiores. Pode ser necessário um suporte adicional para diminuir a pressão sobre as mamas e a EIAS e para evitar o aumento da lordose lombar. Embora esta seja a posição de alinhamento postural não patológico (ideal), os indivíduos só devem ser deixados nesta posição por curtos períodos. Períodos mais longos com o indivíduo de bruços podem causar problemas respiratórios e pressão sobre as proeminências ósseas.

Desvios posturais comuns

A Tabela 20.1 apresenta os desvios posturais comuns. A descrição das causas e dos efeitos dos desvios posturais está além do escopo deste livro.

Os desvios posturais podem ser decorrentes de problemas estruturais. Os problemas estruturais podem resultar de malformação congênita, como uma hemivértebra. Os desvios posturais também podem ser causados por um traumatismo, como fraturas por compressão dos corpos vertebrais, resultando em alterações estruturais permanentes. Condições neurológicas que causam paralisia ou anomalia no tônus muscular podem contribuir para o desenvolvimento de desvios posturais. Posturas mantidas por longos períodos, como ficar sentado em frente ao computador, podem causar desvios posturais devido ao encurtamento e ao alongamento adaptativos de grupos musculares e postural

Tabela 20.1 Desvios posturais comuns por plano de visualização.			
Região/articulação	**Vista lateral**	**Vista posterior**	**Vista anterior**
Cabeça	Para frente	Inclinada Rodada	Inclinada Rodada Mandíbula assimétrica
Coluna cervical	Curvatura exagerada Curvatura achatada		
Ombros	Arredondados	Elevados Abaixados	Elevados Abaixados
Escápulas		Abduzidas Aduzidas Aladas	
Coluna torácica	Curvatura exagerada	Desvio lateral	Desvio lateral

(continua)

Tabela 20.1 Desvios posturais comuns por plano de visualização. (*Continuação*)			
Região/articulação	**Vista lateral**	**Vista posterior**	**Vista anterior**
Coluna lombar	Curvatura exagerada Curvatura achatada	Desvio lateral	Desvio lateral
Pelve	Inclinação pélvica anterior Inclinação pélvica posterior	Inclinação da pelve lateral Rotação da pelve	Inclinação da pelve lateral Rotação da pelve
Quadril		Coxa vara Coxa valga Rodado medialmente Girado lateralmente	Coxa vara Coxa valga Rodado medialmente Girado lateralmente
Joelho	Joelho recurvado Joelho flexionado	Joelho varo Joelho valgo	Joelho varo Joelho valgo Torção lateral da tíbia Torção medial da tíbia
Tornozelo/pé	Postura inclinada para frente Arco longitudinal achatado Arco longitudinal exagerado	Pés planos Pés cavos Calcâneo varo Calcâneo valgo	Pés planos Pés cavos Hálux valgo Dedo em garra Dedo em martelo Dedo em taco de golfe

Autoavaliação

Questões sobre anatomia geral

1. É provável que um indivíduo com uma lordose cervical excessiva tenha:
   a. Encurtamento adaptativo de quais músculos?
   b. Alongamento adaptativo de quais músculos?

2. Qual vista – lateral, anterior ou posterior – é melhor para observar a lordose cervical?

3. É provável que um indivíduo com inclinação da pelve anterior tenha:
   a. Encurtamento adaptativo de quais músculos do quadril?
   b. Alongamento adaptativo de quais músculos do quadril?

4. Qual vista – lateral, anterior ou posterior – é melhor para observar a inclinação da pelve anterior?

5. Quando vistos anteriormente, em que posição os ombros devem ficar?

6. Qual é a posição inicial correta do alinhamento do fio de prumo para cada vista?
   a. Lateral
   b. Anterior
   c. Posterior

7. Para uma postura ideal, o fio de prumo deve passar para qual das seguintes estruturas ao se observar de uma vista lateral?
   a. Joelho
   b. Quadril
   c. Ombro
   d. Orelha

Questões sobre atividade funcional

1. Um indivíduo sentado com boa postura, ombros estendidos e cotovelos flexionados a 90 graus inclina-se para a direita para apoiar o antebraço em um suporte de braço baixo. Que posições assumem a cabeça e o tronco?

2. Um indivíduo senta-se relaxado em uma cadeira olhando para a tela de um computador com as costas apoiadas no encosto da cadeira e as nádegas para frente. Que tipo de curvatura seria observada na região cervical?

3. Um indivíduo carrega a mochila apenas no ombro direito. Para que lado ele se flexionará lateralmente?

Autoavaliação (*continuação*)

4. Quando uma mulher atinge os últimos estágios da gravidez:
   a. Para qual direção seu centro de gravidade mudará?
   b. Qual posição postural ela assume para compensar a mudança do centro de gravidade?

Questões sobre exercícios clínicos

1. O membro inferior direito de um indivíduo é 2,5 centímetros mais curto que o membro inferior esquerdo. Quando o indivíduo fica em pé sem medidas compensatórias, qual posição a pelve assume?

2. Um indivíduo está deitado na posição ilustrada na Figura 20.10.
   a. Qual é a postura da cabeça?
   b. Qual é a postura do pescoço?
   c. Qual é a postura do tronco?

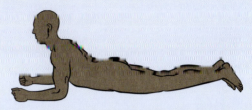

Figura 20.10 Posição de decúbito ventral apoiada nos cotovelos.

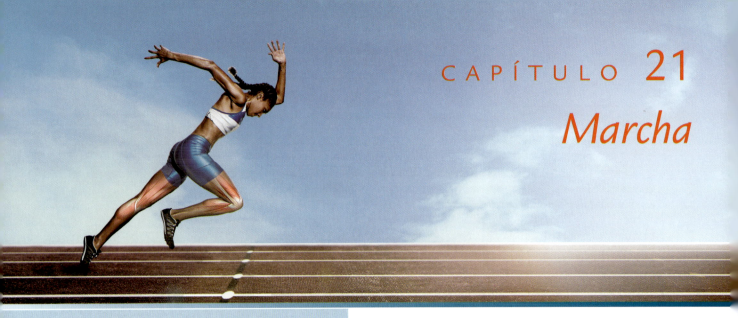

CAPÍTULO 21
Marcha

Introdução, 370

Terminologia, 371

Determinantes da marcha, 376

Observação da marcha, 377

Padrões de marcha relacionados ao envelhecimento, 382

Desvios e compensações comuns da marcha, 383

Autoavaliação, 389

Introdução

Uma compreensão completa da marcha e a capacidade de reconhecer desvios nos padrões normais da marcha são habilidades essenciais que o profissional da saúde e do movimento deve dominar. *Caminhada, deambulação e marcha* são termos usados indistintamente. **Deambulação** é a atividade de se deslocar de um lugar para outro, independentemente do método de movimentação (rastejar, caminhar, impulsionar uma cadeira de rodas). **Caminhada** é o termo que se refere à deambulação bípede vertical. **Marcha** é o termo clínico usado para se referir à caminhada.

Perry (1992) identifica três tarefas a serem realizadas durante a marcha: (1) aceitação de peso, (2) apoio em um único membro e (3) avanço dos membros. Uma marcha efetiva requer coordenação e interação de todos os segmentos corporais, além dos sistemas nervoso, circulatório e respiratório intactos. A capacidade dos profissionais de reabilitação de observar, analisar, compreender e influenciar a marcha é uma ferramenta fundamental usada para melhorar a função e, portanto, a qualidade de vida dos indivíduos.

A marcha é realizada por intermédio de uma sequência de fases específicas. Embora a sequência da marcha seja semelhante na maioria dos indivíduos, cada pessoa possui um estilo único de caminhar. A marcha pode variar dependendo da idade, da presença de doença, da imposição de uma lesão e até mesmo do humor, mas muitas vezes o estilo único ainda é observável.

A marcha é uma atividade corporal total que requer estabilidade para equilibrar um membro e mobilidade para mover o outro membro simultaneamente. A compreensão da marcha inclui o conhecimento da cinesiologia, a sequência da marcha, o que deve ser alcançado durante cada fase, e dos elementos necessários dentro de cada fase da sequência total. Esses elementos necessários incluem movimentos articulares, ativação muscular, tipo de ativação muscular, amplitude de movimento e tempo, mas não estão limitados a estes fatores.

Terminologia

São usados dois conjuntos de termos para descrever as fases e os elementos da marcha. Os termos são definidos em relação à marcha para frente. Na terminologia da marcha, o termo *membro* se aplica a toda a extremidade inferior (como membro único). O termo *perna* também pode ser usado para descrever toda a extremidade inferior na terminologia da marcha (como perna única). Isto é diferente de quando o termo *perna* é aplicado à parte anatômica da extremidade inferior. As diferenças de termos podem ser confusas, mas é necessário conhecimento e compreensão de ambos os conjuntos de expressões A terminologia tradicional define as fases da marcha referindo-se a *pontos no tempo*, apresentando, assim, uma definição mais estática de marcha. A terminologia mais recente foi desenvolvida no Laboratório de Marcha do Centro Médico Rancho Los Amigos (RLA). A terminologia RLA define as fases da marcha referindo-se a *intervalos de tempo*, apresentando então a marcha como uma atividade dinâmica.

Para uma comparação, a Tabela 21.1 apresenta a terminologia RLA e a terminologia tradicional. Neste texto, é usada a terminologia da marcha RLA. Na lista de definições a seguir, os termos RLA são apresentados com os termos tradicionais entre parênteses. Depois disso, apenas a terminologia RLA é usada.

Caminhada/deambulação/marcha

Termos usados para descrever a locomoção bípede vertical.

Tabela 21.1 Comparação entre terminologias da marcha.

Rancho Los Amigos		Tradicional	
Termo	**Definição**	**Termo**	**Definição**
Fase de apoio			
Contato inicial	Primeiro contato do pé com o solo.	Toque do calcanhar	O calcanhar entra em contato com o solo.
Resposta à carga	Início: pé inteiro em contato com o solo. Início da transferência de peso. Fim: aceitação de peso. Pé oposto no pré-balanço.	Pé plano	Planta do pé em total contato com o solo.
Apoio médio	Início: o corpo se move sobre o membro de apoio. Fim: corpo diretamente sobre o membro de apoio. Membro oposto no meio do balanço.	Apoio médio	Corpo diretamente sobre o membro de apoio.
Apoio terminal	Início: calcanhar levantado do chão. Peso transferido para o antepé. Fim: contato inicial do membro oposto. O corpo se moveu na frente do membro que sustenta o peso.	Elevação do calcanhar	O calcanhar sai do chão. Antepé e dedos permanecem em contato com o solo.
Pré-balanço	Início: o joelho flexiona e o tornozelo se move em direção à flexão plantar (impulsiona o corpo para frente). Fim: membro oposto na resposta à carga.	Elevação dos dedos	Os dedos dos pés saem do chão. Fim da fase de apoio. Impulso.
Fase de balanço			
Balanço inicial	Início: flexão do quadril e do joelho. Dorsiflexão do tornozelo. Os dedos dos pés saem do chão. Fim: o pé de balanço é o membro de apoio oposto. Membro oposto no apoio médio.	Aceleração	O membro oscilante começa a se mover para frente. Aceleração do membro.
Balanço médio	Início: balanço do membro avançando. O joelho está se estendendo. Fim: a tíbia está vertical. O membro balança na frente do corpo. Membro oposto no final do apoio médio.	Balanço médio	O membro oscilante está diretamente abaixo do corpo.
Balanço terminal	Início: tíbia em posição vertical. Extensão do joelho. Final: joelho estendido. Pouco antes do contato inicial. Membro oposto em apoio terminal.	Desaceleração	Membro na frente do corpo. Membro desacelerando. Pouco antes do toque do calcanhar.

Deambulação

É a atividade de se deslocar de um lugar para outro. Todos os métodos de movimento (como engatinhar, caminhar e impulsionar uma cadeira de rodas) estão incluídos.

Caminhada

Deambulação bípede vertical. Pelo menos um pé sempre em contato com o solo.

Marcha

Termo clínico usado para se referir à caminhada.

Medidas de um ciclo de marcha

Uma sequência completa de movimentos de um membro durante a caminhada (Figura 21.1). Repetida durante a caminhada.

Durante a marcha não patológica, os comprimentos da passada e do passo, assim como o tempo das passadas e dos passos dos membros direito e esquerdo, devem ser iguais.

Passada

Intervalo entre o momento em que um pé toca o chão e o mesmo pé toca o chão novamente.

Comprimento da passada

Distância horizontal percorrida durante uma passada.

Largura da passada ou largura do passo

Distância lateral entre os pés ao caminhar (Figura 21.2). Serve como parte da base de suporte (BS). Esta largura é determinada traçando-se linhas

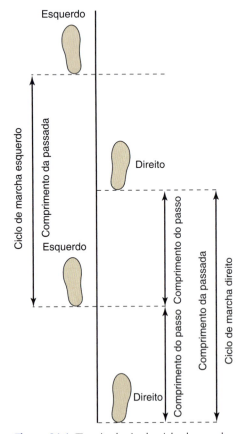

Figura 21.1 Terminologia do ciclo de marcha.

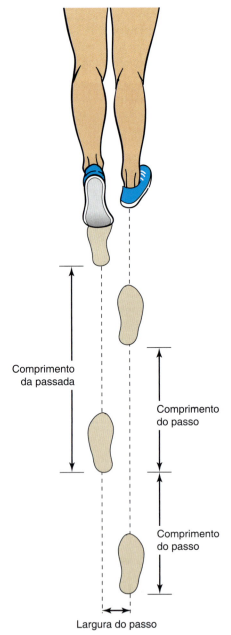

Figura 21.2 Largura do passo, comprimento do passo e comprimento da passada.

através dos centros dos pontos de contato dos calcanhares direito e esquerdo durante etapas sucessivas. A largura típica é de 4 a 10 centímetros.

Passo

Intervalo entre o momento em que um pé toca o chão e o outro pé toca o chão.

Comprimento do passo

Distância horizontal entre o contato inicial (toque do calcanhar) de um pé e o contato inicial (toque do calcanhar) do outro pé (ver Figura 21.1).

Cadência

Número de passos por minuto. Varia bastante.

Membro de apoio

Membro que suporta o peso. Configuração de cadeia cinética fechada. Duas tarefas da marcha, aceitação de peso e apoio de um membro, são realizadas pelo membro de apoio.

Membro oscilante

Membro que não está suportando o peso. Configuração de cadeia cinética aberta. Uma tarefa da marcha, o avanço dos membros, é realizada pelo membro oscilante.

Fases da marcha

Existem dois períodos distintos, fase de apoio e fase de balanço, dentro de um ciclo de marcha. Cada fase possui subfases que abrangem elementos específicos. A Figura 21.3 ilustra as fases do ciclo de marcha. O membro direito, ilustrado em amarelo, é o membro referido nas 10 definições seguintes relacionadas às fases (2) e subfases (8) da marcha.

Fase de apoio

Período em que um dos pés está em contato com o solo. Começa quando qualquer parte do pé entra em contato com o solo e termina quando os dedos do mesmo pé saem do solo. Duas tarefas da marcha, aceitação de peso e apoio em um único membro, são realizadas durante a fase de apoio. As cinco subfases da fase de apoio – contato inicial, resposta à carga, apoio médio, apoio terminal e pré-balanço (ver Figura 21.3) – respondem por 60% de um ciclo de marcha. Esses 60% são a soma de um período de apoio único (40%) e dois períodos de apoio duplo de 10% cada (20% no total).

Fase de balanço

Período em que o pé não está em contato com o solo. Começa quando os dedos de um pé terminam o contato com o solo. Este período é concluído quando qualquer parte do mesmo pé entra em contato com o solo. Uma tarefa da marcha, o avanço dos membros, é realizada durante a fase de balanço. As três subfases da fase de balanço – balanço inicial, balanço médio e balanço terminal (ver Figura 21.3) – respondem por 40% de um ciclo de marcha.

Apoio duplo

Embora não seja uma das duas fases específicas da marcha, o apoio duplo é o período em que os dois

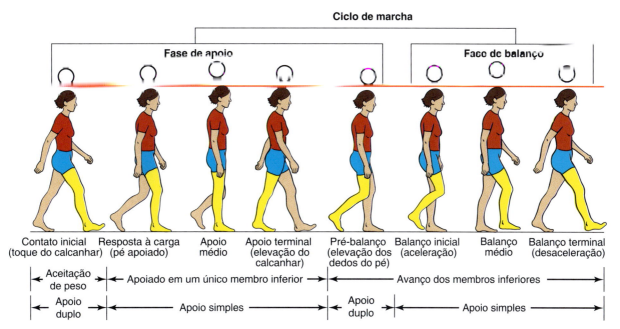

Figura 21.3 Fases e subfases do ciclo de marcha.

membros inferiores estão em contato com o solo e a sustentação do peso ocorre por meio de ambas as extremidades inferiores (ver Figura 21.3). Existem dois períodos de apoio duplo em cada ciclo de marcha.

Vinte por cento do ciclo de marcha são atribuídos aos dois períodos de apoio duplo, o que representa o diferencial de 20% entre as fases de apoio e de balanço. O apoio duplo é composto por 10% em cada um dos dois períodos de apoio duplo (pé direito para frente e pé esquerdo para trás, e depois pé esquerdo para frente e pé direito para trás).

Subfases da marcha

Os termos usados para nomear cada subfase da marcha referem-se a uma ação específica, como quando um pé entra em contato com o chão (contato inicial). A listagem de todos os aspectos do movimento articular envolvidos na subfase não está incluída na definição do termo. As seguintes definições de subfases referem-se ao membro direito. Para efeito de comparação, são incluídas as subfases executadas simultaneamente pelo membro esquerdo. A posição comparativa do membro oposto (neste caso, o esquerdo) *não* faz parte das definições de subfase, mas serve apenas para comparação.

Contato inicial (toque do calcanhar)

Tempo durante o qual um pé (direito) entra em contato com o solo (normalmente o calcanhar) (Figura 21.4). Primeira subfase da fase de apoio. O peso corporal começa a se deslocar sobre o membro direito (de apoio), iniciando então o primeiro período de apoio duplo.

O membro esquerdo está em apoio terminal.

Resposta à carga (pé plano)

Tempo durante o qual toda a planta do membro de apoio (direito) entra em contato com o solo (Figura 21.5). Segunda subfase da fase de apoio. O peso corporal continua a se deslocar sobre o membro direito (de apoio).

O membro esquerdo está realizando o pré-balanço.

Apoio médio

Tempo durante o qual o membro de apoio (direito) fica na vertical (Figura 21.6). Terceira subfase da fase de apoio. O membro oposto (esquerdo) inicia a fase de balanço. Peso total do corpo sobre o membro direito (de apoio). Deslocamento pélvico máximo para o lado do membro de apoio (direito). Inclinação da pelve lateral máxima no lado do membro oscilante (esquerdo). Fim de uma subfase do apoio duplo.

O membro esquerdo está realizando os balanços (balanço inicial, balanço médio, balanço terminal).

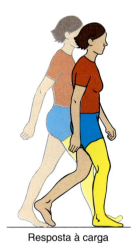

Figura 21.5 Resposta à carga (pé apoiado). O tom mais claro mostra o início da resposta à carga e o tom mais escuro mostra o final.

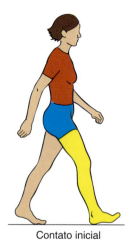

Figura 21.4 Contato inicial (toque do calcanhar).

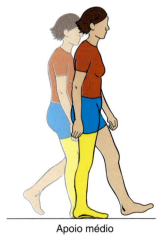

Figura 21.6 Apoio médio. O tom mais claro mostra o início do apoio médio e o tom mais escuro mostra o final.

Apoio terminal (elevação do calcanhar)

Tempo durante o qual o calcanhar do membro de apoio (direito) se eleva do chão (Figura 21.7). Quarta subfase da fase de apoio. Início da propulsão para frente (impulso). O peso corporal começa a se afastar do membro de apoio (direito) em direção à linha média do corpo. O deslocamento pélvico lateral direito e a inclinação da pelve lateral esquerda começam a diminuir.

O membro esquerdo está realizando o balanço terminal e o contato inicial.

Pré-balanço (elevação dos dedos)

Tempo durante o qual os dedos do membro de apoio (direito) deixam o chão (Figura 21.8). Quinta subfase da fase de apoio. Propulsão do corpo para frente pelas extremidades do membro de apoio (direito). O membro oposto (esquerdo) faz contato com o calcanhar.

O membro esquerdo está realizando a resposta à carga e o apoio médio.

Balanço inicial (aceleração)

Tempo durante o qual o membro oscilante (direito) começa a avançar (Figura 21.9). Primeira subfase da fase de balanço. Acelera para iniciar a rotação pélvica para frente no lado do membro oscilante (direito) para trazer o quadril direito para a mesma posição anterior do quadril esquerdo.

O membro esquerdo está realizando o apoio médio.

Balanço médio

Tempo durante o qual o membro oscilante (direito) está no meio do balanço. Segunda subfase da fase de balanço (Figura 21.10). A rotação pélvica para frente no lado do membro oscilante (direito) traz o quadril direito para a posição do quadril esquerdo e um pouco além. A pelve está na linha média (sem deslocamento pélvico) e nivelada.

O membro esquerdo está realizando o apoio médio.

Balanço terminal (desaceleração)

Tempo durante o qual o membro oscilante (direito) termina de avançar (Figura 21.11). Terceira subfase da fase de balanço. Desacelera para finalizar a rotação pélvica para frente no lado do membro oscilante (direito) em preparação para o contato inicial do membro direito.

O membro esquerdo está realizando o apoio terminal.

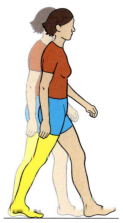

Figura 21.7 Apoio terminal (elevação do calcanhar). O tom mais claro mostra o início do apoio terminal e o tom mais escuro mostra o final.

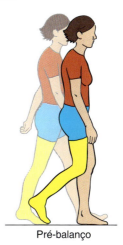

Figura 21.8 Pré-balanço (elevação dos dedos). O tom mais claro mostra o início do pré-balanço e o tom mais escuro mostra o final.

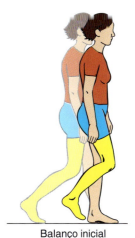

Figura 21.9 Balanço inicial (aceleração). O tom mais claro mostra o início do balanço inicial e o tom mais escuro mostra o final.

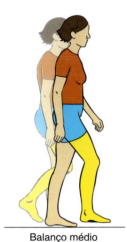

Figura 21.10 Balanço médio. O tom mais claro mostra o início do balanço médio e o tom mais escuro mostra o final.

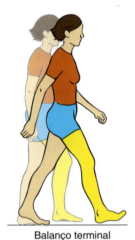

Figura 21.11 Balanço terminal (desaceleração). O tom mais claro mostra o início do balanço terminal e o tom mais escuro mostra o final.

Determinantes da marcha

A marcha é uma atividade que requer energia à medida que os músculos trabalham para manter o corpo ereto e para controlar os deslocamentos horizontal e vertical do centro de gravidade do corpo (CG). O deslocamento do CG do corpo é observado como movimentos horizontal e vertical da pelve. A pelve se move de um lado para o outro (deslocamento horizontal) para manter o CG do corpo sobre o membro de apoio. Como o membro de apoio alterna entre os membros esquerdo e direito, o movimento horizontal da pelve também deve alternar. A pelve sobe e desce (deslocamento vertical) porque às vezes as extremidades inferiores estão em um ângulo do chão com a pelve e às vezes elas estão verticais ao chão com a pelve (Figura 21.12). Como as extremidades inferiores não mudam fisicamente de comprimento,

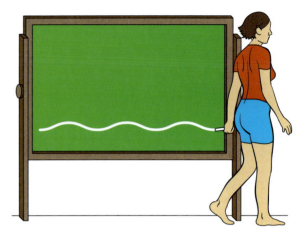

Figura 21.12 Deslocamento vertical do centro de gravidade durante o ciclo de marcha.

a distância vertical do chão à pelve muda durante as diferentes partes da fase de apoio da marcha. A energia necessária para realizar esses deslocamentos durante a marcha pode ser diminuída por movimentos articulares e de segmentos corporais que limitam as excursões horizontal e vertical do CG do corpo.

Os movimentos que controlam os deslocamentos horizontal e vertical do CG do corpo durante a marcha são denominados **determinantes da marcha**. Existem seis determinantes da marcha. Três determinantes da marcha estão relacionados ao movimento horizontal e à rotação da pelve no plano horizontal, e três estão relacionados aos movimentos verticais.

Deslocamento pélvico lateral

Durante o deslocamento pélvico lateral, a pelve se move de um lado para o outro (dentro de um plano frontal) para manter o CG do corpo sobre o membro de apoio, a BS. A quantidade de deslocamento pélvico lateral é maior no apoio médio. O deslocamento pélvico lateral não ocorre durante o apoio duplo porque ambos os membros estão em contato com o chão e o CG está localizado na linha média do corpo, centralizado na BS.

Inclinação da pelve lateral

À medida que a pelve se desloca em direção ao lado do membro de apoio, o lado oposto da pelve (lado do balanço) fica sem apoio. Durante a inclinação da pelve lateral, a pelve do lado não apoiado cai para mais abaixo do que a pelve do lado apoiado (dentro de um plano frontal). A inclinação da pelve lateral é, em parte, resultado do deslocamento pélvico lateral durante a marcha, mas cada movimento é um determinante individual.

Rotação pélvica

A rotação da pelve ocorre dentro de um plano horizontal de modo que um lado da pelve se move para frente e o outro lado da pelve também se move para frente em um padrão alternado. À medida que ocorre a rotação pélvica para frente, o membro oscilante realiza a tarefa de avanço dos membros. Quando o membro direito é o membro de apoio, a pelve gira para a direita à medida que o membro oscilante (esquerdo) avança, produzindo a rotação medial do quadril direito. O impulso criado durante o apoio terminal e o pré-balanço do membro esquerdo causa rotação pélvica para a direita. À medida que a pelve gira para a direita, o membro esquerdo (agora oscilante) avança.

Flexão do joelho

A flexão do joelho faz com que o membro "se encurte" durante o balanço. Ao flexionar o joelho, o membro é efetivamente "encurtado" para que o pé e os dedos dos pés não "prendam" no chão à medida que o membro avança.

Flexão plantar do tornozelo

A flexão plantar do tornozelo faz com que o membro "se alongue" durante o pré-balanço, tempo durante o qual o pé impulsiona (empurra) o corpo para frente.

Interação da flexão do joelho com a flexão plantar do tornozelo

Os movimentos do joelho e do tornozelo são coordenados para manter a distância vertical mais adequada do chão à pelve. Uma combinação de extensão do joelho e flexão plantar do tornozelo proporciona um membro que é virtualmente (mas não medido fisicamente pelo comprimento do membro) o mais longo possível. Este "alongamento" é necessário para manter a altura do CG durante o apoio terminal, o pré-balanço e a resposta à carga. Quando o membro está no meio do balanço, um membro deve ser virtualmente (mas não conforme medido fisicamente pelo comprimento do membro) o mais curto possível para que o CG não suba muito. Entretanto, o CG deve subir alto o suficiente para que o pé do lado do balanço ultrapasse o chão.

Observação da marcha

A observação da marcha começa prestando-se atenção ao corpo todo de um indivíduo enquanto ele caminha.

Isso pode ser feito enquanto o indivíduo caminha da sala de espera para a área de tratamento. Padrões de marcha únicos podem ser observados, assim como a velocidade da marcha e o equilíbrio durante a marcha, sem que o indivíduo perceba que a observação da marcha começou.

A observação clínica da marcha envolve a visualização de um indivíduo de todas as perspectivas, tanto nas vistas laterais, quanto nas anteriores e posteriores. Os movimentos dos membros, o comprimento do passo e o balanço dos braços são mais bem visualizados em uma vista lateral. O deslocamento pélvico, a largura da passada e a posição dos ombros são mais bem visualizados na vista anterior ou posterior. A posição da cabeça, do pescoço e do tronco deve ser observada em todas as quatro vistas.

O processo de observação de cada articulação do membro durante um ciclo completo de marcha é desafiador. Observar todas as articulações durante qualquer subfase não é produtivo. A melhor prática é observar uma única articulação durante todo o ciclo de marcha. Os movimentos dos membros durante a marcha são iniciados no quadril; portanto, a observação dos movimentos do quadril, do joelho, do tornozelo e da articulação metatarsofalângica (MTF), nessa ordem, é eficaz e eficiente.

Além disso, a observação das posições e dos movimentos da cabeça, do pescoço e do tronco durante um ciclo de marcha deve fazer parte da avaliação. Os movimentos de cabeça, pescoço e tronco são apresentados após informações sobre as extremidades inferiores.

As posições articulares durante a marcha representam pontos estáticos no tempo. A marcha é uma atividade dinâmica e o conhecimento das posições articulares é um ponto de partida para a compreensão e a observação da marcha. As posições articulares, os movimentos e a atividade muscular são descritos a seguir com relação aos três objetivos da marcha descritos por Perry: (1) *aceitação de peso*, (2) *apoio em um único membro* e (3) *avanço dos membros*. A **aceitação de peso** é a transferência do peso corporal para o membro de apoio. Durante a aceitação de peso, o membro absorve o impacto (absorção de choque) da carga do peso corporal no chão. As duas subfases da marcha que abrangem a aceitação de peso são o contato inicial e a resposta à carga.

O **apoio em um único membro** é o período em que apenas um membro (o membro de apoio) está em contato com o chão. Durante o apoio em um único membro, este continua a suportar o peso corporal e a progressão para frente é mantida. As duas subfases da marcha que abrangem o apoio em um único membro são o apoio médio e o apoio terminal.

O **avanço dos membros** é o período durante o qual o membro se prepara e atinge o balanço. Este período inclui a folga dos pés no chão e o posicionamento para a aceitação de peso. As quatro subfases da marcha que abrangem o avanço dos membros são pré-balanço, balanço inicial, balanço médio e balanço terminal.

A posição da linha de gravidade (LG) durante a fase de apoio da marcha indica qual atividade muscular é necessária para manter a posição ereta durante a marcha. Para combinar as informações da LG com as necessidades musculares, é necessário o conhecimento das posições articulares durante a marcha. A Tabela 21.2 apresenta a relação entre as tarefas, as fases e as subfases da marcha. A Tabela 21.3 apresenta as posições articulares do quadril, do joelho, do tornozelo e MTF durante um ciclo de marcha. A Tabela 21.4 apresenta a posição relativa da LG aos eixos articulares de movimento do quadril, do joelho e do tornozelo durante a fase de apoio.

Pelve e quadril

Contato inicial (aceitação de peso)

Durante o contato inicial, o quadril tem 20 graus de flexão e a pelve 5 graus de rotação anterior (ver Figura 21.4). O quadril e a pelve dirigem-se para a frente no final do avanço dos membros em preparação para o contato inicial. A LG fica anterior ao eixo de movimento da articulação do quadril e é criado um momento de flexão do quadril. Todos os músculos extensores do quadril e o músculo adutor magno se contraem isometricamente para manter a posição do quadril.

Resposta à carga (aceitação de peso)

Durante a resposta à carga, as posições do quadril e da pelve permanecem inalteradas (ver Figura 21.5). A localização da LG permanece anterior ao quadril, mantendo o momento de flexão do quadril. Ocorre um deslocamento pélvico lateral, resultando então em adução do quadril do membro de apoio. Os músculos ativos durante esta subfase são o glúteo máximo, o adutor magno e os isquiotibiais, que agem isometricamente para manter a posição do quadril. Os músculos glúteos médio e mínimo e tensor da fáscia lata iniciam a contração excêntrica para controlar a frequência e a quantidade da inclinação da pelve lateral esquerda associada ao deslocamento pélvico lateral direito. Essas ações mantêm a estabilidade da pelve no membro.

Apoio médio (apoio em um único membro)

Durante o apoio médio, o quadril se estende para uma posição neutra de flexão/extensão e a pelve gira posteriormente também para uma posição neutra (ver Figura 21.6). No começo, a LG fica localizada anteriormente ao eixo de movimento da articulação do quadril e depois

Tabela 21.3 Posições articulares dos membros durante cada subfase da marcha.

Fase	Articulação	Posição
Contato inicial	Quadril	20 graus de flexão
	Joelho	0 a 5 graus de flexão
	Tornozelo	0 grau (neutro)
	MTF	0 grau (neutro)
Resposta à carga	Quadril	20 graus de flexão
	Joelho	15 graus de flexão
	Tornozelo	5 graus de flexão plantar
	MTF	0 grau (neutro)
Apoio médio	Quadril	0 grau (neutro)
	Joelho	5 graus de flexão
	Tornozelo	5 graus de dorsiflexão
	MTF	0 grau (neutro)
Apoio terminal	Quadril	20 graus de extensão
	Joelho	5 graus de flexão
	Tornozelo	10 graus de dorsiflexão
	MTF	30 graus de extensão
Pré-balanço	Quadril	10 graus de extensão
	Joelho	40 graus de flexão
	Tornozelo	15 graus de flexão plantar
	MTF	60 graus de extensão
Balanço inicial	Quadril	15 graus de flexão
	Joelho	60 graus de flexão
	Tornozelo	5 graus de flexão plantar
	MTF	0 grau (neutro)
Balanço médio	Quadril	25 graus de flexão
	Joelho	25 graus de flexão
	Tornozelo	0 grau (neutro)
	MTF	0 grau (neutro)
Balanço terminal	Quadril	20 graus de flexão
	Joelho	5 graus de flexão
	Tornozelo	0 grau (neutro)
	MTF	0 grau (neutro)

Tabela 21.2 Relação entre as fases, subfases e tarefas da marcha.

Fase	Apoio				Balanço		
Subfase	Contato inicial	Resposta à carga	Apoio médio	Apoio terminal	Pré-balanço	Balanço inicial	Balanço médio	Balanço terminal
Tarefa	Aceitação de peso		Apoio em um único membro		Avanço dos membros		

Tabela 21.4 Posição da LG do corpo em relação ao eixo de movimento de cada articulação durante as cinco subfases da fase de apoio.

Fase	Quadril	Joelho	Tornozelo
Contato inicial	Anterior	Anterior	Posterior
Resposta à carga	Anterior	Posterior	Posterior
Apoio médio	Inicial: anterior Tardio: através ou posterior	Inicial: através ou posterior Tardio: anterior	Inicial: anterior Tardio: anterior
Apoio terminal	Posterior	Anterior	Anterior
Pré-balanço	Posterior	Posterior	Anterior

se move posteriormente. O momento de flexão do quadril torna-se então um momento de extensão do quadril. Portanto, a musculatura extensora do quadril não está mais ativa. A contração isométrica dos músculos abdutores do quadril ocorre para estabilizar a pelve, evitando, assim, maior inclinação da pelve lateral.

Apoio terminal (apoio em um único membro)

Durante o apoio terminal, o quadril se move de 20 graus de extensão para 10 graus de extensão. A pelve gira posteriormente em 5 graus e se inclina anteriormente (ver Figura 21.7). Neste momento, o membro oscilante avança anteriormente, passando pelo membro de apoio. A LG fica localizada posteriormente ao eixo de movimento da articulação do quadril do membro de apoio, criando então um momento de extensão. Durante o apoio terminal, ocorre o avanço máximo de membro oscilante. A rotação pélvica serve para suavizar o trajeto do centro de gravidade (CG), reduzindo então o gasto energético necessário. Ao final do apoio terminal, o membro oposto (oscilante) inicia o contato inicial, criando então o apoio duplo.

Pré-balanço (avanço dos membros)

Durante o pré-balanço, a posição do quadril muda de 10 graus de extensão para 15 graus de flexão e a pelve permanece girada 5 graus posteriormente (ver Figura 21.8). A LG fica posterior ao eixo de movimento da articulação do quadril e o momento de extensão diminui à medida que o peso é transferido para o membro oposto. O músculo adutor longo flexiona o quadril, iniciando então o avanço dos membros. Como o pé ainda está em contato com o chão, a flexão do quadril contribui para flexionar o joelho.

Balanço inicial (avanço dos membros)

Durante o balanço inicial, o quadril flexiona de neutro até 15 graus de flexão e a posição pélvica permanece inalterada (ver Figura 21.9). O pé se levanta do chão e, portanto, não há LG. Os músculos iliopsoas, grácil, sartório e adutor longo contribuem para criar a flexão do quadril. A adução resultante da ativação dos músculos adutor longo e grácil contrabalança a abdução do membro oscilante ao acompanhar o deslocamento pélvico lateral para o membro de apoio.

Balanço médio (avanço dos membros)

Durante o balanço médio, o quadril continua a flexionar e atinge 25 graus de flexão, e a pelve gira anteriormente para a posição neutra (ver Figura 21.10). A flexão do quadril de 25 graus é a maior observada durante a marcha. Os músculos isquiotibiais contraem-se excentricamente durante a parte final do balanço médio para desacelerar a tíbia durante o balanço terminal. Neste ponto, o impulso do membro oscilante move o tronco anteriormente ao membro de apoio. O impulso tibial também contribui para criar a flexão do quadril e, assim, diminuir a atividade flexora do quadril. Esta diminuição da demanda por atividade flexora do quadril também diminui o gasto energético. Entretanto, a atividade flexora do quadril não cessa, pois é necessária alguma atividade flexora do quadril para contrabalançar o efeito da gravidade que causa o momento de extensão do quadril.

Balanço terminal (avanço dos membros)

Durante o balanço terminal, a posição do quadril é de 20 graus de flexão e a pelve gira anteriormente 5 graus (ver Figura 21.11). Os músculos isquiotibiais desaceleram o membro oscilante em preparação para o contato inicial. Os músculos adutor magno e glúteo máximo contraem-se isometricamente em preparação para a aceitação de peso durante o contato inicial e a resposta à carga. A rotação pélvica anterior que ocorre durante a fase de balanço contribui para o comprimento do passo.

Joelho

Contato inicial (aceitação de peso)

Durante o contato inicial, o joelho fica em posição neutra ou levemente flexionado (ver Figura 21.4). A LG fica ligeiramente anterior ao eixo de movimento da articulação do joelho, criando um momento de extensão. Os músculos isquiotibiais e quadríceps femoral contraem-se isometricamente, estabilizando o joelho em preparação para a resposta à carga.

Resposta à carga (aceitação de peso)

Durante a resposta à carga, o joelho se move da posição neutra para 15 graus de flexão, e absorve o choque da carga (ver Figura 21.5). A LG fica posterior ao joelho, criando um momento de flexão controlado pela contração excêntrica do músculo quadríceps femoral. A flexão do joelho diminui a altura vertical do CG, o que evita um gasto energético para elevar o corpo. A atividade dos músculos isquiotibiais não contribui mais para o controle do movimento tibial, permanecendo ativa apenas para manter a posição do quadril. A tarefa durante esta subfase é a preparação para o apoio em um único membro. A absorção de choque resulta de uma leve flexão do joelho quando a carga começa.

Apoio médio (apoio em um único membro)

Durante o apoio médio, o joelho se estende para uma posição neutra, elevando então o CG. A LG começa posterior ao eixo de movimento da articulação do joelho (ver Figura 21.6). O movimento para frente do membro oscilante move a LG anteriormente ao eixo de movimento da articulação do joelho, e o momento de flexão do joelho torna-se um momento de extensão. Portanto, a musculatura extensora do joelho não está mais ativa. A estabilidade do joelho é mantida pelo momento extensor do joelho e pela atividade flexora plantar.

Apoio terminal (apoio em um único membro)

Durante o apoio terminal, a posição do joelho pode diminuir para 5 graus de flexão e a LG permanece a mesma (ver Figura 21.7). Embora o momento de extensão continue, ele está diminuindo. Os músculos flexores plantares estão se preparando para impulsionar o membro para frente durante o pré-balanço.

Pré-balanço (avanço dos membros)

Durante o pré-balanço, a posição do joelho muda de neutro para 40 graus de flexão (ver Figura 21.8). A LG fica posterior ao eixo de movimento da articulação do joelho, criando então um momento de flexão. Começa o apoio duplo. O membro de apoio está sendo descarregado à medida que o peso é transferido para o membro contralateral. Os músculos flexores plantares do tornozelo empurram o chão, contribuindo, assim, para a flexão do joelho. O joelho flexiona o suficiente para que o pé saia do chão durante o balanço, o que é necessário para o avanço dos membros.

Balanço inicial (avanço dos membros)

Durante o balanço inicial, o joelho continua a flexionar, atingindo então 60 graus, a maior quantidade de flexão durante a marcha (ver Figura 21.9). Não há LG porque o pé não está em contato com o chão. A flexão ativa do quadril e a inércia da tíbia contribuem para aumentar a flexão do joelho. A cabeça curta do músculo bíceps femoral, os músculos sartório e grácil contraem-se concentricamente para flexionar o joelho. O avanço dos membros ocorre à medida que o pé sai do chão.

Balanço médio (avanço dos membros)

Durante o balanço médio, o joelho se estende indo de 60 graus de flexão para 25 graus de flexão (ver Figura 21.10). A tíbia fica na vertical. O impulso da tíbia contribui para a extensão do joelho durante a última parte do balanço. Os músculos isquiotibiais contraem-se excentricamente para controlar o grau da extensão do joelho resultante do impulso tibial. O comprimento do passo depende da quantidade de extensão do joelho alcançada durante o balanço médio.

Balanço terminal (avanço dos membros)

Durante o balanço terminal, o joelho continua a se estender, atingindo então 5 graus de extensão como resultado do impulso tibial e da contração concêntrica do músculo quadríceps femoral (ver Figura 21.11). Isto prepara o joelho para a tarefa de aceitação de peso no contato inicial.

Tornozelo

Contato inicial (aceitação de peso)

Durante o contato inicial, o tornozelo fica em posição neutra (ver Figura 21.4). A LG fica posterior ao eixo de movimento da articulação do tornozelo, criando um momento de flexão plantar. Os músculos dorsiflexores e extensores dos dedos dos pés continuam (do balanço médio até o contato inicial) a se contrair isometricamente para manter a posição do tornozelo em preparação para a resposta à carga. No contato inicial, começa uma das duas ocorrências de apoio duplo durante um ciclo completo de marcha.

Resposta à carga (aceitação de peso)

Durante a resposta à carga, o tornozelo flexiona-se rapidamente de neutro até 5 graus de flexão plantar (ver Figura 21.5). A LG permanece posterior ao eixo de movimento da articulação do tornozelo, e continua a produzir um momento de flexão plantar. Os músculos dorsiflexores do tornozelo inicialmente contraem-se excentricamente, continuando então a controlar o grau de flexão plantar. Depois que o pé fica apoiado no chão, os músculos dorsiflexores contraem-se concentricamente para puxar a extremidade proximal da tíbia para frente no pé estabilizado. Neste momento, a LG move-se anteriormente ao tornozelo. Os músculos dorsiflexores, ao puxarem a tíbia para frente, criam um momento de flexão no joelho. A flexão do joelho durante a resposta à carga atua como um mecanismo de absorção de choque. O apoio duplo termina durante a última parte da resposta à carga, quando o membro contralateral inicia o balanço inicial.

Apoio médio (apoio em um único membro)

Durante o apoio médio, o tornozelo move-se de 5 graus de flexão plantar para 5 graus de dorsiflexão (ver Figura 21.6). A LG fica anterior ao tornozelo, criando então um momento de dorsiflexão. O corpo move-se sobre o pé mantendo a progressão para frente. Os músculos flexores plantares contraem-se excentricamente para controlar o grau de dorsiflexão. Assim, a aceitação de peso tornou-se um suporte total do peso.

Apoio terminal (apoio em um único membro)

Durante o apoio terminal, o tornozelo continua a dorsiflexão, indo de 5 graus a 10 graus de dorsiflexão, e as articulações MTF estendem-se até 30 graus de extensão (ver Figura 21.7). A LG permanece anterior ao eixo de movimento da articulação do tornozelo, avançam mais e agora passam pelas articulações MTF. Existe um grande momento de dorsiflexão no tornozelo, que é controlado pela contração excêntrica dos músculos flexores plantares. A quantidade de contração excêntrica dos músculos flexores plantares durante a porção inicial desta subfase controla o grau de dorsiflexão. Mudando rapidamente de uma contração excêntrica para concêntrica, os músculos flexores plantares levantam o calcanhar do solo estendendo as articulações MTF.

Pré-balanço (avanço dos membros)

Durante o pré-balanço, o tornozelo move-se rapidamente de 10 graus de dorsiflexão para 15 graus de flexão plantar para iniciar a propulsão do membro para frente (ver Figura 21.8). As articulações MTF atingem 60 graus de extensão. A LG permanece anterior ao eixo de movimento da articulação do tornozelo ao passar pelas articulações MTF. A atividade dos músculos flexores plantares termina durante a parte inicial do pré-balanço, e os músculos tibial anterior, extensor longo dos dedos e extensor longo do hálux são ativados em preparação para o balanço inicial. O pé permanece em contato com o chão, e com carga mínima. A flexão plantar do tornozelo causa a flexão do joelho, o que auxilia no avanço dos membros.

Balanço inicial (avanço dos membros)

Durante o balanço inicial, o tornozelo realiza uma dorsiflexão reduzindo a flexão plantar de 15 graus para 5 graus (ver Figura 21.9). Não há LG porque o pé não está mais em contato com o chão. Os músculos tibial anterior, extensor longo dos dedos e extensor longo do hálux estão se contraindo concentricamente. O balanço inicial é o fim do apoio duplo.

Balanço médio (avanço dos membros)

Durante o balanço médio, o tornozelo continua a dorsiflexão, atingindo então uma posição neutra no balanço médio, que é então mantida durante toda a fase de balanço (ver Figura 21.10). Os músculos dorsiflexores contraem-se isometricamente para manter o tornozelo em uma posição neutra, permitindo que o pé saia do chão à medida que avança.

Balanço terminal (avanço dos membros)

Durante o balanço terminal, o tornozelo mantém sua posição neutra enquanto os músculos dorsiflexores continuam a se contrair isometricamente em preparação para o contato inicial (ver Figura 21.11). A tarefa de avanço dos membros termina no final desta subfase.

Cabeça, pescoço, tronco e braços

As posições e os movimentos da cabeça, do pescoço, do tronco e dos braços não são definidos como parte das fases e subfases da marcha. Estas posições e movimentos, no entanto, são influenciados pelas posições e movimentos da pelve e dos membros.

À medida que a pelve e as extremidades inferiores trabalham para avançar o corpo, as posições da cabeça, do pescoço, do tronco e das extremidades superiores mudam. Essas mudanças servem para manter a orientação da cabeça para a frente e, portanto, a visão, e para diminuir o gasto de energia. É necessário um gasto maior de energia quando a cabeça, o pescoço, o tronco e as extremidades superiores giram como um "bloco" em relação à pelve. O gasto energético diminui com a contrarrotação da cabeça, do pescoço e do tronco em relação à pelve e com o balanço do braço contralateral das extremidades superiores em relação às extremidades inferiores. As contrarrotações e os movimentos contralaterais funcionam em conjunto. A Tabela 21.5 apresenta as posições e os movimentos da cabeça, do pescoço e do tronco em relação à pelve durante a marcha.

Quando a pelve está orientada dentro de um plano frontal, voltada diretamente para a frente, não há contrarrotação da cabeça, do pescoço e do tronco. À medida que a pelve gira para um lado, a cabeça, o pescoço e o tronco giram para o lado oposto para manter a orientação visual anterior. Também é mantido um caminho direto de progressão. Simultaneamente, as extremidades superiores oscilam em um padrão contralateral às extremidades inferiores. Por exemplo, quando a pelve gira para a direita (quadril esquerdo anterior ao quadril direito), a perna esquerda fica para frente e a perna direita fica posterior à perna esquerda. À medida que ocorre essa rotação pélvica, a cabeça, o pescoço e o tronco giram para a esquerda (ombro direito anterior ao ombro esquerdo) e os braços balançam em conjunto com os ombros. Devido à contrarrotação da cabeça, do pescoço e do tronco, o braço direito balança para a frente à medida que a perna esquerda avança e o braço esquerdo

Tabela 21.5 Posições das extremidades inferiores, tronco e extremidades superiores durante a marcha.

Subfase	Extremidade inferior/pelve*	Rotação do tronco**	Extremidade superior*
Contato inicial	Direita para frente – máximo Rotação pélvica esquerda – máximo	Direita – máximo	Esquerda para frente – máximo
Resposta à carga	Direita para frente – diminuindo Rotação pélvica esquerda – diminuindo	Direita – decrescente	Esquerda para frente – diminuindo
Apoio médio	Nenhum para frente Sem rotação pélvica	Sem rotação	Nenhum para frente
Apoio terminal	*Right back* – máximo Rotação pélvica direita – aumentando	Esquerda – aumentando	Direita para frente – aumentando
Pré-balanço	*Right back* – máximo Rotação pélvica direita – máximo	Esquerda – máximo	Direita para frente – máximo
Balanço inicial	*Right back* – máximo Rotação pélvica direita – máximo	Esquerda – máximo	Direita para frente – máximo
Balanço médio	Nenhum para frente Sem rotação pélvica	Sem rotação	Nenhum para frente
Balanço terminal	Direita para frente – máximo Rotação pélvica esquerda – máximo	Direita – máximo	Esquerda para frente – máximo

*Quando a extremidade inferior está em uma posição (para frente ou para trás), a extremidade superior está na posição oposta (para trás ou para frente).
**A rotação do tronco ocorre na direção oposta da pelve.

balança para a frente à medida que a perna direita avança. Esses movimentos de cabeça, pescoço, tronco e extremidades superiores ocorrem na mesma velocidade dos movimentos das pernas, o que proporciona um padrão de marcha suave e um trajeto suave do CG do corpo. Esses movimentos mantêm a orientação visual adequada e diminuem o gasto energético durante a marcha.

Padrões de marcha relacionados ao envelhecimento

As patologias causam alterações nas características da marcha. Os padrões de caminhada de crianças pequenas, adultos e idosos também apresentam características diferentes. Estas são alterações não patológicas relacionadas ao envelhecimento. As características da marcha das crianças mudam à medida que o sistema neuromuscular amadurece e a altura aumenta. As características da marcha de adultos e idosos mudam à medida que a massa muscular, o equilíbrio e a energia diminuem com a idade.

As crianças andam com uma ampla base de suporte, uma cadência mais rápida e passadas mais curtas. O contato inicial do pé com o chão é feito com o pé plano ou com os dedos dos pés, e não com o toque do calcanhar. As crianças andam com os braços estendidos para os lados e parcialmente flexionados, no que é chamado de posição de *guarda alta*. Os joelhos das crianças se estendem mais do que os dos adultos durante todas as subfases da marcha. A contrarrotação da cabeça, do pescoço e do tronco em relação à pelve é mínima ou inexistente.

Os adultos exibem os padrões de marcha descritos anteriormente. No caso dos adultos, alterar a velocidade da marcha cria alterações nas características da marcha. À medida que os adultos envelhecem, as características da marcha mudam novamente. Ocorre uma série de mudanças. Nem todos os idosos apresentam as mesmas alterações, mas algumas delas são típicas. Os idosos muitas vezes têm de se adaptar à diminuição do equilíbrio ou ao medo de cair. Para isso, caminham mais devagar e voltam para uma base de suporte mais ampla. Uma base de suporte mais ampla resulta em maior deslocamento horizontal do CG. A diminuição da força muscular pode interferir na elevação do pé o suficiente para não se conseguir evitar pequenas mudanças no nível do chão ou objetos durante a fase de balanço. Isso aumenta o potencial para tropeços e quedas. Diminuir a velocidade da caminhada aumenta a duração do apoio duplo, o que auxilia na manutenção do equilíbrio. A rotação pélvica também diminui à medida que a velocidade da caminhada diminui, o que resulta na diminuição do comprimento do passo. Uma diminuição na rotação pélvica resulta em menos contrarrotação da cabeça, do

Aplicação clínica 21.1

Caminhar *versus* correr

Caminhar e correr são métodos de deambulação. Existem, no entanto, diferenças entre os dois.

Ao correr, dentro de um ciclo, o período gasto nas fases de apoio diminui. À medida que a velocidade aumenta e os períodos de apoio diminuem, as fases de balanço direita e esquerda atingem um ponto em que se sobrepõem. Isso resulta em períodos em que nenhum dos pés está em contato com o solo. Este é um período de não apoio. Não ocorre um período de apoio duplo.

Os determinantes da marcha durante a caminhada reduzem os deslocamentos vertical e horizontal do CG do corpo. Ao correr, os deslocamentos vertical e horizontal do CG do corpo são ainda mais restritos. Manter os quadris e os joelhos flexionados durante toda a fase de apoio reduz o deslocamento vertical do CG. O estreitamento da largura da passada minimiza o deslocamento pélvico lateral, reduzindo então o deslocamento horizontal do CG.

O aumento da velocidade do movimento aumenta a força com que o corpo impacta o solo, o que gera a necessidade de níveis mais elevados de contração muscular. Aumentos na velocidade do movimento elevam a demanda por aumento da velocidade de contração muscular. Ambas as circunstâncias exigem maior gasto energético durante a corrida em comparação à caminhada. A diminuição do deslocamento do CG do corpo, que diminui o gasto energético, atenua apenas uma parte do aumento necessário no gasto energético para a contração muscular durante a corrida.

---

pescoço e do tronco e menos balanço dos braços. Caminhar mais devagar também diminui o deslocamento vertical do CG, reduzindo o gasto energético. As condições clínicas que diminuem a energia e a força muscular também resultam em alterações na marcha semelhantes às características da marcha dos idosos.

Desvios e compensações comuns da marcha

Padrões de marcha anormais ou patológicos são chamados de **desvios da marcha** porque se diferenciam das características da marcha não patológica. Existem inúmeras causas para os desvios da marcha e, às vezes,

vários desvios por uma única causa. Os desvios da marcha podem ser temporários ou permanentes. Existem muitas variações de desvios da marcha, dependendo da gravidade da lesão ou doença, bem como de outros fatores contribuintes.

Tanto lesões quanto doenças podem causar desvios na marcha. Quando a lesão ou doença persiste por longos períodos, os desvios da marcha podem durar durante a lesão ou doença, ou até persistir. Quando uma lesão cicatriza ou uma doença é superada, os desvios da marcha ocorridos podem desaparecer. No entanto, pode haver efeitos a longo prazo de lesões curadas ou de uma doença após a recuperação. A gravidade da lesão ou da doença afeta o grau e a duração dos desvios da marcha. A perda de força muscular e de amplitude de movimento articular é uma sequela comuns de lesões ou doenças, e causa desvios da marcha temporários e a longo prazo.

Dois exemplos apresentam as diferenças na duração temporária e a longo prazo dos desvios da marcha após lesão ou doença. Uma entorse de grau 3 (ruptura completa) de um ligamento cruzado anterior do joelho pode fazer com que um indivíduo tenha um desvio da marcha comumente chamado de "mancar". A claudicação pode ou não desaparecer. Uma ruptura completa do ligamento não limitará o deslocamento anterior do fêmur sobre a tíbia como deveria durante a fase de apoio. A cirurgia para reparar o ligamento após a reabilitação geralmente faz com que o indivíduo volte a apresentar um padrão de marcha normal. Outro exemplo é um indivíduo que sofreu um acidente vascular encefálico (AVE). A pessoa que sofreu um AVE moderado ou grave provavelmente apresentará desvios da marcha a longo prazo.

Fraqueza ou paralisia musculares

A fraqueza muscular pode variar de um grau leve a grave. Paralisia é a condição em que nenhuma ativação muscular voluntária é possível. A paralisia pode ser resultado de uma lesão ou doença que afeta o sistema nervoso, tanto o central quanto o periférico. Uma compensação comum para a fraqueza ou a paralisia musculares é diminuir as necessidades de força muscular. As compensações empregadas dependem dos músculos envolvidos e do grau de fraqueza desses músculos. Muitas vezes estas compensações visam manter o CG sobre a BS.

A fraqueza do músculo glúteo máximo pode levar à **marcha do glúteo máximo** (Figura 21.13). Durante a marcha, o músculo glúteo máximo contrai-se para manter a posição do quadril. Quando o músculo glúteo máximo está fraco, a manutenção da posição do quadril no contato inicial fica comprometida e é empregada uma compensação mecânica. A extensão do tronco move a LG posteriormente ao eixo de movimento da articulação do quadril, o que diminui os requisitos de força do

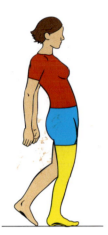

Figura 21.13 Marcha do músculo glúteo máximo compensada.

músculo glúteo máximo e evita a perda de controle da posição do quadril. A marcha do glúteo máximo apresenta-se como um movimento rápido de extensão do tronco no momento do contato inicial para criar um momento de extensão do quadril por movimento mecânico e não por contração muscular.

A fraqueza do músculo glúteo médio pode levar à **marcha do glúteo médio** (Figura 21.14). Durante a marcha, o músculo glúteo médio controla a quantidade de inclinação da pelve para o lado sem apoio do corpo. Um pequeno grau de inclinação da pelve lateral, ou seja, de 5 graus, normalmente ocorre durante a fase de apoio. Qualquer inclinação além de 5 graus é frequentemente denominada *sinal de Trendelenburg*. Quando ocorre uma inclinação excessiva durante a marcha, isso costuma ser denominado *marcha de Trendelenburg*. O uso do termo *marcha de Trendelenburg*, entretanto, não descreve os dois desvios reais que podem ocorrer na presença de fraqueza do músculo glúteo médio. Em alguns casos, a fraqueza do músculo glúteo médio é grave e o indivíduo cairia para o lado sem apoio quando a compensação não for utilizada. A compensação utilizada é a flexão lateral do tronco sobre o membro de apoio, movimentando então o CG do corpo sobre a BS, o que resulta na elevação pélvica do lado do membro oscilante. Por incluir uma compensação, este desvio é denominado *marcha do glúteo médio compensada*. Quando um indivíduo ainda tem alguma força no músculo glúteo médio, a quantidade de inclinação da pelve lateral é apenas um pouco maior que o normal. Portanto, a probabilidade de queda não é tão grande, e por isso nenhuma compensação é utilizada. Isso é denominado *marcha do glúteo médio não compensada*.

A fraqueza do músculo quadríceps femoral pode causar diminuição da capacidade de estender o joelho ou manter a extensão do joelho durante a marcha (Figura 21.15). Como a LG no contato inicial é posterior ao eixo de movimento da articulação do joelho, há uma perda da capacidade extensora do joelho. Existem várias compensações comumente usadas para a fraqueza do músculo quadríceps femoral. Uma forma de compensação é usar a mão ipsilateral para empurrar posteriormente a coxa. Como esta é uma configuração de cadeia cinética fechada, o joelho é empurrado para a extensão. Outra forma de compensação também utiliza uma configuração de cadeia cinética fechada. Com o pé em contato com o chão, a ativação do músculo glúteo máximo, um extensor uniarticular do quadril, puxa a coxa posteriormente. Uma terceira forma de compensação é a contração do músculo gastrocnêmio em uma configuração de cadeia cinética fechada. Como o pé está na fase de apoio e de sustentação de peso, o tornozelo não faz flexão plantar, mas puxa o fêmur posteriormente. Uma quarta forma de compensação é inclinar-se rapidamente para frente no contato inicial para mover a LG anteriormente ao eixo de movimento da articulação do joelho. Todas as quatro formas de compensação auxiliam na manutenção da extensão do joelho durante o apoio.

Quando os músculos isquiotibiais estão fracos, a capacidade de desacelerar o membro durante a fase de

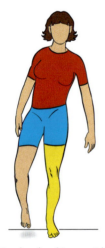

Figura 21.14 Marcha do glúteo médio compensada.

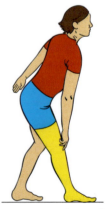

Figura 21.15 Marcha compensada por fraqueza/paralisia do músculo quadríceps femoral.

balanço da marcha diminui. Caso isso ocorra, a extensão do joelho durante o balanço terminal ocorre mais cedo do que o normal. Como resultado, o joelho também pode apresentar uma hiperextensão (*joelho recurvado*) desde o momento anterior ao contato inicial até o apoio médio (Figura 21.16).

Quando os músculos dorsiflexores do tornozelo estão fracos, a capacidade de dorsiflexão do tornozelo (contração concêntrica) durante a fase de balanço e a capacidade de controlar o grau de flexão plantar (contração excêntrica) após o contato inicial ficam comprometidas (Figura 21.17). Os dois desvios podem ocorrer separadamente. A perda da dorsiflexão durante o balanço pode resultar em tropeços ou quedas porque o pé do indivíduo não sai do chão. A **marcha escarvante**, ou *steppage*, elevando o joelho do membro oscilante mais alto do que o normal, o que aumenta a flexão do quadril e do joelho para que o pé fique fora do chão, é uma compensação pela perda de dorsiflexão durante a fase de balanço da marcha. A **marcha equina**, ou *foot slap*, ocorre com perda do controle excêntrico da flexão plantar no contato inicial. Como os músculos dorsiflexores não conseguem controlar a frequência da flexão plantar, o pé "bate" no chão. Não há compensação muscular comumente associada a essa marcha. Um dispositivo ortopédico pode ser usado como compensação mecânica para a fraqueza dos músculos dorsiflexores.

Quando o grupo muscular tríceps sural (músculos gastrocnêmio e sóleo) está fraco, podem ocorrer dois desvios. Primeiro, a falta de contração excêntrica dos músculos flexores plantares durante o apoio permite que a tíbia role rapidamente sobre o pé em dorsiflexão durante o período desde a resposta à carga até o apoio médio. Posteriormente, é criado maior momento de flexão do joelho, o que exige maior atividade do músculo quadríceps femoral. Em segundo lugar, a falta de propulsão à medida que o membro se move para o pré-balanço resulta no encurtamento do comprimento do passo no lado não envolvido. Este desvio da marcha pode ou não ser perceptível em terreno plano, mas torna-se pronunciado ao subir uma ladeira.

A **marcha bamboleante** é comumente observada em indivíduos com uma fraqueza difusa, como aquela causada por distrofias musculares (Figura 21.18). As compensações observadas na marcha bamboleante variam porque diferentes indivíduos apresentam distintos padrões de fraqueza. As alterações posturais que afetam a marcha incluem ficar em pé com os ombros atrás dos quadris, inclinação da pelve anterior e hiperlordose lombar para manter a extensão do quadril. Durante a marcha, essas posturas levam a uma limitada rotação recíproca da pelve e do tronco ou a nenhuma rotação recíproca. Para avançar um membro, todo o lado do corpo gira

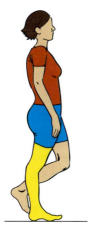

Figura 21.16 Marcha por fraqueza/paralisia muscular dos músculos isquiotibiais (joelho recurvado).

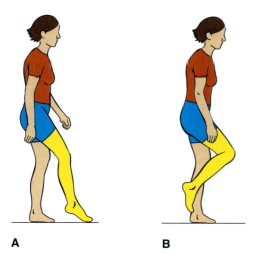

A   B

Figura 21.17 Envolvimento dos músculos dorsiflexores. **A.** Marcha com fraqueza/paralisia dorsiflexora não compensada (marcha equina) no contato inicial. **B.** Marcha por fraqueza/paralisia dorsiflexora compensada (escarvante ou *steppage*) durante a fase de balanço.

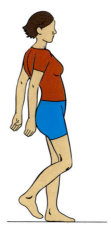

Figura 21.18 Marcha bamboleante.

para frente movendo-se como um "bloco", movimentação que não inclui a contrarrotação do tronco. A fraqueza dos abdutores do quadril resulta em uma flexão lateral excessiva do tronco. A fraqueza dos músculos dorsiflexores do tornozelo impõe a marcha *steppage*.

Limitações na amplitude de movimento

A amplitude normal de movimento pode ser prejudicada por limitações ósseas ou de tecidos moles. As limitações ósseas podem ser o resultado de artrite, lesão ortopédica ou outras causas. As limitações dos tecidos moles podem ser o resultado de um encurtamento adaptativo dos músculos, das cápsulas, dos ligamentos ou da pele.

Um indivíduo com um **quadril fundido** pode apresentar um apoio normal quando em pé, mas a limitação óssea da fusão articular limita o avanço dos membros (Figura 21.19). A compensação para avançar o membro com um quadril fundido é realizar uma inclinação da pelve posterior, o que diminui a lordose lombar.

Quando um joelho é fundido cirurgicamente, ele é fundido em extensão. Durante a fase de balanço, o membro fundido permanece muito longo para que o pé ultrapasse o solo. Para compensar, o membro de apoio pode subir até o antepé no início do apoio (Figura 21.20). Isso é chamado de **marcha ceifante**, ou *vaulting*. Outra acomodação é a abdução do membro envolvido durante o balanço. Isso é denominado **marcha de circundução** (Figura 21.21).

O encurtamento adaptativo dos músculos flexores do joelho evita a extensão total do joelho, o que encolhe efetivamente o membro. Isso afeta todas as fases de apoio

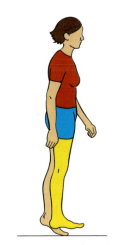

Figura 21.20 Marcha ceifante.

da marcha. A falta de extensão do joelho coloca a LG posteriormente ao eixo de movimento da articulação do joelho, exigindo então um aumento da atividade do músculo quadríceps femoral para evitar a flexão do joelho durante o apoio. Um passo rápido e curto do membro não envolvido reduz o tempo durante o qual o músculo quadríceps femoral deve controlar o joelho de apoio.

O encurtamento adaptativo do grupo muscular tríceps sural afeta as fases de apoio e de balanço. O encurtamento adaptativo coloca o tornozelo em posição de flexão plantar. Durante o toque inicial, o contato com o chão ocorre com o antepé e não com o calcanhar. Quando isso ocorre, o pé permanece em flexão plantar, de modo que a tíbia não consegue rolar sobre o pé durante o apoio. Como o músculo gastrocnêmio é um músculo

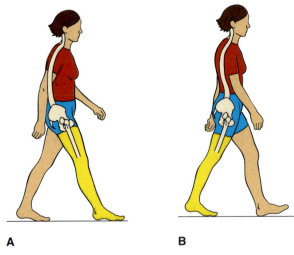

Figura 21.19 Marcha resultante de um quadril fundido. **A.** Durante a fase de balanço, o membro avança por meio de uma inclinação da pelve posterior (diminuindo a lordose lombar). **B.** Durante a fase de apoio, o membro move-se para trás por meio de uma inclinação da pelve anterior (aumentando a lordose lombar).

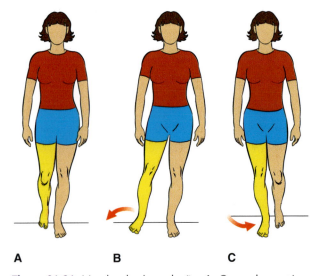

Figura 21.21 Marcha de circundução. **A.** O membro está na posição normal no final da fase de apoio. **B.** O membro então oscila para fora durante a fase de balanço. **C.** O membro então retorna à posição normal para o início da fase de apoio.

flexor plantar do tornozelo e um flexor do joelho, em uma configuração de cadeia cinética fechada o peso corporal força o tornozelo a uma dorsiflexão ou o joelho a se estender excessivamente (joelho recurvado). Quando o comprimento insuficiente do músculo gastrocnêmio não permite a dorsiflexão do tornozelo, o joelho é forçado a uma extensão excessiva durante o apoio médio (ver Figura 21.17). Para liberar o pé durante a fase de balanço, é necessário aumentar a flexão do quadril.

A fusão do tornozelo denominada **artrodese tripla** é a fusão cirúrgica da articulação talocalcânea e das duas articulações da articulação transversa do tarso. O indivíduo perde a supinação e a pronação do pé, que são necessárias para se adaptar a superfícies irregulares. A dorsiflexão e a flexão plantar são limitadas, o que resulta em menor comprimento do passo.

Envolvimento neurológico

O envolvimento neurológico afeta a capacidade de um indivíduo ativar, controlar e relaxar os músculos de forma rápida e suave. Um aumento no tônus muscular, particularmente nos músculos antigravitacionais, resulta em um início fácil do reflexo de estiramento, produzindo contrações musculares que podem alterar os padrões de marcha. Os desvios da marcha causados pelo envolvimento neurológico variam de acordo com a causa, a localização no sistema nervoso central (SNC) e a gravidade do envolvimento do SNC. Alguns desvios da marcha são típicos de certas condições neurológicas, mas os desvios específicos e a gravidade do seu efeito sobre a marcha variam significativamente entre os indivíduos.

A **hemiplegia** refere-se à perda de função de um lado do corpo. Um indivíduo que sofre uma lesão em um lado do cérebro pode apresentar uma perda de controle motor do lado oposto do corpo. Os desvios comuns da marcha observados em indivíduos com hemiplegia incluem dorsiflexão e inversão durante o balanço, adução do quadril durante o balanço, contato inicial com o antepé, falta de controle do joelho e perda do movimento da tíbia sobre o pé durante o apoio (Figura 21.22). A falta de controle do joelho é mais evidente no início da fase de apoio. A perda de movimento da tíbia sobre o pé durante o apoio resulta em menor comprimento do passo e balanço mais rápido do membro não envolvido.

Lesões no cerebelo podem resultar em falta de coordenação dos movimentos. Os movimentos tornam-se bruscos e irregulares, o que afeta o equilíbrio. As acomodações da marcha incluem passos mais largos, balanço exagerado dos braços, posicionamento inconsistente dos pés no contato inicial e incapacidade de andar em linha reta. Este tipo de marcha é denominado **marcha atáxica**.

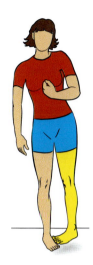

Figura 21.22 Marcha hemiplégica.

A doença de Parkinson apresenta-se como uma diminuição geral da mobilidade. A capacidade de iniciar e sustentar o movimento é afetada. Os indivíduos com a doença de Parkinson podem assumir uma postura de flexão plantar, flexão de quadril e joelho, flexão de tronco e flexão de cotovelo. A marcha geralmente é iniciada por um período de pequenos passos, denominado **marcha festinante**. Uma vez iniciada a marcha, o peso é colocado sobre o antepé e são dados passos curtos e rápidos (Figura 21.23). Às vezes, a taxa de progressão para frente aumenta até que o indivíduo corre o risco de cair. Outras vezes, a progressão para frente é interrompida após alguns passos.

A **marcha em tesoura** é a adução do quadril durante a fase de balanço, o que faz o membro oscilante cruzar na frente do membro de apoio (Figura 21.24). Uma vez que um indivíduo transfere o peso para o membro mais à frente, ele tem dificuldade em avançar o membro oscilante porque o membro de apoio bloqueia o caminho. A marcha em tesoura é causada pela espasticidade dos

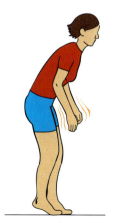

Figura 21.23 Marcha parkinsoniana.

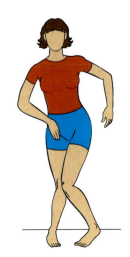

Figura 21.24 Marcha em tesoura.

músculos adutores do quadril. Uma base estreita de apoio e a interferência no avanço suave dos membros contribuem para a marcha instável.

O termo **marcha agachada** é frequentemente usado para descrever a marcha de um indivíduo com diplegia espástica. Os indivíduos parecem estar agachados devido à excessiva dorsiflexão do tornozelo e à flexão do quadril e do joelho durante o ciclo de marcha. Alguns também apresentam adução e rotação medial do quadril. Frequentemente, o encurtamento adaptativo dos músculos flexores do quadril resulta em inclinação da pelve anterior e hiperlordose lombar. Há pouca contrarrotação entre as partes superior e inferior do tronco. O balanço exagerado do braço e o deslocamento pélvico lateral também podem ser usados para compensar.

Dor

A **marcha antálgica** ocorre quando os desvios da marcha resultam de uma sensação de dor. O efeito da dor sobre o ciclo de marcha varia dependendo da causa, da localização e da intensidade da dor. As compensações típicas nos membros são uma diminuição na duração do apoio unipodal e uma diminuição na quantidade de peso colocado sobre o membro envolvido. A diminuição da duração do apoio unipodal do membro envolvido resulta em menor duração da fase de balanço do membro não envolvido. A duração mais curta da fase de balanço resulta em um curto comprimento de passo para o membro não envolvido.

Discrepância no comprimento dos membros

São comuns as pequenas diferenças no comprimento dos membros de um indivíduo. As discrepâncias significativas no comprimento dos membros podem ser congênitas ou adquiridas. As crianças com uma displasia de quadril não tratada podem apresentar posteriormente uma discrepância significativa no comprimento dos membros. Uma fratura de um osso longo do membro que cicatriza em uma posição de substituição encurta o membro.

As diferenças muito pequenas no comprimento dos membros normalmente não requerem uma intervenção específica. As diferenças no comprimento dos membros inferiores a 5 centímetros podem ser acomodadas por vários métodos: (1) aumento da inclinação da pelve lateral, (2) uso de palmilhas, (3) uso de saltos, e (4) flexão do joelho do membro mais longo. A elevação pélvica do quadril (caminhada do quadril) no membro mais longo durante a fase de balanço encurta virtualmente esse membro, permitindo então que o membro mais longo saia do chão durante o balanço. Palmilhas ou outros calçados adaptativos também são efetivos para esses indivíduos. Manter a flexão plantar do tornozelo durante a fase de apoio no membro mais curto torna este membro virtualmente mais longo (mas não conforme medido). O aumento da flexão do joelho do membro mais longo praticamente o encurta. Todas essas compensações, individualmente ou em combinação, tornam efetivamente o comprimento virtual das duas extremidades inferiores mais próximo da igualdade.

Autoavaliação

Questões sobre anatomia geral

1. Defina os seguintes termos:
   a. Passada
   b. Passo
   c. Largura do passo
   d. Comprimento da passada
   e. Comprimento do passo
   f. Ciclo de marcha
2. Liste as três tarefas da marcha.
3. Liste as subfases da fase de balanço da marcha.
4. Liste as subfases da fase de apoio da marcha.
5. Qual é a finalidade do deslocamento pélvico lateral durante a marcha?
6. Qual é a função dos músculos flexores plantares entre a resposta à carga e o apoio médio?
7. Onde está a LG em relação ao quadril durante a resposta à carga?
8. Qual é o efeito de a LG estar posterior ao joelho durante o contato inicial?
9. Qual é o efeito no balanço do braço e na contrar-rotação do tronco quando um indivíduo caminha muito lentamente?
10. Que tipo de contração o músculo glúteo médio realiza durante a fase de apoio da marcha?

Questões sobre atividade funcional

1. Quando começa o avanço dos membros?
2. Um indivíduo apresenta um encurtamento adaptativo do grupo muscular gastrocnêmio/sóleo direito.
   a. Quais subfases da marcha serão afetadas?
   b. Qual será o efeito no ciclo geral de marcha?

3. O membro direito de um indivíduo é 2 centímetros mais curto que o esquerdo. Quais compensações podem ser empregadas durante a fase de balanço esquerdo para liberar o pé?
4. Um indivíduo com dor no joelho esquerdo dá passos curtos à direita. Por quê?
5. Quando começa a aceitação de peso?

Questões sobre exercícios clínicos

1. Como é determinado se a falta de dorsiflexão de um indivíduo durante a fase de apoio é causada por problema muscular ou limitação óssea?
2. Um indivíduo não consegue estender o joelho por 20 graus.
   a. Quais subfases da marcha serão comprometidas?
   b. Qual(is) compensação(ões) o indivíduo pode praticar?
3. Um indivíduo usa uma marcha de glúteo médio compensada. Qual é o propósito de inclinar-se para o lado fraco durante a fase de apoio?
4. Do balanço médio ao contato inicial:
   a. Qual é o efeito da gravidade sobre a articulação do quadril?
   b. Este é um efeito desejado?
   c. Qual(is) grupo(s) muscular(es) é(são) necessário(s) e que tipo de contração ele(s) realiza(m)?
5. Qual a função dos músculos flexores plantares durante o pré-balanço?

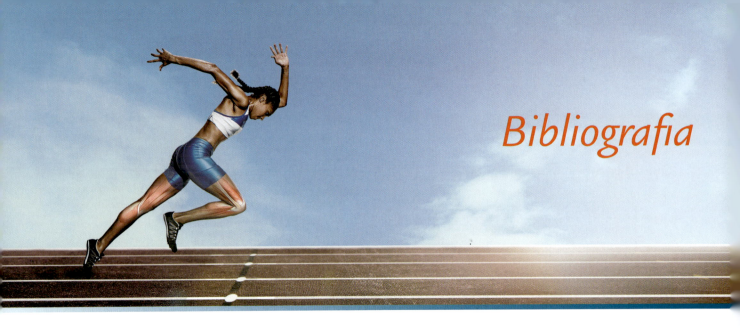

Bibliografia

Abrahams, P, Craven, J, and Lumley, J: Illustrated Clinical Anatomy. Oxford University Press, New York, 2005.

Anderson, MK: Fundamentals of Sports Injury Management. Lippincott Williams & Wilkins, Philadelphia, 2002.

Anderson, MK, Hall, SJ, and Martin, M: Sports Injury Management, ed 2. Lippincott Williams & Wilkins, Philadelphia, 2002.

Beachey, W: Respiratory Care Anatomy and Physiology: Foundations for Clinical Practice, Mosby, St. Louis, MO, 1998.

Bertoti, DB: Functional Neurorehabilitation Through the Life Span. FA Davis, Philadelphia, 2004.

Brunnstrom, S: Clinical Kinesiology, ed 3. FA Davis, Philadelphia, 1972.

Burt, J and White, G: Lymphedema: A Breast Cancer Patient's Guide to Prevention and Healing. Hunter House, Berkeley, 2005.

Cael, C: Functional Anatomy: Musculoskeletal Anatomy, Kinesiology, and Palpation for Manual Therapists, revised. Lippincott Williams & Wilkins, Philadelphia, 2010.

Calais-Germain, B: Anatomy of Movement, revised. Eastland Press, Seattle, 2007.

DesJardins, T: Cardiopulmonary Anatomy and Physiology, ed 4. Thomson Delmar Learning, Clifton Park, NY, 2002.

Donatelli, RA: The Biomechanics of the Foot and Ankle, ed 2. FA Davis, Philadelphia, 1996.

Drake, RL, Vogl, AW, Mitchell, AWM, Tibbitts, RM, and Richardson, PE: Gray's Atlas of Anatomy, ed 2. Churchill Livingstone Elsevier, Philadelphia, 2015.

Dufort, A: Ballet Steps: Practice for Performance. Hodder Arnold, London, 1993.

Ellis, H: Clinical Anatomy: A Revision and Applied Anatomy for Clinical Students, ed 10. Blackwell, Malden, MA, 2002.

Gilman, S and Newman, SW: Essentials of Clinical Neuroanatomy and Neurophysiology, ed 10. FA Davis, Philadelphia, 2003.

Gilroy, AM, MacPherson, BR, and Ross, LM (eds): Atlas of Anatomy. Thieme Medical Publishers, New York, 2008.

Goodman, CC and Fuller, KS: Pathology: Implications for the Physical Therapist, ed 3. Saunders-Elsevier, St. Louis, MO, 2009.

Grimshaw, P, Lees, A, Fowler, N, and Burden A: Sport and Exercise Biomechanics, Taylor & Francis, New York, 2006.

Hall, SJ: Basic Biomechanics, ed 3. McGraw-Hill, Boston, 1999.

Hamill, J and Knutzen, KM: Biomechanical Basis of Human Movement, ed 2. Lippincott Williams & Wilkins, Philadelphia, 2003.

Hislop, HJ and Montgomery, J: Daniels and Worthingham's Muscle Testing: Techniques of Manual Examination, ed 8. Saunders Elsevier, St. Louis, 2007.

Houglum, PA and Betoti, DB: Clinical Kinesiology, ed 6. FA Davis, Philadelphia, 2012.

Jenkins, DB: Hollinshead's Functional Anatomy of the Limbs and Back, ed 7. WB Saunders, Philadelphia, 1998.

Jenkins, DB: Hollinshead's Functional Anatomy of the Limbs and Back, ed 8. WB Saunders, Philadelphia, 2002.

Jones, K and Barker, K: Human Movement Explained. Butterworth–Heinemann, Oxford, 1996.

Kendall, FP, McCreary, EK, and Provance, PG: Muscles: Testing and Function, ed 4. Williams & Wilkins, Baltimore, 1993.

Kingston, B: Understanding Joints: A Practical Guide to Their Structure and Function. Stanley Thornes Ltd, Cheltenham, UK, 2000.

Kisner, C and Colby, LA: Therapeutic Exercise: Foundations and Techniques, ed 7. FA Davis, Philadelphia, 2018.

Lamport, NK, Coffey, MS, and Hersch, GI: Activity Analysis and Application, ed 4. Slack, Thorofare, NJ, 2001.

Lesh, SG: Clinical Orthopedics for the Physical Therapist Assistant, ed 1. FA Davis, Philadelphia, 2000.

Levangie, PK and Norkin, CC: Joint Structure and Function, ed 5. FA Davis, Philadelphia, 2011.

Loudon, JK, Manske, RC, and Reiman MP: Clinical Mechanics and Kinesiology, Human Kinetics, Champaign, IL, 2013.

Low, J and Reed, A: Basic Biomechanics Explained. Butterworth-Heinemann, Oxford, 1996.

Marieb, LN and Mitchell, SJ. Human Anatomy and Physiology Laboratory Manual, ed 9. Pearson Benjamin Cummings, San Francisco, 2008.

Martini, FH: Fundamentals of Anatomy and Physiology, ed 7. Pearson Benjamin Cummings, San Francisco, 2006.

McKinnis, LN: Fundamentals of Musculoskeletal Imaging, ed 2. FA Davis, Philadelphia, 2005.

McMillan, B: The Illustrated Atlas of the Human Body, Weldon Owen Pty Ltd, Sydney, 2008.

Moore, K: Clinically Oriented Anatomy, ed 4. Williams & Wilkins, Baltimore, 2004.

Moore, K and Agur, A: Essential Clinical Anatomy, ed 2. Lippincott Williams & Wilkins, Philadelphia, 2002.

Muscolino, JE: Kinesiology: The Skeletal System and Muscle Function. Elsevier, 2005.

Netter, FH: Atlas of Human Anatomy. Ciba-Geigy Corporation, Summit, NJ, 1989.

Netter, FH: Atlas of Human Anatomy, ed 5. Saunders Elsevier, Philadelphia, 2011.

Neumann, DA: Kinesiology of the Musculoskeletal System: Foundations for Physical Rehabilitation, ed 3. Mosby, St. Louis, MO, 2017.

Nolan, MF: Clinical Applications of Human Anatomy: A Laboratory Guide, ed 1. Slack, Thorofare, 2003.

Nordin, M and Frankel, VH: Basic Biomechanics of the Musculoskeletal System, ed 3. Lippincott Williams & Wilkins, Baltimore, 2001.

Norkin, C and White, D: Measurement of Joint Motion: A Guide of Goniometry, ed 4. FA Davis, Philadelphia, 2009.

Oatis, CA: Kinesiology: The Mechanics and Pathomechanics of Human Movement, ed 2. Lippincott Williams & Wilkins, Philadelphia, 2009.

Olson, TR: ADAM: Student Atlas of Anatomy. Williams & Wilkins, Baltimore, 1996.

Ombregt, L, Bisschop, P, ter Veer, HJ, and Van de Velde, T: A System of Orthopedic Medicine. WB Saunders Company, London, 1995.

O'Sullivan, SB, Schmitz, TJ, and Fulk, GD: Physical Rehabilitation, ed 6. FA Davis, Philadelphia, 2014.

Palastanga, N, Field, D, and Soames, R: Anatomy and Human Movement: Structure and Function, ed 2. Butterworth-Heinemann, Oxford, 1994.

Palmer, M and Epler, M: Clinical Assessment Procedures in Physical Therapy, ed 2. JB Lippincott, Philadelphia, 1998.

Pedretti, LW and Early, MB: Occupational Therapy: Practice Skills for Physical Dysfunction, ed 5. CV Mosby, St. Louis, MO, 2001.

Perry J: Gait Analysis: Normal and Pathological Function. Slack, Thorofare, NJ, 1992.

Quiring, DP and Warfel, JH: The Head, Neck, and Trunk, ed 3. Lea & Febiger, Philadelphia, 1967.

Quiring, DP and Warfel, JH: The Extremities, ed 3. Lea & Febiger, Philadelphia, 1967.

Rolak, LA: Neurology Secrets, ed 4. Elsevier Mosby, St. Louis, MO, 2005.

Scanlon, VC and Sanders, T: Essentials of Anatomy and Physiology, ed 6. FA Davis, Philadelphia, 2011.

Snyder, DC, Conner, LM, and Lorenz, GF: Kinesiology Foundations for OTAs and PTAs, ed 5. Cengage, 2005.

Starkey, C and Ryan, J: Evaluation of Orthopedic and Athletic Injuries, ed 2. FA Davis, Philadelphia, 2002.

Steindler, A: Kinesiology of the Human Body: Under Normal and Pathological Conditions. Charles C. Thomas, Springfield, IL, 1955.

Strandring, S (ed): Gray's Anatomy: The Anatomical Basis of Clinical Practice, ed 40. Churchill Livingstone Elsevier, 2008.

Tovin, BJ and Greenfield, BH: Evaluation and Treatment of the Shoulder: An Integration of the Guide to Physical Therapist Practice. FA Davis, Philadelphia, 2001.

Vander, AJ, Sherman, JH, and Luciano, DS: Human Physiology: The Mechanisms of Body Function, ed 5. McGraw-Hill Publishing Company, New York, 1990.

Venes, D: Taber's Cyclopedic Medical Dictionary, ed 20. FA Davis, Philadelphia, 2005.

Whittle, MW: Gait Analysis: An Introduction, ed 4. Butterworth-Heinemann, Oxford, 1996.

Williams, P (ed): Gray's Anatomy: The Anatomical Basis of Medicine and Surgery, ed 38, Churchill Livingstone, New York, 1995.

Wise, CH, and Gulick, DT: Mobilization Notes: A Rehabilitation Specialist's Pocket Guide. FA Davis, Philadelphia, 2009.

Wise, CH: Orthopedic Manual Physical Therapy: From Art to Evidence. FA Davis, Philadelphia, 2015.

Periódicos

1. Cappellini G, Ivanenko Y. Motor patterns in human walking and running. *J Neurophysiol.* 2006;95:3426-3437. doi:10.1152/jn.00081.2006.

2. Chester R, Smith TO, Sweeting D, Dixon J, Wood S, Song F. The relative timing of VMO and VL in the aetiology of anterior knee pain: a systematic review and meta-analysis. *BMC Musculoskelet Disord.* 2008;9:64. doi:10.1186/1471-2474-9-64.

3. Cobb TK, Dalley BK, Posteraro RH, Lewis RC. Anatomy of the flexor retinaculum. *J Hand Surg Am.* 1993;18(3):91-99. doi:10.1016/0363-5023(93)90251-W.

4. Cronin NJ, Barrett RS, Carty CP. Long-term use of high-heeled shoes alters the neuromechanics of human walking. *J Appl Physiol.* 2012;112(9): 1054-1058. doi:10.1152/japplphysiol.01402.2011.

5. Dal Maso F, Raison M, Lundberg A, Arndt A, Allard P, Begon M. Glenohumeral translations during range-of-motion movements, activities of daily living, and sports activities in healthy participants. *Clin Biomech.* 2015;30(9):1002-1007. doi:10.1016/j.clinbiomech.2015.06.016.

6. Dal Maso F, Raison M, Lundberg A, Arndt A, Begon M. Coupling between 3D displacements and rotations at the glenohumeral joint during dynamic tasks in healthy participants. *Clin Biomech.* 2014;29(9):1048-1055. doi:10.1016/j.clinbiomech.2014.08.006.

7. DeLeo AT, Dierks TA, Ferber R, Davis IS. Lower extremity joint coupling during running: a current update. *Clin Biomech.* 2004;19:983-991. doi:10.1016/j.clinbiomech.2004.07.005.

8. Dugan SA, Bhat KP. Biomechanics and analysis of running gait. *Phys Med Rehabil Clin N Am.* 2005;16:603-621. doi:10.1016/j.pmr.2005.02.007.

9. El-Rich M, Shirazi-Adl A, Arjmand N. Muscle activity, internal loads, and stability of the human spine in standing postures: combined model and in vivo studies. *Spine (Phila Pa 1976).* 2004;29(23):2633-2642. doi:10.1097/01.brs.0000146463.05288.0e.

10. Ettema GJC, Styles G, Kippers V. The moment arms of 23 muscle segments of the upper limb with varying elbow and forearm positions: implications for motor control. *Hum Mov Sci.* 1998;17:201-220. doi:10.1016/S0167-9457(97)00030-4.

11. Farahmand F, Tahmasbi MN, Amis A. The contribution of the medial retinaculum and quadriceps muscles to patellar lateral stability—an in-vitro study. *Knee.* 2004;11:89-94. doi:10.1016/j.knee.2003.10.004.

12. Franklin ME, Chenier TC, Brauninger L, Cook H, Harris S. Effect of positive heel inclination on posture. *J Orthop Sports Phys Ther.* 1995;21(2):94-99. doi:10.2519/jospt.1995.21.2.94.

13. Greathouse D, Halle J, Dalley A. Terminologia anatomica: revised anatomical terminology. *J Orthop Sport Phys Ther.* 2004;34:363-367. doi:10.2519/jospt.2004.0107.

14. Jang J, Koh E, Han D. The effectiveness of passive knee extension exercise in the sitting position on stretching of the hamstring muscles of patients with lower back pain. *J Phys Ther Sci.* 2013;25: 501-504. doi:10.1589/jpts.25.501.

15. Ji G, Wang F, Zhang Y, Chen B, Ma L, Dong J. Medial patella retinaculum plasty for treatment of habitual patellar dislocation in adolescents. *Int Orthop.* 2012;36:1819-1825. doi:10.1007/s00264-012-1544-3.

16. Kim M, Yi C, Kwon O, et al. Comparison of lumbopelvic rhythm and flexion-relaxation response between 2 different low back pain subtypes. *Spine (Phila Pa 1976).* 2013;38(15): 1260-1267. doi:10.1097/BRS.0b013e318291b502.

17. Le Huec JC, Saddiki R, Franke J, Rigal J, Aunoble S. Equilibrium of the human body and the gravity line: the basics. *Eur Spine J.* 2011;20:1-6. doi:10.1007/s00586-011-1939-7.

18. Lee JC, Healy FJC. Anatomy of the wrist and hand. *Radiographics.* 2005;25:1577-1590. doi:10.1148/rg.256055028.

19. Merican AM, Amis AA. Anatomy of the lateral retinaculum of the knee. *J Bone Joint Surg Br.* 2008;90(4):527-534. doi:10.1302/0301-620X.90B4.20085.

20. Neumann DA. The convex-concave rules of arthrokinematics: flawed or perhaps just misinterpreted? *J Orthop Sports Phys Ther.* 2012;42(2):53-55. doi:10.2519/jospt.2012.0103.

21. Nicolella DP, O'Connor MI, Enoka RM, et al. Mechanical contributors to sex differences in idiopathic knee osteoarthritis. *Biol Sex Differ.* 2012;3(1):28. doi:10.1186/2042-6410-3-28.

22. Nishiihara R. The dilemmas of a scaphoid fracture: a difficult diagnosis for primary care physicians. *Hosp Physician.* 2000;(March):24-40.

23. Opila KA, Wagner SS, Schiowitz S, Chen J. Postural alignment in barefoot and high-heeled stance. *Spine (Phila Pa 1976).* 1988;13:542-547. doi:10.1097/00007632-198805000-00018.

24. Park S, Kong Y-S, Ko Y-M, Jang G-U, Park J-W. Differences in onset timing between the vastus medialis and lateralis during concentric knee contraction in individuals with genu varum

or valgum. *J Phys Ther Sci.* 2015;27:1207-1210. doi:10.1589/jpts.27.1207.

25. Powers CM. Rehabilitation of patellofemoral joint disorders: a critical review. *J Orthop Sport Phys Ther.* 1998;28:345-354. http://www.ncbi.nlm.nih.gov/entrez/query.fcgi?cmd=Retrieve&db=PubMed&dopt=Citation&list_uids=9809282.

26. Rassier DE, MacIntosh BR, Herzog W. Length dependence of active force production in skeletal muscle. *J Appl Physiol.* 1999;86(5):1445-1457.

27. Sasaki K, Neptune RR. Muscle mechanical work and elastic energy utilization during walking and running near the preferred gait transition speed. *Gait Posture.* 2006;23.383-390. doi:10.1016/j.gaitpost.2005.05.002.

28. Schwab F, Lafage V, Boyce R, Skalli W, Farcy J-P. Gravity line analysis in adult volunteers: age-related correlation with spinal parameters, pelvic parameters, and foot position. *Spine (Phila Pa 1976).* 2006;31(25):E959-E967. doi:10.1097/01.brs.0000248126.96737.0f.

29. Shirazi-Adl A., El-Rich M, Pop DG, Parnianpour M. Spinal muscle forces, internal loads and stability in standing under various postures and loads—application of kinematics-based algorithm. *Eur Spine J.* 2005;14:381-392. doi:10.1007/s00586-004-0779-0.

30. Stecco C, Macchi V, Lancerotto L, Tiengo C, Porzionato A, De Caro R. Comparison of transverse carpal ligament and flexor retinaculum terminology for the wrist. *J Hand Surg Am.* 2010;35(5):746-753. doi:10.1016/j.jhsa.2010.01.031.

31. Sullivan PBO, Grahamslaw KM, Ther MM, et al. The effect of different standing and sitting postures on trunk muscle activity in a pain-free population. *Spine.* 2002;27(11):1238-1244.

32. Thompson NW, Mockford BJ, Cran GW. Absence of the palmaris longus muscle: a population study. *Ulster Med J.* 2001;70(1):22-24.

33. Throckmorton GS, Finn RA, Bell WH. Biomechanics of differences in lower facial heights. *Am J Orthod Dentofac Orthop.* 1980;77(4):410-420.

34. Waligora AC, Johanson NA, Hirsch BE. Clinical anatomy of the quadriceps femoris and extensor apparatus of the knee. *Clin Orthop Relat Res.* 2009;467:3297-3306. doi:10.1007/s11999-009-1052-y.

35. Ward SR, Winters TM, Blemker SS. The architectural design of the gluteal muscle group: implications for movement and rehabilitation. *J Orthop Sports Phys Ther.* 2010;40(2):95-102. doi:10.2519/jospt.2010.3302.

36. Whalen RT, Carter DR, Giddings VL, E GSB. Calcaneal loading during walking and running. *Med Sci Sports Exerc.* 2000;32(3):627-634.

37. Williams DS, McClay IS, Hamill J, Buchanan TS. Lower extremity kinematic and kinetic differences in runners with high and low arches. *J Appl Biomech.* 2001;17:153-163.

38. Witvrouw E, Sneyers C, Lysens R, Victor J, Bellemans J. Reflex response times of vastus medialis oblique and vastus lateralis in normal subjects and in subjects with patellofemoral pain syndrome. *J Orthop Sports Phys Ther.* 1996;24(3):160-165. doi:10.2519/jospt.1996.24.3.160.

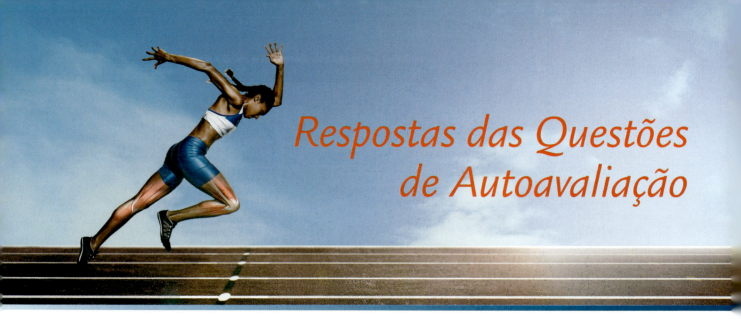

Respostas das Questões de Autoavaliação

Capítulo 1 | Informações Básicas

1. a. Anterior.
   b. Posterior.
   c. Distal, proximal.
   d. Superior inferior.
2. Ipsilateral, contralateral.
3. Aberta, fechada.
4. Posição anatômica.
5. Verdadeiro.
6. a. Flexão e extensão.
   b. Abdução e adução.
   c. Rotação.
7. Três.
8. a. Extensão.
   b. Sagital.
   c. Frontal.
   d. Fechada.
9. Abdução.
10. D, A, B, C.

Capítulo 2 | Biomecânica Básica

1. Compressão.
2. c. Tração do braço direito e compressão do tronco do lado direito.
3. a. Paralelo à linha de movimento desejada.
4. a. Lei da inércia.
5. b. COM é maior.
6. c. Terceira.
7. b. Segunda.
8. a. Primeira.
9. a. Primeira.
10. a. A força é a pessoa, a resistência é a bagagem e o carrinho, e o eixo é a roda.
    b. O centro de gravidade da Figura 2.42A está aproximadamente no topo da mala.
    O centro de gravidade da Figura 2.42B está mais próximo do centro da bolsa e da mala.
    c. Nas Figuras 2.42A e 2.42B, o comprimento do braço de força é a distância perpendicular do eixo da roda até o ponto em que o homem segura o cabo.
    O braço de resistência é a distância perpendicular do eixo da roda ao centro de gravidade da bagagem.
    d. Figura 2.42A.
    e. Na Figura 2.42B, o braço de resistência é mais curto; portanto, é mais fácil puxar a bagagem.

Capítulo 3 | Sistema Esquelético

1. Ver Tabela 3.1.
2. Ossos irregulares e achatados.
3. Ossos longos, curtos e sesamoides.
4. O osso compacto é denso. O osso esponjoso é composto por trabéculas que deixam um espaço ao seu redor.
5. Ossos longos.
6. As placas de crescimento estão entre a epífise e a metáfise.
7. Os ossos são alavancas. As articulações são eixos.
8. Fornecer nutrição e promover o crescimento circunferencial.
9. Reforço dos ossos ao longo das linhas de tensão. Reduz o peso do osso esponjoso.
10. No centro dos ossos longos.

Fornecer um local para a medula óssea, onde o sangue é produzido.

Contém artérias nutrícias.

O revestimento contém osteoclastos.

11. Ver Figura 3.3.

12. Os osteoblastos sintetizam tecido ósseo. Os osteoclastos destroem/removem o tecido ósseo.

Capítulo 4 | Sistema Articular e Artrocinemática

1. As articulações fibrosas são unidas por ligamento, cápsula e membrana interóssea.

   As articulações cartilagíneas são unidas por cartilagem hialina ou fibrocartilagem.

2. Movimento dentro de dois planos e em torno de dois eixos.

3. A membrana sinovial reveste a cápsula articular e secreta o líquido sinovial.

4. Aproximação de tecidos moles, como o músculo bíceps braquial os músculos do antebraço encostados durante a flexão do cotovelo.

5. Uma face é convexa e a outra é côncava.

6. Vantagem: fornece estabilidade.

   Desvantagem: aumento da pressão sobre os tecidos.

7. Rola e desliza a tíbia sobre o fêmur anteriormente. Rotação lateral da tíbia sobre o fêmur durante os últimos graus de extensão.

8. a. Quadril: fêmur convexo e acetábulo côncavo.

   Ombro: úmero convexo e cavidade glenoidal côncava.

   b. Quadril: fêmur.

   Ombro: úmero.

   c. Quadril: convexo sobre côncavo.

   Ombro: convexo sobre côncavo.

   d. Quadril: giro.

   Ombro: rolamento e deslizamento.

Capítulo 5 | Sistema Nervoso

1. A substância cinzenta forma um H no centro da medula espinal e está localizada no cerebelo e no córtex cerebral.

   Os tecidos cobertos por mielina aparecem brancos.

2. Ossos, meninges, líquido cerebrospinal (LCS).

3. Os nervos aferentes transportam informações sensoriais. Os nervos eferentes transportam informações motoras.

4. A mielina envolve os nervos para acelerar a transmissão dos impulsos. A mielina está localizada nas áreas brancas do SNC e nos nervos do SNP.

5. Gânglio da raiz dorsal.

6. Ossos, meninges e líquido cerebrospinal (LCS).

7. Os nervos cervicais 1 a 7 saem acima das vértebras correspondentes. O oitavo nervo cervical e todos os nervos restantes saem abaixo das vértebras correspondentes.

8. As áreas dos dermátomos da medula espinal estão dispostas em faixas no tronco e por regiões nas extremidades.

   Os dermátomos dos nervos periféricos estão nas extremidades e são compostos por vários níveis da medula espinal.

9. Nem toda a inervação de um nervo periférico provém de um nível da medula espinal. Assim, se ocorrer uma lesão em um nível específico da medula espinal, os nervos periféricos relacionados retêm alguma função.

10. Os dendritos levam informações aos corpos celulares dos neurônios. Os axônios transportam informações para fora do corpo celular.

Capítulo 6 | Sistema Muscular

1. Origem, inserção.

2. Elasticidade.

3. A actina e a miosina formam pontes cruzadas que aproximam os filamentos de miosina, encurtando então o músculo. As pontes cruzadas são a fonte de força dentro do músculo.

4. Tipo I.

5. Alavancas, força.

6. a. Concêntrica.

   b. Excêntrica.

7. Extensores de quadril e do joelho, excêntrica.

8. Músculo gastrocnêmio.

   É um músculo multiarticular que não pode ser alongado em ambas as articulações simultaneamente devido à insuficiência passiva.

9. Semipeniforme.

10. a. Músculos isquiotibiais.

    Concêntrica.

    b. Músculo quadríceps femoral.

    Excêntrica.

    c. Quadríceps.

    Concêntrica.

    d. Músculos isquiotibiais.

    Excêntrica.

Capítulo 7 | Sistema Circulatório

1. A valva AV direita é tricúspide e está localizada entre átrio e ventrículo direitos.

   A valva AV esquerda é bicúspide e está localizada entre átrio e ventrículo esquerdos.

2. Desoxigenado, veia pulmonar.

   Oxigenado, artéria pulmonar.

3. Ambas as valvas AV.

   Valvas semilunares.

4. Parte ascendente da aorta.

   Arco da aorta.

   Parte descendente da aorta.

   Artéria ilíaca comum, que se divide em artérias ilíacas externa e interna.

   A artéria ilíaca externa muda de nome para artéria femoral e depois para artéria poplítea.

5. Pulmões.

   Resto do corpo.

6. Veia cava inferior ou superior até o átrio direito através da valva AV direita até o ventrículo direito. Através da valva do tronco pulmonar até o tronco pulmonar até os pulmões.

   Sai dos pulmões através da veia pulmonar para o átrio esquerdo através da valva AV esquerda para o ventrículo esquerdo. Através da valva da aorta até a parte ascendente da aorta.

7. Leitos capilares.

8. Coleta de linfa, filtragem da linfa, detecção e início da resposta à infecção, retorno da linfa ao sistema circulatório.

9. Veia cava inferior.

10. Cervical.

    Axilar.

    Inguinal.

Capítulo 8 | Cabeça e Articulação Temporomandibular

Questões sobre anatomia geral

1. Zigomático, temporal.
2. a. Abaixamento.
   b. Elevação.
   c. Retração

   d. Protração.
   e. Desvio lateral.
3. a. Temporal, mandíbula.
   b. A fossa mandibular do temporal é côncava.

   Os côndilos da mandíbula são convexos.
4. Músculo temporal.
5. Músculo masseter.
6. Danos ao NC V.
7. Músculos pterigóideo medial e lateral do mesmo lado.
8. A mandíbula gira anteriormente sobre o disco.
9. Músculos esterno-hióideo, omo-hióideo.
10. Cartilagem tireóidea.

Questões sobre atividade funcional

1. a. Elevação.
   b. Lado oposto.
   c. Mesmo lado.
   d. Força é músculo.

      Resistência é carne.
   e. Terceira classe: Eixo > Força > Resistência
   f. O braço de resistência aumenta.

      O braço de força permanece inalterado.
2. a. Elevação.
   b. Músculos temporal, masseter, pterigóideo medial.
3. Anterior. A orientação dessas fibras musculares é mais vertical.

Questões sobre exercícios clínicos

1. a. Protrusão.
   b. Isométrica.
   c. Músculos pterigóideos medial e lateral bilateralmente.
2. a. Abaixamento.
   b. Concêntrica.
   c. Músculos pterigóideos laterais bilateralmente.

Capítulo 9 | Pescoço e Tronco

Questões sobre anatomia geral

1. a. Flexão lateral.

b. Rotação.

c. Flexão/Extensão.

2. Cervicais: processos espinhosos bifurcados. Forame em processos transversos.

Torácicas: processos espinhosos longos, delgados e apontando para baixo. Faces das costelas no corpo vertebral e nos processos transversos. Os processos articulares superiores estão voltados posteriormente.

Lombares: grandes processos espinhosos projetando-se diretamente posteriormente. Os processos articulares superiores estão voltados medialmente.

3. Occipital a C VII: ligamento nucal.

C VII ao sacro: ligamento supraespinhoso.

4. a. Ligamentos longitudinais anterior e posterior.

b. O ligamento longitudinal anterior limita a extensão.

O ligamento longitudinal posterior limita a flexão.

5. A linha de tração do músculo passa através ou próximo ao eixo frontal de flexão/extensão do tronco, tornando o músculo ineficaz para flexão/extensão.

A linha de tração do músculo não é horizontal, tornando o músculo ineficaz para rotação.

6. O mesmo lado.

7. O côndilo occipital desliza anteriormente na face articular superior de C I.

8. a. A flexão diminui a lordose lombar.

A extensão aumenta a lordose lombar.

b. A flexão aumenta o tamanho.

A extensão diminui o tamanho.

c. A flexão comprime anteriormente.

A extensão comprime posteriormente.

d. A flexão move o núcleo pulposo posteriormente.

A extensão move o núcleo pulposo anteriormente.

e. A flexão aumenta a carga anteriormente.

A extensão aumenta a carga posteriormente.

f. A flexão diminui a carga.

A extensão aumenta a carga.

9. C II.

10. Evita que o dente do áxis deslize posteriormente para o forame vertebral e comprima a medula espinal.

Questões sobre atividade funcional

1. a. Flexão lateral.

b. Extensão.

2. Ver Figura 9.42.

a. Flexão lateral para a lateral da mala.

b. Músculo quadrado do lombo no lado oposto.

c. Excêntrica.

d. Flexão lateral para o lado afastado da mala.

e. Músculo quadrado do lombo no lado oposto à mala.

f. Concêntrica.

3. Identifica o que ocorre ao flexionar a coluna para pegar um objeto leve do chão.

a. Gravidade.

b. Extensores (músculos eretores da espinha).

c. Excêntrica.

Questões sobre exercícios clínicos

1. Músculo esternocleidomastóideo esquerdo.

2. Articulação atlanto-occipital.

3. a. Flexão do tronco com rotação para a esquerda.

b. Músculos oblíquo externo direito e oblíquo interno esquerdo do abdome, e reto do abdome.

c. Concêntrica.

Capítulo 10 | Pelve

Questões sobre anatomia geral

1. a. Inclinação da pelve anterior e posterior.

b. Inclinação da pelve lateral e elevação pélvica.

c. Rotação pélvica.

2. a. Esquerdo (oposto).

b. Direito (mesmo).

3. Quadril.

4. Diminuir.

5. a. Rotação medial do quadril direito e rotação lateral do quadril esquerdo.

b. Rotação lateral do quadril direito e rotação medial do quadril esquerdo.

6. a. Extensão lombar.

b. Flexão lombar.

7. a. Músculos extensores lombares e flexores do quadril.

b. Músculos flexores lombares e extensores do quadril.

8. Ligamentos lombossacrais, iliolombares, longitudinais anteriores. (Cite dois dos três.)

Questões sobre atividade funcional

1. a. Inclinação da pelve posterior.

b. Inclinação da pelve anterior.

c. Inclinação da pelve posterior.

2. a. Inclinação da pelve lateral direita.

b. Quadril direito abduzido.

Quadril esquerdo aduzido.

3. a. Extensores do tronco (músculos eretores da espinha).

b. Flexores do tronco (músculos do abdome).

Questões sobre exercícios clínicos

1. Músculos quadrado do abdome esquerdo, eretores da espinha esquerdo, abdutores do quadril direito (glúteos médio e mínimo direitos).

2. Músculos do abdome. Alongamento adaptativo durante a gravidez.

Capítulo 11 | Sistema Respiratório

Questões sobre anatomia geral

1. Esterno, costelas, cartilagem costal, vértebras torácicas.

2. Costovertebrais: corpo das vértebras torácicas e cabeça das costelas.

Costotransversais: processos transversos das vértebras torácicas e tubérculos das costelas.

3. a. A caixa torácica se eleva e o diafragma desce.

b. A caixa torácica desce e o diafragma sobe.

4. Um tendão central.

5. Expiração.

A passagem do ar pelas pregas vocais cria as vibrações necessárias à vocalização. Durante a expiração, a força do fluxo de ar pode variar para alterar o volume das vocalizações.

6. Os músculos acessórios auxiliam a ventilação elevando ou abaixando a caixa torácica, ou estabilizando estruturas ósseas para que outros músculos possam mover a caixa torácica.

7. As inalações profundas envolvem mais músculos acessórios para elevar a caixa torácica, o que permite que mais ar se mova através da árvore bronquial.

8. a. Alça de balde.

b. Alça da bomba.

9. Um indivíduo com lesão medular C3 necessita de assistência mecânica para ventilação porque o diafragma está paralisado.

Um indivíduo com lesão medular C5 não necessitará de assistência mecânica.

10. Uma pessoa com lesão medular C5 terá apenas uma capacidade limitada de tossir porque os músculos abdominais estão paralisados.

Questões sobre atividade funcional

1. Essas posições estabilizam as inserções de alguns músculos do cíngulo do membro superior. Portanto, as origens desses músculos na caixa torácica movimentarão a caixa torácica. Desta forma, os músculos dos membros superiores atuam como músculos acessórios para a ventilação.

2. a. Uma respiração profunda e uma expiração forçada.

b. Expiração forçada.

c. Inspiração e expiração silenciosas.

d. Inspiração.

e. Expiração.

3. Parte descendente do músculo trapézio.

Questões sobre exercícios clínicos

1. Músculos do abdome, flexores do tronco.

2. Segurar um travesseiro sobre o abdome comprime o abdome, o que os músculos do abdome podem não conseguir fazer após uma cirurgia abdominal.

Além disso, segurar um travesseiro sobre a incisão apoia a incisão.

3. Aumentando a frequência ventilatória. Eles não podem aumentar o volume intratorácico.

Capítulo 12 | Cíngulo do Membro Superior

Questões sobre anatomia geral

1. Articulações esternoclaviculares, acromioclaviculares e escapulotorácicas.

2. O ângulo inferior da escápula.

3. Rotação ascendente.

4. A relação 2:1 entre o cíngulo do membro superior e o movimento da articulação do ombro durante a abdução dos membros superiores. Após os primeiros 30 graus, para cada 2 graus de abdução da articulação do ombro, o cíngulo do membro superior gira um 1 grau para cima.

5. As três partes do músculo trapézio têm funções e linhas de tração únicas.

As duas partes dos músculos romboides têm a mesma função e a mesma linha de tração.

6. Músculos serrátil anterior, peitoral menor.

7. Músculos romboides, partes ascendente e horizontal do músculo trapézio, elevador da escápula, parte descendente do músculo trapézio, supraespinal, infraespinal, redondo menor e redondo maior.

8. Músculos serrátil anterior, partes descendente e ascendente do músculo trapézio.

9. Músculos levantador da escápula, romboides, peitoral menor.

10. Par de forças: dois músculos geram força puxando em direções diferentes em lados opostos do eixo de movimento de uma articulação, produzindo uma rotação.

Questões sobre atividade funcional

1. Rotação ascendente.

2. Retração.

3. Abaixamento.

4. Protração durante a fase ascendente e retração durante a fase descendente.

5. Elevação.

Questões sobre exercícios clínicos

1. Músculo serrátil anterior.

2. Músculo esternoclavicular.

3. a. Protração escapular.

   Músculos serrátil anterior, peitoral menor.

   b. Retração escapular.

   Parte transversa do músculo trapézio, músculos romboides.

4. a. Músculo peitoral menor, parte ascendente do músculo trapézio.

   b. Excêntrica.

   c. Fechada.

5. a. Elevação.

   b. Parte descendente do músculo trapézio, músculos levantador da escápula, romboides.

   c. Concêntrica.

6. a. Abaixamento.

   b. Parte descendente do músculo trapézio, músculos levantador da escápula, romboides.

   c. Excêntrica.

Capítulo 13 | Articulação do Ombro

Questões sobre anatomia geral

1. Músculos supraespinal, infraespinal, redondo menor, subescapular.

   Eles circundam a cabeça do úmero, proporcionando então os movimentos artrocinemáticos e a compressão que mantêm a congruência da articulação do ombro durante a movimentação e proporcionam estabilidade articular

2. Músculos subescapular, coracobraquial, peitoral menor, cabeça curta do músculo bíceps braquial.

3. Músculos redondos maior e menor, infraespinal, supraespinal, parte espinal do músculo deltoide.

4. Medial: músculo redondo maior.

   Lateral: músculo peitoral maior.

5. Parte clavicular do músculo deltoide, músculos peitoral maior, latíssimo do dorso.

6. a. Parte clavicular.

   b. Primeira parte da amplitude de movimento até aproximadamente 60 graus de flexão do ombro.

   c. A linha de tração vertical torna-o mais eficaz na parte inicial da amplitude de movimento e menos eficaz à medida que se aproxima de uma linha de tração horizontal.

7. A parte clavicular do músculo deltoide é maior porque tem mais fibras musculares. O braço de força da parte clavicular do músculo deltoide é mais longo.

8. Músculos infraespinal, redondo menor, parte espinal do músculo deltoide.

9. Músculo subescapular, redondo maior, latíssimo do dorso.

10. a. Giro.

    b. Rolamento para cima e deslizamento para baixo.

    c. Rolar anteriormente e deslizar posteriormente.

Questões sobre atividade funcional

1. a. Flexão, rotação lateral.

   b. Rotação ascendente, elevação.

2. a. Flexão, rotação lateral.

   b. 0 a 90 graus: contra a gravidade.

   Além de 90 graus: com a gravidade.

   c. 0 a 90 graus: parte clavicular do músculo deltoide, parte clavicular do músculo peitoral maior, músculo coracobraquial, cabeça longa do músculo bíceps braquial.

400 Respostas das Questões de Autoavaliação

Além de 90 graus: músculo latíssimo do dorso, parte espinal do músculo deltoide, músculo redondo maior.

d. 0 a 90 graus: concêntrica.

Além de 90 graus: excêntrica.

3. a. Extensão, rotação medial.

b. Até atingir 90 graus: contra a gravidade.

90 a 0 grau: com a gravidade.

c. Até atingir 90 graus: músculo latíssimo do dorso, parte espinal do músculo deltoide, músculo redondo maior.

90 a 0 grau: parte clavicular do músculo deltoide, parte clavicular do músculo peitoral maior, músculo coracobraquial, cabeça longa do músculo bíceps braquial.

d. Até atingir 90 graus: concêntrica.

90 a 0 grau: excêntrica.

Questões sobre exercícios clínicos

1. Ver Figura 13.28.

a. Parte espinal do músculo deltoide, músculos infraespinal, redondo menor, latíssimo do dorso.

b. Concêntrica.

2. a. Nenhum.

b. Está diminuído.

c. É necessário menos força para completar o exercício porque o braço de resistência é mais curto.

3. Ver Figura 13.29.

a. Músculos adutores.

b. Músculos rotadores descendentes da escápula, abaixadores da escápula.

c. Isométrica em ambos os grupos.

4. Ver Figura 13.30.

a. Configuração de cadeia cinética fechada.

b. Músculos latíssimo do dorso, peitorais maior e menor, parte ascendente do músculo trapézio.

c. As origens estão se movendo em direção às inserções: músculos latíssimo do dorso, peitoral maior.

As inserções estão se movendo em direção às origens: parte ascendente do músculo trapézio, músculo peitoral menor.

Capítulo 14 | Cotovelo e Antebraço

Questões sobre anatomia geral

1. a. Articulação umeroulnar.

2. a. Deslizamento.

b. Flexão/extensão: deslizamento.

Supinação/pronação: rotação.

c. Rolamento.

3.

Músculo	Articulações
Bíceps braquial	Ombro, cotovelo, radiulnar proximal
Tríceps braquial	Ombro, cotovelo
Braquial	Cotovelo, radiulnar proximal
Braquiorradial	Cotovelo, radiulnar proximal
Pronador redondo	Cotovelo, radiulnar proximal
Supinador	Cotovelo, radiulnar proximal

4. Giro.

5. Músculo bíceps braquial. Músculo pronador quadrado.

6. a. Músculo tríceps braquial.

b. Músculo bíceps braquial.

7. a. Flexão de ombro, flexão de cotovelo, supinação de antebraço.

b. Extensão de ombro, extensão de cotovelo, pronação de antebraço.

8. a. Extensão de ombro, extensão de cotovelo.

b. Flexão de ombro, flexão de cotovelo.

9. Estável: ulna.

Móvel: rádio.

10. Fechada.

11. a. Aproximação.

b. Tração.

c. O músculo bíceps braquial apresenta uma linha vertical de tração em ambas as posições.

Em extensão total, a inserção do músculo bíceps braquial é distal à articulação do cotovelo. Assim, a força puxa o antebraço para dentro da articulação, o que é uma aproximação.

Em flexão completa, a inserção do músculo bíceps braquial é proximal à articulação do cotovelo. Assim, a força afasta o antebraço da articulação, o que é uma tração.

Questões sobre atividade funcional

1. a. Músculo braquiorradial.

b. Concêntrica.

2. a. Músculo braquial.

b. Excêntrica.

3. a. Músculo tríceps braquial.
   b. Excêntrica.
   c. Músculo tríceps braquial.
   d. Concêntrica.
4. a. Fechada.
   b. Extensão.
   c. Extensores (músculo tríceps braquial).
   d. Concêntrica.
5. a. Pronação.
   b. Extensão.
   c. Extensores do cotovelo (músculo tríceps braquial).
   d. Concêntrica.

Questões sobre exercícios clínicos

1. Radial.
2. a. Fechada.
   b. Extensão.
   c. Músculo tríceps braquial.
   d. Concêntrica.
   e. Flexão.
   f. Músculo tríceps braquial.
   g. Excêntrica.
3. a. Músculo bíceps braquial.
   b. Usando a(s) posição(ões) em que o músculo é ativamente insuficiente. Flexão de ombro, flexão de cotovelo e supinação de antebraço.

Capítulo 15 | Articulação do Carpo

Questões sobre anatomia geral

1. a. Fileira proximal: escafoide, semilunar, piramidal, pisiforme.
   b. Fileira distal: trapézio, trapezoide, capitato, hamato.
2. a. Flexão e extensão.
   b. Desvios ulnar e radial.
3. a. Dois.
   b. Bicondilar.
4. Músculos flexores.
5. Músculos extensores.
6. a. Rola anteriormente e desliza posteriormente.
   b. Rola posteriormente e desliza anteriormente.
   c. Rola medialmente e desliza lateralmente.
   d. Rola lateralmente e desliza medialmente.
7. a. Processo estiloide do rádio. Ligamento colateral ulnar.
   b. Ligamento colateral radial. Disco articular.
8. Angulação da extremidade distal do rádio, que é mais distal posteriormente.
9. Todos os movimentos têm uma sensação final firme.
10. Músculo extensor radial longo do carpo.
11. a. Evitar o "arco" dos músculos flexores que abrangem o carpo.
    b. Evitar o "encordoamento do arco" dos músculos extensores que abrangem o carpo.

Questões sobre atividade funcional

1. a. O telefone celular.
   b. Contração muscular.
   c. Desvio radial.
   d. Músculos flexor radial longo do carpo, extensor radial longo do carpo.
   e. Concêntrica.
2. a. Flexão.
   b. Músculos extensor ulnar do carpo, extensores radiais longo e curto do carpo.
   c. Desvios ulnar e radial.
3. a. Extensão.
   b. Cisalhamento e compressão.
4. a. Desvio ulnar.
   b. Músculos flexor ulnar do carpo, extensor ulnar do carpo.
   c. Concêntrica.
5. a. Desvio radial.
   b. Músculos flexor radial do carpo, extensor radial longo do carpo.
   c. Concêntrica.

Questões sobre exercícios clínicos

1. a. Flexão.
   b. Músculos flexor ulnar do carpo, flexor radial do carpo, palmar longo.
   c. Concêntrica.
2. a. Extensão.

b. Músculos flexor ulnar do carpo, flexor radial do carpo, palmar longo.

c. Excêntrica.

3. Abaixo.

4. a. Fechada.

   b. Flexão.

5. a. Músculos flexor ulnar do carpo, extensor ulnar do carpo.

   b. Medial ao carpo.

   c. Músculos flexor ulnar do carpo, extensor ulnar do carpo.

   d. Excêntrica.

Capítulo 16 | Mão

Questões sobre anatomia geral

1. a. Polegar: flexão/extensão (CMC, MCF, IF).
      Dedos: abdução/adução (MCF).

   b. Polegar: abdução/adução (CMC).
      Dedos: flexão/extensão (MCF, IFP, IFD).

   c. Polegar: oposição e rotação como um movimento acessório (CMC).
      Dedo mínimo: oposição e rotação como um movimento acessório (CMC e MCF). Dedos: rotação como um movimento acessório (MCF).

2. Flexão e abdução do CMC com movimento acessório de rotação.

3. Evitar o "encordoamento" dos tendões dos músculos flexores e extensores, respectivamente.

4. Ligamento transverso do carpo.

5. Músculos flexor superficial dos dedos, flexor profundo dos dedos, flexor longo do polegar, nervo mediano.

6. a. Origem proximal ao carpo e inserção distal ao carpo.

   b. Músculos flexores superficial e profundo dos dedos, flexor longo do polegar, abdutor longo do polegar, extensores longo e curto do polegar, extensor dos dedos, extensor do indicador, extensor do dedo mínimo.

   c. Origem nos ossos carpais ou distal ao carpo.
      Inserção distal ao carpo.

   d. Tenares: músculos oponente do polegar, abdutor curto do polegar, flexor curto do polegar.

Hipotenares: músculos flexor do dedo mínimo, oponente do dedo mínimo, abdutor do dedo mínimo.

Grupo palmar profundo: músculos lumbricais, interósseos dorsais e palmares, adutor do polegar.

7. Músculos extensores longo e curto do polegar, abdutor longo do polegar.

8. a. Músculos lumbricais.

   b. Músculos flexor profundo dos dedos, extensor dos dedos.

   c. Simultâneas flexão da MCF e extensão da IFP e IFD dos quatro dedos.

9. a. Côncavas.

   b. Convexas.

10. a. Mesma.

    b. Mesma.

11. CMC.

Questões sobre atividade funcional

1. Cilíndrica.
2. Em gancho.
3. Polpa a polpa ou polpa a lateral.
4. Ponta a ponta.
5. Cilíndrica.
6. Lumbrical.
7. Esférica.
8. Cilíndrica.
9. Preensão lateral.

Questões sobre exercícios clínicos

1. a. Articulações MCF. Abdução. Músculos interósseos dorsais, abdutor do dedo mínimo.

   b. Articulações MCF. Adução. Músculos interósseos palmares.

   c. Articulação CMC do polegar. Abdução. Músculos abdutores curto e longo do polegar.

   d. Articulações CMC do polegar e do dedo mínimo. Oposição pelo polegar e pelo dedo mínimo. Músculos oponentes do polegar e oponentes do dedo mínimo.

   e. Articulação MCF. Flexão e extensão IF. Músculos lumbricais.

   f. Articulações CMC, MCF e IF. Flexão. Músculos flexores longo e curto do polegar.

2. Flexão do carpo, da MCF, da IFP e da IFD.

3. Flexão do carpo, da MCF, da IFP e da IFD.

Capítulo 17 | Articulação do Quadril

Questões sobre anatomia geral

1. a. Uma fusão do ílio, do ísquio e do púbis.

   b. Acetábulo do osso do quadril e cabeça do fêmur.

   c. Ílio e ísquio.

2. a. Três.

   b. Bola e soquete.

   c. Flexão/extensão, abdução/adução, rotação

3. a. Plano sagital, eixo frontal.

   b. Plano frontal, eixo sagital.

   c. Plano horizontal, eixo vertical.

4. Ligamento iliofemoral.

   Tem uma inserção na pelve, divide-se distalmente com duas inserções no fêmur dando-lhe a aparência de um Y invertido.

5. a. Anterior.

   b. Posterior.

   c. Extensão.

   d. Extensão.

6. a. Espiral.

   b. Esticado na extensão (compacto fechado) e frouxo na flexão (compacto aberto).

7. Músculos reto femoral, sartório, grácil, semitendíneo, semimembranáceo, cabeça longa do músculo bíceps femoral (tensor da fáscia lata).

8. Músculos glúteos médio e mínimo direitos e quadrado do lombo esquerdo.

   Os músculos funcionam como um par de forças.

   Os músculos abdutores do quadril direito exercem uma força descendente sobre a pelve, movendo-a sobre o fêmur (cadeia cinética fechada). O músculo quadrado do lombo esquerdo exerce uma força ascendente sobre a pelve, movendo-a sobre o tronco (cadeia cinética aberta).

9. Giro.

10. Qual é a sensação final dos movimentos do quadril de:

    a. Suave.

    b. Firme.

Questões sobre atividade funcional

1. O músculo glúteo máximo está em posição alongada. O comprimento dos músculos isquiotibiais é uma combinação de alongamento do quadril e encurtamento do joelho.

   O músculo glúteo máximo pode gerar maior força devido ao maior número de ligações actina/miosina que podem ser formadas pelo músculo glúteo máximo.

   Os músculos isquiotibiais permanecem próximos ao comprimento de repouso.

   Apenas uma quantidade moderada de força, em comparação com o músculo glúteo máximo, pode ser gerada devido ao número disponível de ligações actina/miosina.

2. a. Flexão.

   b. Flexão, abdução, rotação lateral (provavelmente)

   c. Extensão, abdução e rotação lateral.

      Seguidas de flexão e adução.

3. a. Inclinação da pelve anterior.

   b. Músculos flexores do quadril.

   c. Inclinação da pelve posterior.

4. a. Extensão.

   b. Concêntrica.

   c. Insuficiência ativa dos músculos isquiotibiais.

5. a. Abdução.

   b. Músculos glúteo médio, glúteo mínimo.

   c. Concêntrica.

6. Músculo tensor da fáscia lata.

7. a. Adução.

   b. Músculos glúteo médio e glúteo mínimo.

   c. Excêntrica.

Questões sobre exercícios clínicos

1. a. Flexão.

   b. Extensão.

   c. Quadril direito: abduzido, quadril esquerdo: aduzido.

   d. Quadril direito: abduzido, quadril esquerdo: aduzido.

   e. Direita: rotação medial do quadril, rotação lateral do quadril esquerdo.

2. Músculos glúteo máximo, isquiotibiais.

3. Insuficiência ativa dos músculos isquiotibiais ou insuficiência passiva do músculo reto femoral.

Capítulo 18 | Articulação do Joelho

Questões sobre anatomia geral

1. a. Dois.
   b.

Plano	Eixo	Movimento	ADM
Sagital	Frontal	Flexão	0 a 140
		Extensão	0 a 10
Horizontal	Vertical	Rotação medial	0 a 5
		Rotação lateral	0 a 10

2. a. Convexo: femoral.
   b. Côncava: tibial.
3. O ângulo Q é medido colocando-se o indivíduo em decúbito dorsal com o joelho estendido, o que permite o relaxamento total do músculo quadríceps femoral. Duas linhas são desenhadas. A primeira vai da espinha ilíaca anterossuperior (EIAS) até o ponto médio da patela. A segunda vai da tuberosidade da tíbia até o ponto médio da patela. A linha da tuberosidade da tíbia até o ponto médio da patela é estendida proximalmente, criando um ângulo (ângulo Q) entre a linha estendida e a linha da EIAS até a patela.
4. Produz rotação medial da tíbia sobre o fêmur durante o início da flexão do joelho, revertendo o efeito do mecanismo do parafuso.
5. Músculos semitendíneo, sartório, grácil.
6. Músculos isquiotibiais.
7. Ligamento colateral medial.
8. a. Lateralmente.
   b. Medialmente.
9. Posteriormente.
10. Tíbia posterior na área intracondilar e na face anterior do côndilo medial do fêmur.

Questões sobre atividade funcional

1. Excêntrica.
2. a. Ativa.
   b. Passiva.
3. a. Músculo quadríceps femoral.
   b. Concêntrica.
4. a. Músculo quadríceps femoral.
   b. Excêntrica.

Questões sobre exercícios clínicos

1. a. Músculos isquiotibiais.
   b. Dois.
   c. Isométrica.
   d. Músculos flexores do quadril.
2. a. Suave.
   b. Firme.
3. Medialmente.
4. Ligamento cruzado anterior, ligamento colateral medial, menisco medial.
5. Músculos isquiotibiais.
6. a. Tuberosidade da tíbia.
   b. Dor.
   c. Alargamento da tuberosidade da tíbia.

Capítulo 19 | Perna, Tornozelo e Pé

Questões sobre anatomia geral

1. a. Resistência: músculos flexores plantares.
   Eixo: eixo articular da articulação talocrural.
   Força: peso corporal anterior ao eixo.
   b. Primeira classe.
2. a. Um.
   b. Articulação em dobradiça.
   c. Flexão plantar e dorsiflexão.
3. a. Tíbia, fíbula, tálus.
   b. Tálus e calcâneo.
   c. Calcâneo, tálus, cuboide, navicular.
4. a. Articulações talocalcânea e transversa do tarso.
   b. Articulação talocrural.
5. Mantém a posição anatômica relativa da tíbia e da fíbula.
   Fornece fixação para os músculos do tornozelo e para a musculatura extrínseca do pé.
6. Ligamento deltoide: ligamentos tibionavicular, tibiocalcâneo, tibiotalar posterior.
7. Ligamento lateral: ligamentos talofibulares posterior e anterior, e calcaneofibular.
8. a. Tálus, calcâneo, navicular, cuneiforme medial (1º), três primeiros ossos metatarsais.
   b. Tálus.
   c. Calcâneo, cuboide, ossos metatarsais IV e V.

d. Cuboide.

e. Fáscia plantar.

f. Três cuneiformes e cuboide.

g. Cuneiforme medial.

9. Músculos tibial posterior, flexor longo dos dedos e flexor longo do hálux.

10. Supinação: flexão plantar, inversão, adução.

Pronação: dorsiflexão, eversão, abdução.

Questões sobre atividade funcional

1. a. Flexão plantar.

b. Flexão plantar.

c. Dorsiflexão.

d. Flexão plantar.

e. Dorsiflexão.

f. Flexão plantar.

Questões sobre exercícios clínicos

1. Ver Figura 19.44.

a. Joelho: estendido.

Tornozelo: dorsiflexionado.

b. Músculo gastrocnêmio.

c. O músculo gastrocnêmio é passivamente insuficiente porque está sendo alongado tanto no tornozelo quanto no joelho.

2. a. Dorsiflexão.

b. Músculo tibial anterior.

c. Concêntrica inicialmente, depois isométrica.

3. a. Dorsiflexão.

b. Músculo gastrocnêmio.

c. Excêntrica.

4. a. Dorsiflexão.

Músculo tibial anterior.

Concêntrica.

b. Dorsiflexão.

Músculo tibial anterior.

Isométrica.

c. Flexão plantar.

Músculo tibial anterior.

Excêntrica.

Capítulo 20 | Postura

Questões sobre anatomia geral

1. a. Músculos extensores do pescoço.

b. Músculos flexores do pescoço.

2. Lateral.

3. a. Músculos flexores.

b. Músculos extensores.

4. Lateral.

5. Nivelado. Relaxado. Sem elevação ou abaixamento. Sem rotação.

6. a. Pés. Imediatamente anterior ao maléolo lateral.

b. A meio caminho entre os pés.

c. A meio caminho entre os calcanhares.

7. a. Ligeiramente posterior à patela.

b. Através do trocanter maior.

c. Através da ponta do acrômio.

d. Através do lóbulo da orelha.

Questões sobre atividade funcional

1. O tronco flexiona lateralmente para a direita. O pescoço flexiona lateralmente para a esquerda para manter a cabeça na posição vertical.

2. Lordose.

3. Esquerdo.

4. a. Anteriormente.

b. Extensão da coluna torácica.

Questões sobre exercícios clínicos

1. Inclinação da pelve lateral direita.

2. Ver Figura 20.10.

a. Extensão.

b. Extensão.

c. Extensão.

Capítulo 21 | Marcha

Questões sobre anatomia geral

1. a. Uma passada é o contato inicial de um pé com o contato inicial do mesmo pé.

406 Respostas das Questões de Autoavaliação

b. Um passo é o contato inicial de um pé com o contato inicial do outro pé.

c. A largura do passo é a distância lateral entre os pés ao caminhar.

d. O comprimento da passada é a distância horizontal percorrida durante uma passada.

e. O comprimento do passo é a distância horizontal percorrida durante um passo.

f. O ciclo da marcha é uma sequência completa de movimentos durante uma passada (do contato inicial ao contato inicial do mesmo membro).

2. Aceitação do peso, suporte de membro único, avanço de membro único.

3. Balanço inicial, balanço médio, balanço terminal.

4. Contato inicial, resposta de carga, apoio médio, apoio terminal, pré-balanço.

5. Manter o CG dentro da BS.

6. Controlar a taxa de dorsiflexão à medida que a tíbia rola sobre o pé.

7. Anterior ao eixo de movimento da articulação do quadril.

8. Cria um momento de flexão para que os músculos extensores do joelho sejam ativados para evitar a flexão do joelho.

9. Ocorre mínimo ou nenhum balanço do braço ou contrarrotação do tronco.

10. Excêntrica para isométrica.

Questões sobre atividade funcional

1. Pré-balanço.

2. a. Apoio médio até apoio terminal.

b. Um comprimento de passo mais curto com o membro esquerdo. Apoio terminal precoce na lateral do membro direito.

3. Aumento da flexão do quadril e do joelho esquerdos. Salto (flexão plantar) usando o membro direito ou circundução do membro esquerdo.

4. Afastar o membro esquerdo dolorido o mais rápido possível, o que reduz o tempo de avanço unilateral do membro direito.

5. Contato inicial.

Questões sobre exercícios clínicos

1. Verificação da ADM do tornozelo com o joelho estendido e novamente com o joelho flexionado. Flexionar o joelho elimina o alongamento do biarticular músculo gastrocnêmio sobre o joelho e o tornozelo. Quando um indivíduo consegue movimentar-se através da ADM do tornozelo com o joelho flexionado, o problema não é o tornozelo, mas o comprimento do músculo gastrocnêmio.

2. a. Contato inicial até o apoio médio.

b. Maior força extensora do joelho para manter a extensão do joelho.

Comprimento de passo mais curto com membro oposto.

3. Mover o CG sobre a BS reduz a força necessária dos fracos músculos abdutores do quadril. Inclinar-se sobre o lado fraco eleva o lado oposto da pelve, reduzindo o comprimento virtual do membro.

4. a. A gravidade contribui para a extensão do quadril durante esta parte do ciclo da marcha.

b. Não.

c. Músculos flexores do quadril. Isométrica.

5. Os músculos flexores plantares auxiliam no início do avanço do membro, impulsionando-o para frente.

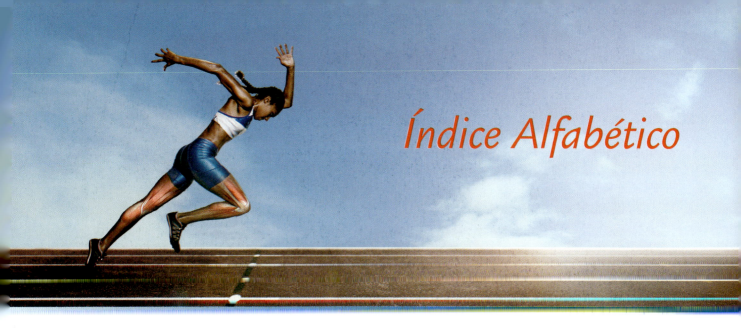

Índice Alfabético

A

Abaixamento, 181
- escapular, 194
- mandibular, 115
Abdome, 6
Abdução, 260, 330
- horizontal, 10, 215
Abertura
- inferior da pelve, 174
- superior da pelve, 174
Ação muscular, 160, 204, 252
Aceitação de peso, 377-379
Aceleração, 20, 375
Acetábulo, 171, 289
Acidente vascular encefálico, 111
Acomodações para indivíduos com preensão lateral prejudicada, 282
Acrômio, 196
Actina, 80
Adejo da escápula, 206
Adução, 260, 330
- horizontal, 10, 215
Agonistas, 85
Alavanca, 26-28
- de primeira classe, 26
- de segunda classe, 27
- de terceira classe, 28
Alinhamento
- postural, 325
- vertebral, 360
Alongamento, 93
- adaptativo, 92
- e encurtamento adaptativos do tecido muscular, 90
Alvéolos, 183
Amplitude de movimento, 13

- ativa, 9
- da articulação do ombro, 209
- passiva, 9
Anastomoses, 106
Anatomia
- do músculo, 79
- do tronco, 113
- dos membros
- - inferiores, 285
- - superiores, 191
Anel fibroso, 141
Aneurisma, 110
Angina, 111
- de peito, 111
Angulação da fíbula, 334
Ângulo
- da costela, 140
- da mandíbula, 120
- de aplicação da força, 21
- de carga, 233
- de carregamento (*cubitus valgus*), 233
- de inclinação, 289
- de inserção, 82
- de penação, 83
- inferior, 196
- lombossacral, 169, 174
- Q, 317
- superior, 196
Antagonistas, 85
Antebraço, 6, 193, 228
Anterior, 4
Anteversão, 307
- excessiva, 307
Aorta, 99
Apoio
- duplo, 373

- em um único membro, 377-379
- médio, 374, 378, 380, 381
- terminal, 375, 379-381
Aponeurose, 46, 141, 214, 248, 264, 337, 339
- palmar, 248, 264
- plantar, 337, 339
- - no suporte do arco longitudinal do pé, 337
- toracolombar, 46, 141, 214
Aproximação de tecidos moles, 47
Aracnoide-máter, 59
Arco(s)
- da aorta, 100
- do pé, 336
- longitudinal, 263
- transverso, 263, 337
- - distal, 263
- - proximal, 263
- vertebral, 58, 138
- zigomático, 119
Arcos, 263
Artéria(s), 99
- axilar, 100, 104
- basilar, 104
- braquial, 100, 104
- carótida
- - comum, 100, 104
- - externa, 104
- - interna, 104
- cerebrais
- - anteriores, 106
- - médias, 106
- - posteriores, 106
- comunicante
- - anterior, 106

Índice Alfabético

- - posterior, 106
- coronárias, 100, 111
- dorsal do pé, 104
- femoral, 100
- ilíacas
- - comuns, 100
- - externas, 100
- - internas, 100
- poplítea, 100, 103
- subclávia, 100, 104
- tibiais anterior e posterior, 103
- vertebral, 104
Arteríolas, 99
Arteriosclerose, 111
Articulação(ões)
- acromioclavicular, 49, 198, 199
- atlantoaxial, 135, 142, 144
- atlanto-occipital, 134, 142, 144
- biaxial, 44
- bicondilar, 246
- calcaneocubóidea, 335
- carpometacarpal(is), 44, 49, 246, 263
- - do polegar, 258
- - dos dedos, 260
- cartilagíneas, 41, 42
- costocondrais, 181
- costotransversárias, 181
- costovertebrais, 181
- cranianas, 121
- cuboideonavicular, 335
- cuneocubóidea, 335
- cuneonavicular, 335
- da perna, tornozelo e pé, 334
- diartrodiais, 42
- distal, 337
- do carpo, 243
- do cíngulo do membro superior, 197
- do joelho, 310
- do ombro, 208
- do quadril, 173, 175, 287, 292
- do sistema respiratório, 181
- dos processos articulares
  (apofisárias), 138
- elipsóidea, 43, 44, 47
- em sela, 44
- escapulotorácica, 198
- esferóidea, 45
- esternoclavicular, 197, 199
- esternocostais, 181
- face articular, 49
- faciais, 121
- fibrosas, 41
- gínglimo, 44
- intercarpais, 246

- intercuneiformes, 335
- interfalângica, 49, 261, 263, 331, 335
- joelho, 49
- lombossacral, 135, 140, 144, 146,
  166, 169, 173, 174, 176
- mediocarpal, 246
- metacarpofalângica, 44, 49, 260, 263
- metatarsofalângica, 49, 331, 335
- não axial, 43
- ombro, 49
- plana, 44
- quadril, 49
- radiocarpal, 49, 246
- radiulnar
- - distal, 233
- - proximal, 49, 228, 233
- sacroilíaca, 165, 173, 175
- selar, 44, 48
- sinovial, 42, 212, 316
- - esférica, 212
- talocalcânea, 335
- talocalcaneonavicular, 335
- talocrural, 49, 335
- temporomandibular, 49, 115, 122
- tibiofibular(es), 334, 337
- - proximal, 334
- transversa do tarso, 335
- trocóidea, 43, 44
- umerorradial, 49, 228, 229, 233
- umeroulnar, 49, 228, 233
Artrite degenerativa, 52
Artrocinemática, 3, 41
Artrodese tripla, 387
Árvore bronquial, 183
Asa
- do sacro, 170
- maior, 119
Asma, 189
Aterosclerose, 111
Atlas (C I), 138
Átrios, 98
Atrito, 16
Automaticidade, 97
Avanço dos membros, 377, 379
Áxis (C II), 138
Axonotmese, 62

B

Bainha do tendão, 46
- dos músculos flexores, 265
Balanço
- inicial, 375, 379-381
- médio, 375, 379-381

- terminal, 375, 379-381
Base
- da falange, 262
- de suporte, 23
- do sacro, 170
Bilateral, 5
Binário de forças, 16
Biomecânica, 3, 15
Bloqueio elástico, 47
Bolsa(s), 46, 47
- adquiridas, 47
- subacromial, 213
- subdeltóidea, 213
Braço, 20, 26, 193, 381
- de força, 26
- de momento, 20
- de resistência, 26
Bronquíolos, 183
Brônquios, 181, 183
- lobares, 183
- principais, 183
Bronquite, 189
Bruxismo, 130
Bulbo, 61
Bursite, 52, 308, 326
- pré-patelar, 326
- trocantérica, 308

C

Cabeça, 6, 38, 115, 381
- da costela, 140
- da falange, 262
- da fíbula, 292, 315, 333
- da ulna, 232
- do fêmur, 291, 314
- do rádio, 232
- do úmero, 212
Cadeia cinética, 6
- aberta, 6
- fechada, 6
Cadência, 373
Caixa torácica, 139, 180
Calcâneo, 333
Câmaras, 98
Caminhada, 168, 370-372
- do quadril, 168
Caminhar *versus* correr, 383
Canal
- de parto, 174
- medular, 58
- vertebral, 58
Canelite, 352
Capilares, 99, 108

Índice Alfabético   409

- linfáticos, 108
Capítulo do úmero, 231
Cápsula
- articulação proximal, 337
- articular, 122, 199, 213, 246, 264, 293, 318
- do cotovelo, 234
Capsulite, 52
- adesiva, 225
Carpo, 261
Cartilagem
- articular, 46
- costal, 140
- elástica, 46
- hialina, 43, 46
- tireóidea, 121
Cauda equina, 62
Caudal, 5
Cavidade(s)
- glenoidal, 196, 211
- medular, 35
- nasais, 182
- oral, 181
- pélvica, 174
- pleural, 183
Centro
- de gravidade, 23
- de massa, 23
Cerebelo, 58, 61
Cérebro, 58, 60
Ciatalgia, 77, 162
Ciclo cardíaco, 106
Cifose(s), 360
- torácica, 190
Cinemática, 3, 15
Cinética, 3, 15
Cíngulo do membro
- inferior, 166
- superior, 193
Cintura escapular, 193
Circuito
- sistêmico, 97
- pulmonar, 97
Círculo arterial do cérebro, 106
Circundução, 11, 210
Cisalhamento, 19
Cisto ganglionar, 255
Classes de alavancas, 26
Classificação das articulações, 41, 42
Cocontração, 85
Coleta de linfa, 108
Colo
- anatômico, 212
- cirúrgico, 212

- da costela, 140
- da mandíbula, 120
- do fêmur, 291, 314
Coluna(s)
- cervical, 135, 142, 144
- dorsais, 57
- lateral, 57
- lombar, 135, 143, 145
- posteriores, 57
- torácica, 135, 142, 145
  vertebral, 137
Compensações da marcha, 383
Composição dos ossos, 34
Compressão, 16, 19, 241
- do nervo ulnar, 241
Comprimento
- da passada, 372
- de repouso, 80
- do passo, 373
Côndilo(s), 38
- lateral, 291, 292, 314, 315, 332
- medial, 291, 292, 314, 332
- occipitais, 118, 137
Condromalacia patelar, 326
Cone medular, 61
Congruência da face articular, 48
Contato inicial, 374, 378, 379
Contração(ões)
- concêntrica, 78, 86
- de alongamento, 87
- de encurtamento, 86
- excêntrica, 78, 87
- isométrica, 78, 86, 87
- muscular(es), 85, 86, 88
- - agonistas, 85
Contralateral, 5
Contranutação, 166
Contratilidade, 78
Contratura, 93, 280
- de Dupuytren, 280
Contusão do quadril, 308
Coração, 97
Corno
- maior, 121
- menor, 121
Corpo
- caloso, 60
- da clavícula, 197
- da costela, 140
- da falange, 262
- da mandíbula, 120
- do esterno, 140
- do fêmur (diáfise), 291, 314
- do ísquio, 173

- do púbis, 173
- do úmero, 212
- vertebral, 137
Córtex, 60
Costela(s), 135, 139
- falsas, 140
- flutuantes, 140
- verdadeiras, 140
Cotovelo, 193, 228, 240, 241
- da liga infantil, 240
- de babá, 241
- de tenista, 240
- do jogador de golfe, 240
Cotovelo puxado, 241
Coxa, 6, 306, 307
- plana, 306
- valga, 307
- vara, 307
Cranial, 5
Crânio, 58
Crista, 38
- dos tubérculos maior e menor, 212
- ilíaca, 140, 171
- intertrocantérica, 291
- púbica, 140
- supraepicondilar lateral, 231, 245
Cuboide, 333
Cuneiformes, 333
Curvatura
- abdominal, 154
- fixa, 361
- funcional, 361
- primária, 361
- secundária, 361

D

Deambulação, 370-372
- com muletas, 206
- - revisitada, 220
Decúbito
- dorsal, 5
- ventral, 5
Dedo
- do pé em garra, 353
- do pé em martelo, 353
- em gatilho, 280
- em martelo, 280
- em taco de golfe, 353
Defeitos congênitos, 71
Deformidade(s)
- da perna e do pé, 351
- em *boutonnière* (botoeira), 280
- em pescoço de cisne, 280

Degeneração articular, 190
Dente do áxis, 139
Depressão escapular, 12
Deriva ulnar, 280
Dermátomos, 62
Desaceleração, 375
Desenvolvimento de curvaturas
    vertebrais compensatórias, 361
Desfiladeiro torácico, 76, 111
Deslizamento, 39, 49, 306
- da epífise femoral, 306
- epifisial da cabeça do fêmur, 39
Deslocamento da pelve
    lateral, 169, 376
Desvio(s)
- da marcha, 383
- lateral, 116
- posturais comuns, 367
- radial, 11
- ulnar, 11
Determinantes da marcha, 376
Diáfise, 35
Diafragma, 160
Diástole, 107
Difusão, 97
Dinâmica, 15
Disco(s)
- articular, 121, 246, 247
- - da articulação
        temporomandibular, 121
- intervertebrais, 46, 140
Discrepância no comprimento dos
    membros, 388
Displasia do quadril, 305
Disposição das fibras musculares, 82
Distal, 5
Distensão
- dos isquiotibiais, 308
- dos músculos posteriores
        da coxa, 308
- muscular, 94
Distrofia muscular, 76
- de Duchenne, 76
Distúrbios dos músculos e da junção
    neuromuscular, 76
Doença(s)
- de Alzheimer, 76
- de De Quervain, 280
- de Legg-Calvé-Perthes, 39, 306
- de Lou Gehrig, 76
- de Osgood-Schlatter, 39, 326
- de Parkinson, 387
- degenerativas, 76
- desmielinizantes, 76

- pulmonar obstrutiva crônica, 186
Dor, 388
Dorsal, 5
Dorsiflexão, 10, 329
Drenagem, 109
Ducto
- linfático direito, 110
- torácico, 110
Dura-máter, 59

E

Efeito(s)
- da aplicação de forças, 19
- de alavanca da bomba, 181
- de alça de balde, 181
Eixo
- anteroposterior, 8
- frontal, 8
- longitudinal, 8
- medial-lateral, 8
- sagital, 8
- vertical, 8
Elasticidade, 79
Elevação,
- da caixa torácica, 181
- da pelve, 168
- do calcanhar, 375
- dos dedos, 375
- escapular, 12, 194
- mandibular, 115
- no plano escapular, 194, 210
Embolia, 111
Eminência, 38
- intercondilar, 315, 333
Encéfalo, 58, 60
Encurtamento adaptativo, 93
Endósteo, 35
Enfisema, 189
Entorse(s) , 52
- de primeiro grau, 206
- de punho, 255
- de segundo grau, 206
- de tornozelo, 352
Envolvimento neurológico, 387
Epicondilite
- lateral, 240
- medial, 240
Epicôndilo, 38
- lateral, 231, 245, 291, 314
- medial, 231, 245, 291, 314
Epífise, 35
Epiglote, 183
Equilíbrio, 23

Escápula, 76, 195, 206
- alada, 76, 195, 206
Esclerose
- lateral amiotrófica, 76
- múltipla, 76
Escoliose, 162, 190, 361
Espaço
- intercostal, 140
- interdigital, 265
Espasmo muscular, 47
Espinha, 38
- bífida, 71, 73
- - oculta, 73
- da escápula, 196
- geniana, 120
- ilíaca
- - anteroinferior, 171
- - anterossuperior, 171, 361
- - posteroinferior, 171
- - posterossuperior, 171
- isquiática, 173
Espondilite anquilosante, 162
Espondilólise, 162
Espondilolistese, 162
Espondilose, 162
Esqueleto
- apendicular, 34
- axial, 34
Estabilidade, 23, 324
- do joelho, 324
Estase venosa, 111
Estática, 15
Estenose espinal, 162
Esterno, 135, 143, 145
Estiramento, 52
Estribo do pé, 348
Estrutura(s)
- articulares, 141
- de uma articulação, 45
- do osso, 35
- únicas da cabeça, 120
Eversão, 12, 329
Excursão, 89
Expansão dos músculos extensores
    (capuz), 265
Expiração, 185, 186
- forçada, 185, 186
- silenciosa, 185, 186
Extensão, 10, 134, 215, 229, 258
Extensão axial, 134
Extensibilidade, 78
Extremidade
- acromial, 196
- esternal, 140, 196

Índice Alfabético 411

F

Face, 38, 244
- articular, 47, 138, 170, 315, 332, 333
- - do sacro, 170
- - posterior, 315
- - superior
- - - lateral, 315, 333
- - - medial, 315, 332
- auricular, 171
- patelar, 292, 314
- pélvica, 171
- proximal da articulação radiocarpal, 244
Falanges, 334
Faringe, 181
Fáscia do abdome, 141
Fascículo(s), 79
- lateral, 66
- medial, 66
- posterior, 66
Fasciite plantar, 353
Fase(s)
- da marcha, 373
- de apoio, 373
- de balanço, 373
Fatores que alteram a classe das alavancas, 30
Fêmur, 289
Ferramentas e métodos de observação, 361
Fibra(s)
- musculares, 79, 80, 82, 83
- - oblíquas, 82
- - paralelas, 82
- - tipo I, 80
- - tipo II, 80
- sensoriais, 62
Fibrocartilagem, 46
Fileira
- distal (lateral para medial), 245
- proximal (lateral para medial), 245
Filo terminal, 62
Filtração, 109
Fisgada, 189
Fixações dos tendões musculares, 81
Flebite, 111
Flexão, 6, 9, 19, 215, 229, 244, 258
- axial, 135
- de tronco, 154
- do cotovelo, 236
- do joelho, 377
- do ombro, 6
- lateral, 11

- plantar, 10, 329, 377
- - do tornozelo, 377
Folga articular, 51
Forame, 38, 170
- intervertebral, 58, 138
- isquiático maior, 172
- magno, 58, 118, 137
- obturado, 172
- supraorbital, 118
- transverso, 139
- vertebral, 50, 136, 138
Força(s), 16, 18
- compressivas na estabilidade da coluna vertebral, 161
- concorrentes, 17
- de cisalhamento, 19
- de compressão, 19
- de torção, 20
- de tração, 19
- gravitacional, 16
- lineares, 16
- paralelas, 16
- resultante, 18
Formação de plexos, 64
Formato das faces articulares, 47
Fortalecimento dos músculos do abdome, 154
Fossa, 38
- cubital (antecubital), 234
- do olécrano, 232
- ilíaca, 171
- infraespinal, 212
- intercondilar, 314
- mandibular (articular), 118
- poplítea (espaço), 316
- subescapular, 212
- supraespinal, 212
- temporal, 119
- trocantérica, 291
Fóvea
- costal, 139
- da cabeça do fêmur, 292
Fraqueza
- do abdutor do quadril, 306
- muscular, 383
Fratura(s)
- aberta (composta), 39
- bimaleolar, 353
- claviculares, 206
- cominutiva, 39
- completa, 39
- complicada, 39
- de quadril, 308
- de Colles, 252

- de Smiths, 252
- desviada ou com, 39
- do colo do úmero, 225
- do escafoide, 255
- do meio do úmero, 225
- em galho verde (greenstick), 39
- espiral, 39
- espontânea, 39
- fechada, 39
- incompleta, 39
- linha fina/estresse, 39
- no tornozelo, 353
- patológicas, 225
- por avulsão, 39, 353
- por compressão, 39, 162
- simples, 39
- supracondilares, 241
- transversal, 39
- trimaleolar, 353
Fraturas-luxações, 162
Funções da mão, 275
Fusos musculares, 67

G

Gânglios, 109
Genu recurvado, 325
Genuvalgo, 325
Genuvaro, 325
Gínglimo, 43
Glote, 183
Gonfose, 42
Goniometria, 13
Graus de liberdade das articulações, 9
Gravidade, 16
Grupo
- anterior, 346
- lateral, 348
- posterior
- - profundo, 343
- - superficial, 341

H

Hálux
- rígido, 353
- valgo, 353
Hâmulo
- do osso hamato, 245
- pterigóideo, 119
Hemiplegia, 387
Hemisférios cerebrais, 60
Hemorragia, 110
- cerebral, 110
Hérnia de disco, 162

412 Índice Alfabético

Hiato dos adutores, 294, 298
Hidrocefalia, 73
Hioide, 120
Hipercifose, 133, 162, 360
- torácica, 133
Hiperextensão, 10
Hiperlordose, 133, 162, 360
- lombar, 133
Hiperventilação, 189
Hipotálamo, 61

I

Ílio, 171
Impacto biomecânico do uso de
  sapatos de salto alto, 345
Impedimentos biomecânicos à
  ventilação, 190
Implicações musculares da má postura
  crônica, 178
Impulsos aferentes, 58
Incisura(s)
- da mandíbula, 120
- do acetábulo, 290
- isquiática
- - maior, 171
- - menor, 173
- radial, 232
- troclear (semilunar), 232
- vertebrais, 136, 138
Inclinação
- anterior da pelve, 167
- escapular, 195
- lateral, 134
- - da pelve, 168, 376
- posterior da pelve, 167
Inervação muscular, 161
Infarto do miocárdio, 111
Infecção das vias aéreas, 189
- inferiores, 189
Inferior, 5
Inflamação, 52
Influências posturais, 130
Inserções musculares, 81
Inspiração, 184, 186
- forçada, 184, 186
- profunda, 184, 186
- silenciosa, 184, 186
Insuficiência
- ativa, 89
- cardíaca, 110
- passiva, 89, 90
Interação da flexão do joelho com a
  flexão plantar do tornozelo, 377

Inversão, 12, 329
Ipsilateral, 5
Irritabilidade, 78
Isquemia, 111
Ísquio, 172

J

Joelho, 310, 379
Junção
- musculotendínea, 81
- neuromuscular, 57, 76
- tenoperiosteal, 81

L

Lábio(s), 46
- bicipitais, 212
- do acetábulo, 290
- glenoidal, 211, 212
Lâmina
- do arco vertebral, 138
- epifisial, 35
- lateral do processo pterigoide, 119
Largura
- da passada, 372
- do passo, 372
Laringe, 181
Lateral, 4
Lei(s)
- da ação e reação, 22
- da aceleração, 22
- da inércia, 22
- de Newton sobre o movimento, 22
- de Wolff, 35
Leitos capilares, 99
Lesão, 55, 74, 162, 225
- da medula espinal, 74
- do nervo radial, 225
- do neurônio motor
- - inferior, 55
- - superior, 55
- *whiplash*, 162
Ligamento(s), 45, 81, 122, 144
- acromioclavicular
- - inferior, 199
- - superior, 199
- amarelo, 145, 176
- anular do rádio, 234
- calcaneocubóideo plantar, 339
- calcaneofibular
- - do ligamento colateral lateral, 338
- - plantar, 338
- capsular, 45
- carpal palmar, 264

- colateral(is), 264
- - fibular, 319
- - lateral, 338
- - medial, 338
- - radial, 234, 247
- - tibial, 318
- - ulnar, 234, 247
- coracoacromial, 199
- coracoclavicular, 199
- coracoumeral, 214
- costoclavicular, 199
- costotransversário, 145
- costovertebral, 145
- costoxifóideos, 145
- cruzado
- - anterior, 319
- - posterior, 319
- da cabeça do fêmur, 293
- da patela, 317
- da pelve, 175
- de Bigelow, 293
- do pé e do tornozelo, 338
- do quadril, 293
- esfenomandibular, 122
- esternoclavicular
- - anterior, 199
- - posterior, 199
- esternocostais, 145
- estilo-hióideo, 122
- estilomandibular, 122
- glenoumeral
- - inferior, 214
- - médio, 213
- - superior, 213
- iliofemoral, 293
- iliolombar, 176
- inguinal, 176
- intercarpais, 264
- interclavicular, 199
- interespinal, 145
- intra-articulares, 45
- isquiofemoral, 293
- lateral, 122
- lombossacral, 176
- longitudinal
- - anterior, 144, 145, 176
- - posterior, 145, 176
- metacarpais transversos
  profundos, 264
- nucal (*ligamentum nuchae*), 145
- plantar longo, 339
- púbico
- - inferior, 176
- - superior, 176

Índice Alfabético

- pubofemoral, 293
- radiocarpal
- - dorsal, 247
- - palmar, 247
- sacroespinal, 176
- sacroilíaco
- - anterior, 175
- - interósseo, 175
- - posterior
- - - curto, 175
- - - longo, 175
- sacrotuberal, 175
- supraespinal, 145, 176
- talofibular
- - anterior, 337
- - - do ligamento colateral lateral, 338
- - posterior, 337
- - - do ligamento colateral lateral, 338
- temporomandibular, 122
- transverso
- - do atlas, 144
- - do carpo, 247, 264
- - do úmero, 214
- ulnocarpal palmar, 247
Limitações na amplitude de movimento, 386
Linfa, 108
Linfângions, 108
Linfedema, 111
Linfonodo(s), 108
- sentinela, 109
Linha, 38
- alba, 46, 141
- áspera, 291, 314
- de tração, 83
- gravitacional, 23
- nucal, , 118 137
- pectínea, 291, 314
- supracondilar lateral, 314
- Z, 80
Líquido
- cerebrospinal, 60
- intersticial, 108
Lobo
- frontal, 60
- occipital, 60
- parietal, 61
- temporal, 61
Lordoses, 360
Luxação, 52
- congênita do quadril, 306
- do cotovelo, 241
- do ombro, 225

M

Má postura crônica, 178
Maléolo
- lateral, 315, 333
- medial, 315, 333
Manguito rotador, 214
- rompido, 225
Manobra
- de Heimlich, 184
- de Valsalva, 188
Manúbrio do esterno, 140
Mão, 6, 193, 257, 264
Máquinas simples, 25
Marcha, 370-372
- agachada, 388
- antálgica, 388
- atáxica, 387
- bamboleante, 385
- ceifante, 386
- compensada do glúteo médio, 306
- de circundução, 386
- de Trendelenburg, 306, 384
- descompensada do glúteo médio, 306
- do glúteo
- - máximo, 383
- - médio, 306, 384
- - - compensada, 384
- - - não compensada, 384
- em tesoura, 387
- equina, 385
- escarvante, 385
- festinante, 387
Marcos ósseos
- das faces distais dos ossos carpais, 261
- das falanges
- - média e distal, 262
- - proximais, 262
- dos ossos metacarpais, 262
Margem
- anterior, 315, 333
- lateral, 196
- medial, 196
Massa, 15
Meato, 38
- acústico externo, 119
Mecânica, 15
Mecanismo de fixação em parafuso, 312
Medial, 4
Mediastino, 97, 183
Medidas de um ciclo de marcha, 372
Medula espinal, 61

Membrana
- atlanto-occipital anterior, 144
- atlanto-occipital posterior, 144
- interóssea da perna, 334
- interóssea do antebraço, 234
- sinovial, 45, 123
- - inferior, 123
- - superior, 123
- tectória, 144
Membro
- de apoio, 373
- oscilante, 373
Meningocele, 73
Menisco(s), 46
- lateral, 315
- medial, 315
Mesencéfalo, 61
Metáfise, 35
Metatarsalgia, 353
Miastenia gravis, 76
Mielina, 56
Mielomeningocele, 73
Miofibrilas, 79
Miosina, 80
Miótomos, 62, 64
Mobilização articular, 52
Momento de força, 20
Movimento(s), 115
- acessório, 3, 259
- angular, 25
- articular(es), 7
- - biaxial, 43
- - triaxial, 45
- - uniaxial, 43
- artrocinemático, 48
- - da articulação umeroulnar, 229
- complexos do ombro, 209
- curvilíneo, 24
- da articulação
- - do ombro, 208
- - do quadril, 288
- da coluna vertebral, 134
- da pelve, 165
- de translação, 24
- do quadril, 293
- do sistema respiratório, 181
- do tornozelo e do pé, 328
- fisiológico, 3
- linear, 24
- osteocinemáticos, 9
- - do joelho, 311
- - dos músculos
- - - extrínsecos, 340
- - - - do tornozelo, 341

414 Índice Alfabético

- - - intrínsecos, 340
- rotativo, 25
Músculo(s)
- abaixador
- - do ângulo da boca, 128
- - do lábio inferior, 128
- - do septo nasal, 128
- abdutor
- - curto do polegar, 272
- - do dedo mínimo, 273
- - longo do polegar, 268
- acessórios
- - da expiração, 187
- - da inspiração, 185
- adutor
- - curto, 298
- - do polegar, 273
- - longo, 297
- - magno, 298
- ancôneo, 238
- antagonistas, 85
- antigravitacionais, 362
- auricular, 128
- bíceps
- - braquial, 216, 235
- - femoral, 304, 321
- braquial, 234
- braquiorradial, 236
- bucinador, 128
- condroglosso, 129
- coracobraquial, 217
- corrugador do supercílio, 128
- da articulação
- - do ombro, 214
- - temporomandibular, 123
- da cabeça, 123
- da coluna cervical, 146
- da língua, 129
- da mão, 265
- da pelve, 176
- da perna, do tornozelo e do pé, 339
- da região torácica lateral, 150
- deltoide
- - parte acromial do, 216
- - parte clavicular, 215
- - parte espinal do, 216
- digástrico, 126
- do abdome, 150
- do cíngulo do membro superior, 199
- do esqueleto
- - apendicular, 146
- - axial, 146
- do manguito rotador, 221
- do quadril, 294

- do sistema respiratório, 185
- eretores da espinha, 156
- escaleno, 147
- - anterior, 148
- - médio, 148
- - posterior, 148
- espinal, 156, 158
- - da cabeça, 158
- - do pescoço, 158
- - do tórax, 158
- esplênio
- - da cabeça, 149
- - do pescoço, 149
- esternocleidomastóideo, 146
- esterno-hióideo, 127
- esternotireóideo, 127
- estiloglosso, 129
- estilo-hióideo, 126
- extensor
- - curto do polegar, 268
- - do dedo mínimo, 271
- - do indicador, 270
- - dos dedos, 270
- - longo
- - - do hálux, 346
- - - do polegar, 269
- - - dos dedos, 347
- - radial
- - - curto do carpo, 251
- - - longo do carpo, 250
- - ulnar do carpo, 251
- extrínsecos, 265, 266
- - do bulbo do olho, 128
- faciais, 128
- fibular
- - curto, 349
- - longo, 348
- - terceiro, 349
- flexor
- - curto do polegar, 271
- - do dedo mínimo, 272
- - longo do hálux, 344
- - longo do polegar, 267
- - longo dos dedos, 345
- - profundo dos dedos, 266
- - radial do carpo, 249
- - superficial dos dedos, 266
- função dos, 85
- fusiformes, 84
- gastrocnêmio, 94, 323, 341
- genioglosso, 129
- gênio-hióideo, 125
- glúteo
- - máximo, 300

- - médio, 301
- - mínimo, 301
- grácil, 300, 322
- hioglosso, 129
- hióideos, 149
- iliocostal, 156, 157
- - do lombo
- - - parte lombar, 156
- - - parte torácica, 156
- - do pescoço, 157
- iliopsoas, 295
- infraespinal, 222
- infra-hióideos, 127
- intercostais
- - externos, 150
- - internos, 151
- interespinais, 159
- intermediários, 156
- interósseos
- - dorsais, 273
- - palmares, 274
- intertransversários, 159
- intrínsecos, 265, 271-273, 350
- eminência
- - hipotenar, 272
- - tenar, 271
- grupo palmar profundo, 273
- isquiotibiais, 302, 320
- latíssimo do dorso, 219
- levantador
- - da escápula, 201
- - da pálpebra superior, 128
- - do ângulo da boca, 128
- - do lábio superior, 128
- - - e da asa do nariz, 128
- longitudinal
- - inferior, 129
- - superior, 129
- longo
- - da cabeça, 148
- - do pescoço, 148
- longuíssimo, 156
- - da cabeça, 158
- - do pescoço, 157
- - do tórax, 157
- lumbricais, 274
- masseter, 124
- mentual, 128
- milo-hióideo, 125
- multiarticulares, 88, 92
- multífidos, 159
- multipeniformes, 84
- nomenclatura dos, 84
- oblíquo

- - externo do abdome, 152
- - inferior, 128
- - - da cabeça, 149
- - interno do abdome, 152
- - superior, 128
- - - da cabeça, 149
- omo-hióideo, 127
- oponente
- - do dedo mínimo, 273
- - do polegar, 273
- orbicular
- - da boca, 128
- - do olho, 129
- osteocinemáticos, 331
- palatoglosso, 129
- palmar longo, 250
- pectíneo, 297
- peitoral(is), 203
- - maior, 203, 217, 218
- - - parte clavicular, 218
- - - parte esternocostal, 218
- - menor, 203, 219
- peniformes, 84
- plantar, 323, 342
- poplíteo, 323
- pré-vertebrais, 148
- prócero, 128
- pronador(es)
- - e bíceps braquial como sinergistas durante a flexão do cotovelo, 236
- - quadrado, 239
- - redondo, 238
- próprios do dorso, 155
- pterigóideo
- - lateral, 125
- - medial, 124
- quadrado(s), 84
- - do lombo, 154
- quadríceps femoral, 322
- redondo
- - maior, 219
- - menor, 223
- reto(s), 84, 149
- - anterior da cabeça, 148
- - do abdome, 151
- - femoral, 296, 323
- - inferior, 129
- - lateral, 129
- - - da cabeça, 148
- - medial, 129
- - posteriores maior e menor da cabeça, 149
- - superior, 128
- risório, 128

- romboides, 202
- rotadores, 159
- - profundos, 302, 303
- sartório, 297, 321
- semiespinal(is), 159
- - da cabeça, 159
- - do pescoço, 159
- - do tórax, 159
- semimembranáceo, 302, 320
- semipeniformes, 84
- semitendíneo, 303, 321
- serrátil anterior, 202
- sinérgicos, 85
- sóleo, 341
- subescapular, 223
- suboccipitais, 148
- supinador, 239
- supraespinal, 222
- supra-hióideos, 125
- temporal, 123
- temporoparietal, 128
- tensor da fáscia lata, 304
- tibial
- - anterior, 346
- - posterior, 343
- tíreo-hióideo, 127
- transverso
- - da língua, 129
- - do abdome, 154
- transversoespinais, 158
- trapézio, 200, 201
- - parte ascendente, 201
- - parte descendente, 200
- - parte transversa, 201
- triangulares, 84
- tríceps braquial, 220, 237
- ulnar do carpo, 249
- uniarticulares, 92
- vasto
- - intermédio, 322
- - lateral, 322
- - medial, 322
- vertical da língua, 129
- zigomático
- - maior, 128
- - menor, 128

N

Narinas, 182
Nariz, 182
Navicular, 333
Necrose avascular, 255
Nervo(s)

- axilar, 66, 68
- craniano(s), 62-64
- - abducente, 63
- - acessório, 64
- - facial, 63
- - glossofaríngeo, 63
- - hipoglosso, 64
- - oculomotor, 63
- - olfatório, 63
- - óptico, 63
- - trigêmeo, 63
- - troclear, 63
- - vago, 63
- - vestibulococlear, 63
- espinais, 56, 62
- femoral, 67, 72
- fibular(es), 74
- - comum, 67
- frênico, 65
- glúteo
- - inferior, 67
- - superior, 67
- intercostais, 62
- isquiático, 67, 73
- mediano, 66, 69, 70
- musculocutâneo, 66, 68
- obturatório, 67, 72
- periféricos, 66
- - do plexo
- - - braquial, 68
- - - lombossacral, 74, 75
- radial, 66, 68, 70
- tibial, 67, 73
- ulnar, 66, 69
Neuroma, 77, 353
- de Morton, 77, 353
Neurônio(s), 55
- motor(es) (eferente[s]), 56
- - inferiores, 55
- - superiores, 55
Neuropatia, 76
Neuropraxia, 62
Neurotmese, 62
Neurotransmissores, 56
Nodo de Ranvier, 56
Nós dos dedos, 261
Núcleo(s)
- da base, 61
- pulposo, 141
Nutação, 165

O

Observação da marcha, 377

Índice Alfabético

Occipital, 137
Olécrano, 212, 232
Ombro, 193
Oposição, 12, 259
Organização do sistema nervoso, 54
Órgãos tendinosos de Golgi, 67
Origem, 81
Oscilação postural, 361, 362
Osso(s), 45
- acessórios, 37
- carpais, 245
- compacto, 35
- curtos, 36, 38
- da articulação do ombro, 211
- da articulação do quadril, 288
- da coluna vertebral, 135
- da pelve, 169
- do joelho, 313
- do pé, 333
- esponjoso, 35
- inominados, 171
- irregulares, 37, 38
- longos, 35, 38
- metatarsal(is), 334
- - I, 334
- - II, 334
- - III, 334
- - IV, 334
- - V, 334
- planos, 37, 38
- sesamoide, 37, 38
Osteoartrite, 52, 308
- patelofemoral, 326
Osteoblastos, 35
Osteocinemática, 3
Osteoclastos, 35
Osteomielite, 39
Osteopenia, 39
Osteoporose, 39

P

Padrão(ões)
- capsular, 53
- de drenagem, 109
- de marcha relacionados ao
    envelhecimento, 382
- de respiração, 187
Palatino, 182
Palato
- duro, 182
- mole, 182
Paralisia
- cerebral, 73

- de Bell, 76
- de Erb, 76
- do sábado à noite, 77
- muscular, 383
Paraplegia, 74
Pares de forças musculares, 204, 223
Parte(s)
- alar do músculo nasal, 128
- ascendente da aorta, 100
- basilar, 137
- das vértebras, 136
- descendente da aorta, 100
- laríngea da faringe, 182
- medial do arco longitudinal, 337
- nasal da faringe, 182
- oral da faringe, 182
- tibiocalcânea do ligamento colateral
    medial, 338
- tibionavicular do ligamento colateral
    medial, 338
- tibiotalar
- - anterior, 338
- - posterior, 338
- transversa do músculo nasal, 128
Passada, 372
Passo, 373
Pata anserina, 294, 315, 339
Pé, 6
- caído, 77
- calcâneo, 353
- cavo, 353
- equino, 353
- plano, 353, 374
Pedículo do arco vertebral, 138
Pelve(s), 165, 378
- falsa e verdadeira, 174
- feminina, 170
- maior (falsa), 174
- masculina, 170
- menor, 174
Pericário, 55
Periósteo, 35
Peristaltismo, 108
Perna, 6, 328
Pescoço, 6, 133, 381
Peso, 16
Pia-máter, 60
Placa motora, 57
Plano(s)
- cardinal, 8
- coronal, 8
- e eixos do movimento, 7
- escapular, 194
- frontal, 8

- horizontal, 8
- inclinado, 32
- sagital, 8
- transversal, 8
Plantígrado, 328
Plasma, 108
Platisma, 128, 150
Platô
- lateral, 292, 315, 333
- medial, 292, 315, 332
Pleura, 183
Pleurisia, 189
Plexo, 64, 65, 67
- braquial, 65
- cervical, 65
- lombar, 67
- lombossacral, 65, 67
- sacral, 67
Pneumonia, 189
Pneumotórax, 189
Polegar, 257, 280
- do esquiador, 280
- do guarda-caça, 280
Polia(s), 30, 31
- fixa, 30
- móveis, 31
Ponte, 61
Pontos de referência
- da articulação do quadril, 288
- da clavícula, 196
- da fíbula, 292, 315
- da mandíbula, 120
- da maxila, 120
- da patela, 315
- da tíbia, 292, 314
- do calcâneo, 315
- do esfenoide, 119
- do esterno, 197
- do fêmur, 291, 314
- do frontal, 118
- do joelho, 313
- do occipital, 118
- do osso do quadril, 289
- do parietal, 118
- do pé, 333
- do temporal, 118
- do zigomático, 119
- ósseos
- - da escápula, 211, 231
- - da fíbula, 333
- - da pelve, 140
- - da tíbia, 331
- - da ulna, 212, 232, 245
- - das costelas, 139

- - das vértebras, 137
- - do crânio, 137
- - do esterno, 140
- - do rádio, 212, 232, 245
- - do úmero, 212, 231, 245
- - - distal, 245
- - - proximal, 212
- - dos ossos metacarpais, 246
- - especiais das vértebras, 138
Pontos-gatilho, 94
Posição
- anatômica, 4
- articular
- - aberta, 48
- - fechada, 48
- funcional da mão, 275, 281
Posicionamento para elevação da
  perna reta, 299
Posterior, 4
Postura(s), 204
- de "costas retas", 361
- em decúbito
- - dorsal, 366
- - lateral, 367
- - ventral, 367
- ereta, 362
- horizontais, 366
- ortostática, 362-364
- - vista anterior, 363
- - vista lateral, 363
- - vista posterior, 364
- sentada, 364
- - de frente para o computador, 366
Pré-balanço, 375, 379-381
Preensão, 257, 275, 277-279
- cilíndrica, 277
- de força, 277
- de pinça, 279
  de precisão, 279
- em gancho, 278
- esférica, 278
- lado a lado, 279
- lateral, 279
- lumbrical, 279
- polpa a lateral, 279
- polpa a polpa, 278
- ponta a ponta, 279
- trípode, 279
Pressão arterial, 107
Princípios para determinação da
  estabilidade, 24
Processo(s)
- articular(es), 138
- - inferiores, 136

- - superior, 136, 170
- condilar, 120
- coracoide, 196, 211
- coronoide, 120, 232
- espinhoso, 136, 138
- estiloide, 119, 232, 233, 245, 246
- - da ulna, 232, 245
- - do rádio, 233, 246
- mastoide, 119, 137
- odontoide, 139
  temporal, 120
  transverso, 138
  xifoide, 140
- zigomático, 119
- espinhosos
Profunda estrutura, 5
Promontório, 170
Pronação, 6, 11, 229, 330
- do antebraço, 6
Proteção, 109
- do sistema nervoso central, 58
Protração, 116
- cervical, 135
- escapular, 12, 194
Protrusão, 116
Protuberância occipital, 137
- externa, 118
Proximal, 5
Púbis, 173
Pulmões, 183
Pulso, 107
Punho, 193

Q

Quadril, 378
- fundido, 386
Quantidade escalar, 15
Química metabólica, 80
Queimações, 76

R

Raízes anteriores, 56, 57
Ramo
- da mandíbula, 120
- do ísquio, 173
- dorsal (posterior), 62
- inferior do púbis, 173
- superior do púbis, 173
- ventral (anterior), 62
Reação do solo, 16
Reflexo
- de estiramento, 67
- tendinoso profundo, 67

Regra côncavo-convexo, 50, 52
Relação comprimento-tensão no
  tecido muscular, 89
Reposição, 12, 259
Respiração
- com os lábios franzidos, 188
- diafragmática, 187
- paradoxal, 188
- torácica, 188
Resposta
- à carga, 374, 378-380
- do corpo ao estresse, 70
Retificação dorsal, 161
Retináculo dos músculos
- extensores, 248, 264
- flexores, 248, 264
Retração, 116
- cervical, 134
- escapular, 12, 194
Retroversão, 307
- excessiva, 307
Retrusão, 116
Ritmo escapuloumeral, 195, 216
Rolamento, 48
Rotação, 11, 49, 169, 194, 215, 377
- ascendente da escápula, 194
- da pelve, 169
- descendente da escápula, 194
- externa, 11
- interna, 11
- lateral, 11, 215
- medial, 11, 215
- pélvica, 377
Ruptura, 94, 225, 353
- do tendão do calcâneo, 353
- labral, 225

S

Sacro, 169
Sangramentos
- epidurais, 110
- subdurais, 110
Sarcômeros, 80
Segmentos do corpo, 5
Seio, 38
- da dura-máter, 101
Sensação final, 47
- alagadiça, 47
- firme, 47
- macia, 47
- óssea, 47
- rígida, 47
- vazia, 47

Separação acromioclavicular, 205
Septo nasal, 182
Sinal de Trendelenburg, 384
Sinapse, 55
Síndrome
- da dor patelofemoral, 326
- do desfiladeiro torácico, 76, 111, 161
- do impacto, 225
- do trato iliotibial, 308
- do túnel do carpo, 280
Sínfise púbica, 166, 173, 176
Sinóvia, 45
Sinovite, 52
Sistema
- articular, 41
- cardiovascular, 96, 97
- circulatório, 96
- de alavanca no carpo, 254
- esquelético, 34
- linfático, 96, 107
- muscular, 78
- nervoso
- - autônomo, 54, 70
- - central, 54, 58
- - periférico, 54, 62
- respiratório, 180
Sístole, 107
Sobreposição, 39
Sobrepressão, 47
Soluços, 189
Sons cardíacos, 107
Sopro cardíaco, 111
Subfases da marcha, 374
Subluxação, 52
- do ombro, 225
Substância
- branca, 56
- cinzenta, 56
- compacta, 35
- esponjosa, 35
Sulco, 38
- do nervo radial, 231
- femoropatelar, 292
- intertubercular (bicipital), 212
- patelofemoral, 314
Superficial estrutura, 5
Superior, 5, 189
Supinação, 6, 11, 229, 330
- do antebraço, 6
Sustentáculo do tálus, 333

T

Tabaqueira anatômica, 269
Tálamo, 61
Tálus, 333
Tecido(s)
- moles exclusivos do tronco, 140
- muscular, 78
- nervoso, 55
Temporal, 137
Tendão, 81, 249, 353
- de Aquiles, 353
- extensor comum, 249
- flexor comum, 249
Tendinite, 52, 94, 225, 326, 353
- calcária, 225
- do bíceps, 225
- do calcâneo, 353
- patelar, 326
Tenodese, 93, 277, 280
Tenossinovite, 52
- estenosante, 280
Tensão, 89, 162
- cervical, 162
Teoria do filamento deslizante, 80
Terceiro ventrículo, 60
Terminologia descritiva, 4
Tetraplegia, 74
Tônus, 89
Toque do calcanhar, 374
Tórax, 6, 180
- instável, 189
Torção, 20
- femoral, 289, 307
Torcicolo, 161
Tornozelo, 328, 380
Torque, 20
Trabéculas, 35
Tração, 16, 19
Traqueia, 181, 183
Trato(s), 56
- corticospinal lateral, 57
- iliotibial, 294
- respiratório
- - inferior, 183
- - superior, 182
Tríade terrível, 326
Trocanter, 38
- maior, 291, 314
- menor, 291, 314
Tróclea do úmero, 231
Tromboflebite, 111

Trombose, 111
Tronco(s), 133, 381
- braquiocefálico, 100
- encefálico, 58, 61
- inferior, 66
- linfáticos, 110
- médio, 66
- superior, 66
Túber
- da maxila, 120
- isquiático, 173
Tubérculo, 38
- articular, 118
- da costela, 140
- do adutor, 291, 314
- ilíaco, 171
- infraglenoidal, 211
- maior, 212
- menor, 212
- pós-glenoide, 119
- púbico, 140, 173
- supraglenoidal, 211
Tuberosidade, 38
- da tíbia, 292, 315, 333
- da ulna, 232
- do calcâneo, 315, 333
- do músculo deltoide, 212
- do osso navicular, 333
- do quinto metatarsal, 334
- do rádio, 212, 233
Túnel do carpo, 265
Turf toe, 353

U

Unidades motoras, 81
Uso de bengala no lado oposto, 307
Úvula palatina, 182

V

Valgo do calcâneo, 353
Valva, 98, 99
- atrioventricular, 98
- - direita (tricúspide), 98
- - esquerda (bicúspide), 98
- da aorta, 99
- do tronco pulmonar, 99
- mitral, 98
- semilunar, 98
Válvulas, 99
Vantagem
- de ser destro, 253

- mecânica, 26
- - da ATM, 129
Varizes, 111
Varo do calcâneo, 353
Vasos
- linfáticos, 108
- sanguíneos, 99
Veia(s), 99
- axilar, 101
- basílica, 101, 104
- braquial, 101, 104
- braquiocefálica, 101
- cava(s), 99
  inferior, 100
- - superior, 101
- cefálica, 101, 104
- femoral, 100, 101, 104
- fibular, 104
- hepática, 101
- ilíacas
- - comuns, 100, 101
- - - direita e esquerda, 100
- - externas, 100, 101
- - internas, 101
- intermédia do cotovelo, 101, 104
- jugular
- - externa, 101, 104
- - interna, 101, 104
- poplítea, 101, 104
- radial, 101, 104
  renais, 101
- safena
- - magna, 101, 104
- - parva, 101, 104
- subclávia, 101, 104
- tibial, 104
- - anterior e posterior, 101
- ulnar, 101, 104
- vertebral, 101, 106
Velocidade, 20
Ventilação, 181, 183
Ventral, 5
Ventre frontal do músculo occipitofrontal, 128
Ventrículos, 98
- laterais, 60
Vênulas, 99
Vértebra(s), 58, 137
- proeminente, 139
Vetor, 15
Via(s)
- circulatórias, 100
- de transporte, 108
Volume intratorácico, 184

W

Windpipe, 183